A COLLECTION OF ULTRASOUND CASES

증례로 배우는

실전 초음파

저자 **하모인**
감수 **김혜원**

THYROID

[Part 1. 갑상선]

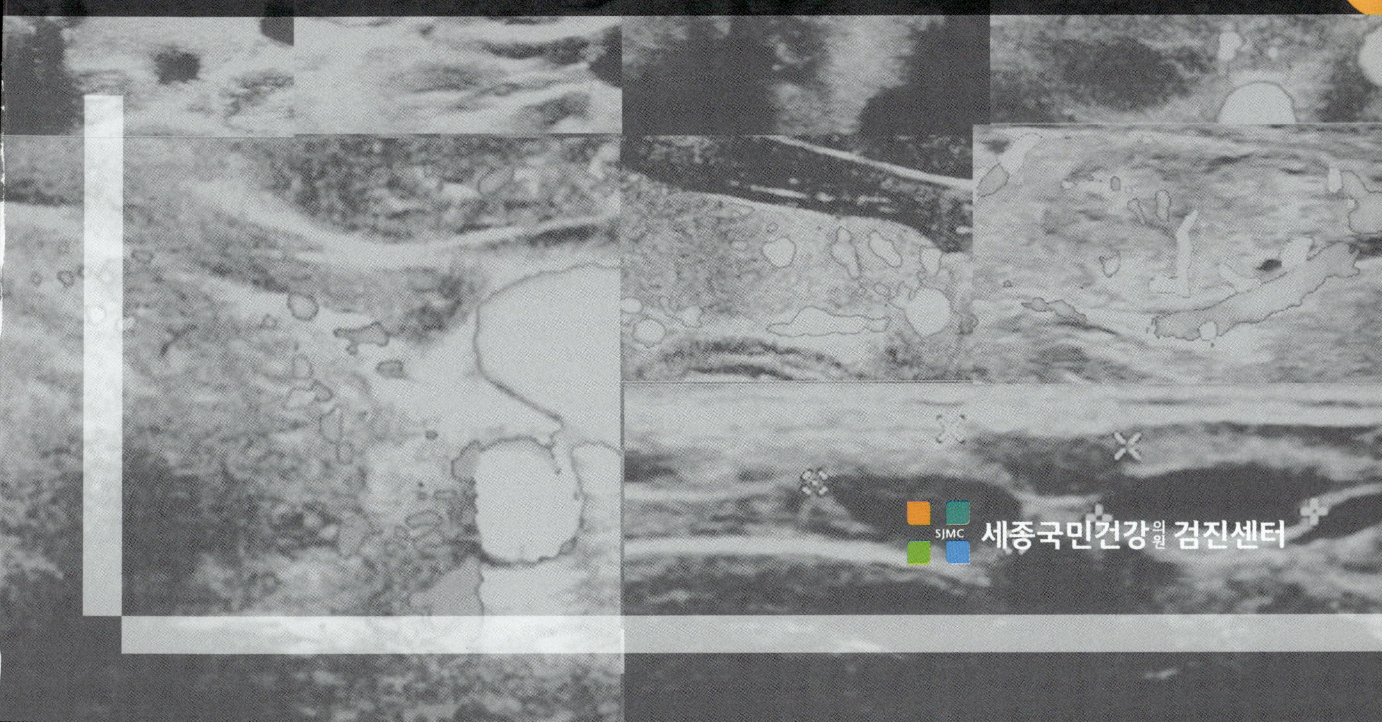

세종국민건강의원 검진센터

증례로 배우는

실전 초음파

[Part 1. 갑상선]

첫째판 1쇄 인쇄 | 2023년 9월 6일
첫째판 1쇄 발행 | 2023년 9월 15일

지 은 이 하모인
감 수 김혜원
발 행 인 장주연
출 판 기 획 이성재
책 임 편 집 배진수
편집디자인 최정미
표지디자인 김재욱, 유청
일 러 스 트 유학영
제 작 담 당 황인우
발 행 처 군자출판사(주)
등록 제4-139호(1991. 6. 24)
본사 (10881) **파주출판단지** 경기도 파주시 회동길 338(서패동 474-1)
전화 (031) 943-1888 팩스 (031) 955-9545
홈페이지 | www.koonja.co.kr

ISBN 979-11-7068-048-2 (93510)
정가 68,000원

증례로 배우는

실전 초음파

[Part 1. 갑상선]

머리말

지난해 대표원장님과 나눈 초음파 증례집에 대한 이야기가 드디어 결실을 맺게 되었습니다. 교과서처럼 많은 설명과 자세한 내용의 책들은 있으나 실전 초음파에서 중요한 포인트와 유용한 팁, 그리고 증례 사진들이 많이 실려 있는 책은 없다는 것을 알고 나서 병원의 초음파 증례들을 차분히 모은 것이 그 시작이었습니다. 초음파를 처음 접하는 분들은 기본부터 알 수 있도록, 그리고 어느 정도 초음파를 해본 분들은 경험으로만 어렴풋이 알던 것들을 이 책을 통해 확실히 정리할 수 있게 하고 싶었습니다.

CHAPTER 1에는 기본 초음파 용어, 갑상선 K-TIRADS category, 갑상선과 림프절의 해부학적 구조, 그리고 FNA와 CNB 하는 방법 등 모든 기초 내용이 들어가 있습니다. CHAPTER 2에서 CHAPTER 5까지는 K-TIRADS category 2-5까지의 관련 설명 및 증례들, 그리고 CHAPTER 6에는 다른 기타 갑상선 질환과 초음파를 할 때 주의해야 하는 함정들에 대한 증례가 들어 있습니다. CHAPTER 7에는 앞의 내용을 다 공부한 후에 사진을 보고 스스로 결절을 묘사하고 카테고리를 나눠볼 수 있는 69개의 증례와 답이 들어 있습니다. 각 CHAPTER마다 초음파나 조직검사 시에 중요한 여러 가지 팁들을 수록하였습니다.

멋모르고 용감하게 시작한 원고 작업은 생각보다 많이 힘들었고, 진행 과정에서 의욕이 더해져 시간이 오래 걸렸습니다. 그렇지만 그만큼 독자 분들이 이 책을 통해 갑상선 결절의 추적관찰과 조직검사 결정이나 조직검사 결과에 따른 조치를 할 때 큰 도움이 되기를 희망합니다.

제가 영상의학을 전공하는 데 가르침을 주신 모교 고려대학교 영상의학과 교실 교수님들께 먼저 감사드립니다. 항상 응원을 아끼지 않은 남편과 가족들에게도 고마움을 전합니다. 무엇보다 저에게 이런 기회를 주시고 진료와 경영 모든 면에서 항상 최선을 다하시는 세종국민건강의원의 김혜원 대표원장님과 조언을 아끼지 않은 동료 원장님들, 사진의 모델이 되어준 직원들, 도움을 주신 강소희 영상의학과 전문의 선생님께도 감사드립니다. 그리고 편집 과정에서 수정 및 추가 작업이 끊임없이 이어졌는데도 묵묵히 도와주신 군자출판사에도 감사의 말을 전합니다.

마지막으로, 이 책의 내용에 대한 궁금한 점들은 메일을 통해 보내주시면 최선을 다해 답변 드리겠습니다. 부디 이 책이 많은 분들께 도움이 되기를 바랍니다.

2023년 9월

영상의학과 전문의 하모인

추천사

검진 환자를 많이 진료하다 보니 참으로 질병은 가까이에 있다는 게 실감이 듭니다. 많은 수검자가 검사받고 결과를 듣게 되는 순간 환자로 전환이 되니까요. 어떻게 하면 질병을 놓치지 않고 잘 확인해 줄까, 어떻게 하면 작은 질병으로 대학병원까지 가서 시간과 걱정을 낭비하는 일을 줄일까 하는 고민이 저를 오늘에 이르게 한 것 같습니다.

증례로 배우는 실전 초음파 시리즈 중 제1편인 갑상선 편이 드디어 출판되었습니다. 그동안 초음파로 진단하고 환자를 치료하는 저와 같은 의사들이 좀 더 초음파를 쉽게 배우고 실수를 줄일 수 있는 방법으로 증례집을 생각하고 기획을 하고 있던 중에 훌륭하신 하모인 원장님을 만나게 되었습니다. 애초에 기획한 의도를 충분히 반영한 책으로 탄생된 것에 대해 기쁘게 생각하며 이 책이 독자들이 곁에 두고 참고할 좋은 참고서가 될 수 있길 기대해 봅니다. 앞으로 심장, 유방, 복부 등 초음파가 필요한 많은 분야에 대한 증례집을 출간할 예정입니다. 많은 사랑과 관심을 부탁드립니다. 감사합니다.

2023년 9월

심장혈관흉부외과 전문의 김혜원

읽기 전 참고사항

- 초음파를 처음 시작하는 초급자분들은 CHAPTER 1을 읽은 후 CHAPTER 5부터 읽고 다시 앞에서부터 순서대로 읽는 것을 권고하고, 중급자분들은 CHAPTER 1부터 순서대로 읽는 것을 권고한다.

- 각 챕터 안에는 해당 카테고리에 대한 간단한 설명, 대표증례와 그 밖에 주요 tip을 줄 수 있는 증례들이 있고 마지막에는 해당 카테고리에 들어가는 증례 모음집(gallery)이 있다.

- 환자가 많이 불안해하거나 강력하게 원하는 경우 권고안에 비해 크기가 다소 작으나 FNA 또는 CNB를 시행한 결절들의 증례가 있으며 크기가 큰데도 환자가 거부하고 검사를 진행하지 않았으나 카테고리별 케이스를 보여주고자 넣은 증례들도 있다.

- 암으로 표시된 케이스들은 모두 수술 후 암으로 확진된 증례들이다(수술 여부에 대한 언급이 있는 경우만 예외).

중요 개념

- 중요 개념을 표시하였다.

2021

- 2021년 K-TIRADS 권고안에서 새롭게 바뀐 내용을 표시하였다.

- 증례의 색은 세침흡인검사의 결과에 따라 다음과 같이 나타내었다.

암	• Suspicious PTC, PTC 또는 다른 악성 종양
비정형	• AUS/FLUS 또는 Indeterminate follicular lesion
여포종양	• Suspicious follicular neoplasm 또는 follicular neoplasm
양성	• Benign
미시행, 미진단	• 미시행 또는 미진단(non-diagnostic)

* 의심(suspicious) 결과가 나온 증례에는 “sus”표시가 같이 들어가 있다.

목 차

01 개요

1 기본 초음파 용어 2
2 갑상선 결절의 초음파 표준용어 12
3 2021 K-TIRADS 구조 13
4 조직 검사가 필요한 환자 선택 14
5 세침흡인세포검사(FNA) 이후 갑상선 결절의 초음파 기반 관리 15
6 갑상선과 경부 림프절의 해부학적 구조 16
7 급여 갑상선 초음파 표준영상 18
8 세침흡인세포검사 및 판독결과 20
9 중심부바늘생검(CNB) 및 판독결과 27

02 양성 Benign
K-TIRADS category 2

1 동-/고에코의 스폰지 모양 결절 33
Iso-/hyperechoic spongiform nodule
2 낭성 내 고에코 초점과 혜성꼬리허상을 동반한 부분 낭성 결절 37
Partially cystic nodule with intracystic echogenic foci and comet-tail artifact

03 낮은 의심 Low suspicion
K-TIRADS category 3

1 악성의심 초음파 소견을 동반하지 않은 부분 낭성 결절 50
Partially cystic nodule without any of the three suspicious US features
2 악성의심 초음파 소견을 동반하지 않은 동-/고에코 결절 60
Iso-/hyperechoic nodule without any of the three suspicious US features

04 중간 의심 Intermediate suspicion
K-TIRADS category 4

1 악성의심 초음파 소견을 동반하지 않은 저에코 결절 78
Solid hypoechoic nodule without any of the three suspicious US features

2 악성의심 초음파 소견을 한 개라도 동반한 부분 낭성 또는 동-/고에코 결절 93
Partially cystic or iso-/hyperechoic nodule with any of the three suspicious features

3 전체 석회성 결절 101
Entirely calcified nodule

4 전반적인 침윤성 병변 – 암 전이나 림프종 같은 침윤성 암 의심 소견 107
Diffusely infiltrative lesion – suspicious for infiltrative malignancy, such as metastasis or lymphoma

5 광범위한 실질성 점상 고에코 초점 – 미만성 경화 변종 갑상선 유두암 의심 소견 107
Extensive parenchymal PEF (microcalcification) without discrete nodule
– suspicious for diffuse sclerosing variant of PTC

05 높은 의심 High suspicion
K-TIRADS category 5

1 점상 고에코 초점을 동반한 저에코 결절 112
Solid hypoechoic nodule with punctate echogenic foci

2 불규칙한 경계의 저에코 결절 117
Solid hypoechoic nodule with irregular margins

3 비평행 방향의 저에코 결절 127
Solid hypoechoic nodule with nonparallel orientation

4 점상 고에코 초점을 동반한 불규칙한 경계의 저에코 결절 131
Solid hypoechoic nodule with punctate echogenic foci and irregular margins

5 불규칙한 경계와 비평행 방향의 저에코 결절 138
Solid hypoechoic nodule with irregular margins and nonparallel orientation

6 점상 고에코 초점을 동반한 비평행 방향의 저에코 결절 143
Solid hypoechoic nodule with punctate echogenic foci and nonparallel orientation

7 3개의 악성의심 초음파 소견을 모두 동반한 저에코 결절 145
Solid hypoechoic nodule with all of the three suspicious US freatures

▷▶ 목 차

06 기타 질환 및 함정
Other Thyroid Diseases and Pitfalls

1 기타 질환들

(1) 미만성 갑상선 질환 155
Diffuse thyroid disease

(2) 수술 부위의 병변들 173
Lesions of postoperative site

(3) 갑상설관 낭종 177
Thyroglossal duct cyst, TGDC

2 함정들

(1) 식도 게실 179
Esophageal diverticulum

(2) 근육 접촉면에 의한 그림자 184
Shadow of muscle interface

(3) 혈관 188
Vessels

(4) 델피안 림프절 192
Delphian node

(5) 피라미드엽 195
Pyramidal lobe

(6) 갑상선 사이막 198
Posterior thyroid septum

07 증례와 답
Case and Answer

증례 Case 202

답 Answer 224

■ Reference 264

■ Index 267

CHAPTER 01

개요

1 기본 초음파 용어

2 갑상선 결절의 초음파 표준용어

3 2021 K-TIRADS 구조

4 조직 검사가 필요한 환자 선택

5 세침흡인세포검사(FNA) 이후 갑상선 결절의 초음파 기반 관리

6 갑상선과 경부 림프절의 해부학적 구조

7 급여 갑상선 초음파 표준영상

8 세침흡인세포검사 및 판독결과

9 중심부바늘생검(CNB) 및 판독결과

CHAPTER

01 개요

1 기본 초음파 용어

에코(양상)(Echogenicity)

- 화면으로 보이는 **"색"**을 표현하는 용어이다.
- 고에코(hyperechoic), 동에코(isoechoic), 저에코(hypoechoic), 무에코(anechoic)로 나누는데 갑상선 초음파에서는 **정상 갑상선 실질(presumed normal thyroid echogenicity)**을 기준으로 같으면 동에코, 그보다 밝으면 고에코, 어두우면 저에코로 표현한다. 내부가 완전히 까맣게 보이는 것을 무에코(anechoic)라 하고 낭종을 표현할 때 쓴다.

- 고형성 결절이 불균질(heterogeneous or mixed) 에코를 보이는 경우에는 50% 이상을 형성하는 에코를 그 결절의 에코로 정한다.

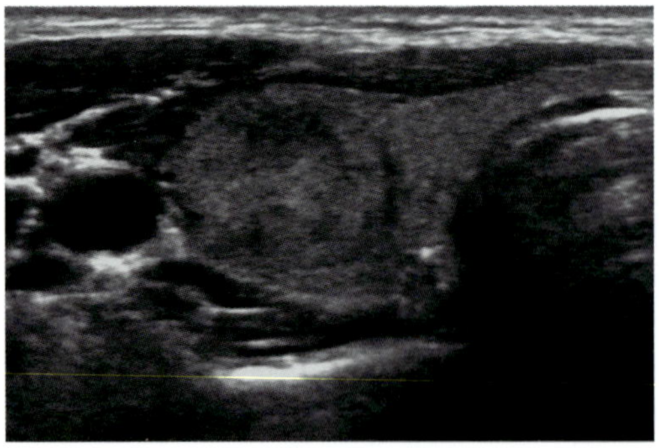

(ex) 불균질 동에코

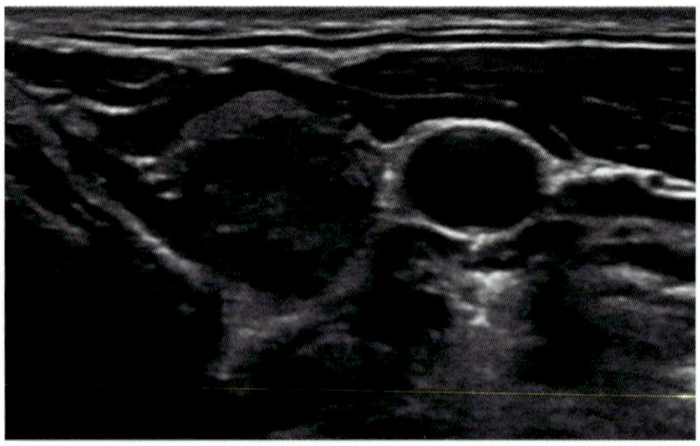

(ex) 불균질 저에코

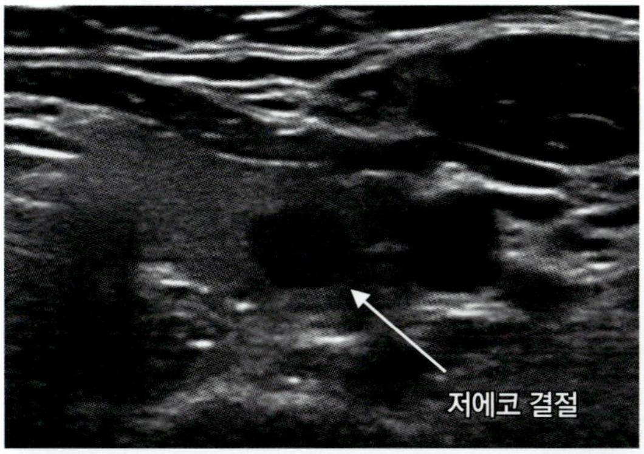

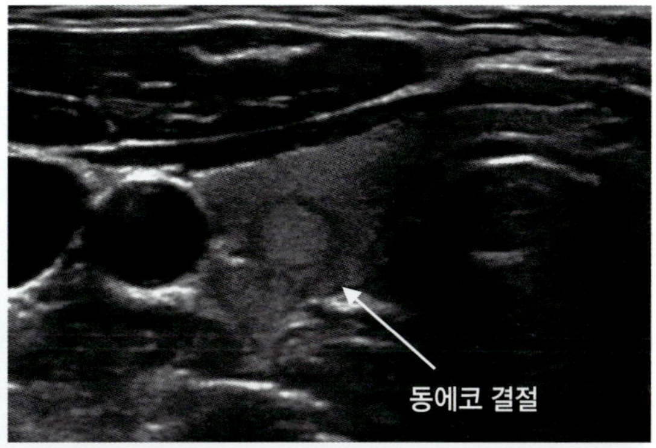

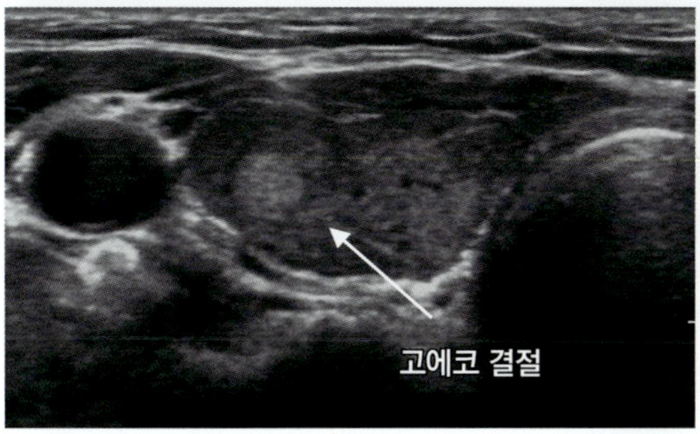

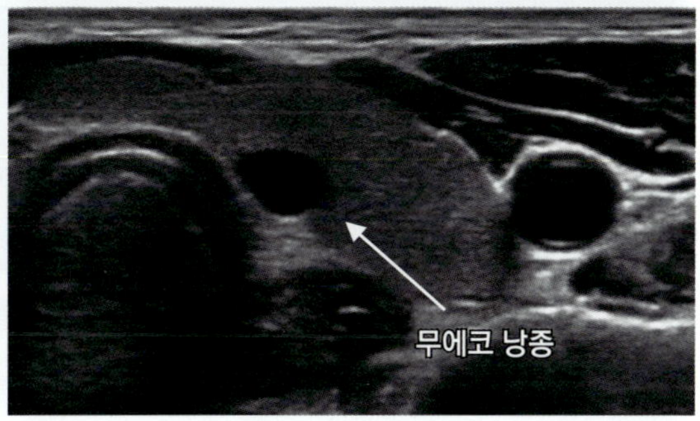

TIP

저에코와 무에코 용어를 혼동해서 쓸 때가 있는데 분명히 차이를 구분하여 사용해야 한다. 저에코는 정상 갑상선 실질보다 색이 어두울 때를, 무에코는 내부에 검은색만 보일 때를 뜻한다.

게인(Gain)

- 초음파 **전체 영상의 밝기**를 결정하는 조절인자로 게인을 높이면 전반적으로 화면이 밝아지고 게인을 낮추면 전반적으로 화면이 어두워진다.

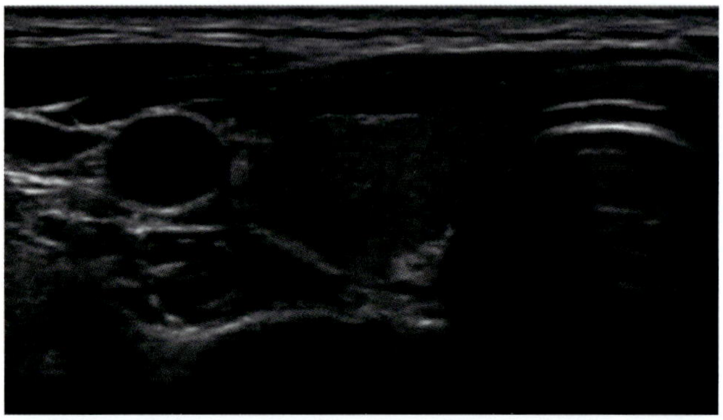

- 낮은 게인: 너무 어두운 화면

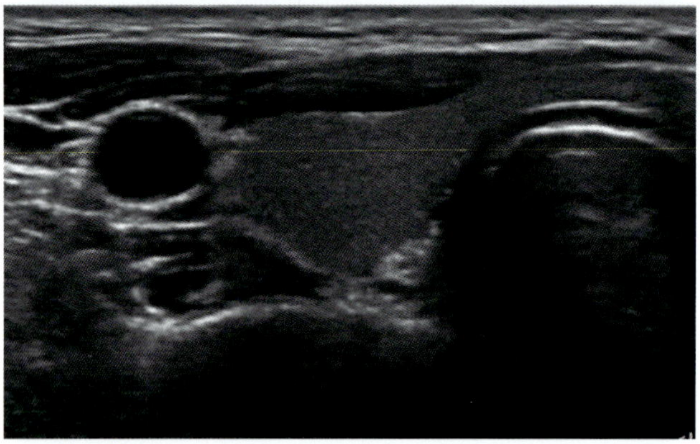

- 표준게인: 적절한 밝기의 화면

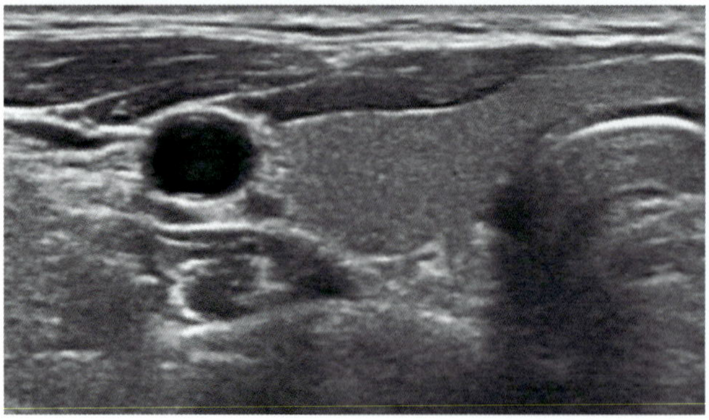

- 높은 게인: 너무 밝은 화면

TGC (Time Gain Compensation)

- 초음파는 깊이에 따라 조직을 투과(통과)할수록 신호가 감쇠하는(줄어드는) 특성이 있기 때문에 깊은 곳에 위치할수록 상대적으로 표면보다 어둡게 나타나게 된다. TGC는 이를 보완하기 위해 깊이에 따라 밝기를 조절할 수 있게 만든 기능(신호가 감소한 만큼 증폭시키는 기능)이다. 같은 의미로 SGC (Sensitivity Gain Control) 또는 DGC (Depth Gain Control)라는 단어를 쓰기도 한다.

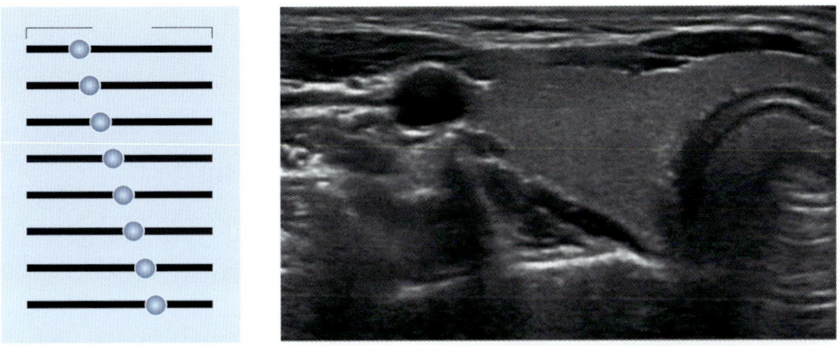

- 적절한 TGC

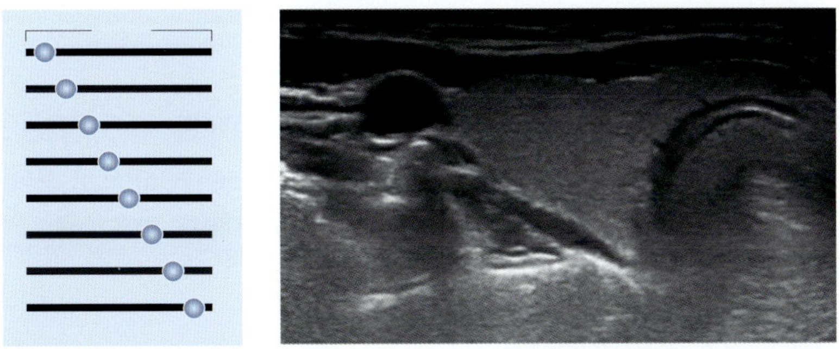

- 근거리 gain을 낮게
- 원거리 gain을 높게

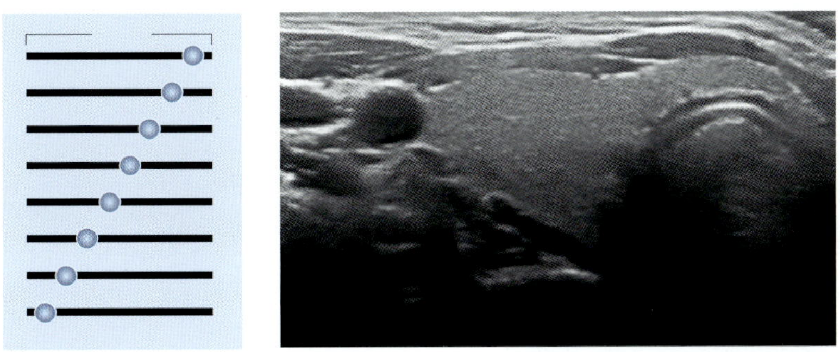

- 근거리 gain을 높게
- 원거리 gain을 낮게

동적구역(Dynamic range)

- 초음파 화면에 보이는 제일 어두운 색과 제일 밝은 색 사이를 얼마나 자세히 보여줄지 그 비율을 정하는 것이다. 즉, 동적구역을 좁게 하면(수치를 낮추면) 몇 개의 색만 본다는 의미로 대조도가 강한 영상이 되나 거친 영상이 된다. 반대로 동적구역을 넓게 하면(수치를 높이면) 많은 색을 화면에 나타내겠다는 뜻으로 부드러운 영상이 되나 동시에 흐린 느낌의 영상이 된다.

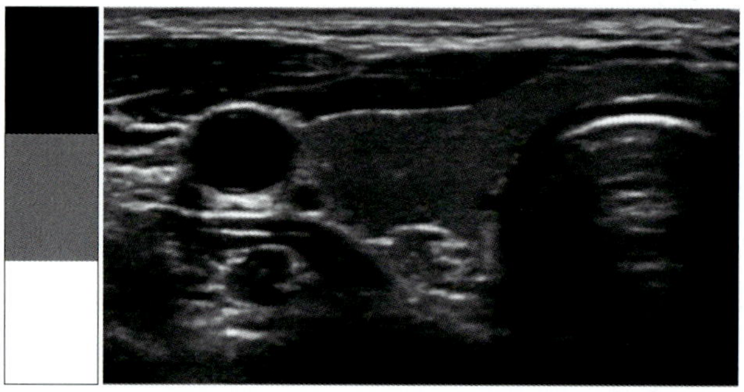

- 좁은 동적구역(46dB)
  - 대조도는 높지만 거친 영상

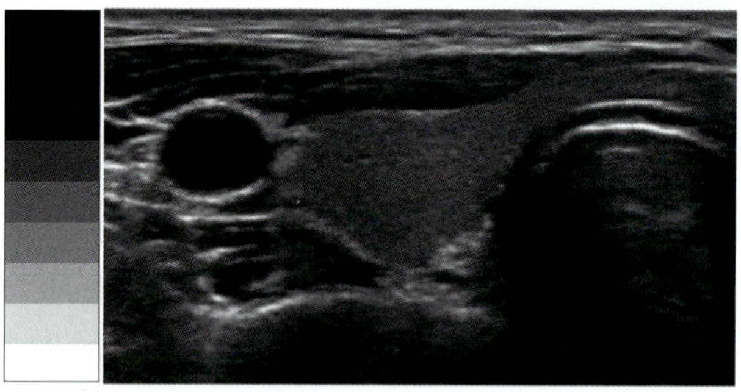

- 적절한 동적구역(60dB)
  - 갑상선은 주로 50~60dB으로 보나 기계에 따라 다를 수 있으므로 맞춰서 설정하면 된다.

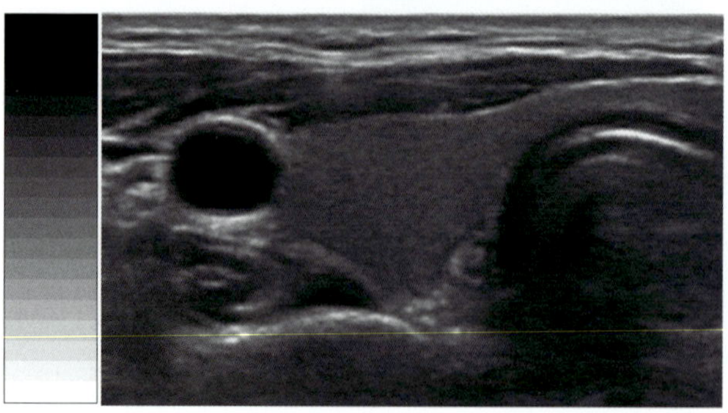

- 넓은 동적구역(76dB)
  - 부드럽지만 흐린 영상

주파수(Frequency): 탐촉자에서 나가는 음파의 주파수

- 주파수가 높으면 해상도(resolution)가 좋아지는 대신 침투율(penetration)이 감소하기 때문에 표면에 가깝게 위치한 병변을 자세하게 보고 싶을 때 주파수를 높여서 본다. 반대로 주파수를 낮추면 해상도가 감소하는 대신 침투율이 좋아져서 더 깊이 위치한 병변을 볼 수 있다.
- 일반적으로 갑상선 초음파 검사 시에는 7.5MHz 이상의 직선 형태의 고주파 탐촉자를 사용한다. 갑상선은 표면에 위치한 장기이기 때문에 검사 도중 주파수를 변경하는 일은 드물다.

주파수	해상도	침투율	사용
높이면	상승	감소	표면의 병변을 자세히 보고 싶을 때
낮추면	감소	상승	깊은 위치의 병변을 낮은 해상도라도 보고 싶을 때

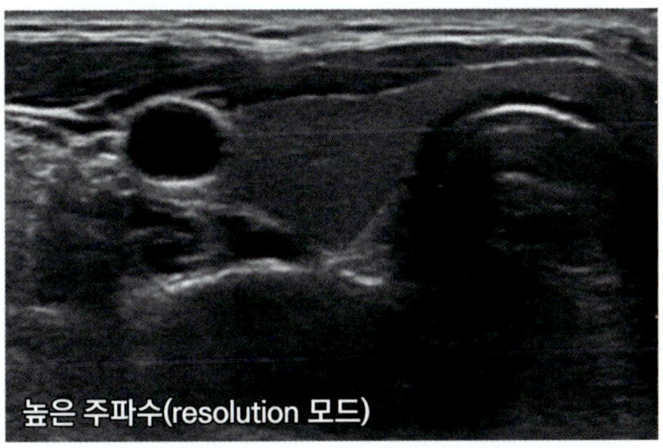
높은 주파수(resolution 모드)

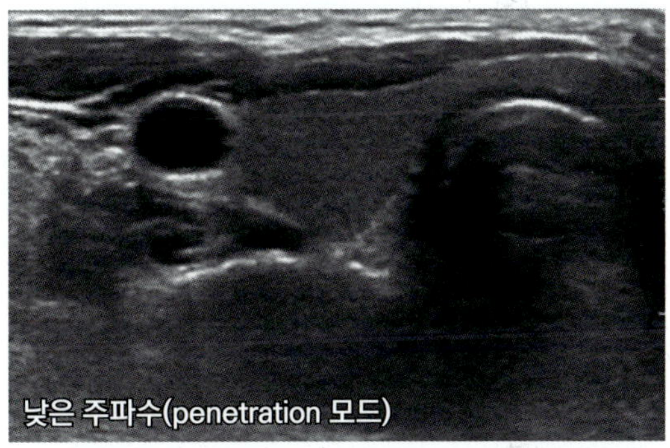
낮은 주파수(penetration 모드)

초점(Focus)

- 초점영역(focus zone)에서 해상도가 가장 좋으므로 검사하고자 하는 부위에 초점영역을 위치시키고 초음파를 시행해야 한다.

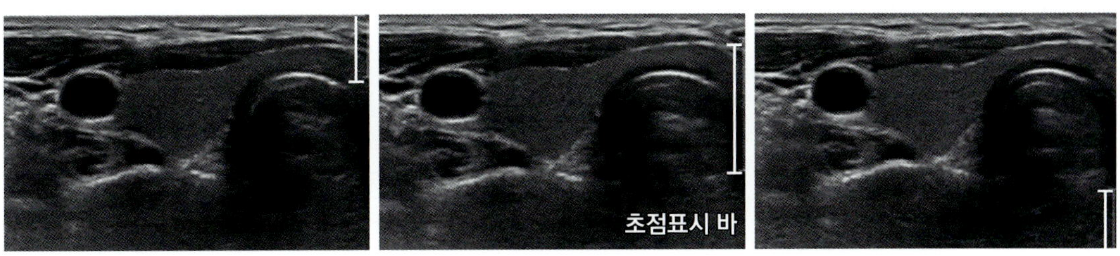

하모닉영상(Harmonic imaging)

- 탐촉자에서 발생되어 조직을 여러 번 거친 신호는 제외하고 조직에서 발생하여 탐촉자로 수신되는 한 방향의 **하모닉신호만을 선택적으로 받는 기술**을 말한다.
- 허상(artifact)이 감소되고 측방 해상력(lateral resolution)이 향상되며 대조도가 증가(dynamic range가 좁음)된다. 그러므로 작은 구조물의 세심한 관찰이 용이해지며 낭성과 고형성 병변 감별에 도움이 된다. 또한 결석이나 석회화 아래의 후방음영이 더 진하게 나타나서 진단에 도움이 된다.
- 다만, 하모닉영상은 전박적으로 에코텍스쳐*가 거칠고 상대적으로 높은 주파수로 인해 깊은 곳의 병변 관찰에는 불리하다.

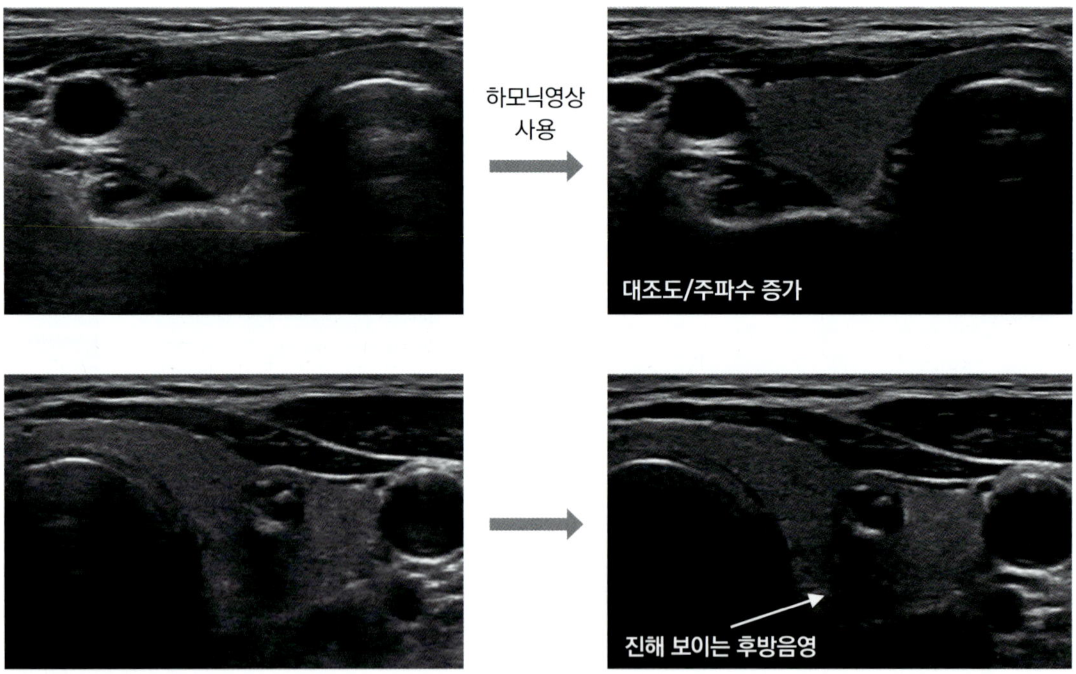

---

* 에코텍스처(echotexture): 반향질감, 화면의 질감을 의미한다.
에코양상(echogenicity): 반향정도, 화면의 색을 의미한다. 통상적으로 에코라고 부른다.

후방음향증강(Posterior acoustic enhancement)

- 초음파가 액체 병변을 지날 때에는 음파의 감쇠(감소)가 거의 일어나지 않으므로 그 뒤쪽의 조직은 주변의 조직에 비해 더 많은 음파를 받고 반사하게 된다. 그로 인해 주위 조직보다 고에코로 보이게 되는 것을 말한다. 실제로 증강이 일어난 것은 아니고 주위 조직에 대한 상대적인 현상이다.

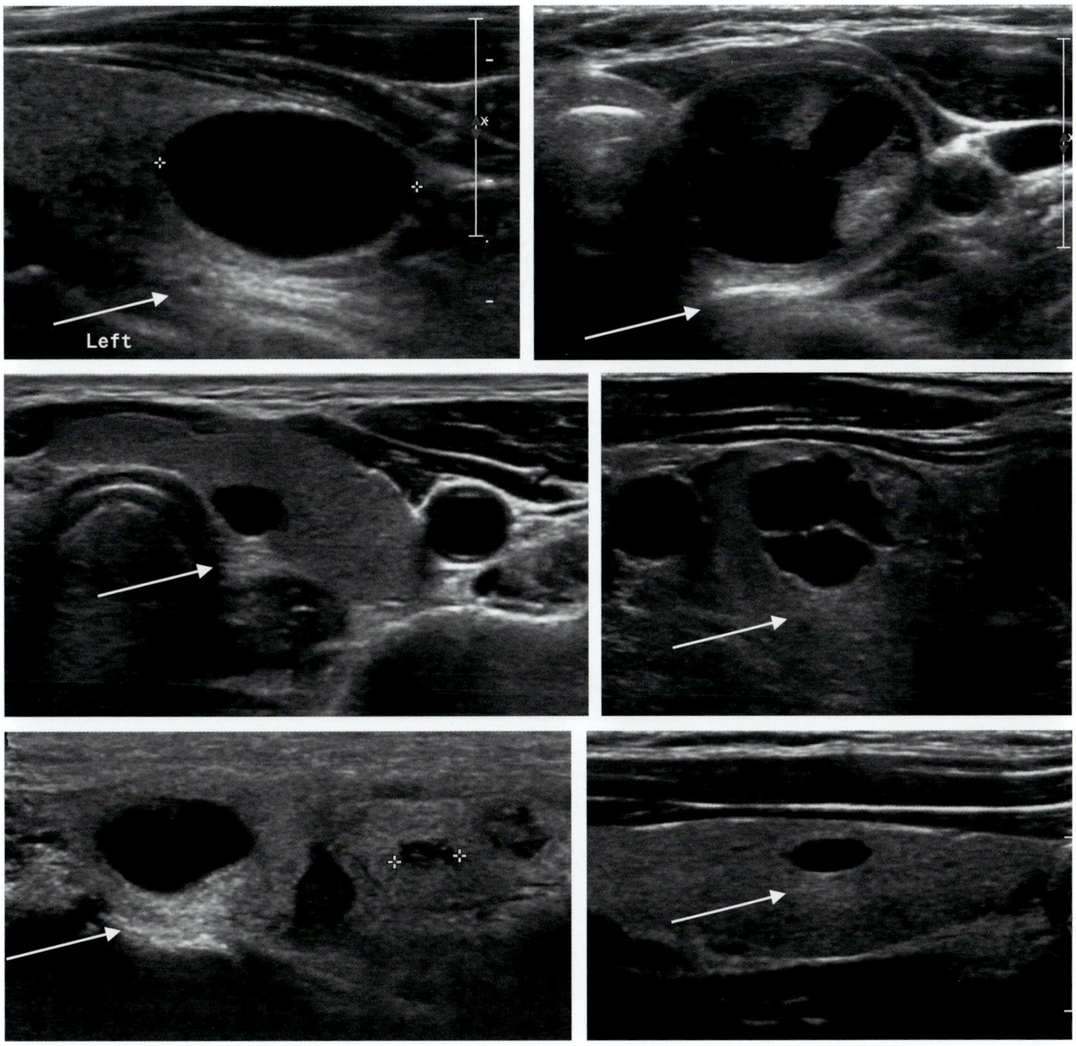

후방(음향)음영(Posterior acoustic shadowing)

- 초음파가 체내의 강한 음향 반사 계면(갑상선에서는 주로 석회화)을 만나면 음파가 일부는 반사되고 일부는 흡수되어 많은 감쇠가 일어나게 된다. 그로 인해 음파의 통과가 적게 되어 경계면의 뒤쪽으로는 정보를 얻지 못해 저에코의 음향음영(그림자)이 생기는 것을 말한다.

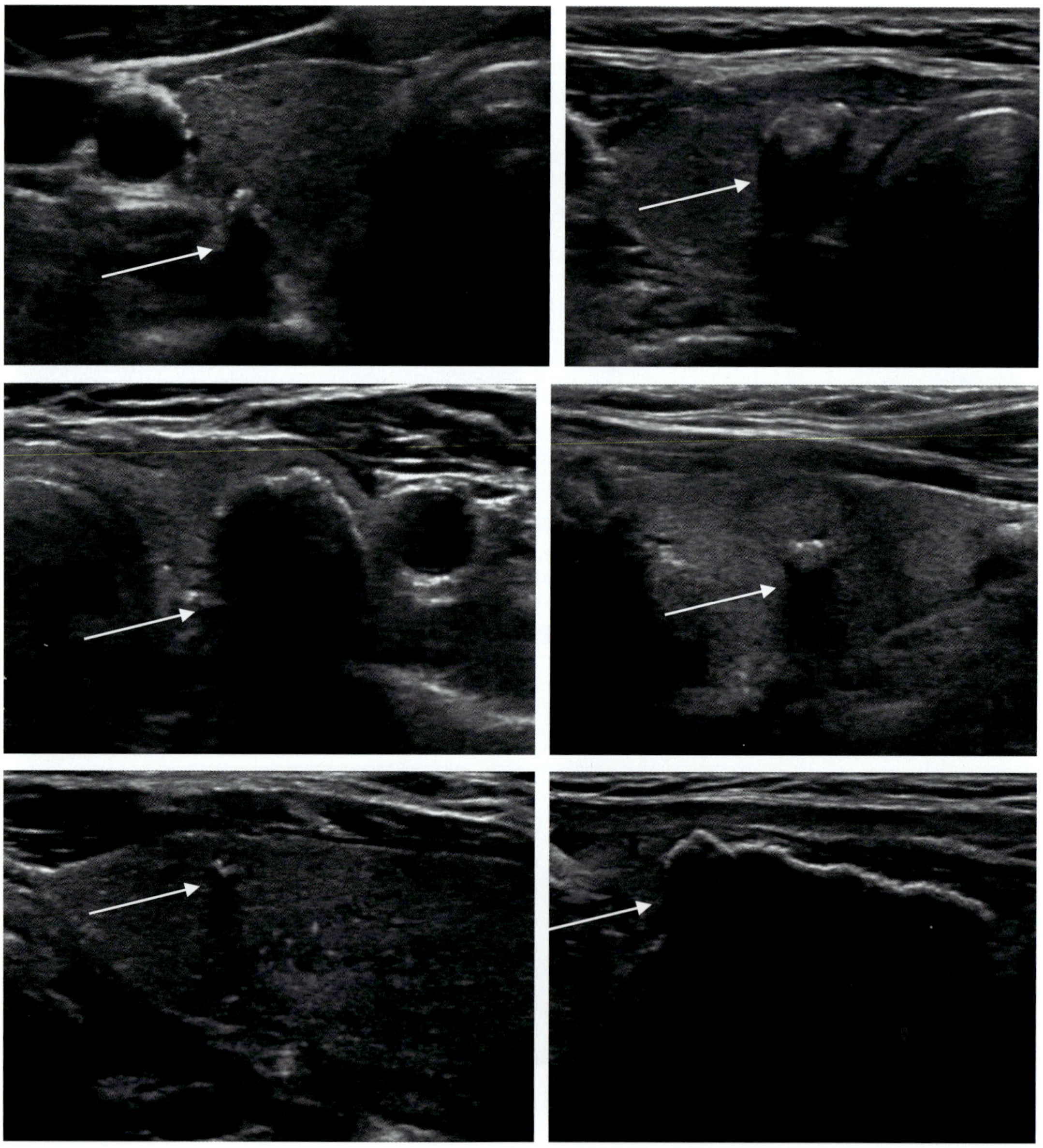

반향허상(Reverberation artifact), 혜성꼬리허상(Comet tail artifact)

- 체내에 강하게 반사되는 면이 존재할 때, 음파가 탐촉자와 반사면을 반복해서 왕복하게 된다. 왕복을 2번, 3번, 4번 거치고 탐촉자로 돌아온 신호는 반사면으로부터 2배, 3배, 4배 거리의 위치에서 신호가 온 것으로 착각하여 화면에서 그 부위에도 하얗게 영상(허상)이 보이게 되는데 이것을 반향허상이라고 한다.
- 이 중에서 미세 결절 또는 미세한 낭성 구조에 의해 생긴 반향허상을 혜성꼬리허상이라고 하는데 혜성꼬리처럼 하얀 짧은 선 형태로 보이며 갑상선에서는 주로 콜로이드 낭종 내에서 보인다.

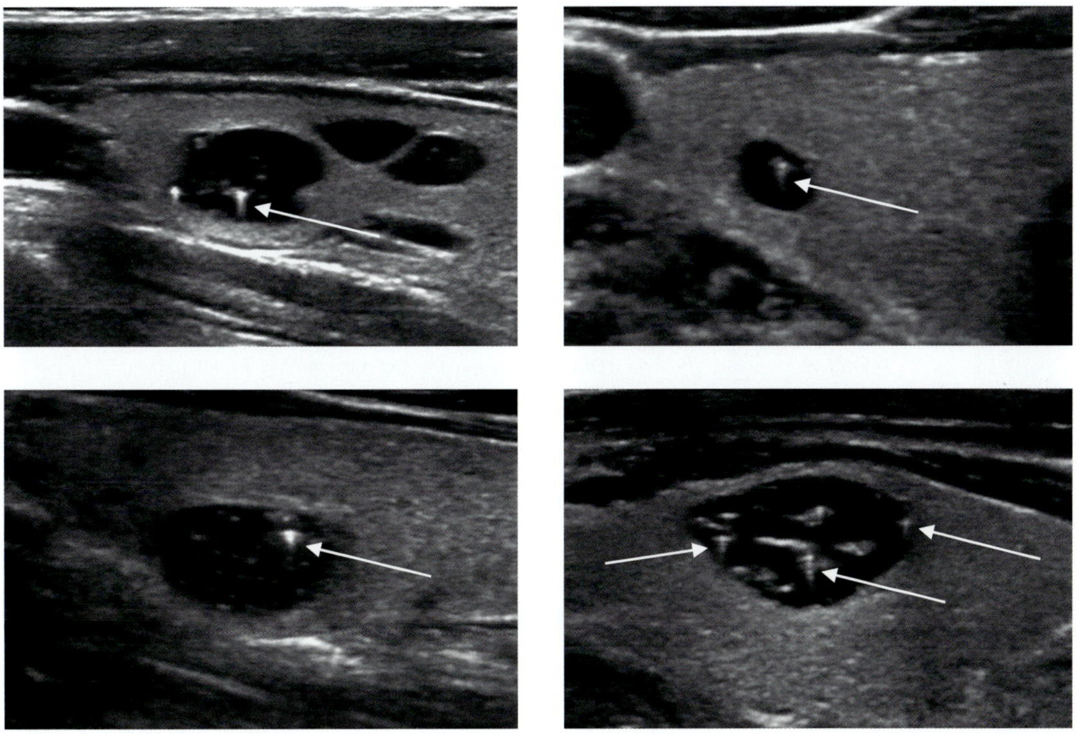

2 갑상선 결절의 초음파 표준용어(US Lexicon for Thyroid Nodules)

Recommended Terminology and Definitions of the Major US Lexicon for Thyroid Nodules

US Lexicon	Descriptor	Definition	Synonym
Composition	Solid	No obvious cystic component	
	Predominantly solid	Cystic portion ≤ 50%	
	Predominantly cystic	Cystic portion > 50%	
	Cystic	No obvious solid component	Pure cyst
	Spongiform[2)]	Microcystic changes > 50% of solid component	Honeycomb
Echogenicity	Marked hypoechogenicity	hypoechoic or similar echogenicity[3)] relative to the anterior neck muscles	
	Mild hypoechogenicity	hypoechoic relative to the normal thyroid parenchyma and hyperechoic relative to the anterior neck muscles	
	Isoechogenicity	Same echogenicity as that of the normal[4)] thyroid parenchyma	
	Hyperechogenicity	Hyperechoic relative to the normal thyroid parenchyma	
Orientation (shape)	Parallel	Anteroposterior diameter ≤ transverse diameter in the transverse plane[5)]	
	Nonparallel	Anteroposterior diameter > transverse diameter in the transverse plane	Taller-than-wide shape
Margin	Smooth	Obviously discernible smooth edges	Regular, circumscribed
	Irregular[6)]	Obviously discernible, but non-smooth edges with spiculations or microlobulations	Infiltrative, non-smooth, jagged edges, lobulated
	Ill-defined	Poorly demarcated margins, which cannot be obviously differentiated from the adjacent thyroid tissue	Indistinct
Echogenic foci (calcifications)	Punctate echogenic foci[7)] (microcalcifications)	Punctate (≤ 1 mm) hyperechoic foci within the solid component of a nodule	
	Macrocalcifications	Large (> 1 mm) hyperechoic foci with posterior acoustic shadowing	Coarse calcifications
	Rim calcification	Peripheral curvilinear hyperechoic line surrounding the nodule margin with or without posterior shadowing (complete or incomplete)	Peripheral, egg shell calcification
	Intracystic echogenic foci with comet-tail artifact[8)]	Intracystic echogenic foci showing comet-like echogenic tail	

US – ultrasonography

** 2016년 권고안과의 차이

1) US Lexicon(이전에는 US Characteristics)에서 Shape, Halo, Spongiform, Colloid와 Vascularity가 빠졌다.
2) Spongiform이 composition 내로 들어갔다(Spongiform 설명에 Isoechoic nodule이라는 말이 빠졌다).
3) 목 앞쪽 근육과 비슷한 에코는 mild hypoechoic에서 marked hypoechoic으로 바뀌었다.
4) 결절 에코의 기준은 검사 당시의 갑상선 에코에서 우리가 생각하는 정상 갑상선의 에코로 바뀌었다.
5) Orientation 정의에 longitudinal plane이 빠졌다.
6) Margin에서 spiculated와 microlobulated가 Irregular로 합쳐졌다.
7) Echogenic foci에서 microcalcifications가 punctate echogenic foci로 정의가 바뀌었다.
8) Colloid (comet-tail artifact)가 Intracystic echogenic foci with comet tail artifact로 변경되어 Echogenic foci로 들어갔다.

3 2021 K-TIRADS 구조

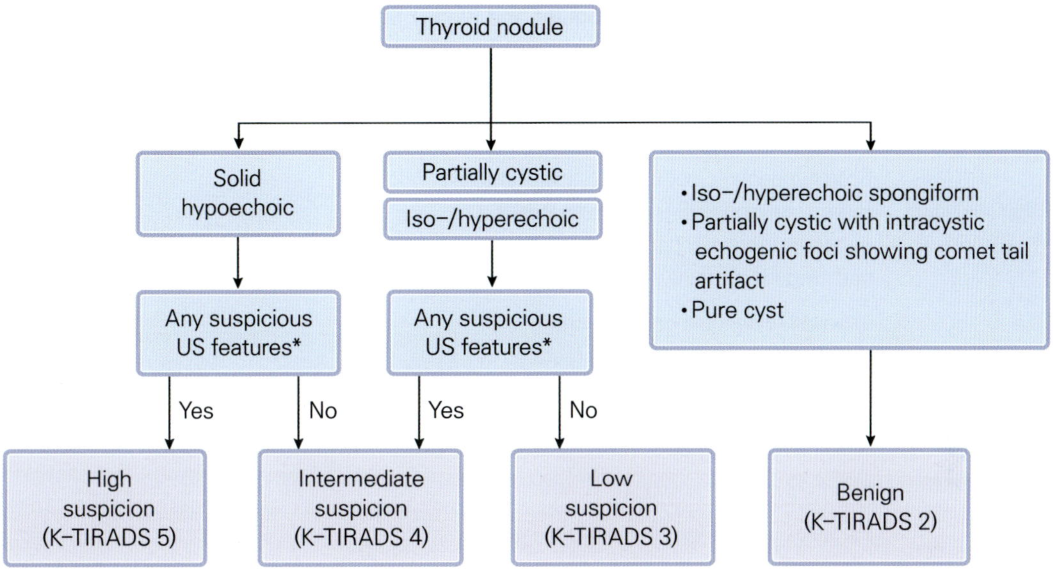

Algorithm of the 2021 K–TIRADS for malignancy risk stratification based on the nodule composition and echogenicity, and suspicious US features. * Punctate echogenic foci (microcalcifications), nonparallel orientation (taller than wide shape), and irregular margins. K–TIRADS – Korean Thyroid Imaging Reporting and Data System, US – ultrasonography.

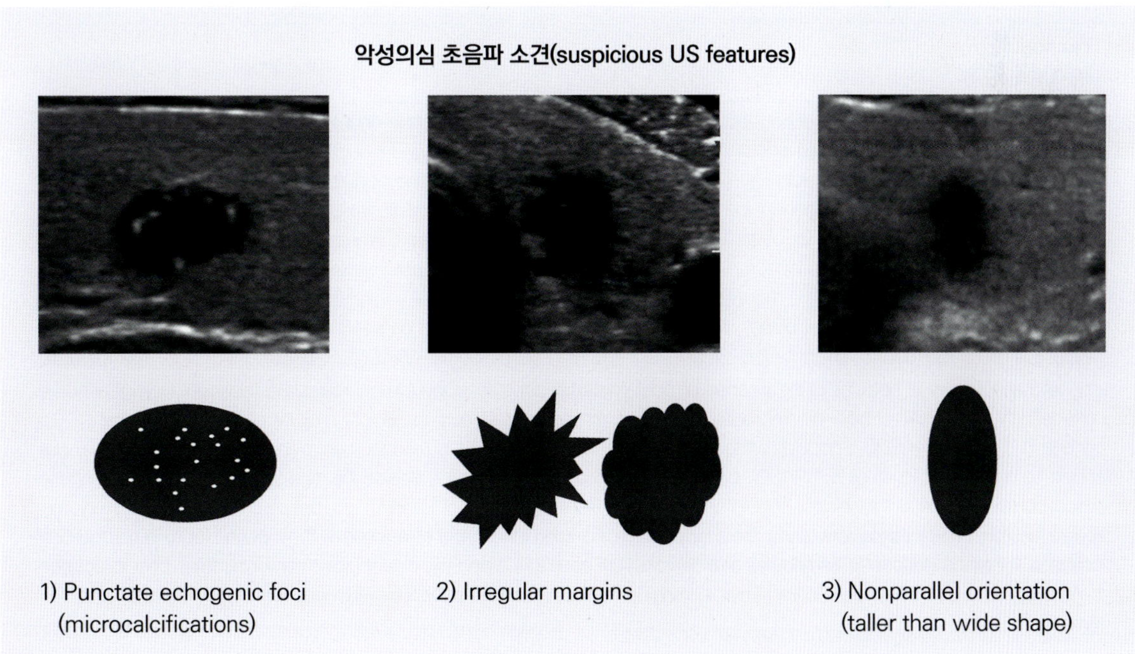

4 조직 검사가 필요한 환자 선택(Selection of patients for US-guided biopsy)

US Pattern and Malignancy Risk of Thyroid Nodules and Biopsy Size Thresholds in the 2021 K-TIRADS

Category	US Patterns	Suggested Malignancy Risk (%)	Nodule Size Threshold for Biopsy[§]	2016년 권고안
High suspicion (K-TIRADS 5)	Solid hypoechoic nodule with any of the three suspicious US features (punctate echogenic foci, nonparallel orientation, and irregular margins)	> 60	> 1.0 cm[‖]	≥ 1.0 cm (> 0.5 cm, selective)
Intermediate suspicion (K-TIRADS 4)*	1) Solid hypoechoic nodule without any of the three suspicious US features or 2) Partially cystic or iso-/hyperechoic nodule with any of the three suspicious US features 3) Entirely calcified nodule[†] 추가	10–40 ~~15–50~~	> 1.0–1.5 cm[¶]	≥ 1.0 cm
Low suspicion (K-TIRADS 3)	Partially cystic or iso-/hyperechoic nodule without any of the three suspicious US features	3–10 ~~3–15~~	> 2.0 cm	≥ 1.5 cm
Benign (K-TIRADS 2)[‡]	1) Iso-/hyperechoic spongiform 추가 2) Partially cystic nodule with intracystic echogenic foci and comet-tail artifact 3) Pure cyst	< 3	Not indicated**	≥ 2.0 cm NA
No nodule (K-TIRADS 1)	-	-	-	NA

* Extensive parenchymal punctate echogenic foci (microcalcifications) without discrete nodules (suspicious for diffuse sclerosing variant of PTC) and diffusely infiltrative lesions (suspicious for infiltrative malignancy, such as metastasis or lymphoma) are considered to be intermediate suspicion (K-TIRASDS 4) nodules, [†] Entirely calcified nodules with complete posterior acoustic shadowing, with no soft tissue component identified due to dense shadowing on US (isolated macrocalcification), [‡]Regardless of coexisting suspicious US features (punctate echogenic foci, nonparallel orientation, or irregular margin), [§] In cases with poor prognostic risk factors, including suspected cervical lymph node metastases, obvious extrathyroidal extension to adjacent structures (trachea, larynx, pharynx, recurrent laryngeal nerve, or perithyroidal vessels), confirmed distant metastases, or suspected medullary thyroid cancer, biopsy of the most suspicious nodule should be performed, regardless of the nodule size, [‖] Biopsy is recommended for small (> 0.5 cm and ≤ 1 cm) high suspicion (K-TIRASDS 5) nodules with high-risk features, including attachment of nodules to the trachea or posteromedial capsule along the course of the recurrent laryngeal nerve considering the potentials of high-risk microcarcinomas requiring immediate surgery. Biopsy may be considered for small (> 0.5 cm and ≤ 1 cm) K-TIRASDS 5 nodules without high-risk features to decide the management plan in adults. In children, biopsy should be considered for small K-TIRASDS 5 nodules (> 0.5 cm and ≤ 1 cm) to decide the management plan considering the clinical context, [¶]Cutoff size for biopsy should be determined within the range of 1 and 1.5 cm, based on the ultrasound features, nodule location, clinical risk factors, and patient factors (age, co-morbidities, and preferences), **Although biopsy is not routinely indicated, it may be performed for nodules that demonstrate continuous and significant growth or for nodules prior to ablation therapy or surgery. K-TIRADS – Korean Thyroid Imaging Reporting and Data System, PTC–papillary thyroid carcinoma, US – ultrasonography

5 세침흡인(세포)검사(FNA) 이후 갑상선 결절의 초음파 기반 관리

Management of Thyroid Nodules Based on FNA Results and US Patterns

FNA Diagnosis	US Pattern (K-TIRADS)	Management	2016년 권고안
Nondiagnostic	High suspicion Intermediate or low suspicion	Repeat FNA or CNB* within 6 months† Repeat FNA or CNB* within 12 months†	within 3-6 months within 6-12 months
Benign	High suspicion Intermediate or low suspicion	Repeat FNA within 12 months US follow-up at 24 months	within 6-12 months within 12-24 months
AUS/FLUS	High suspicion Intermediate or low suspicion	Repeat FNA or CNB* within 6 months† Repeat FNA or CNB* within 12 months† US surveillance‡ or molecular test 추가	Repeat FNA within 3-6 months Repeat FNA within 6-12 months
FN/SFN	All nodules	Diagnostic surgery (lobectomy)§ US surveillance§ or molecular test 추가	
Suspicious for malignancy	High or intermediate suspicion Low suspicion	Surgery Repeat FNA or surgery Active surveillance‖	
Malignant	All nodules	Surgery Active surveillance‖	

* CNB may be considered instead of a repeat FNA if an experienced operator is available, †the optimal timing of repeat FNA or CNB should be determined based on nodule size, presence of poor prognostic factors (such as suspected nodal metastasis or gross extrathyroidal extension), clinical factors, and US features, ‡US follow-up may be considered, depending on the nodule size, US features, cytological features, clinical features, patient preferences, and, if possible, molecular test results. If the repeat FNA cytology findings are inconclusive, frequent US follow-up or diagnostic surgery may be considered, §US follow-up, instead of immediate surgery, may be considered in selected patients, depending on the nodule size, US features, clinical features, patient preferences, and, if possible, molecular test results, ‖Active surveillance instead of immediate surgery can be considered for adults with probable or proven low-risk papillary microcarcinoma. AUS/FLUS – atypia/follicular lesions of undetermined significance, CNB-core needle biopsy, FN/SFN- follicular neoplasm/suspicious for follicular neoplasm, FNA-fine-needle aspiration, K-TIRADS – Korean Thyroid Imaging Reporting and Data System, US – ultrasonography

6 갑상선과 경부 림프절의 해부학적 구조

갑상선 해부학적 구조

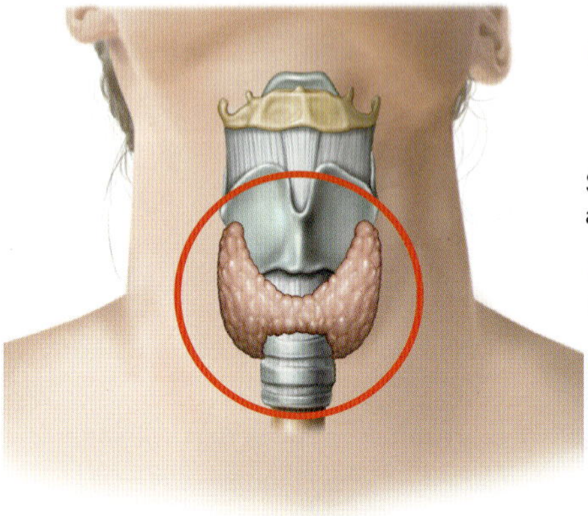

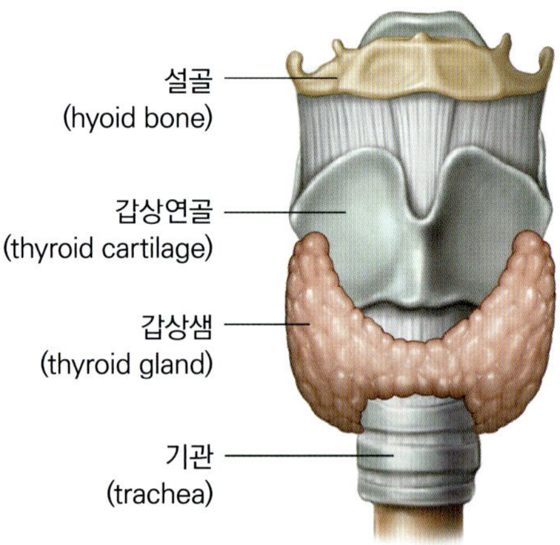

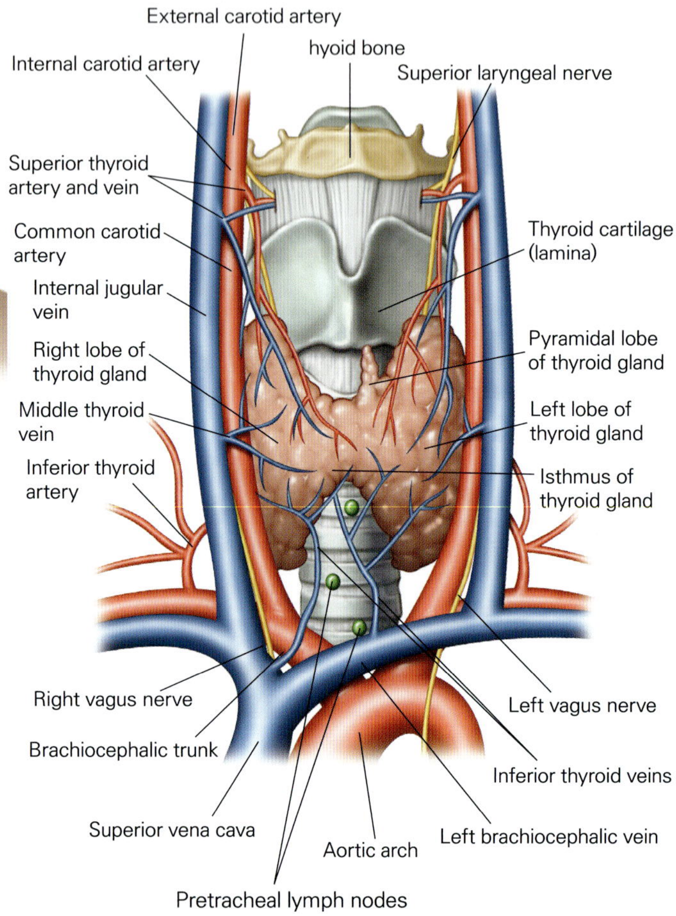

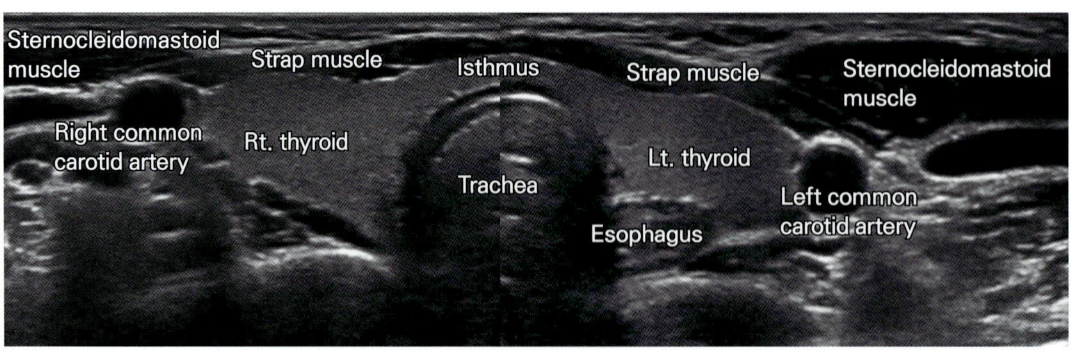

경부 림프절 레벨

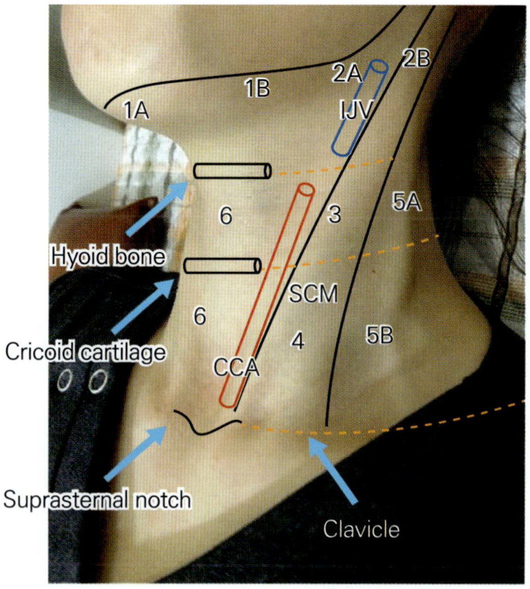

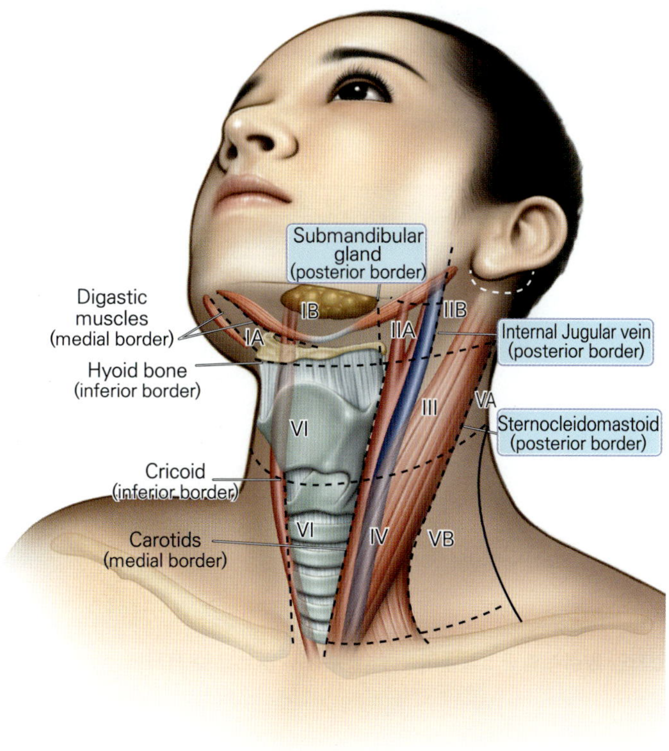

- **Level Ⅰ: Submental and submandibular**
  - 턱뼈 아래부터 hyoid bone의 inferior 경계까지
  - SMG의 posterior 경계까지
  - Ia/b는 digastric muscle의 anterior belly를 기준
- **Level Ⅱ: Upper internal jugular (deep cervical) chain**
  - Skull base부터 hyoid bone의 interior 경계까지
  - SMG의 posterior 경계부터 SCM의 posterior 경계까지
  - IIa/b는 internal jugular vein의 posterior 경계를 기준
- **Level Ⅲ: Middle internal jugular (deep cervical) chain**
  - Hyoid bone의 inferior 경계부터 cricoid cartilage의 inferior 경계까지
  - SCM의 anterior 경계부터 posterior 경계까지
  - 안쪽으로는 CCA의 medial 경계부터
- **Level Ⅳ: Lower internal jugular (deep cervical) chain**
  - Cricoid cartilage의 inferior 경계부터 clavicle level까지
  - SCM의 anterior 경계부터 posterior 경계까지
  - 안쪽으로는 CCA의 medial 경계부터
  - Medial supraclavicular LN 포함하는 위치
- **Level Ⅴ: Posterior triangle**
  - Skull base 부터 clavicle 까지
  - SCM의 posterior 경계부터 trapezius muscle의 anterior 경계까지
  - Va/b는 cricoid cartilage의 inferior 경계를 기준
- **Level Ⅵ: Central (anterior) compartment**
  - Hyoid bone의 inferior 경계부터 manubrium의 superior 경계까지
  - 바깥으로는 CCA의 medial border까지(III, IV의 medial까지)

* SMG (submandibular gland), SCM (sternocleidomastoid muscle), CCA (common carotid artery), IJV (internal jugular vein)

7 급여 갑상선 초음파 표준영상

- 표준영상의 범위 내의 모든 영상에는 경부의 해부학적 위치(모식도나 문자)를 표기하여야 한다.
  - 가) 병변이 없는 경우: 우엽 중부 횡스캔, 우엽 중앙부 종스캔, 협부 횡스캔, 좌엽 중부 횡스캔, 좌엽 중앙부 종스캔, 우측 경부 림프절, 좌측 경부 림프절, 중심 경부 림프절(총 8장)
  - 나) 병변이 있는 경우: 병변이 없는 경우의 표준영상과 함께, 병변 부위에서 2개의 수직관계 단면영상(횡단/종단) 및 병변의 크기가 측정된 영상(총 8장 + 결절 한개당 2장 이상씩)

우측(Right)

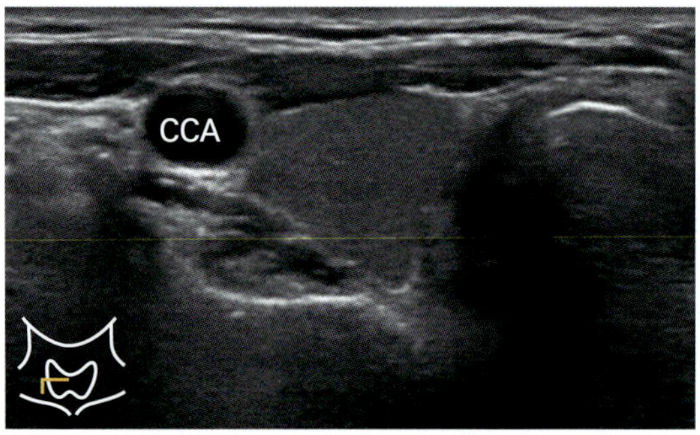

1. 가로면(transverse view): 우측 중부 횡스캔

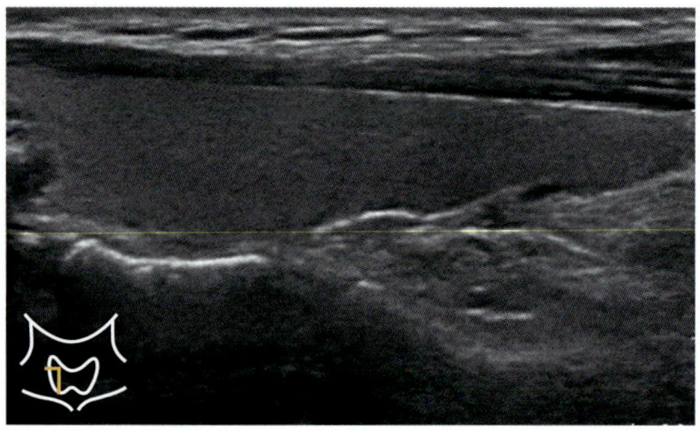

2. 세로면(longitudinal view): 우측 중앙부 종스캔

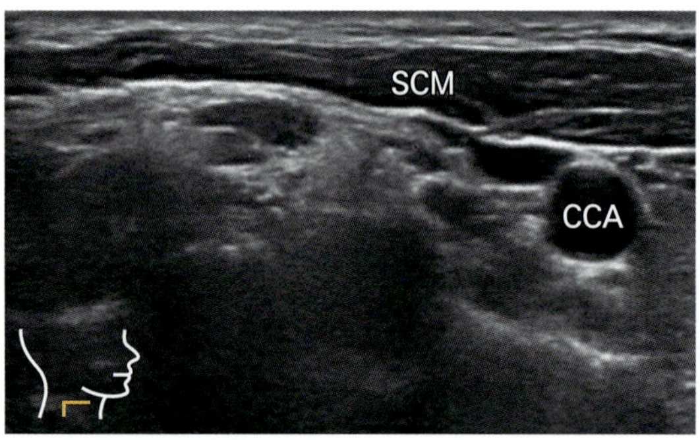

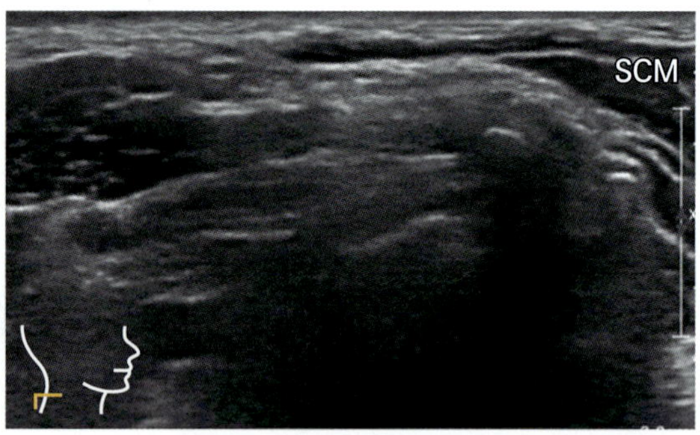

3. 우측 경부 림프절
 1) RIGHT neck level II-IV에서 한 장

2) RIGHT neck level V에서 한 장

* 표준영상은 경부 림프절에서 한쪽에 1장씩 찍도록 되어 있지만 2-4레벨과 5레벨이 한번에 보이지 않으므로 저자는 따로 찍는 것을 권고한다.

좌측(Left)

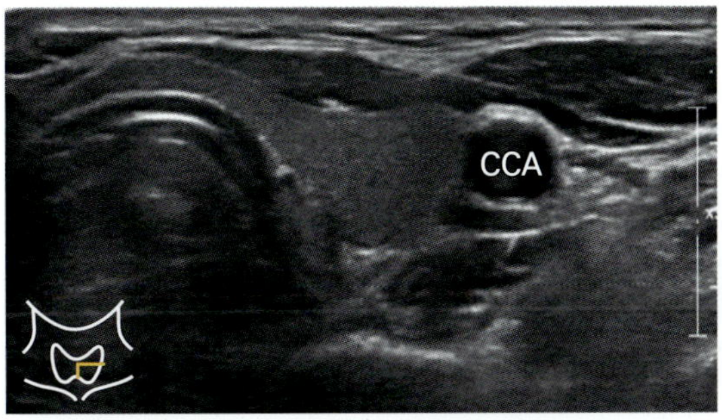

4. 가로면(transverse view): 좌측 중부 횡스캔

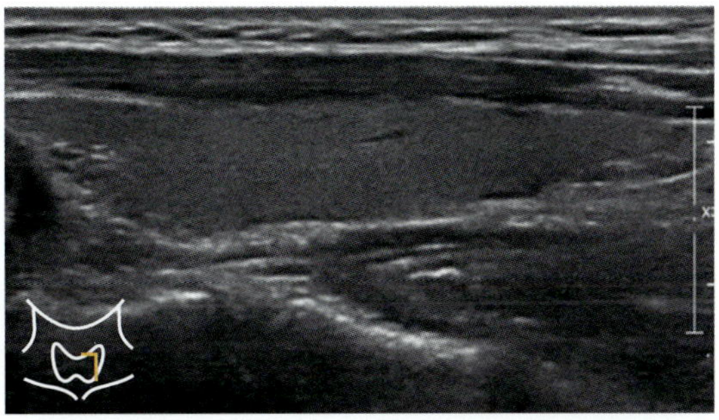

5. 세로면(longitudinal view view): 좌측 중앙부 종스캔

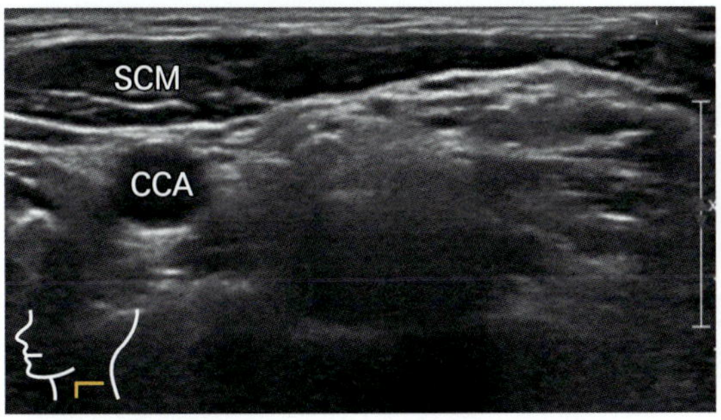

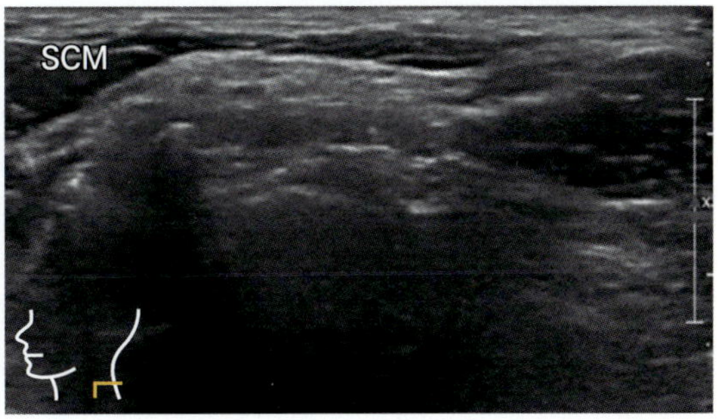

6. 좌측 경부 림프절

1) LEFT neck level II-IV에서 한 장

2) LEFT neck level V에서 한 장

중앙(Central)

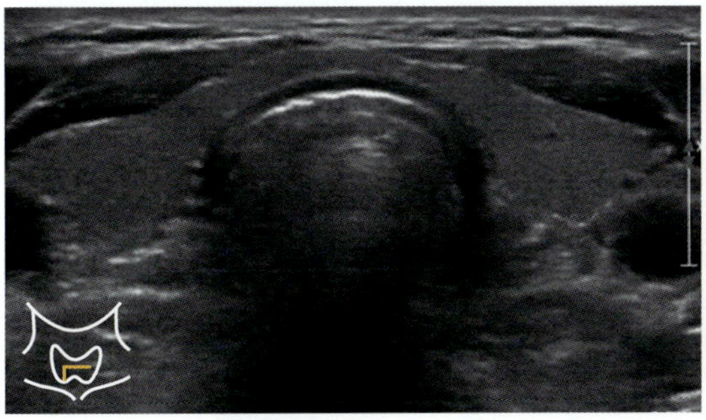

7. 협부(isthmus) 횡스캔

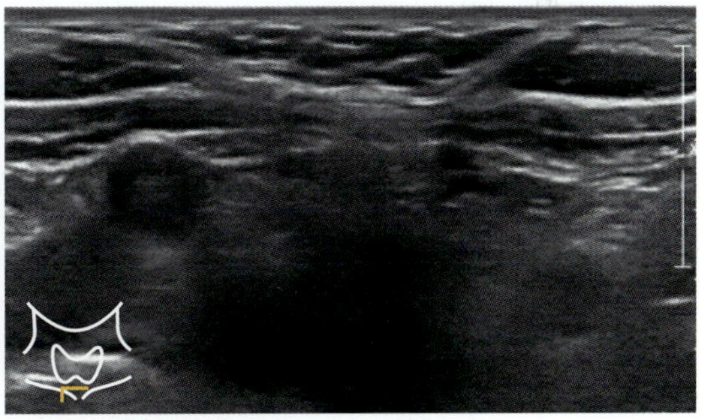

8. 중심 경부 림프절

TIP

1. 찍는 순서는 검사자가 편한 대로 하되, 한 방법을 정해서 모든 환자에게 동일하게 시행하기를 권고한다.
2. 중앙을 볼 때는 턱 아래부터 쇄골 사이 공간까지 쭉 내려오면서 보아야 갑상설낭종(thyroglossal duct cyst, TGDC)이나 피라미드엽(pyramidal lobe)을 놓치지 않고 볼 수 있다.

8 세침흡인(세포)검사 및 판독결과

1 세침흡인(세포)검사(FNA: Fine Needle Aspiration)

적응증

- 갑상선 결절성 병변, 그 밖의 경부 병변 등이 있다.
- K-TIRADS category 별로 적응증에 해당하는 병변의 크기는 다양하다.

출혈경향 환자 관련 사항

- Screening blood test는 필요하지 않다. 단, 출혈경향에 대한 조사는 필요하다.
- 아스피린(aspirin) 또는 clopidogrel bisulfate: 3–5일 전 중지, 검사 3일 후에 다시 시작한다.
- 와파린(warfarin): 2–5일 전 중지, INR1.5–1.7보다 낮으면 시행 가능, 검사 1일 후에 다시 시작한다.
- 그러나 항혈전제(antithrombotic agent)를 끊은 그룹과 아닌 그룹에 유의미한 혈종 발생 차이가 없었다는 논문도 있으므로 각 환자의 상황에 따라, 약 처방 의사와의 상담에 따라 결정하는 것이 좋다. 본원에서는 항혈전제는 중지하지 않고 주의해서 시행하고 있다.

재료

- 헥시타놀 2%액에 적셔진 솜, 핀셋, 소독된 포, 거즈, 2% 리도카인, 5 cc 시린지, 1 cc 시린지(마취용), 25G 바늘, surgical gel, liquid based cystologic bottle, (초음파멸균비닐)

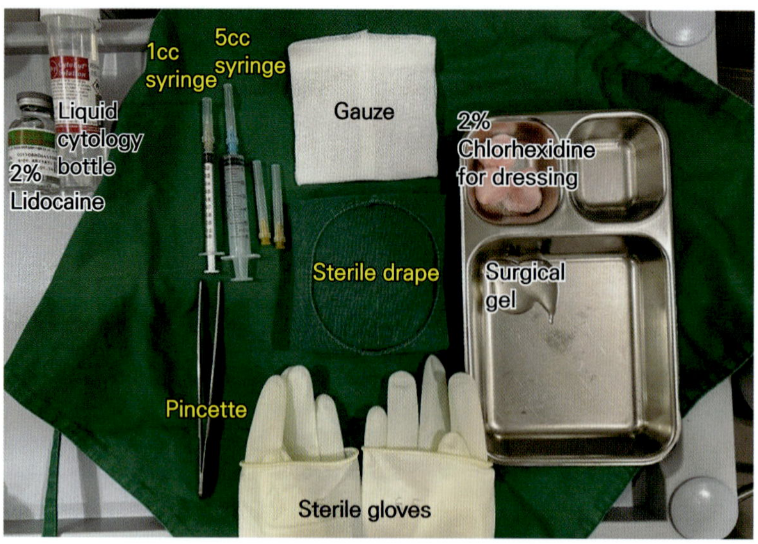

방법

1) 체위는 초음파 촬영 시와 비슷하게 경부를 신전(어깨 아래 베개)시킨다. 초음파로 병변의 위치 관계(경동정맥과 기관)와 결절 혈관의 정도, 예상 천자경로의 혈관 등을 파악한다.

2) 2%의 클로르헥시딘①으로 적셔진 솜을 사용하여 경부를 소독한다.② 탐촉자(probe)도 소독한다(초음파 멸균비닐을 사용하는 경우에는 탐촉자 소독은 필요하지 않다).

3) 1 cc 시린지에 2%의 리도카인을 0.3−0.4 mL 정도 준비한다.③

4) 이러한 준비 과정 사이에 환자에게 검사가 시작하면 말 또는 기침을 하거나 움직이면 안된다고 알려주고 불편함이 심할 경우에는 말을 할 수 없으니 왼손을 살짝 들라고 설명한다.

5) Surgical gel이 묻은 초음파 탐촉자를 사용하여 병변을 확인하고 검사 시 바늘이 들어갈 위치를 확인, 그 부위의 피부에 0.1 mL의 소량의 리도카인을 주입한다.③

6) 초음파로 FNA할 병변을 확인 후 25 G 주사바늘이 꼽힌 5 cc④ 주사기로 검사를 시행한다. 병변에 바늘이 들어가면 병변 내에서 5−7번 정도 앞뒤로("to and fro") 움직인 후에 바늘 hub에 맺힌 것이 없으면 1 mL 이내의 음압을 건채로 5−7번 정도 앞뒤로 움직인다(combined technique).⑤⑥

7) 바늘 hub에 혈액이 맺히면(7번 사진 화살표) 음압을 먼저 풀고 나서 바늘을 제거한다(track seeding을 방지하는 방법).

8) 바늘을 시린지에서 분리한 후 시린지에 공기를 넣고 다시 연결하여 bottle 내의 액체(메틸알콜)를 향해 밀어낸다. hub에 여전히 혈액이 맺혀 있으면 바늘을 빼서 뒤로 돌려 bottle 내에 두세 번 튕겨서 털어준다.⑦

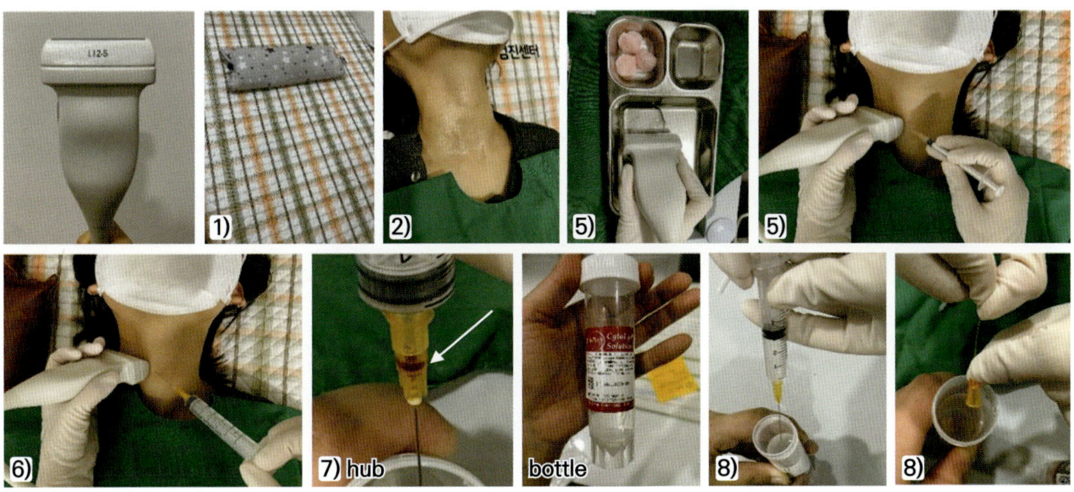

9) 검사가 끝난 후에는 초음파로 출혈 여부(+도플러)를 보고 postFNA 사진을 남긴다. 밴드를 붙인 후 환자가 직접 손으로 눌러 지혈할 수 있게 위치를 잡아준다. 저자는 보통 10–15분 정도 지혈을 하고 이상이 없으면 귀가를 설명하고 있다. 만약 검사 후 확인한 초음파에서 hematoma가 생긴 경우에는 20–30분 정도 지혈 후 다시 초음파를 봐서 양이 더 늘지 않았는지 확인 후 사진을 남긴다. 주의사항 설명 후 귀가하도록 안내한다.⑧

추가설명

① 베타딘을 사용하는 병원들도 있으나 저자는 2%의 클로르헥시딘을 사용하고 있다.

② 초음파 멸균비닐은 병원마다 사용 여부가 다르다. 저자는 바늘이 들어가는 위치를 aseptic하게 두는 방식으로 해서 멸균비닐은 사용하지 않고 있다. 대신, 시작 전에 초음파 탐촉자도 같이 소독하고 있으며 감염이 생긴 적은 없었다.

③ FNA는 심한 통증이 있는 시술이 아니며, puncture를 한 번만 시행하는 경우 마취여부가 환자의 통증 차이에 영향을 주지 않는다는 보고가 있어서 기본적으로는 마취를 권장하지 않는다. 그러나 마취를 한다는 것 자체가 환자에게 안심을 주는 효과도 있기에 2번 이상의 puncture를 해야 되거나 깊은 병변의 FNA 시에는 마취를 하도록 권고하는 논문들이 있다. 저자는 FNA를 2번씩 시행할 때도 있으며 마취를 원하는 환자들이 많기 때문에 routine으로 마취를 시행하고 있다.

③ 논문에서는 마취를 할 때 1–2 mL 정도의 리도카인을 갑상선 피막 위의 피하지방층(subcutaneous tissue over thyroid capsule)에 즉, 피막부터 피부까지 모두 마취하라고 권고한다. 저자는 바늘이 들어가는 피부 부위만 0.1–0.2 mL 정도의 리도카인으로 마취하고 피막을 지나갈 때는 빠른 속도로 뚫는 방법을 사용한다.

④ 바늘과 시린지 선택은 23–25 G 바늘과 2–10 mL 시린지를 추천하며 너무 딱딱한 결절이나 전체 석회성 결절(entirely calcified nodule) 같은 경우는 더 두꺼운 바늘을 사용하는 것이 좋다고 알려져 있다.

⑤ 검체 채취 방법

- Capillary sampling(비흡인방법): 음압 없이 바늘만 앞뒤로 움직이는 것을 뜻하며 혈액에 의한 검체(specimen)의 오염이 줄어든다고 알려져 있다.
- Negative pressure(흡인방법): 음압을 주고 흡인을 하는 것을 뜻하며 좀 더 적절한 양의 세포를 얻을 수 있다고 한다.
- 그러나 이 두가지 방법이 진단율에 유의한 차이가 없다는 논문들도 많기 때문에 KJR (Korean Journal of Radiology)의 한 논문에서는 combined technique을 추천하고 있고 저자도 이 방법을 사용한다. 과혈류 결절이나 colloid 결절 같은 경우는 검체 오염을 줄이기 위해 비흡인방법만을 사용한다. 음압을 주는 정도는 저널마다 차이가 있으나(2–10 mL로 다양) 저자는 1 mL 정도의 음압으로도 결과가 잘 나오기에 이렇게 시행하고 있다.

⑥ 탐촉자 방향과 바늘이 들어가는 방향의 관계

- Parallel technique(평행방법): 탐촉자와 평행하게 바늘이 들어가는 방법으로 병변이 화면 끝 쪽에 치우쳐져 보이나 바늘 전체를 볼 수 있다는 장점이 있다.
- Perpendicular technique(직각방법): 탐촉자와 직각 방향으로 바늘이 들어가는 방법으로 결절을 화면 가운데 두고 보게 된다. 화면상에 바늘의 tip만 보인다는 단점이 있다. 그러나 바늘이 거의 결절의 직각 위에서 내려가기 때문에 경로가 짧아져 깊은 위치 결절의 FNA 시에 유용하다.
- 평행방법이 좀 더 진단율이 좋았다는 논문이 있으나 적은 수를 대상으로 한 논문이며 본인이 더 편한 방법을 선택하면 된다. 초보자에게는 바늘의 전장을 볼 수 있는 평행방법을 추천한다.

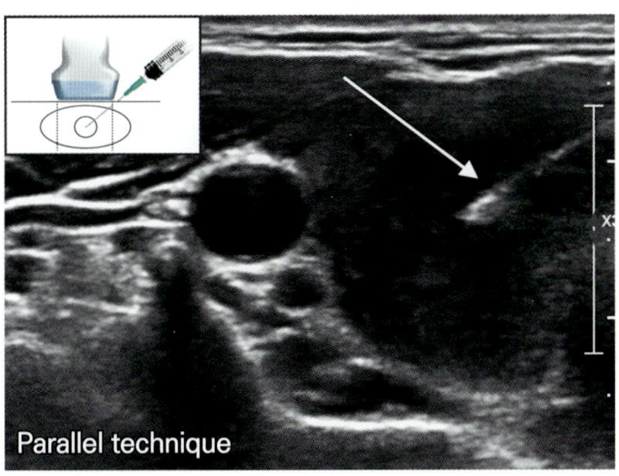

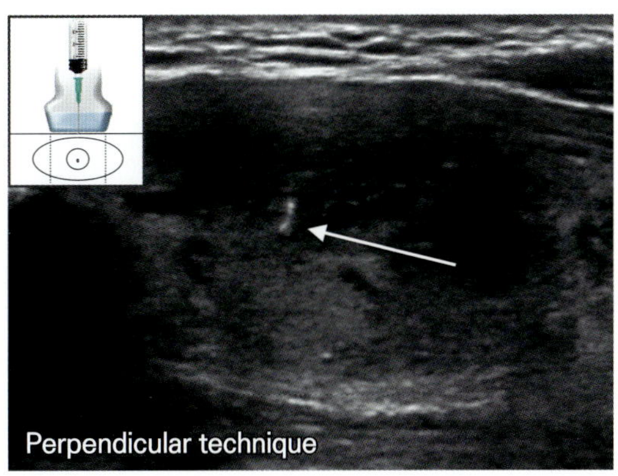

⑦ **검체 고정 방법**

- 고식적 도말방법: 슬라이드에 검체를 도말해서 내보내는 방식으로 액상세포검사법처럼 원심분리 등의 과정을 거치지 않기 때문에 세포 군집의 특징적 구조를 잘 볼 수 있고, 표본제작이 더 간편하다. 진단에 도움이 될 수 있는 배경 점액이나 콜로이드 등을 같이 볼 수 있다는 장점이 있다.
- 액상세포검사법: 표본 제작에 드는 시간, 노동력, 비용이 고식적 도말방법에 비해 크다. 표본제작 과정에서 세포 군집이 파편화되어 군집의 특성이 나타나지 않는다는 단점이 있으나 판독에 걸리는 시간이 짧고 세포의 형태 보존이 우수하며 세포만 분리해서 보기 때문에 배경을 깨끗하게 볼 수 있다는 장점이 있다.
- 두 방법의 진단율 차이가 있다는 논문들과 없다는 논문들이 공존하고 있다. 슬라이드 도말에 익숙하지 않는 경우 고식적 도말법은 적절한 도말 타이밍과 누르는 힘 등을 익히기까지 시간이 필요한 방법이기에 초보자에게는 액상세포검사법을 추천한다.

⑧ 피막 주변으로 출혈이 생긴 경우에는 시술 후 통증을 호소할 수 있다. 통증이 있는 경우 아이스팩이 도움이 되며 귀가 후에 목이 부어 오르거나 나아지지 않는 심한 통증이 있는 경우 바로 가까운 응급실로 가야한다는 것을 설명한다. 밴드는 1–2시간 후에 떼도록 설명하고 있다.

2 세침흡인세포검사의 판독결과

- FNA의 판독 결과는 2017년 "Bethesda System for reporting thyroid cytopathology"를 따르며 그 기준은 아래와 같다.

The 2017 Bethesda System For Reporting Thyroid Cytopathology: Recommended Diagnostic Categories

Class	진단범주
I	**Nondiagnostic or Unsatisfactory** - Cyst fluid only - Virtually acellular specimen - Other (obscuring blood, clotting artifact, etc.)
II	**Benign** - Consistent with a benign follicular nodule (includes adenomatoid nodule, colloid nodule, etc.) - Consistent with lymphocytic (Hashimoto) thyroiditis in the proper clinical context - Consistent with granulomatous (subacute) thyroiditis - Other
III	**Atypia of Undetermined Significance or Follicular Lesion of Undetermined Significance**
IV	**Follicular Neoplasm or Suspicious for a Follicular Neoplasm** - Specify if Hürthle cell (oncocytic) type
V	**Suspicious for Malignancy** - Suspicious for papillary carcinoma - Suspicious for medullary carcinoma - Suspicious for metastatic carcinoma - Suspicious for lymphoma - Other
VI	**Malignant** - Papillary thyroid carcinoma - Poorly differentiated carcinoma - Medullary thyroid carcinoma - Undifferentiated (anaplastic) carcinoma - Squamous-cell carcinoma - Carcinoma with mixed features (specify) - Metastatic carcinoma - Non-Hodgkin lymphoma - Other

- 2022년 WHO 업데이트에 따라 변경된 2023년 "Bethesda System for reporting thyroid cytopathology"는 아래와 같다.

The 2023 Bethesda System For Reporting Thyroid Cytopathology: Recommended Diagnostic Categories

Class	진단범주
I	**Nondiagnostic** ~~or Unsatisfactory~~[1)] – Cyst fluid only – Virtually acellular specimen – Other (obscuring blood, clotting artifact, drying artifact etc.)
II	**Benign** – Consistent with a benign follicular nodular disease[2)] (includes adenomatoid nodule, colloid nodule, etc.) – Consistent with lymphocytic (Hashimoto) thyroiditis in the proper clinical context – Consistent with granulomatous (subacute) thyroiditis – Other
III	**Atypia of Undetermined Significance** ~~or Follicular Lesion of Undetermined Significance~~[3)]
IV	**Follicular Neoplasm** ~~or Suspicious for a Follicular Neoplasm~~[4)] – Specify if oncocytic (formely Hürthle cell) type[5)]
V	**Suspicious for Malignancy** – Suspicious for papillary carcinoma – Suspicious for medullary carcinoma – Suspicious for metastatic carcinoma – Suspicious for lymphoma – Other
VI	**Malignant** – Papillary thyroid carcinoma – High-grade follicular-drived carcinoma[5)] ~~– Poorly differentiated carcinoma~~ – Medullary thyroid carcinoma – Undifferentiated (anaplastic) carcinoma – Squamous-cell carcinoma – Carcinoma with mixed features (specify) – Metastatic carcinoma – Non-Hodgkin lymphoma – Other

** 2017년 Bethesda System과의 차이
1) Class I 에서 Unsatisfactory가 삭제되었다.
2) Class II 에서 benign follicular nodule은 benign follicular nodular disease로 변경되었다.
3) Class III에서 Follicular Lesion of Undetermined Significance가 삭제되었다.
4) Class IV에서 Suspicious for a Follicular Neoplasm이 삭제되었다.
5) Class IV에서 Hürthle cell는 더 이상 사용하지 않고 oncocytic만 사용한다.
6) Class VI에서 High-grade follicular-drived carcinoma가 추가되고 Poorly differentiated carcinoma는 삭제되었다.

9 중심부바늘생검 및 판독결과

1 중심부바늘생검(CNB: Core Needle Biopsy)

적응증

- 아직 명확하게 정해진 적응증은 없다.
- 현재까지는 주로 FNA 후 non-diagnostic이나 AUS/FLUS 결과가 나와서 재검사를 하는 경우 또는 lymphoma, anaplastic cancer, medullary cancer 또는 metastasis가 의심되는 경우 CNB를 권고하는 논문들이 있다.

출혈경향 환자 관련사항

- Screening blood test는 필요하지 않다. 단, 출혈경향에 대한 조사는 필요하다.
- Aspirin이나 clopidogrel bisulfate는 7–10일 전 중지, 검사 다음날부터 복용한다.
- Warfarin은 3–5일 전 중지, 검사 당일 저녁부터 다시 시작한다.
- Heparin은 4–6시간 전 중지, 2시간 후부터 다시 시작한다.
- 그러나 각 환자의 상황에 따라, 약 처방 의사와의 상담에 따라 결정하는 것을 권고한다.

재료

- 헥시타놀 2%액에 적셔진 솜, 핀셋, 소독된 포, 거즈, 조직 올릴 작은 거즈, 2% 리도카인, 5 cc 시린지, 25G 바늘, 18–21G 10 cm 이하의 biopsy gun, surgical gel, 10% 포르말린통, (초음파 멸균비닐)

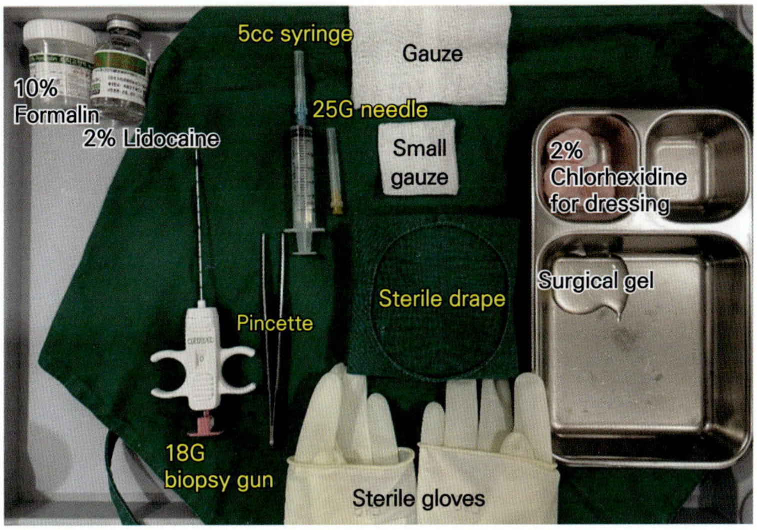

방법

1) 체위는 초음파 촬영 시와 비슷하게 경부를 신전(어깨 아래 베개)시킨다. 초음파로 병변의 위치 관계(경동정맥과 기관)와 결절 혈관의 정도, 예상 천자경로의 혈관 등을 파악한다.
2) 2%의 클로르헥시딘으로 적셔진 솜을 사용하여 경부를 소독한다. 탐촉자(probe)도 소독한다(초음파 싸개를 사용하는 경우에는 탐촉자 소독은 필요하지 않다).
3) 5 cc 시린지에 2%의 리도카인을 2–3 mL정도 준비한다.
4) 이러한 준비 과정 사이에 환자에게 검사가 시작하면 말 또는 기침을 하거나 움직이면 안된다고 알려주고 불편함이 심할 경우에는 말을 할 수 없으니 왼손을 살짝 들라고 설명한다.
5) Surgical gel이 묻은 초음파 탐촉자를 사용하여 병변을 확인하고 검사 시 바늘이 들어갈 위치를 확인, 피막부터 피부까지 바늘이 들어갈 경로를 따라 리도카인을 주입한다.
6) 초음파로 CNB할 병변을 확인 후 18G, 10 cm① 기구를 사용하여 조직검사를 시행한다.②
7) 얻은 조직은 멸균 거즈 또는 종이 위에 옮긴 후 바로 포르말린 통에 넣는다.③
8) 조직검사 직후 바로 20–30분 동안 눌러서 지혈한다. 주의사항 설명 후 귀가하도록 한다.④

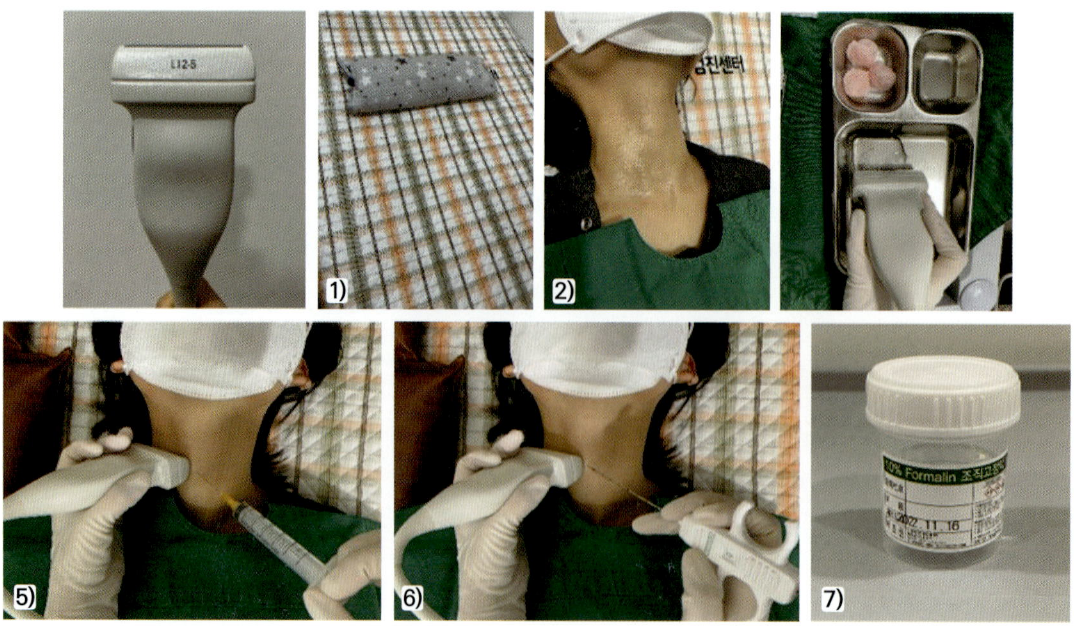

추가설명

① 갑상선 CNB에서는 18G 또는 21G를 사용하게 되는데 한국에서는 18G device가 주로 사용되고 있다. 18G와 21G 중 어떤 것이 더 진단 정확도가 좋은지, 부작용이 더 많은지에 대해서는 아직 연구가 더 필요하다. 총 길이는 10 cm, 조직을 얻는 부분은 1 cm인 device를 주로 사용한다.

① CNB device 종류

- Automated needle (double–action device): 안의 바늘과 바깥의 바늘이 모두 스프링에 의해 쏴지는 기구로 딱딱한 섬유성 또는 석회성 결절에 적합하나, 조직이나 혈관 손상 가능성이 더 높다는 단점이 있다.
- Semi–automated needle (single–action device): 안의 바늘은 직접 손으로 눌러서 앞으로 내보내고 바깥의 cutting 바늘은 스프링으로 쏴지는 기구이다. 시행자가 초음파를 보면서 바늘을 결절 안으로 넣기 때문에 상대적으로 더 안전하다는 장점이 있다.

② 바늘 방향은 trans–isthmic approach가 제일 권고된다(recurrent laryngeal nerve, trachea, esophagus를 모두 보호할 수 있는 방법이기 때문). 바늘 tip은 항상 갑상선 피막 안에 있어야 되며 **최대한 결절과, 결절과 실질의 경계, 그리고 실질 일부분을 같이** 얻으면서 조직검사를 해야 더 정확한 병리 결과를 얻을 수 있다.

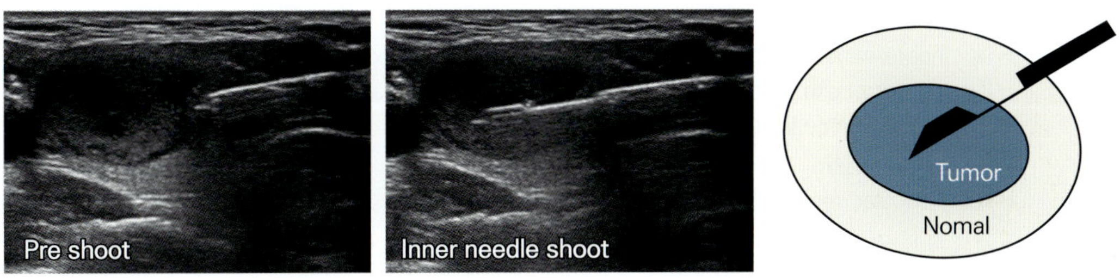

③ 조직을 몇 번 얻어야 되는지에 대한 것은 아직 논란이 있으나 주로 1–2번을 권고한다. 저자는 2번을 시행하고 있으며 조직을 옮기는 사이에는 보조자가 지혈(compression)을 하도록 하고 있다.

④ 합병증은 출혈, 목소리 변화, 감염, 토혈, 부종, 미주신경성 반응, 연하곤란 등이 보고되어 있다. 혈관 손상은 대부분 단순 압박으로 해결된다. 대부분의 연구에서 FNA와 CNB의 통증 정도는 비슷하다고 보고하고 있다.

④ FNA, CNB 모두 검사 전후로의 예방적 항생제는 권고하지 않는다.

2 중심부 바늘 생검(CNB: Core needle biopsy) 판독 결과

- 중심부 바늘 생검의 판독 결과는 2015년 "Pathology Reportion of Thyroid core Needle Biopsy" (Korean Endocrine Pathology CNB Study Group 에서 발표)를 따르며 그 기준은 아래와 같다.

Diagnostic categories of thyroid core needle biopsy

Class	진단범주
I	**Nondiagnostic or unsatisfactory** - Non-tumor adjacent thyroid tissue only - Extrathyroid tissue only (e.g., skeletal muscle, mature adipose tissue) - Acellular specimen (e.g., acellular fibrotic tissue, acellular hyalinized tissue, cystic fluid only) - Blood clot only - Other
II	**Benign lesion** - Benign follicular nodule - Hashimoto's thyroiditis - Subacute granulomatous thyroiditis - Nonthyroidal lesion (e.g., parathyroid lesions, benign neurogenic tumors, benign lymph node) - Other
III	**Indeterminate lesion** - IIIa. Indeterminate follicular lesion with nuclear atypia - IIIb. Indeterminate follicular lesion with architectural atypia - IIIc. Indeterminate follicular lesion with nuclear and architectural atypia - IIId. Indeterminate follicular lesion with Hürthle cell changes - IIIe. Indeterminate lesion, not otherwise specified
IV	**Follicular neoplasm** - IVa. Follicular neoplasm, conventional type - IVb. Follicular neoplasm with nuclear atypia - IVc. Hürthle cell neoplasm - IVd. Follicular neoplasm, not otherwise specified
V	**Suspicious for malignancy** - Suspicious for papillary thyroid carcinoma, medullary thyroid carcinoma, poorly differentiated thyroid carcinoma, metastatic carcinoma, lymphoma, etc.
VI	**Malignant** - Papillary thyroid carcinoma, poorly differentiated thyroid carcinoma, anaplastic thyroid carcinoma, medullary thyroid carcinoma, lymphoma, metastatic carcinoma, etc

CHAPTER 02

양성 Benign

K-TIRADS category 2

1 동-/고에코의 스폰지 모양 결절
Iso-/hyperechoic spongiform nodule

2 낭성 내 고에코 초점과 혜성꼬리허상을 동반한 부분 낭성 결절
Partially cystic nodule with intracystic echogenic foci and comet-tail artifact

3 순수 낭종
Pure cyst

CHAPTER

02 양성Benign

K-TIRADS category 2

- K-TIRADS category 2 결절은 **악성 위험도가 < 3%**이다.
- **일반적으로 조직검사를 권하지 않는다.** 다만, 결절이 지속적으로 커지거나 증상을 일으켜서 치료(수술 혹은 비수술적)가 필요할 때는 치료 전 양/악성 확인을 위한 조직 검사를 시행할 수 있다.
- **추적관찰**: 첫 번째 추적 검사는 크기에 따라 **2–5년 후**에 할 것을 권고한다. 5년 추적 검사에서 크기 변화가 없으면 추적 초음파 검사를 연기하고 임상적 추적 검사를 권한다. 추적 초음파 검사 중단 기준에 대한 연구보고는 없다.

- K-TIRADS category 2에 속하는 초음파 패턴은 다음과 같다.
  1) **동–/고에코의 스폰지 모양 결절**(Iso–/hyperechoic spongiform nodule)
  2) **낭성 내 점상 고에코 초점과 혜성꼬리허상을 동반한 부분 낭성 결절**
  (Partially cystic nodule with intracystic echogenic foci and comet–tail artifact)
  3) **순수 낭종**(Pure cyst)

2021

- 2021년 권고안에서는 K–TIRADS category 2에 속하는 초음파 패턴은 악성의심 초음파 소견이 추가로 동반된 경우라도 카테고리 변경이 없다(2016년 권고안에서는 이런 경우 K–TIRADS category 4에 속했다).
- 악성의심 초음파 소견: p.13 참고

1 동-/고에코의 스폰지 모양 결절(Iso-/hyperechoic spongiform nodule)

- 구멍 뚫린 스폰지처럼 보이는 결절을 말한다.
- 정확한 정의는 다수의 **결절성 혹은 선상의 미세낭성 부분이 부분 낭성 결절의 50%를 초과**하여 구성할 때이다(the aggregation of multiple nodular or linear microcystic components greater than 50% of the solid component in the partially cystic nodule).
- **악성 위험도는 < 1%**로 양성으로 분류된다.
- 저에코의 스폰지 모양 결절은 악성 위험도가 올라간다고 알려져 있다.

대표 증례 1 F/55 전형적인 스폰지 모양 결절

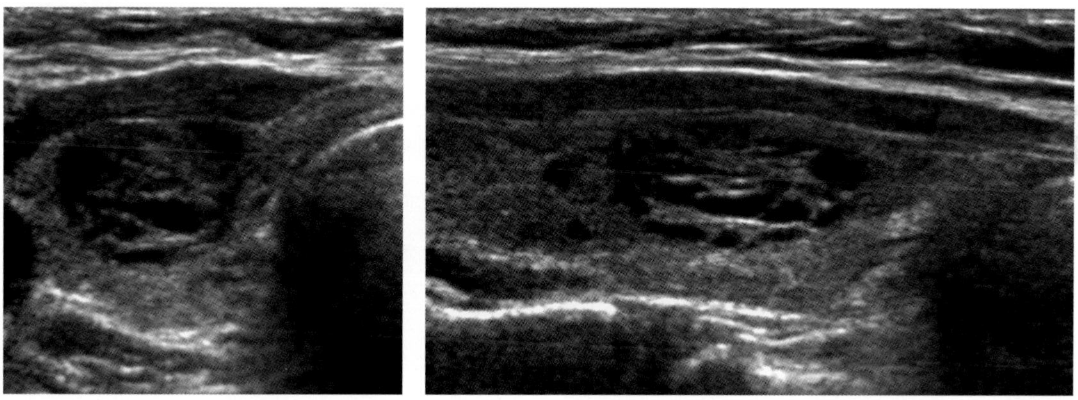

- 결절 내에 구멍이 뚫린 것 같은 전형적인 스폰지 모양의 결절이다.
- 결절의 뒤쪽으로 경한 후방음향증강(posterior acoustic enhancement)도 보인다.
(후방음향증강: p.9 참고)

Gallery 동-/고에코의 스폰지 모양 결절(Iso-/hyperechoic spongiform nodule)

M/54

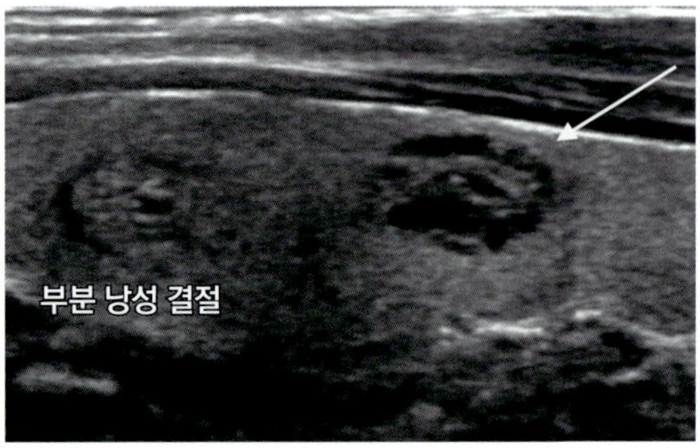

M/55

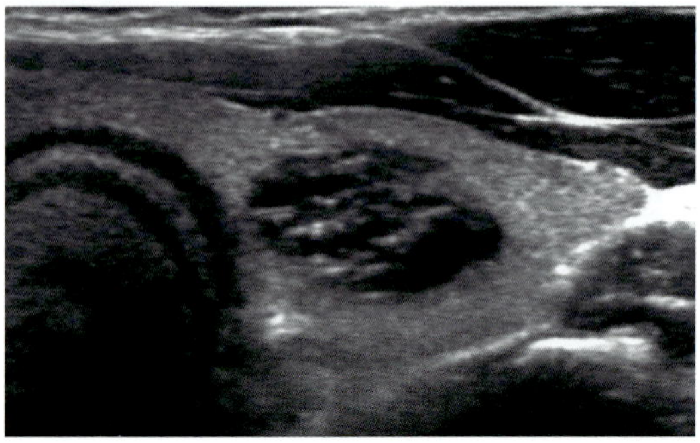

M/55

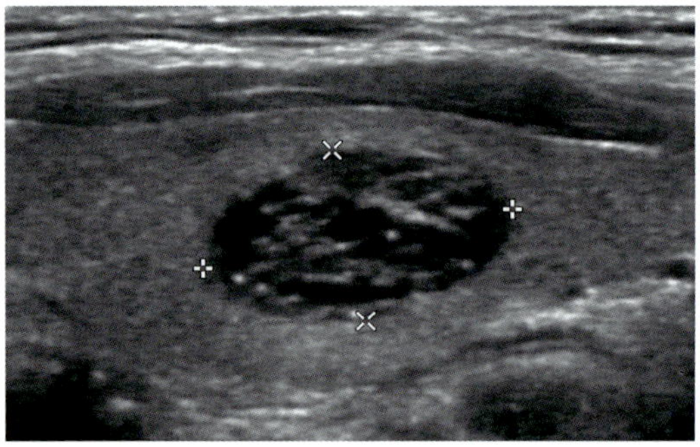

F/67

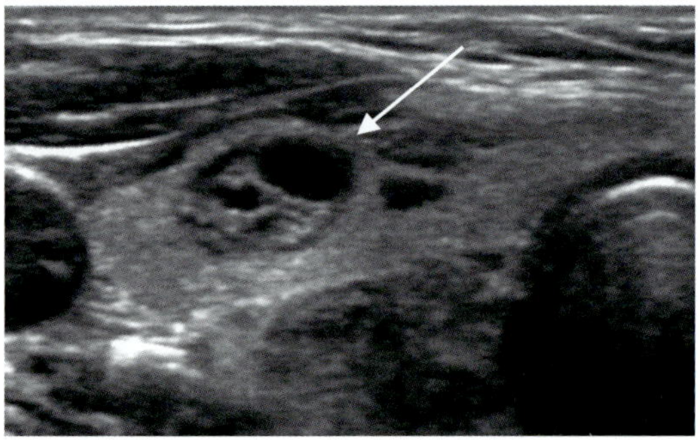

M/60

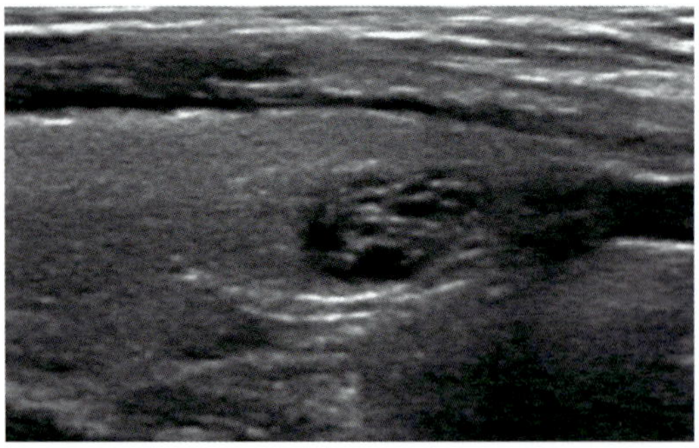

M/49

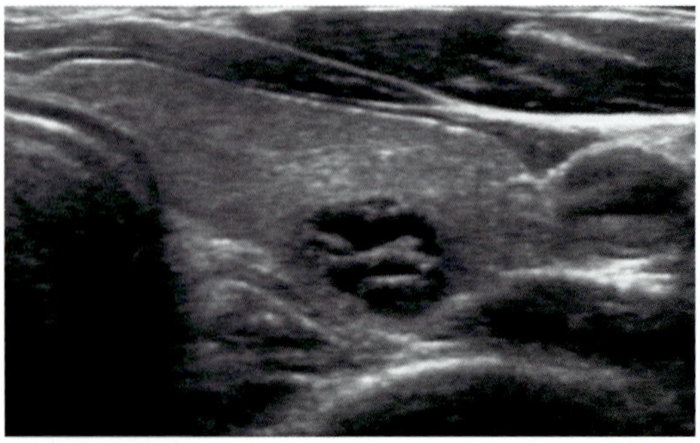

F/67

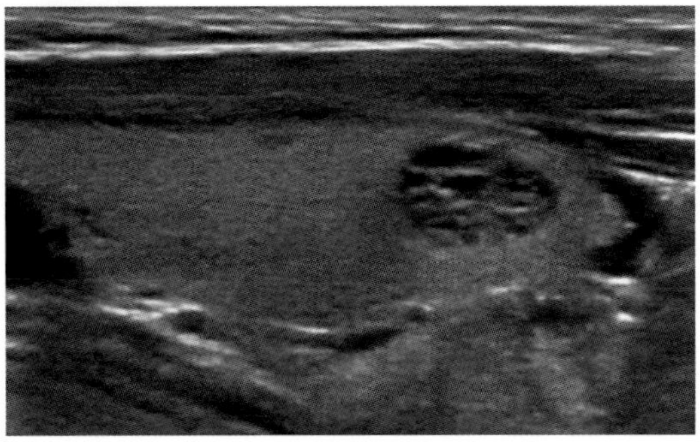

F/61

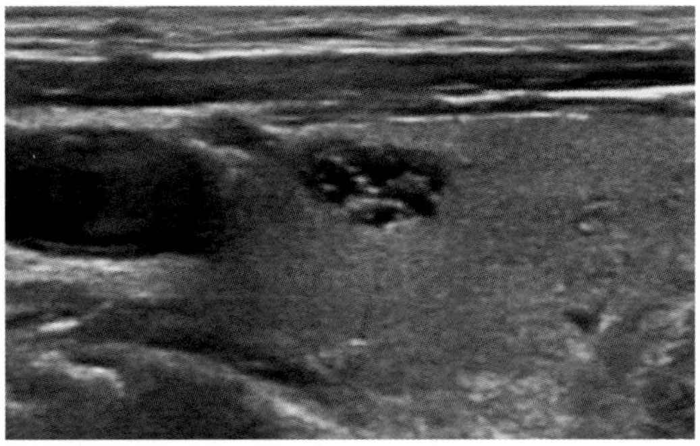

F/65

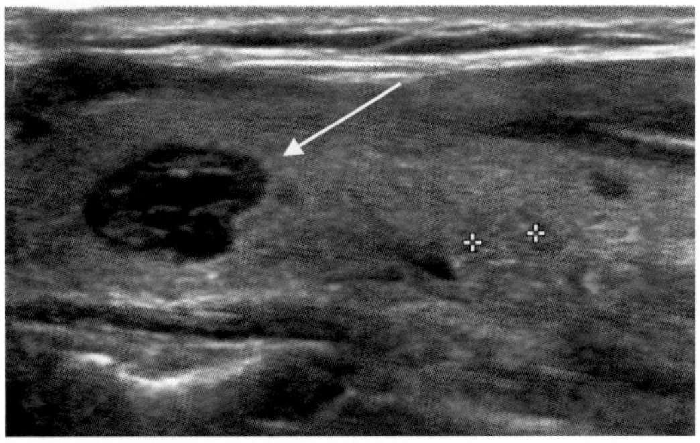

F/47

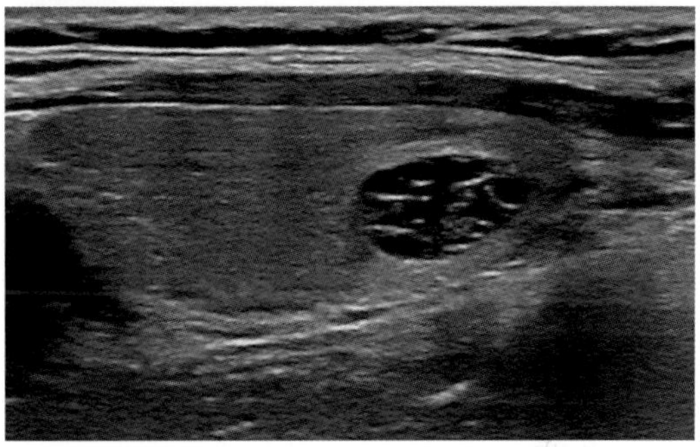

F/55

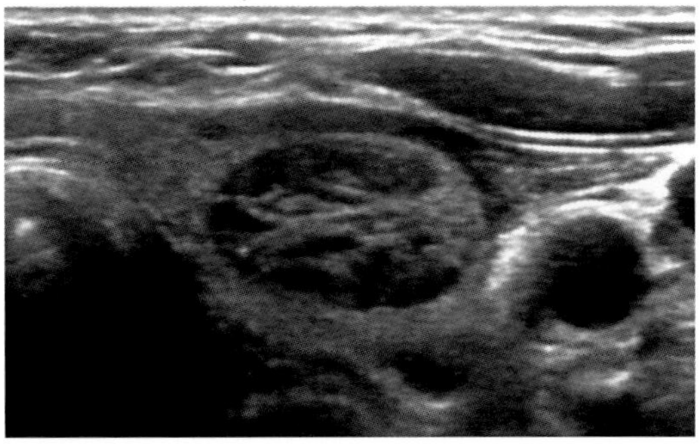

F/69

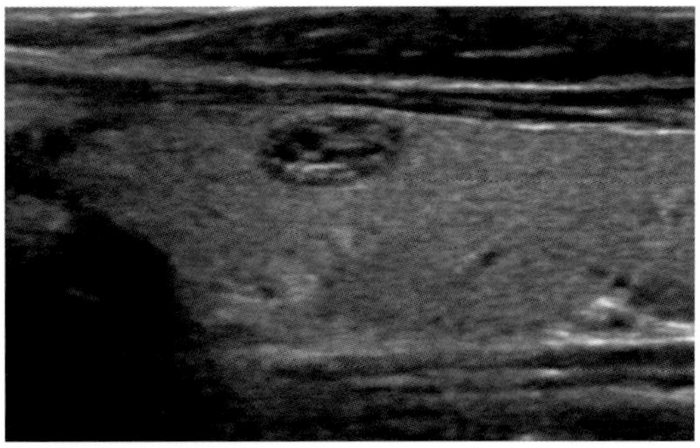

M/73

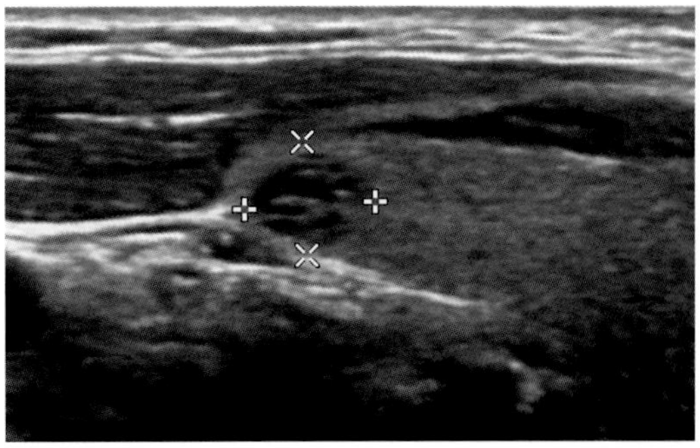

M/49

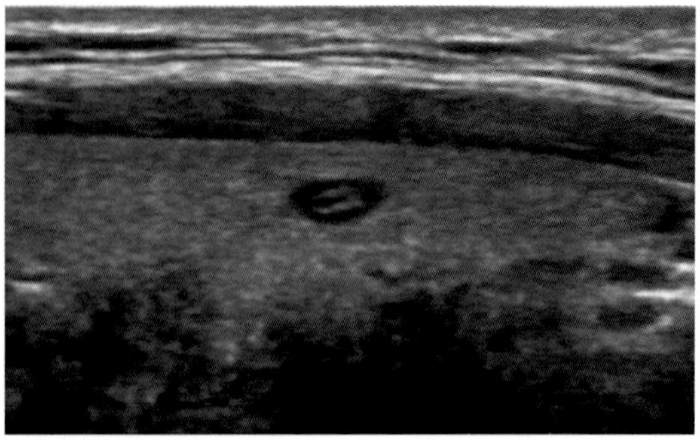

F/56

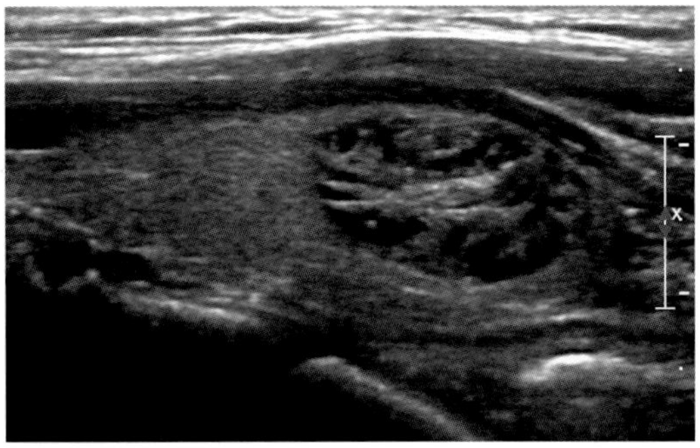

F/63

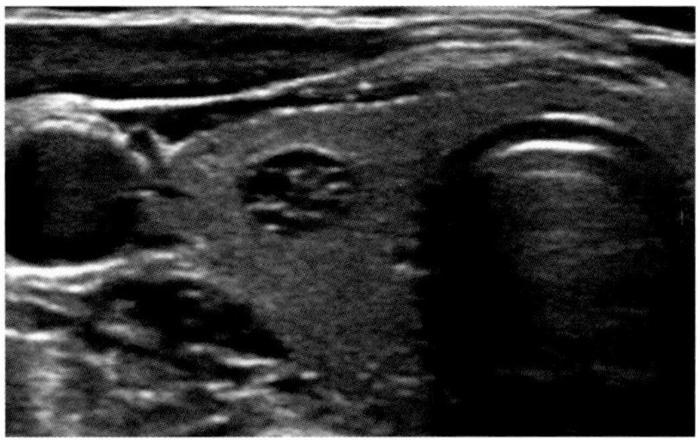

2 낭성 내 고에코 초점과 혜성꼬리허상을 동반한 부분 낭성 결절 (Partially cystic nodule with intracystic echogenic foci and comet-tail artifact)

- 부분 낭성 결절에서 **낭성 내에 혜성꼬리허상(comet tail artifact)을 동반한 고에코 초점**이 보이는 것은 양성 결절의 콜로이드임을 시사하는 소견으로 K-TIRADS category 2로 분류한다.
- **악성 위험도는 <1–2%**이다.

- 다만, **낭성 부위의 가장자리**에 보이는 혜성꼬리허상을 동반한 고에코 초점은 양성 결절에 특이적인 소견이 아니므로 양성 초음파 소견으로 취급해서는 안된다.

- **혜성꼬리허상(comet tail artifact)**
  - 반향허상(Reverberation artifact)의 일종으로 점상 고에코 아래쪽으로 짧은 고에코의 띠가 보이는 것을 말한다(p.11 참고).

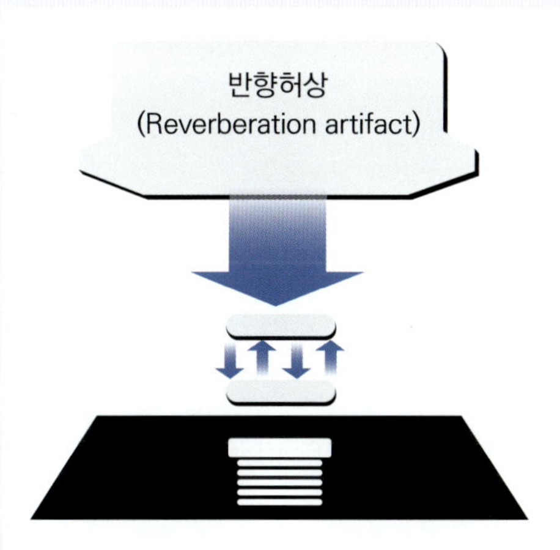

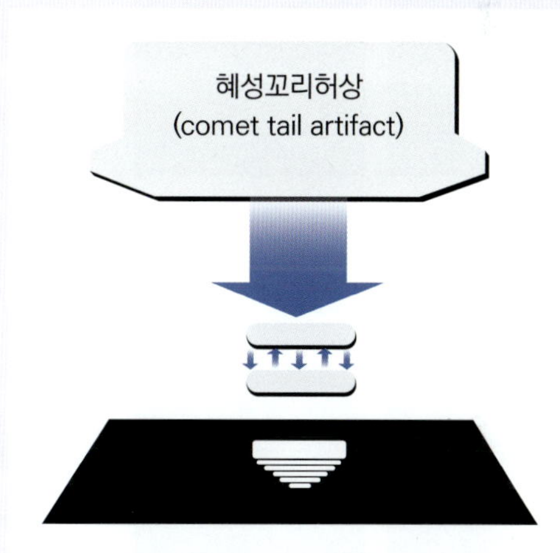

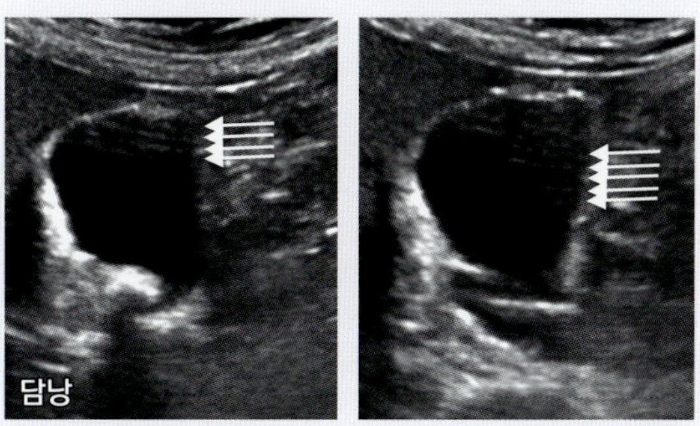

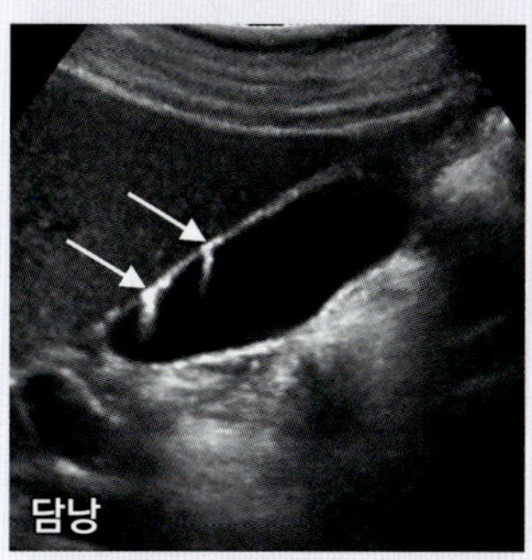

중요 개념

- **고에코 초점(Echogenic foci):** 정상 갑상선과 결절보다 높은 에코양상(hyperechogenicity)을 보이는 작은 부분으로 4가지로 나눈다.

M/37

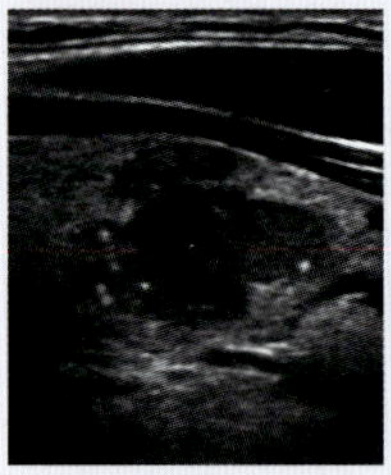

F/58

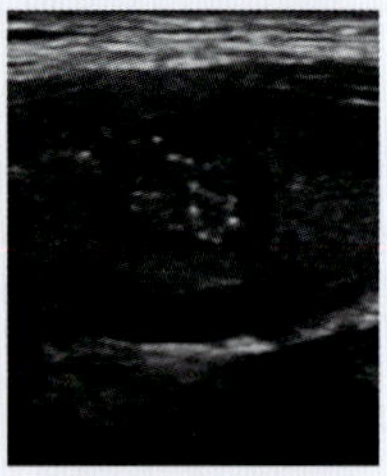

1) 점상 고에코 초점(punctate echogenic foci, PEF)

- ≤ 1 mm, within solid component
- ± 후향음향음영, 혜성꼬리허상
- 악성에 대한 독립적인 예측인자

F/35

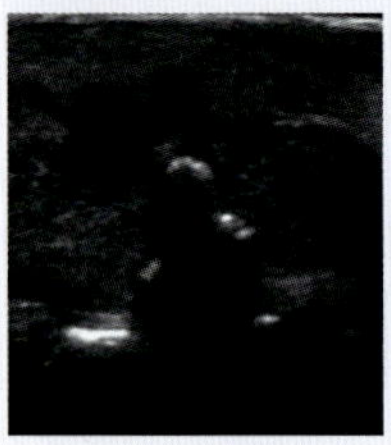

M/45

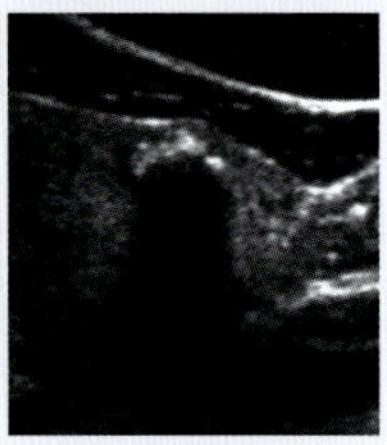

2) 거대석회화(macrocalcification)

- > 1 mm
- \+ 후방음향음영

F/60

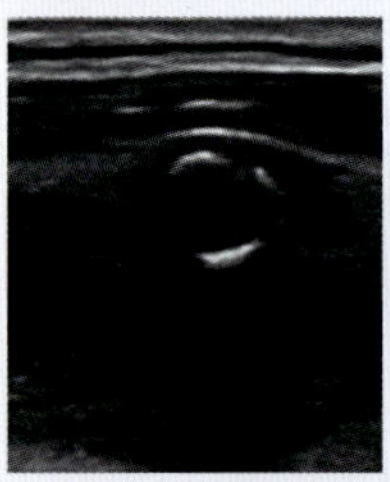

F/60

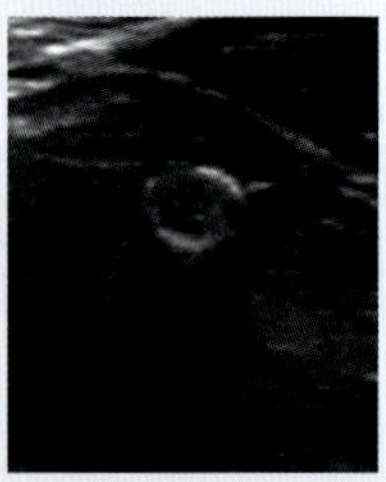

3) 가장자리 석회화(rim calcification)

- ± 후방음향음영

M/63

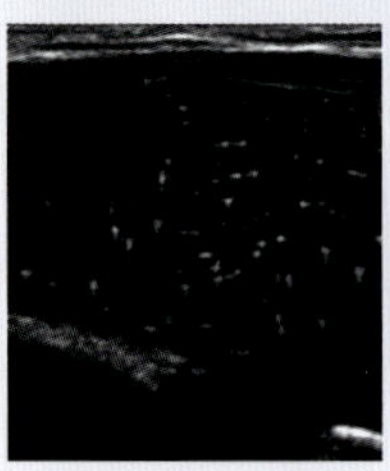

F/57

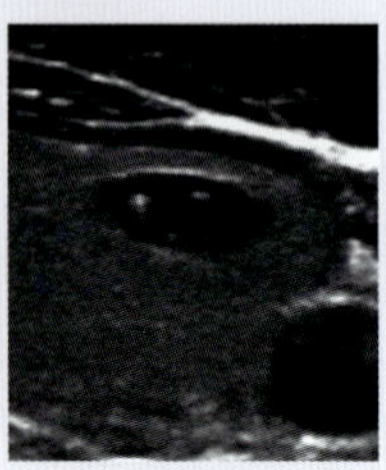

4) 혜성꼬리허상을 동반한 낭성 내 고에코 초점
(intracystic echogenic foci with comet-tail artifact)

대표 증례 1 M/61 낭성 내에 다수의 고에코 초점(일부 혜성꼬리허상 동반)이 보이는 부분 낭성 결절

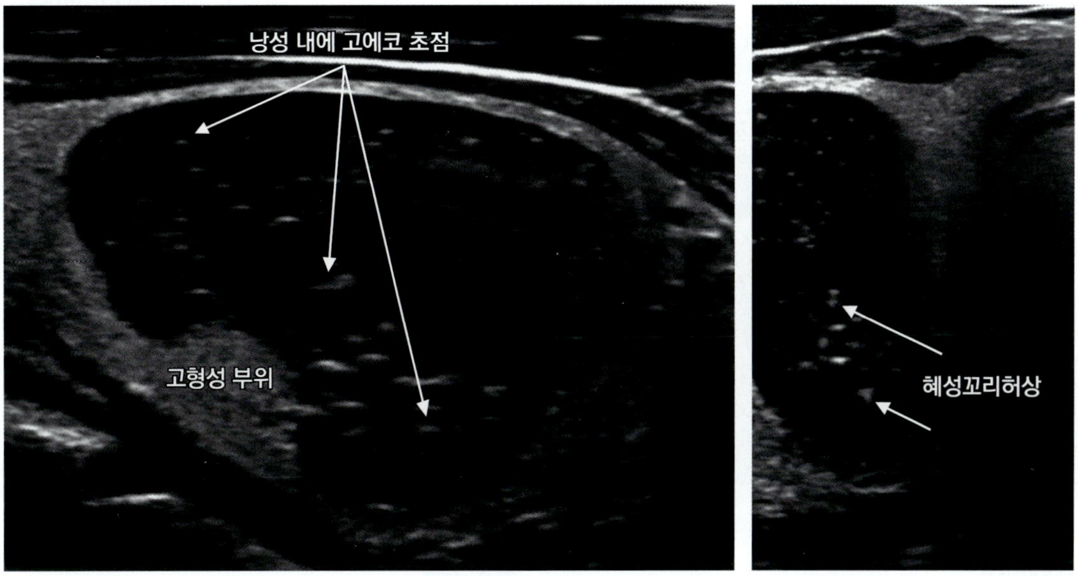

- 형태는 K-TIRADS category 3에 속하는 부분 낭성 결절이지만 낭성 내에 무수히 많은 고에코 초점이 보이며 일부 혜성꼬리허상을 동반하고 있다. 이는 양성 콜로이드를 강력하게 시사하는 소견으로 K-TIRADS category 2에 속하게 된다.

TIP

부분 낭성 결절에서 낭성 내에 혜성꼬리허상을 동반한 고에코 초점이 보이면 K-TIRADS category 2이지만 고형성 부분에 점상 고에코 초점(PEF)이 보인다면 K-TIRADS category 4가 되므로 주의할 것!
(p.94-95 참고)

Gallery 낭성 내 고에코 초점과 혜성꼬리허상을 동반한 부분 낭성 결절 (Partially cystic nodule with intracystic echogenic foci and comet-tail artifact)

F/71

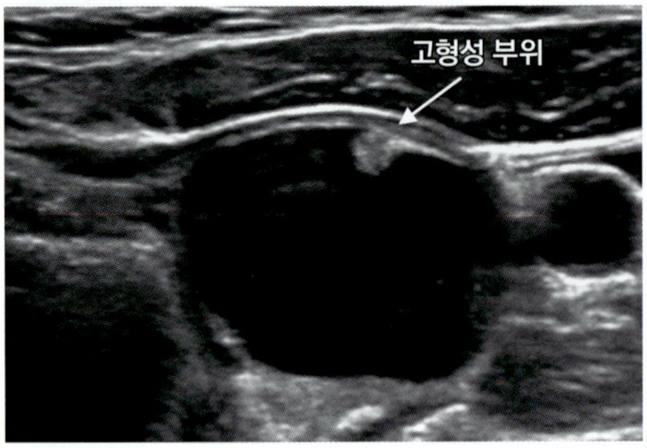

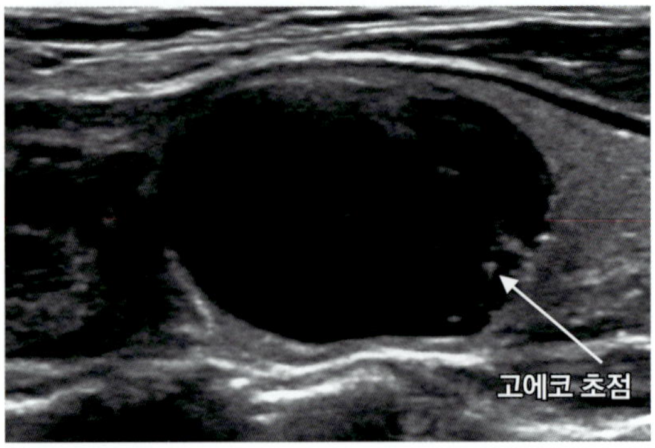

M/82

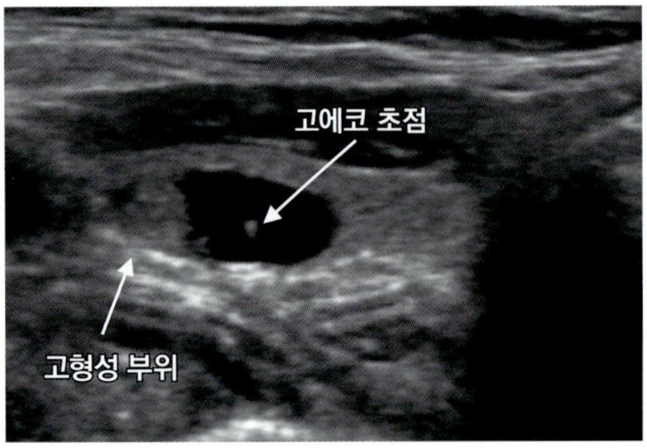

F/56

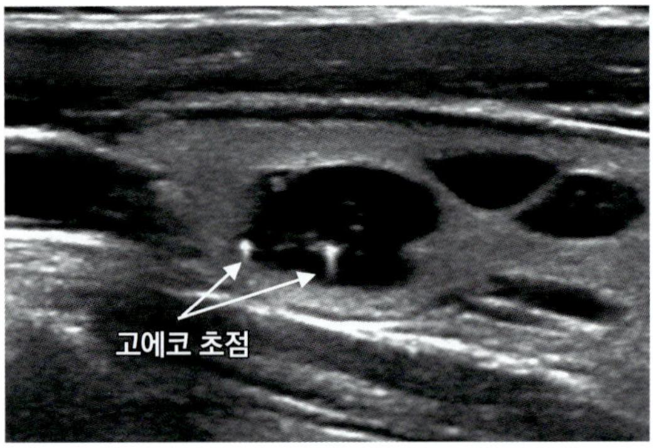

M/49

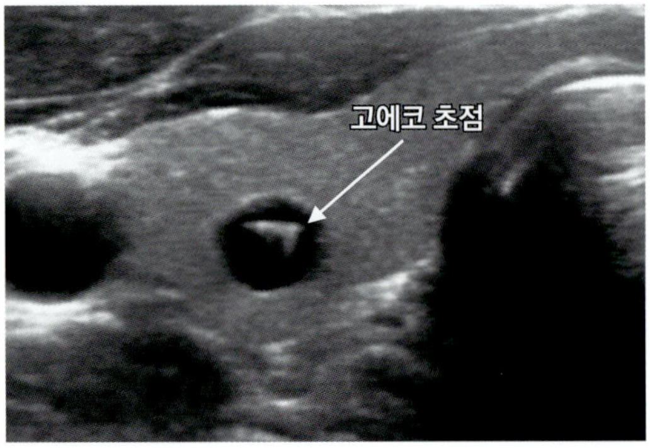

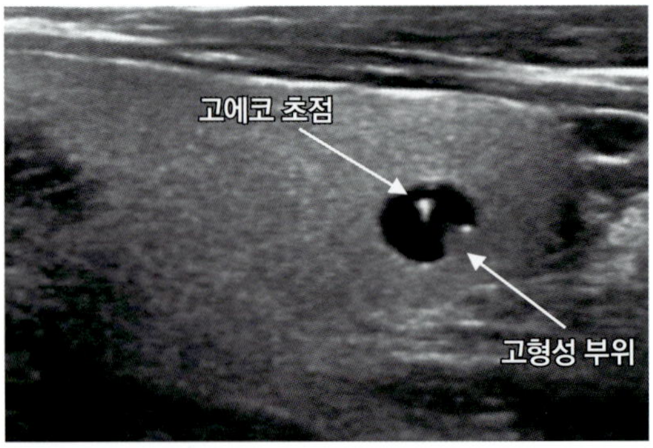

F/81

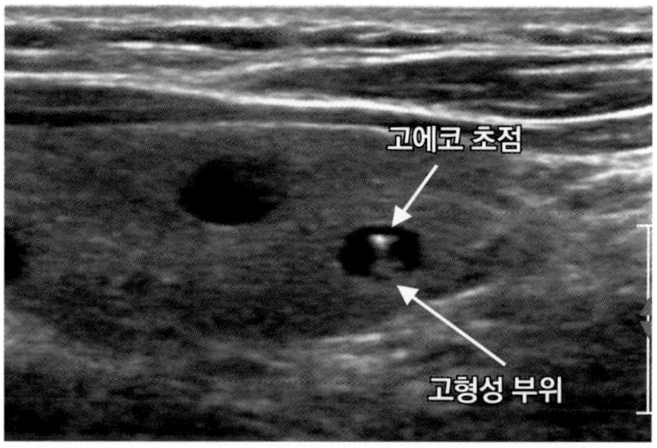

F/80

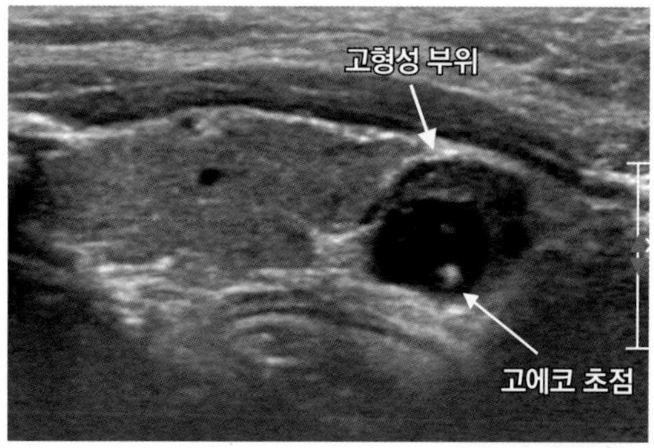

F/45

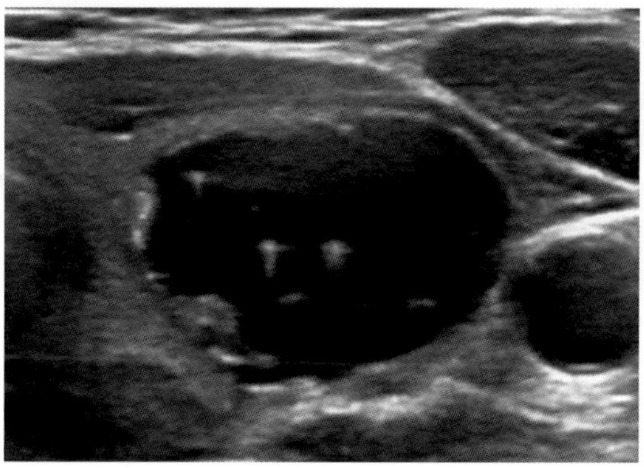

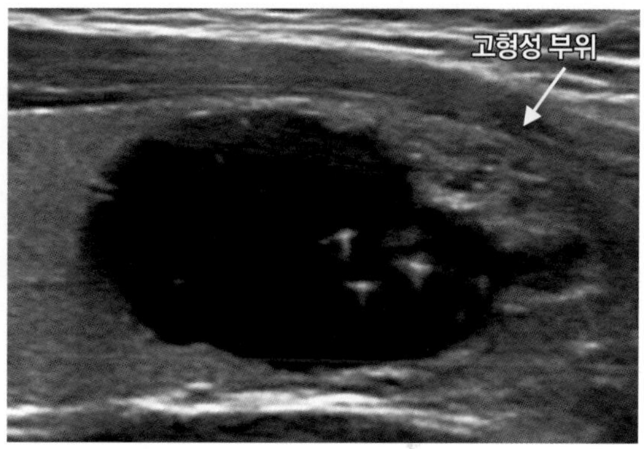

F/32

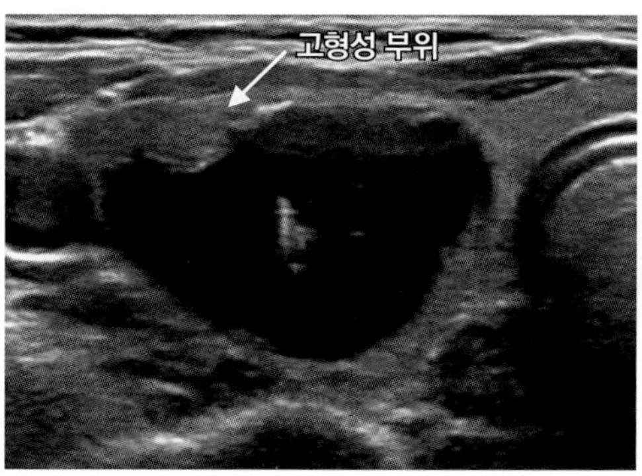

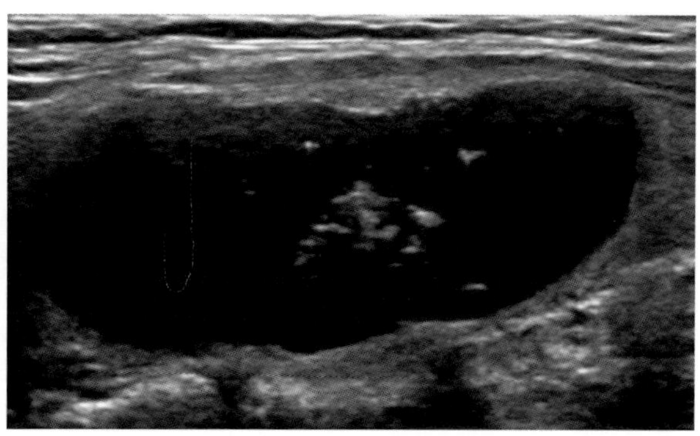

3 순수 낭종(Pure cyst)

- 내부에 **고형성 부위를 동반하지 않은(no obvious solid component) 낭종**을 말하며 통상적으로 "낭종"이라 표현한다.
- **무에코(anechoic)**로 보이며 뒤쪽으로 후방음향증강(posterior acoustic enhancement)이 보일 수 있다.

대표 증례 1 F/35 후방음향증강이 잘 보이는 순수 낭종(pure cyst)

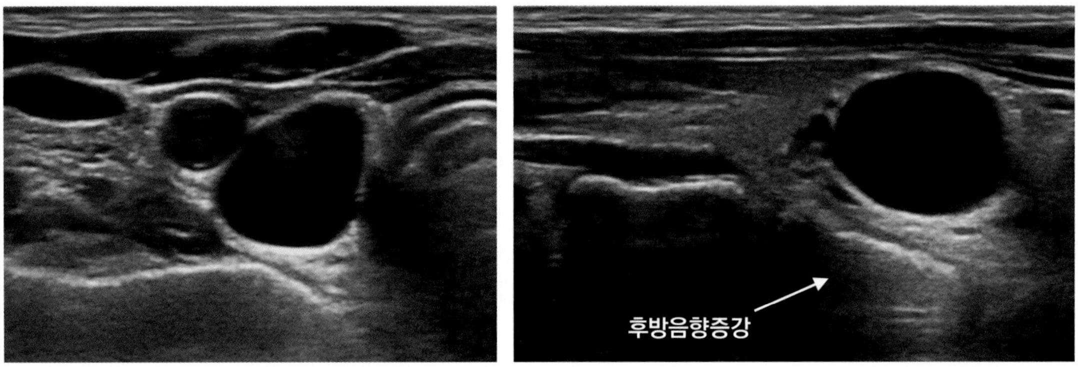

- 병변의 전체가 무에코(anechoic)로 보이는 순수 낭종이다. 아래쪽으로 후방음향증강이 뚜렷하게 보인다.

- **후방음향증강(posterior acoustic enhancement):** 낭종 뒤쪽이 주변 조직에 비해 고에코로 보이는 현상을 말한다. 주로는 낭성 병변의 후방에서 보이나 림프종처럼 세포들이 균일한 분포를 이루고 있는 고형성 병변의 후방에서도 보일 수 있다(p.9 참고).

증례 2 F/62 하모닉영상 사용 시 구분되어 보이는 순수낭종

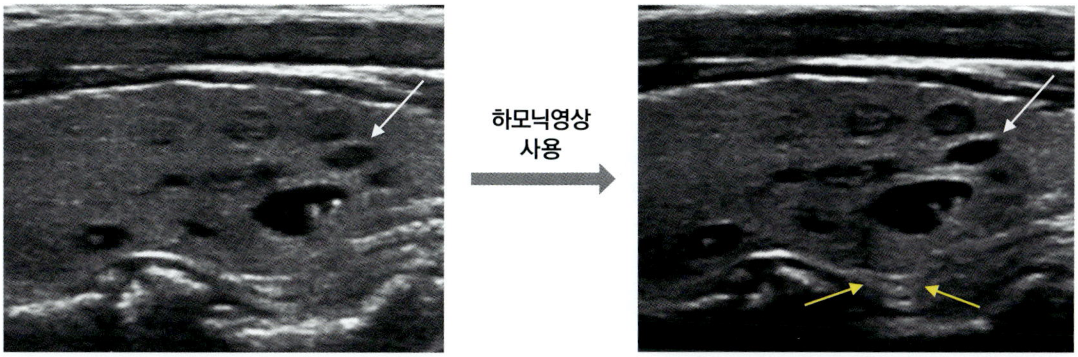

- 작은 저에코의 결절로 보였던 병변(흰 화살표)이 하모닉영상 사용 시 무에코 낭종으로 구분되어 보이며 동시에 낭종들 뒤쪽으로 후방음향증강(노란 화살표)이 더 두드러진 것이 보인다.

TIP

크기가 작은 낭종들은 간혹 저에코의 고형성 결절과 구분이 어려운 경우가 있으며 하모닉영상을 사용하면 구분에 도움이 된다.

증례 3 F/52 혜성꼬리허상을 동반한 낭성 내 고에코 초점이 보이는 순수 낭종

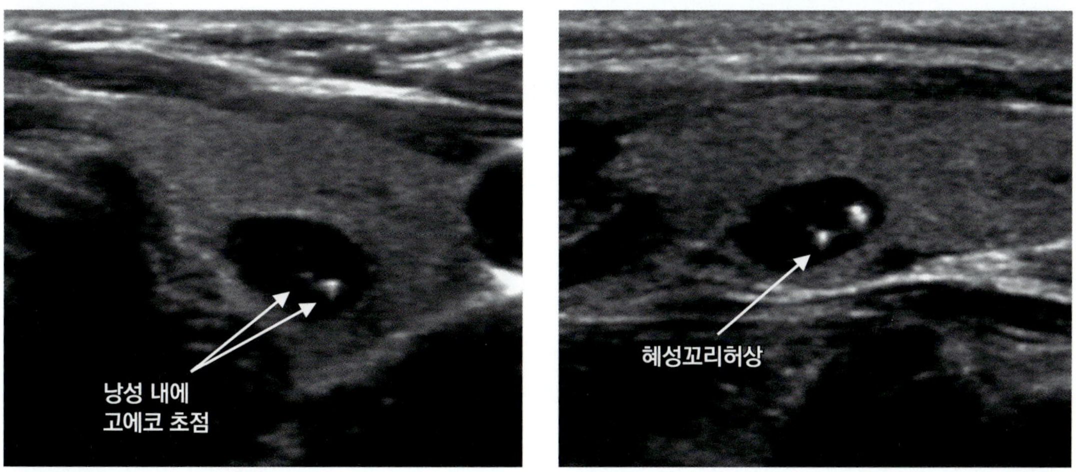

Gallery 순수 낭종 (Pure cyst)

F/51

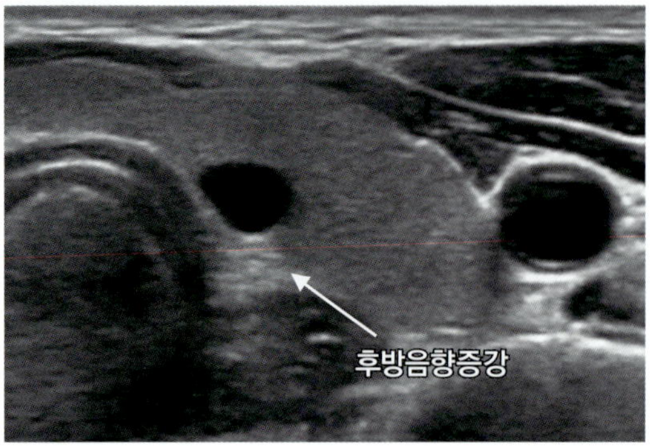

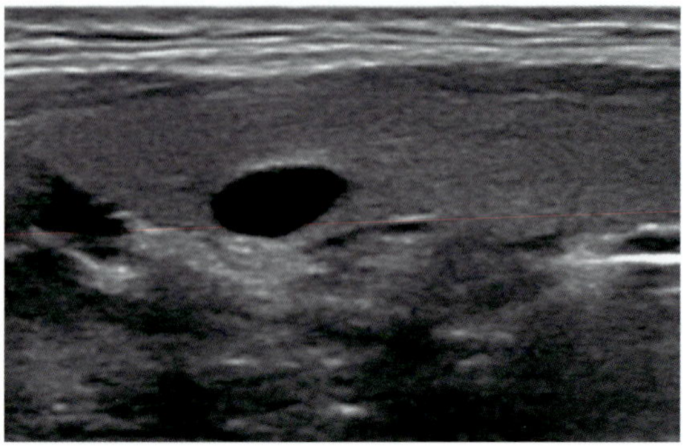

F/70

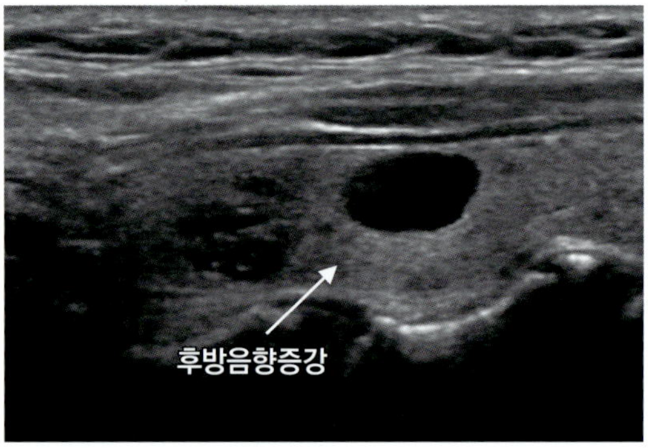

F/86

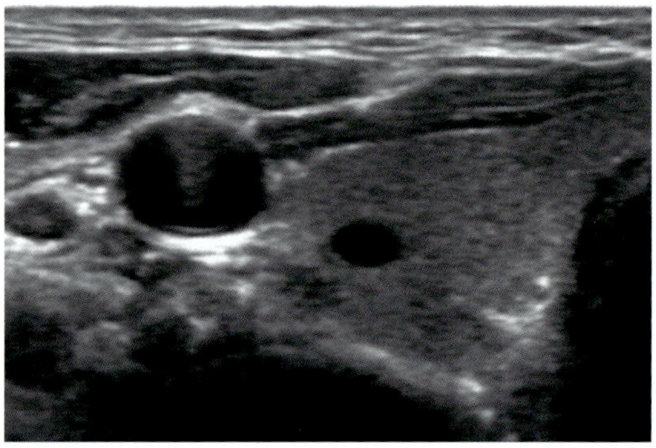

F/62

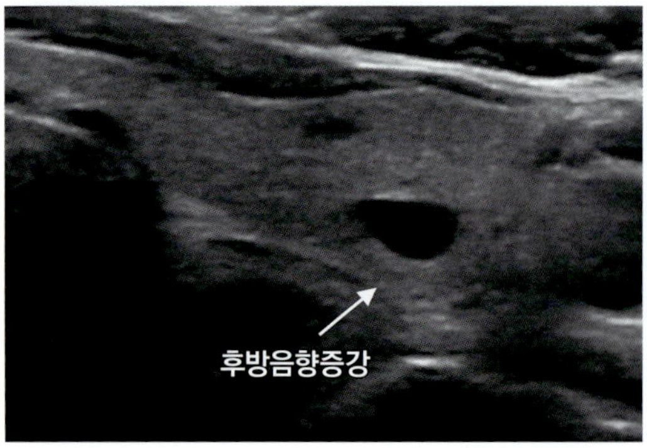

F/85

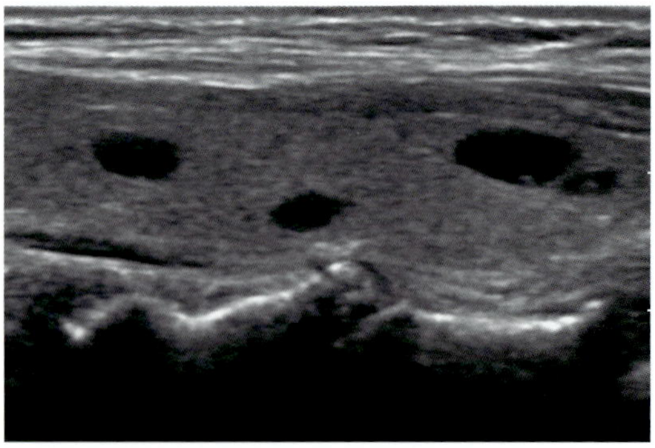

F/49

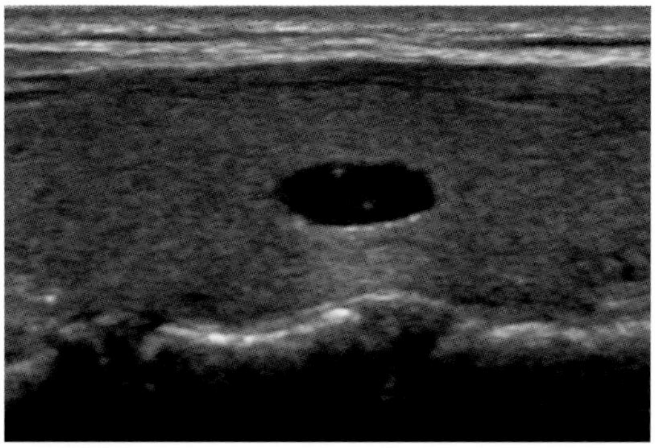

M/66

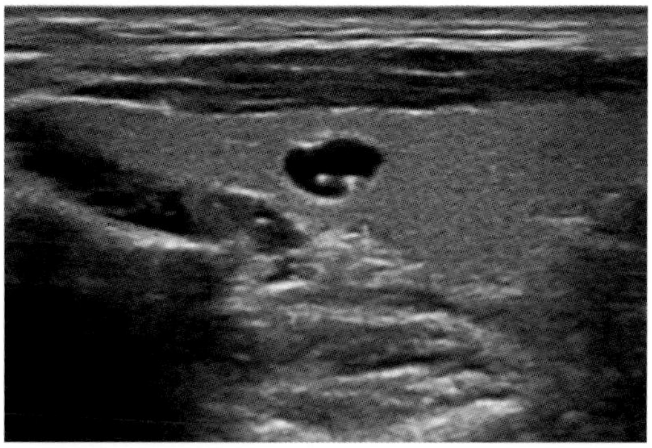

M/76

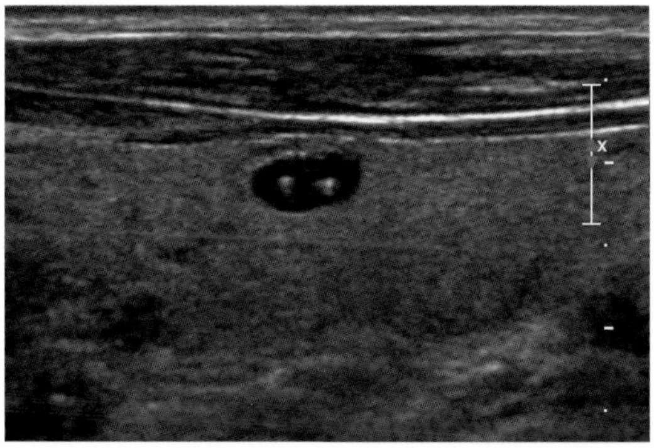

F/57

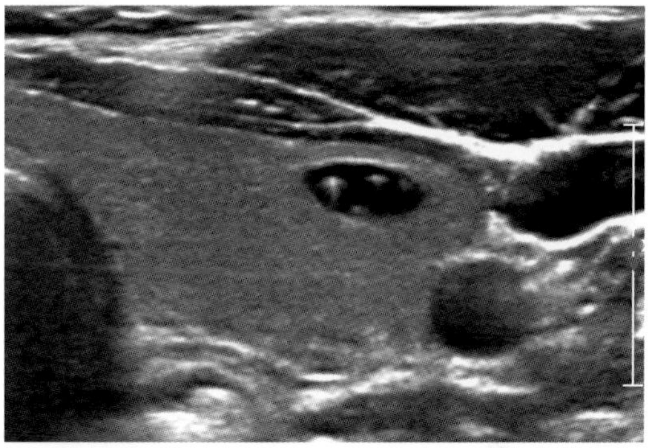

F/57

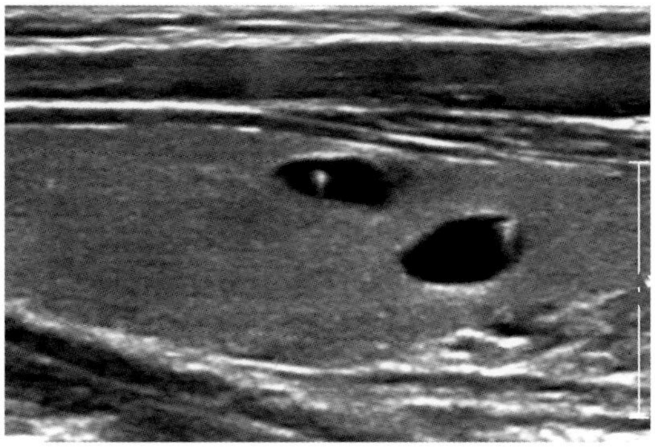

M/33

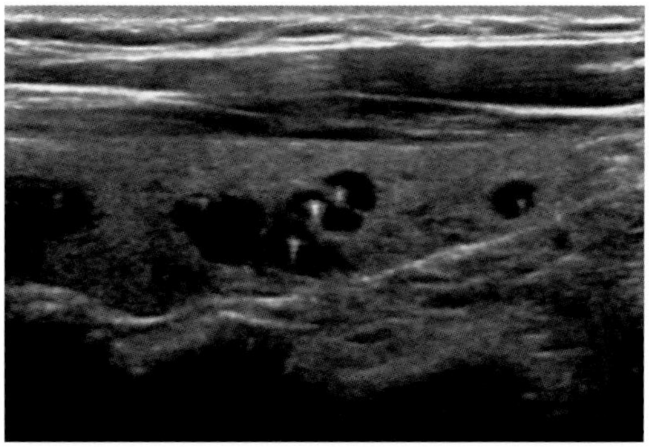

CHAPTER 03

낮은 의심

Low suspicion

K-TIRADS category 3

1 악성의심 초음파 소견을 동반하지 않은 부분 낭성 결절
Partially cystic nodule without any of the three suspicious US features

2 악성의심 초음파 소견을 동반하지 않은 동–/고에코 결절
Iso–/hyperechoic nodule without any of the three suspicious US features

CHAPTER

03 낮은 의심 Low suspicion

K-TIRADS category 3

- K-TIRADS category 3 결절은 **3–10%의 악성 위험도**를 가진다.
- **조직검사 권고**: 크기가 > 2.0 cm일 때 조직검사를 권고한다.
- **추적관찰**: 첫번째 검사 이후 **1, 3, 5년**에 추적 초음파 검사를 권고한다. 만약 5년 검사에서 크기 변화가 없으면 그 이후에는 **5년**마다 추적 초음파 검사를 권한다.
- K-TIRADS category 3에 속하는 초음파 패턴은 다음과 같다.

  1) 악성의심 초음파 소견을 동반하지 않은 부분 낭성 또는 동–/고에코 결절
  (Partially cystic or iso–/hyperechoic nodule without any of the three suspicious US features)

중요 개념

- 여기서 악성의심 초음파 소견이란 다음 3가지를 말한다.☆☆☆☆☆

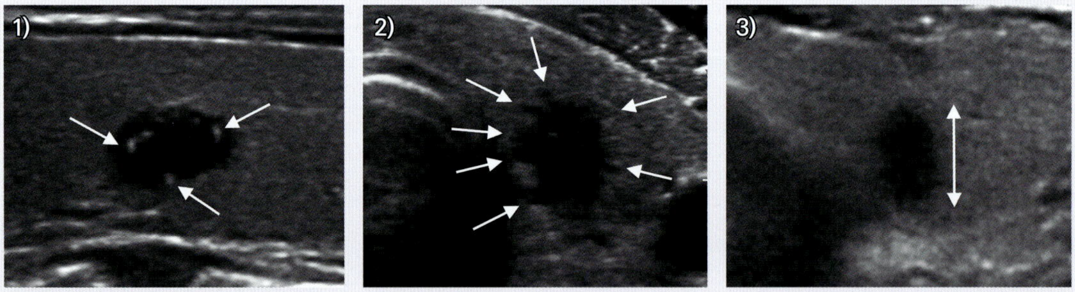

1) 점상 고에코 초점(Punctate echogenic foci)

2) 불규칙한 경계(Irregular margins)

2021 2016년 권고안에서 침상/미세소엽상(spiculated/microlobulated)이 2021년 권고안에서는 불규칙(irregular)으로 합쳐졌다.

3) 비평행 방향(Nonparallel orientation)

- 조직검사 시행 후 결과에 따른 처치는 다음 표와 같다.

FNA 결과	처치(management)
Nondiagnostic	**12개월 이내**에 FNA 또는 CNB로 재검사 (Repeat FNA or CNB* within 12 months[†])
Benign	**2년 후 초음파**로 추적관찰(US follow-up at 24 months)
AUS/FLUS	**12개월 이내에** FNA 또는 CNB로 재검사 (Repeat FNA or CNB* within 12 months[†]) 초음파로 추적관찰 또는 유전자검사 (US surveillance[‡] or molecular test)
FN/SFN	진단적 수술(Diagnostic surgery – lobectomy[§]) 초음파로 추적관찰 또는 유전자검사 (US surveillance[§] or molecular test)
Suspicious for malignancy	FNA로 재조직검사 또는 수술(Repeat FNA or surgery) 적극적 관찰(Active surveillance[‖])
Malignant	수술(Surgery) 적극적 관찰(Active surveillance[‖])

*경험 있는 의사의 검사가 가능하다면 FNA보다 CNB로 재조직검사 하는 것을 고려할 수 있다.

† 재조직검사의 적절한 간격은 결절의 크기, 불량한 예후 인자(림프절 전이 또는 육안으로 보이는 갑상선 외 침범), 임상적 상황과 초음파 소견을 고려하여 정한다.

‡ 초음파 추적관찰은 결절의 크기와 초음파/병리학적/임상적 소견, 환자의 선호도 그리고 가능하다면 유전자 검사 결과에 따라 고려한다. 만약 재조직검사에서 불충분한 결과가 나왔다면 더 빈번한 초음파 추적관찰이나 진단적 수술을 고려한다.

§ 제한된 환자군에서만 즉각적 수술 대신 초음파 추적관찰을 고려할 수 있는데, 결절의 크기(≤ 2 cm일 때)와 초음파, 임상 소견, 환자의 선호도 그리고 가능하다면 유전자 검사 결과에 따라 고려한다.

‖ 즉각적 수술보다 적극적 관찰을 고려하는 것은 저위험도 유두갑상선 미세암일 때(probable or proven)에 가능하다.

AUS/FLUS = atypia/follicular lesions of undetermined significance, CNB = core needle biopsy, FN/SFN = follicular neoplasm/suspicious for follicular neoplasm, FNA = fine-needle aspiration

1 악성의심 초음파 소견을 동반하지 않은 부분 낭성 결절
(Partially cystic nodule without any of the three suspicious US features)

- 부분 낭성 결절은 대부분 고형성 결절과 대부분 낭성 결절을 포함하는 말이다.
  - 대부분 고형성 결절(Predominantly solid nodule): cystic portion ≤ 50% of nodule
  - 대부분 낭성 결절(Predominantly cystic nodule): cystic portion > 50% of nodule

대표 증례 1 F/46 악성의심 초음파 소견 없는 대부분 낭성 결절

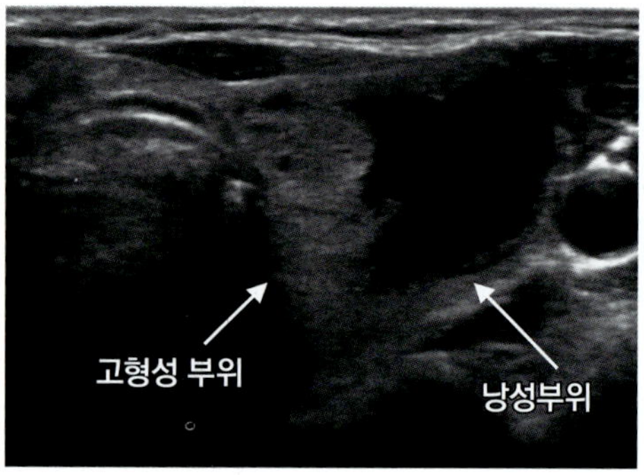

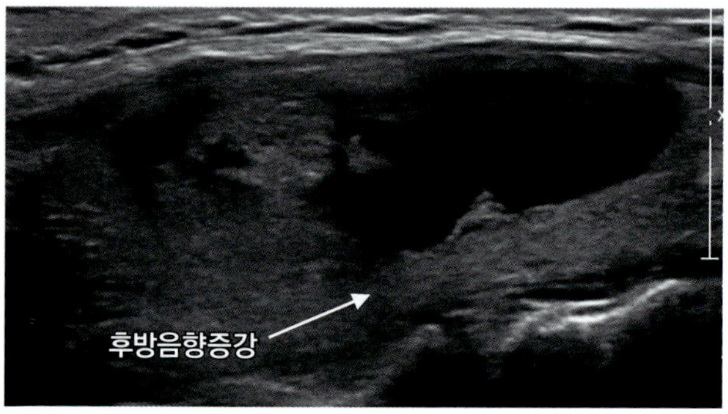

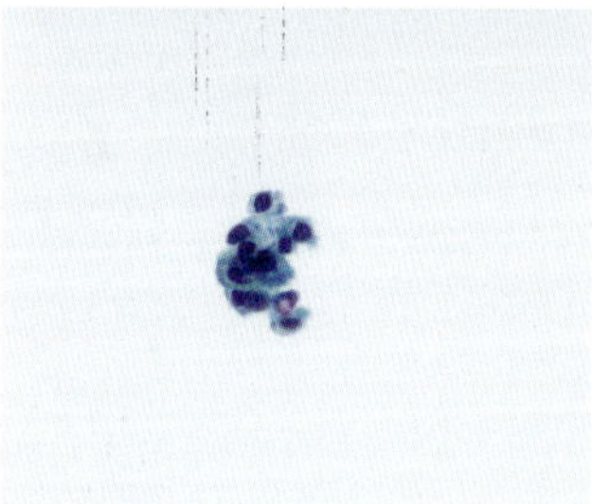

[FNA 병리 결과지]

DIAGNOSIS:
Thyroid, left, "2", liquid-based cytology:
(The Bethesda System)
Class II. Benign
- Consistent with a **benign follicular nodule** (includes adenomatous or colloid nodule, etc).

- 전체 결절에서 낭성 부위가 50%를 넘는 대부분 낭성 결절이다.
- 낭성 부위 뒤쪽으로는 경한 후방음향증강이 보인다.

증례 2 F/84 순수 낭종으로 오인했던 대부분 고형성 결절

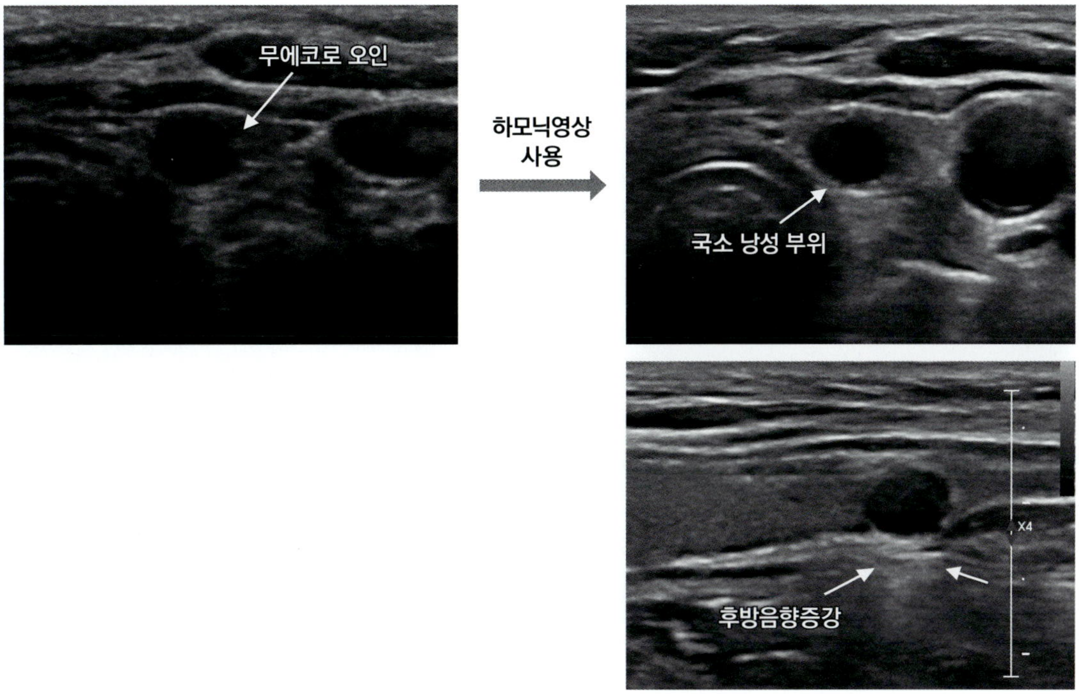

- 게인(gain)을 너무 낮추고 봐서 부분 낭성 결절이 무에코로 보였던 증례이다.
- 하모닉영상을 사용하고 게인을 적절히 높여서 보았을 때 부분 낭성의 저에코 결절임을 알 수 있었다. 하모닉영상에서는 결절의 국소 낭성 부위로 인해 결절의 뒤쪽으로 후방음향증강이 보인다.

TIP

부분 낭성 결절은 고형성 부위의 에코에 상관없이 K-TIRADS category 3에 들어간다(즉, 저에코의 부분 낭성 결절도 K-TIRADS category 3이다).

증례 3 F/41 저에코 결절로 오인했던 대부분 고형성 결절

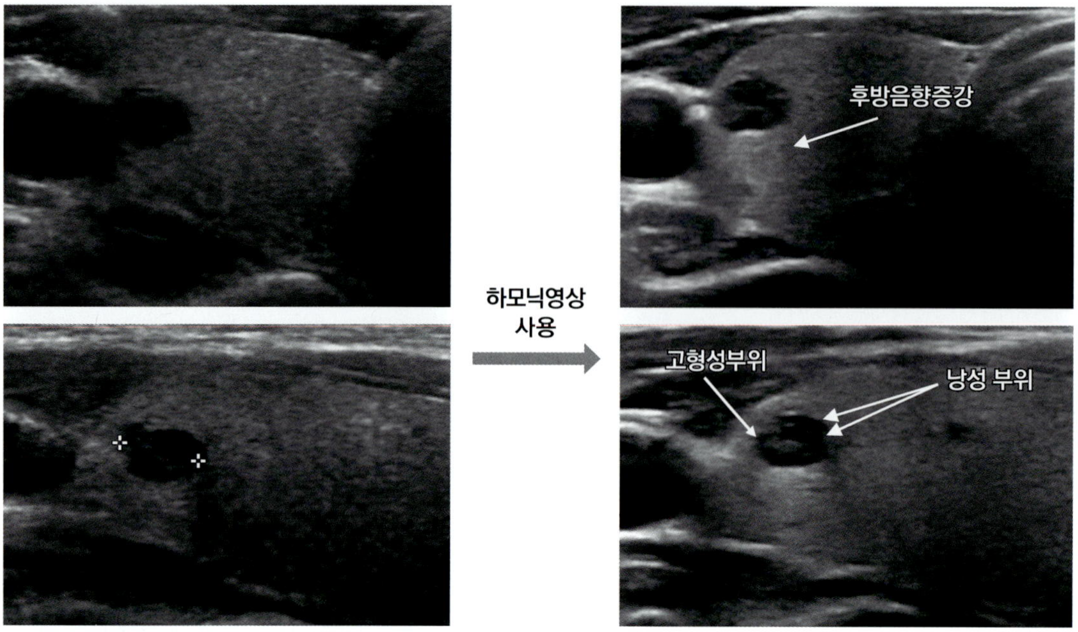

증례 4 F/81 저에코 결절로 오인했던 대부분 고형성 결절

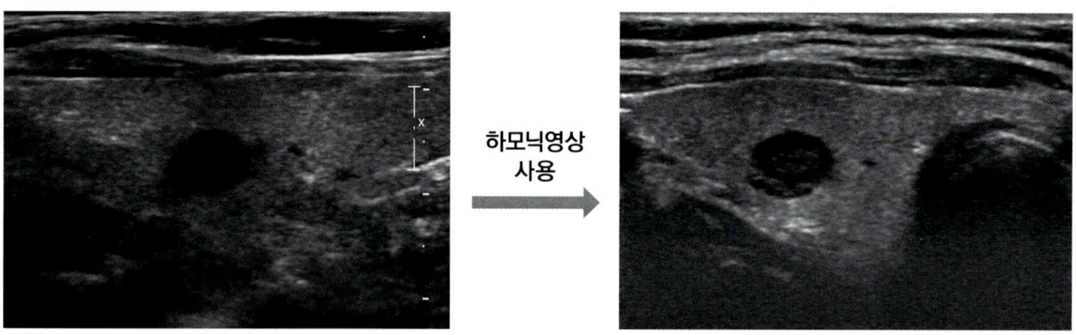

- 증례 3, 4: 저에코 결절(K-TIRADS category 4)로 보였으나 하모닉영상을 사용한 후에는 대부분 고형성 결절(K-TIRADS category 3)임을 알 수 있었던 증례들이다.

TIP

동적구역(dynamic range)과 게인, 하모닉영상을 적절하게 사용하면 결절을 더 세심하게 관찰하여 알맞은 카테고리에 넣는 데 도움이 된다.

증례 5, 6 추적관찰 도중 크기 증가를 보였던 부분 낭성 결절

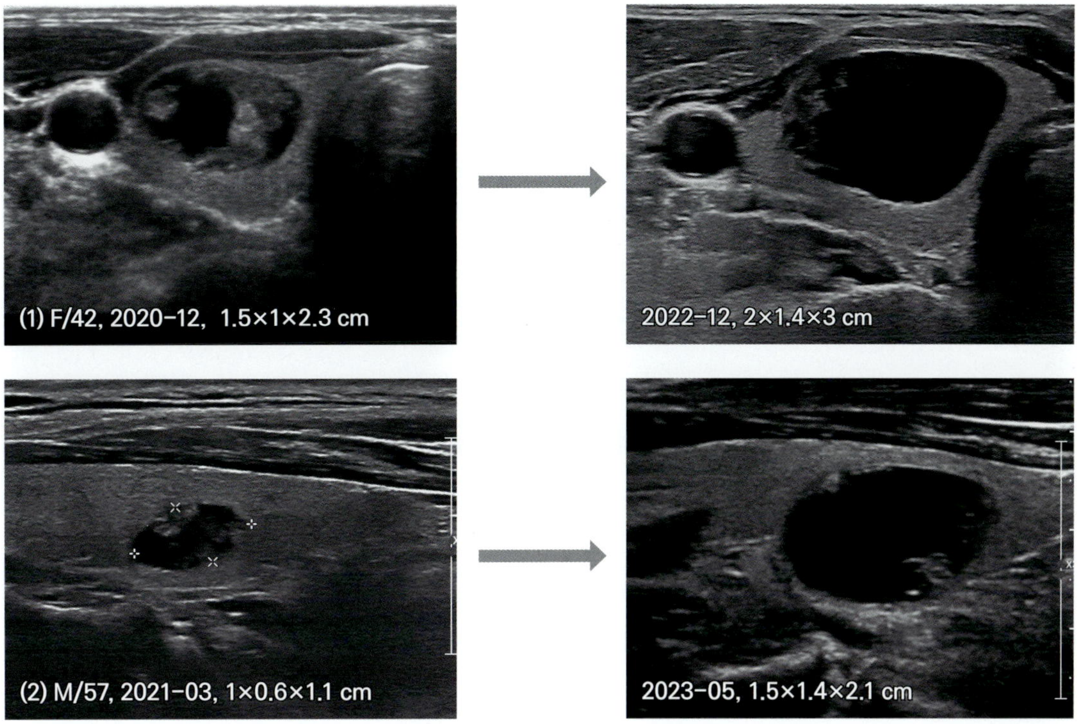

- 증례 5, 6: 추적관찰 도중 크기 증가를 보인 부분 낭성 결절이다. **크기의 증가는 있었으나 결절의 성상은 바뀌지 않았으므로 모두 K-TIRADS category 3**에 속한다(크기 2 cm 이상으로 FNA 시행).
- The American Thyroid Association (ATA)에서는 적어도 2개 이상의 면에서 > 20%의 길이 증가와 > 2 mm의 길이 증가, 또는 부피가 > 50% 증가할 때를 의미있는 크기 증가라고 정의하였다.
- 결절의 크기 증가와 악성 위험도와의 관계는 아직 명확하게 밝혀진 바 없다.
- 다만, **고형성 결절의 아주 빠른 크기 증가는** 역형성 갑상선암(anaplastic thyroid cancer)이나 림프종(lymphoma)과 같은 **고등급의 악성 종양일 위험**이 있으니 주의를 요한다(환자들이 주로 급격하게 커진 경부의 종괴를 증상으로 내원한다). (림프종 증례: p.170–172 참고)

중요 개념

- 초음파로 추적관찰 도중 **결절의 성상(에코, 악성의심 초음파 소견 동반 여부 등)이 변하여** 그에 따라 K-TIRADS category가 바뀌게 되면 바뀐 카테고리에 따라 추적검사를 실시하거나 조직검사를 권고해야 한다.

Gallery 악성의심 초음파 소견을 동반하지 않은 부분 낭성 결절 (Partially cystic nodule without any of the three suspicious US features)

M/57, sus 가장자리 석회화(흰 화살표)를 동반한 불균질 저에코의 부분 낭성 결절

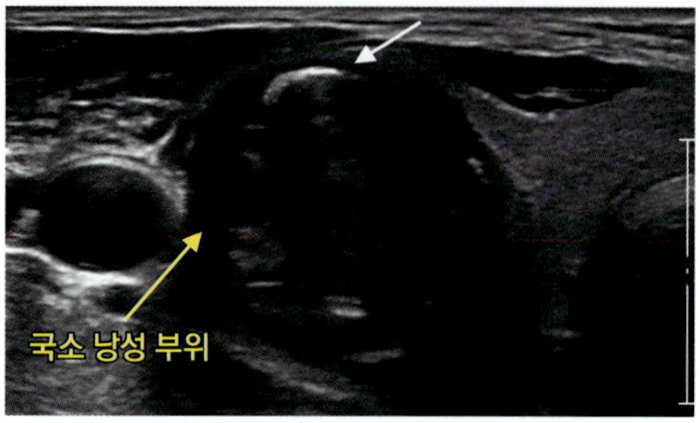

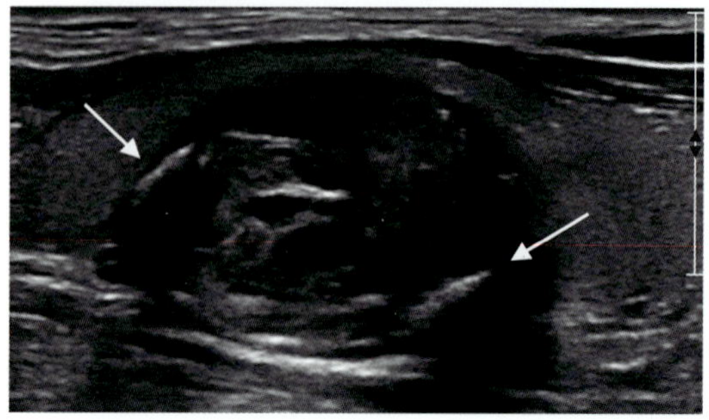

- 부분 낭성 결절은 에코와 상관없이 K-TIRADS category 3에 속하며 가장자리 석회화 유무는 카테고리를 변경하지는 않으므로 위 결절은 K-TIRADS category 3에 속한다.

F/70

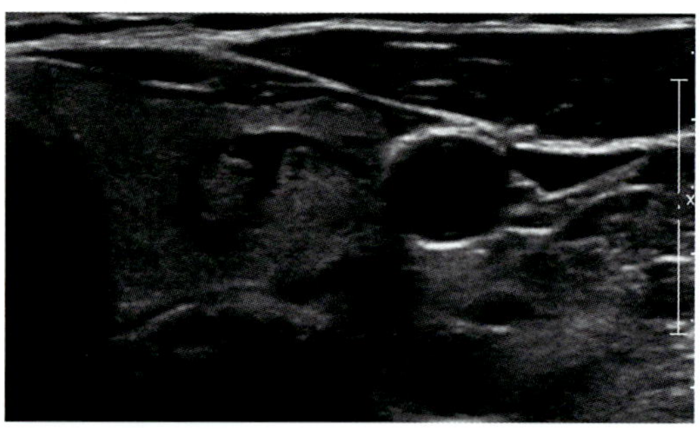

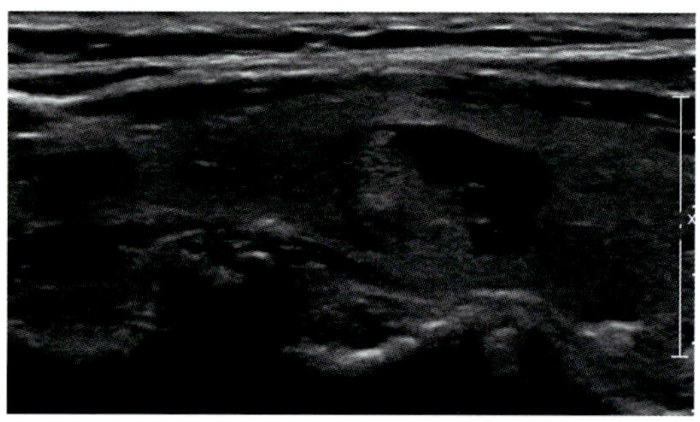

F/49, sus

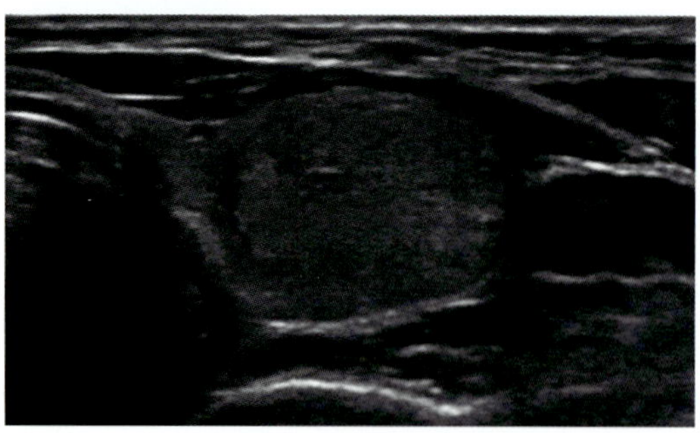

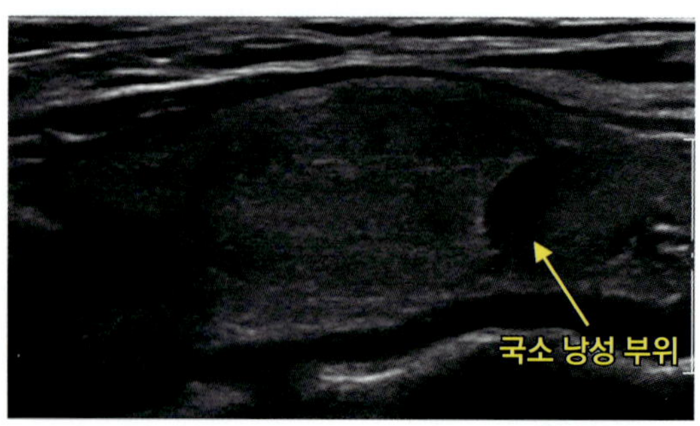

M/42 거대석회화(화살표)를 동반한 부분 낭성 결절

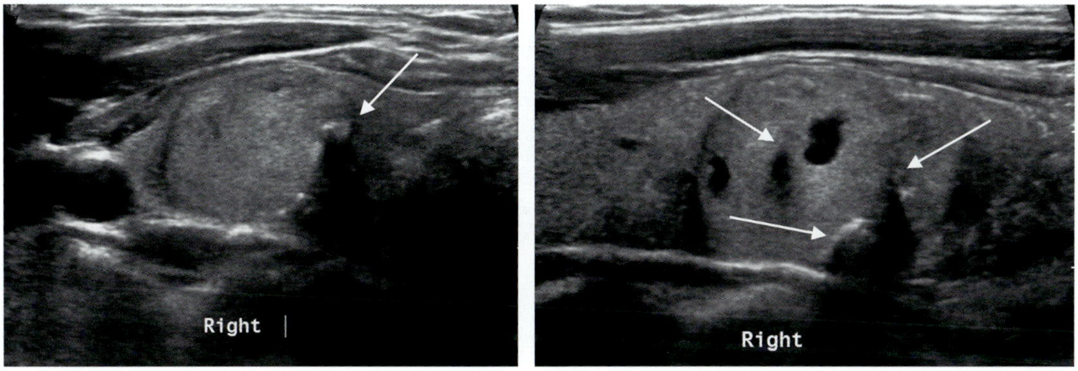

M/58 거대석회화(화살표)를 동반한 불균질 동에코의 부분 낭성 결절

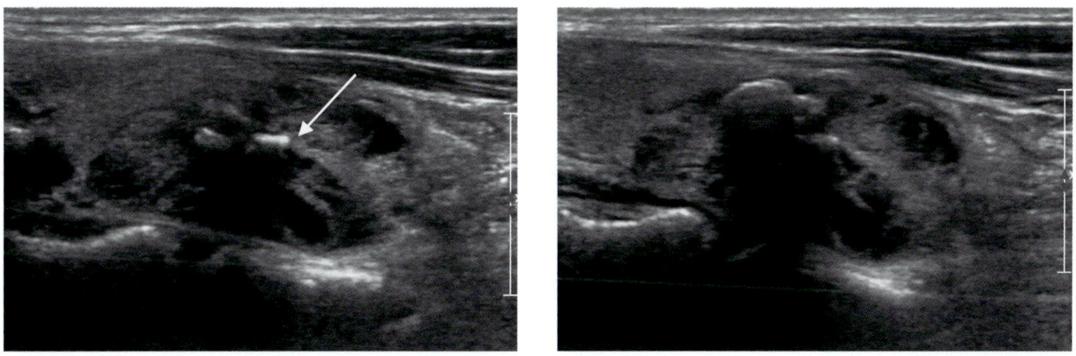

F/35

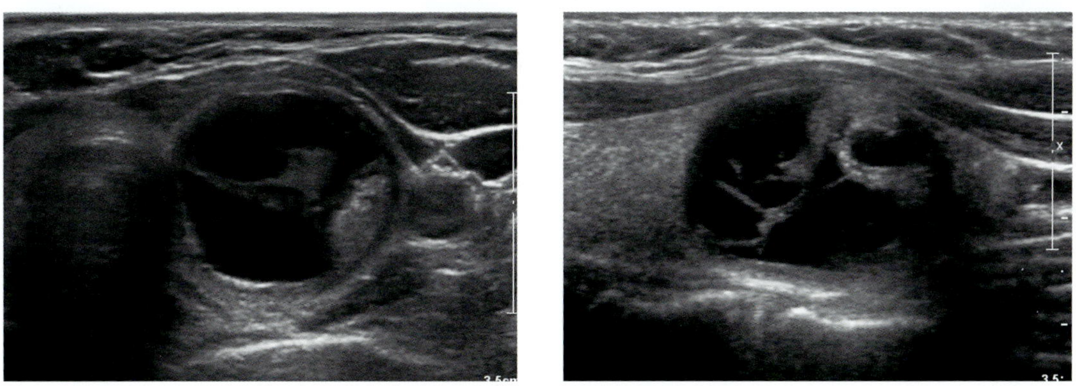

F/35

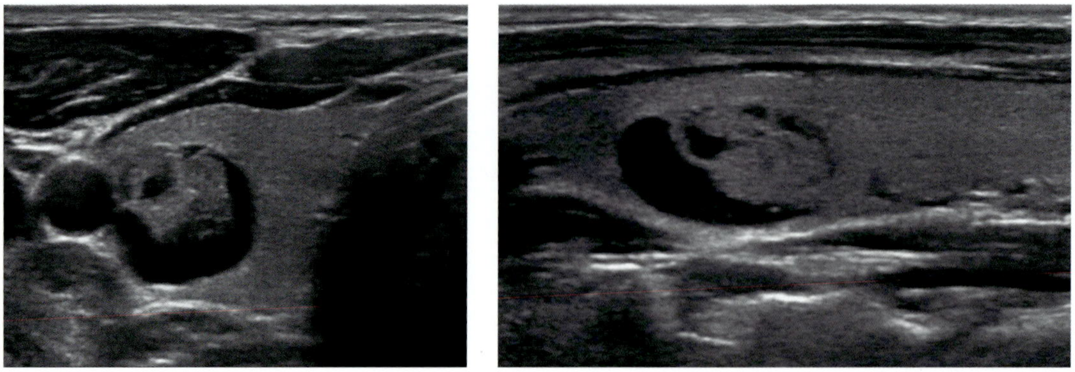

F/63

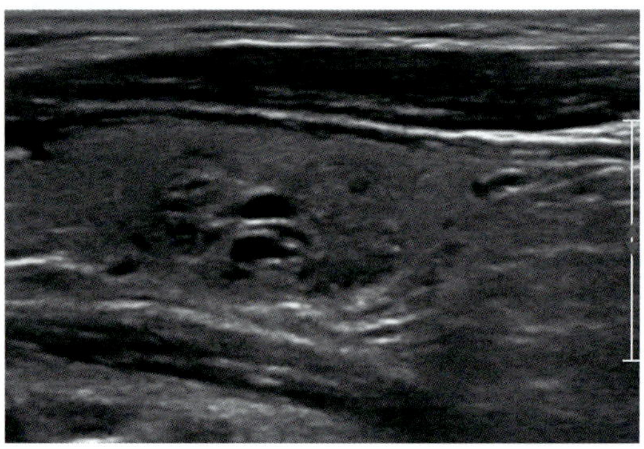

F/64

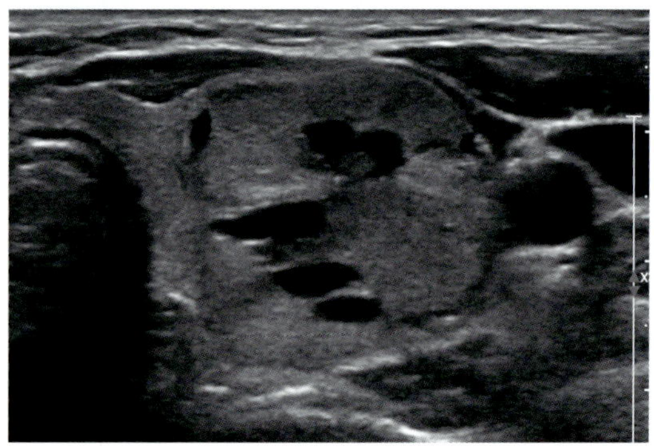

F/44

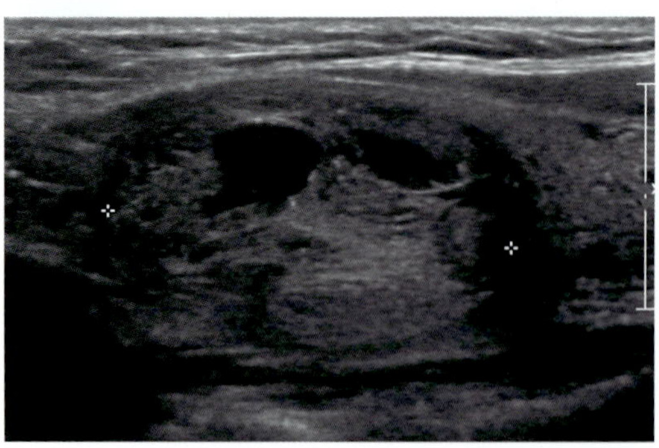

M/62

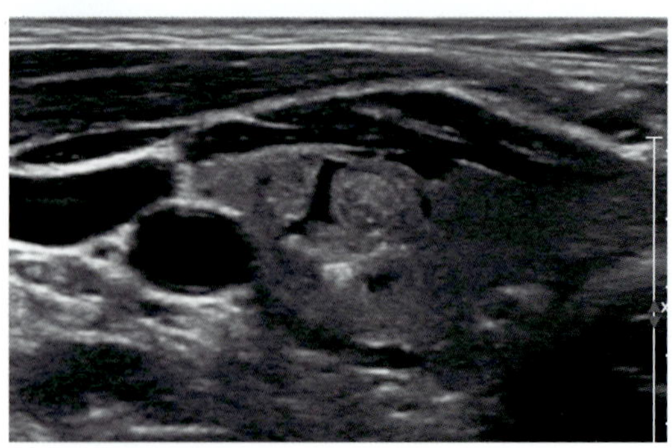

F/47

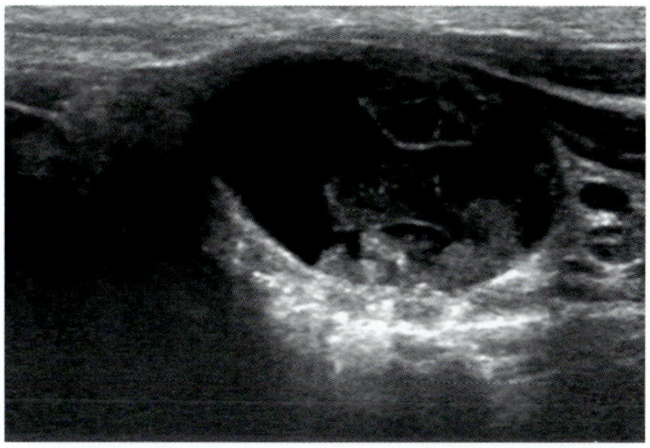

F/46

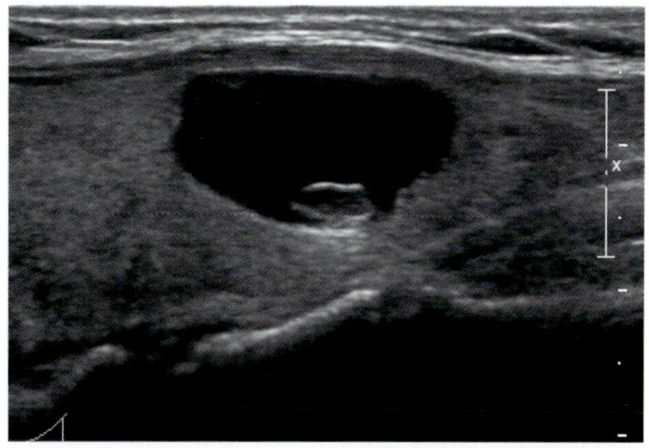

M/36

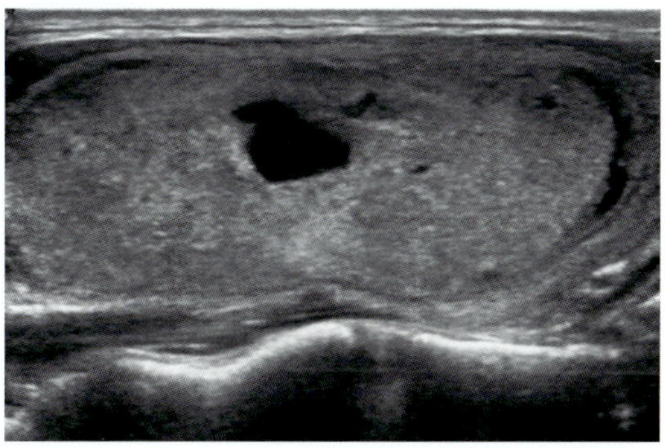

M/23

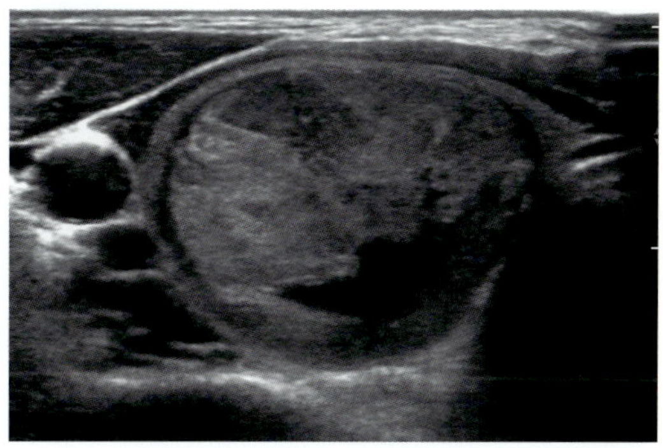

F/41 초음파 추적관찰 도중 FNA 권고에 해당하는 크기로 변하여 FNA 시행

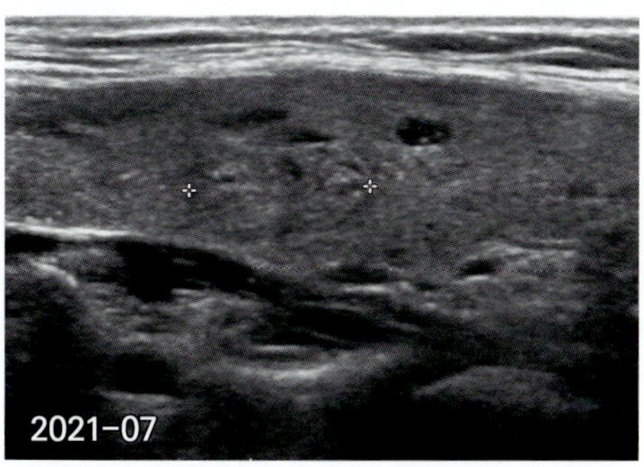

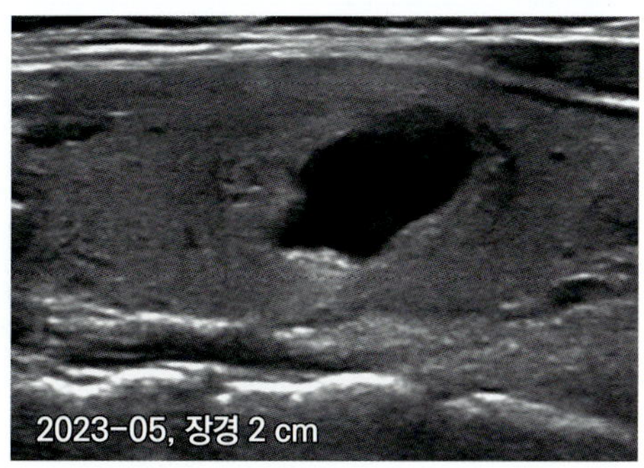

- 두 사진 모두 K-TIRADS category 3 (권고안: 크기 2 cm 이상부터 FNA 권고)

F/60

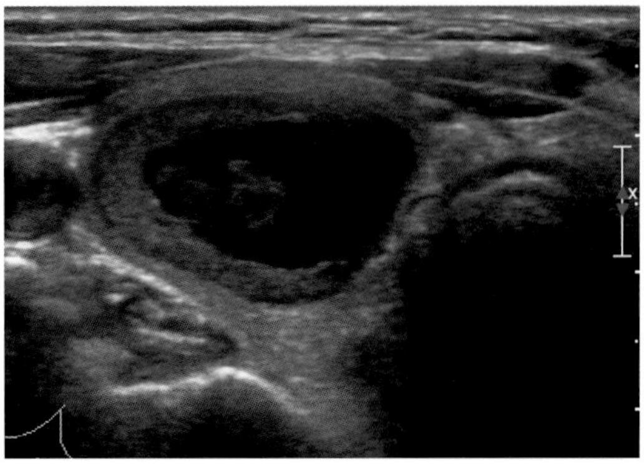

M/43

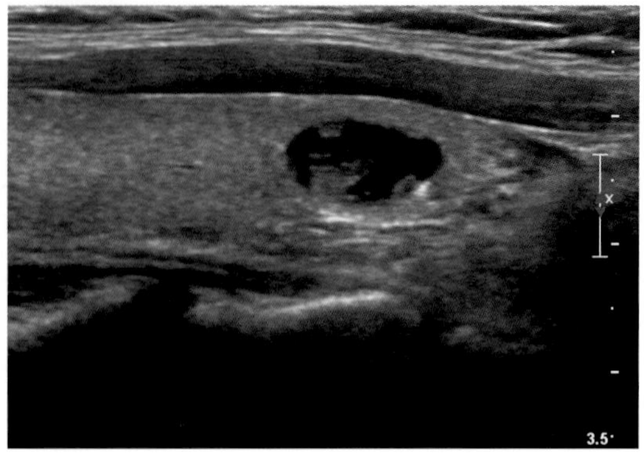

F/47

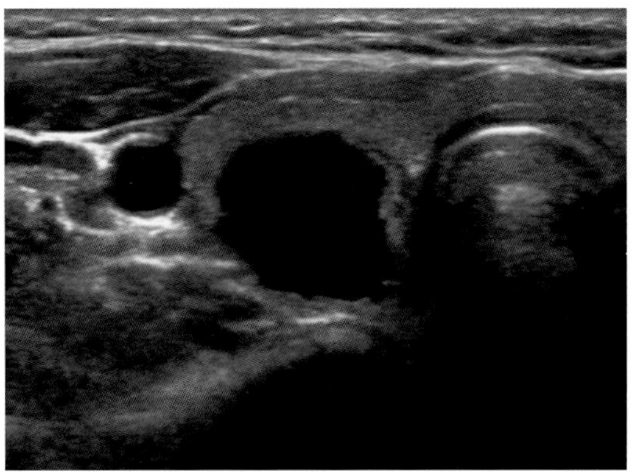

M/42

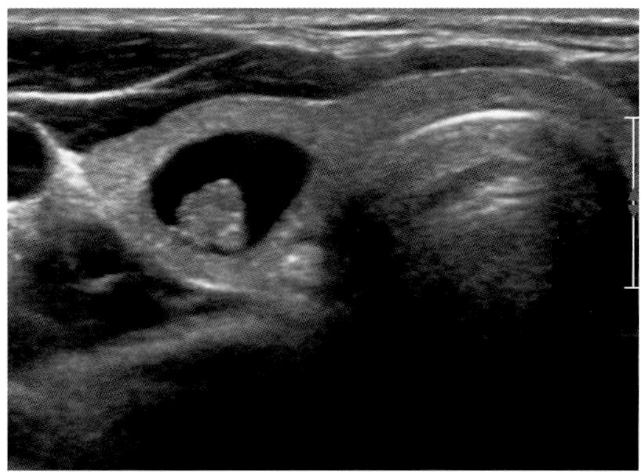

M/52

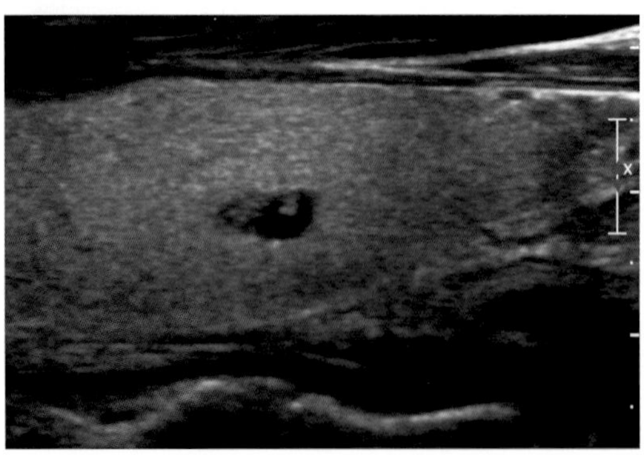

F/47

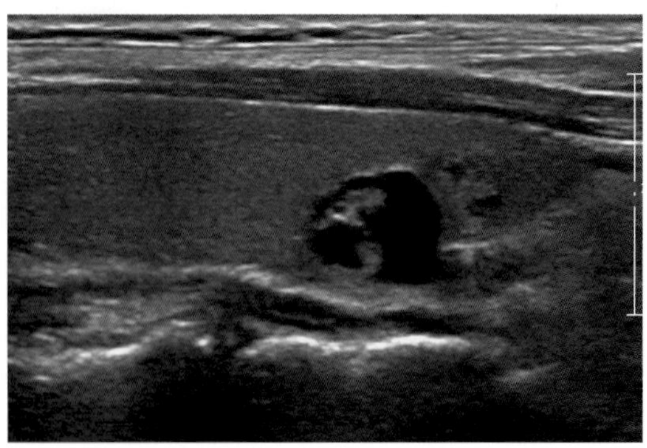

F/70

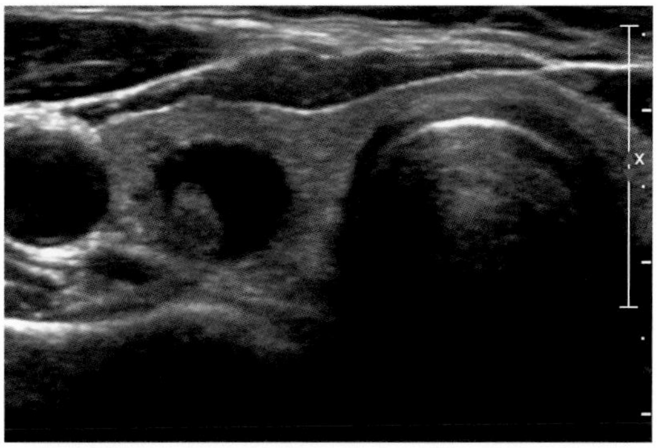

F/58

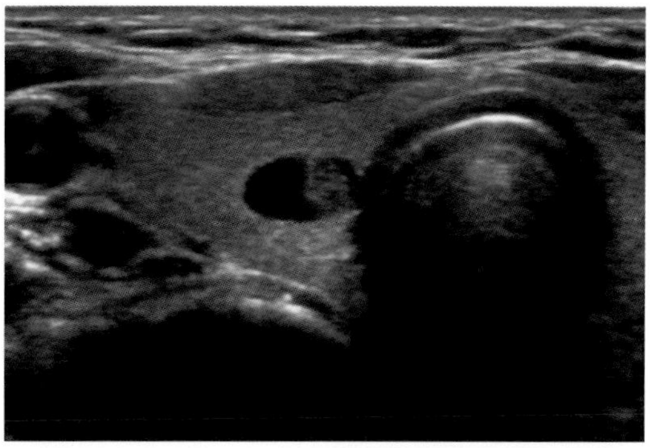

M/54

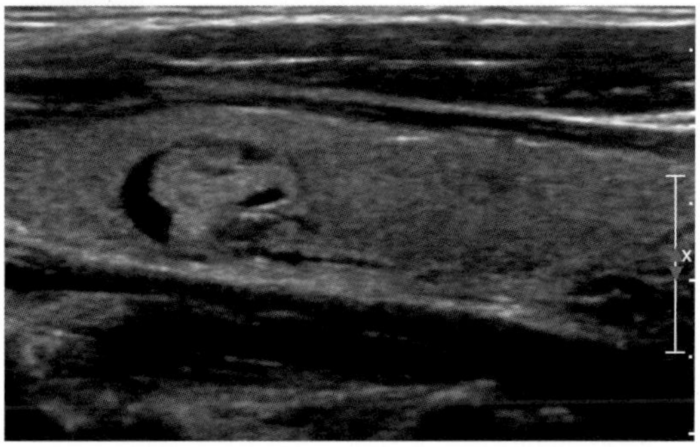

F/41

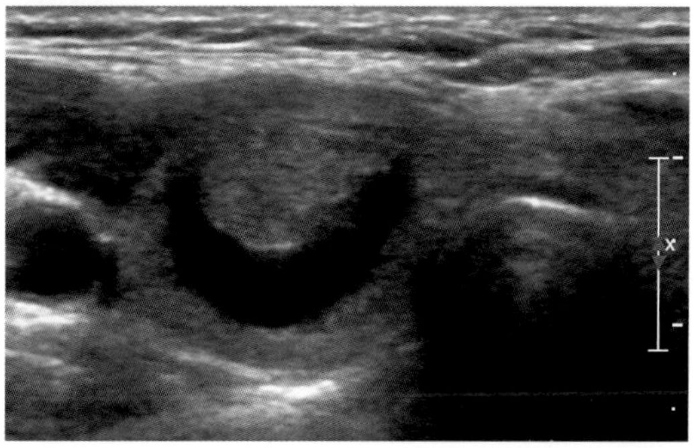

M/52

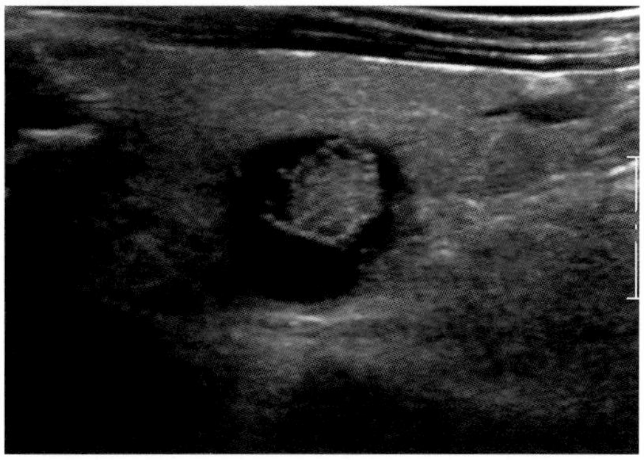

F/46

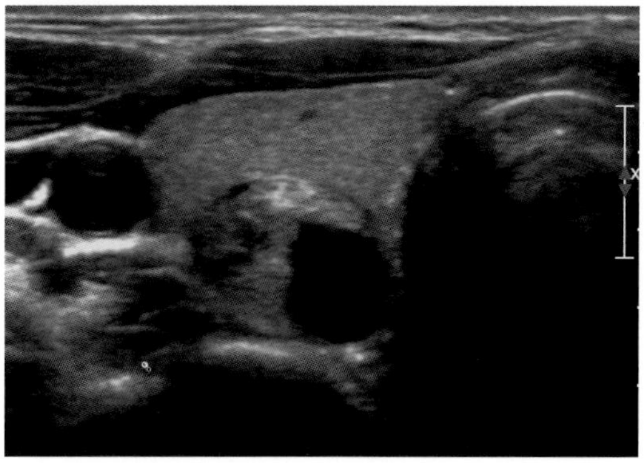

2 악성의심 초음파 소견을 동반하지 않은 동-/고에코 결절 (Iso-/hyperechoic nodule without any of the three suspicious US features)

2021

- 2016년 권고안에서는 결절의 에코를 결정하는 기준이 검사 당시에 보이는 갑상선 실질의 에코였지만 2021년 권고안에서는 우리가 알고 있는 **정상 갑상선 실질의 에코양상(presumed normal thyroid parenchyma echogenicity)을 기준**으로 바뀌었다.

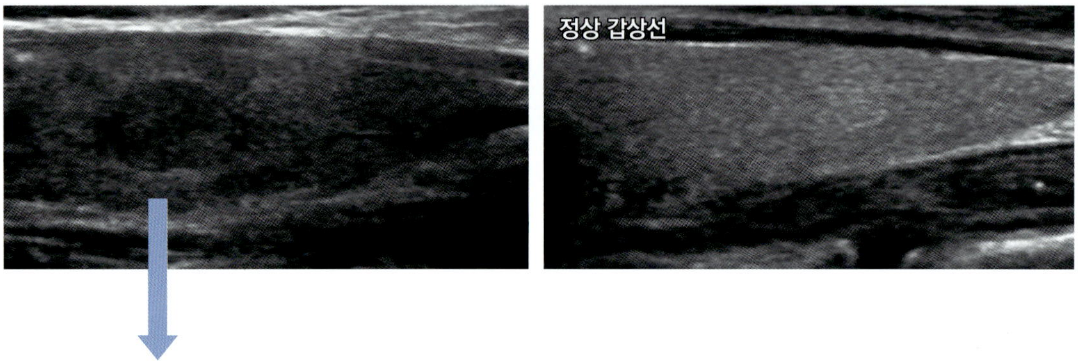

2016년 권고안에서는	**동에코 결절** 결절의 에코가 주변의 갑상선 실질과 비슷하기 때문에 동에코에 속한다. (갑상선 실질이 갑상선염으로 인해 정상보다 불균질 저에코로 보이는 상태)
2021년 권고안에서는	**저에코 결절** 정상 갑상선 실질의 에코보다 낮은 에코를 보이고 있으므로 저에코에 속한다.

대표 증례 1 M/46 장경 3.5 cm의 동에코 결절

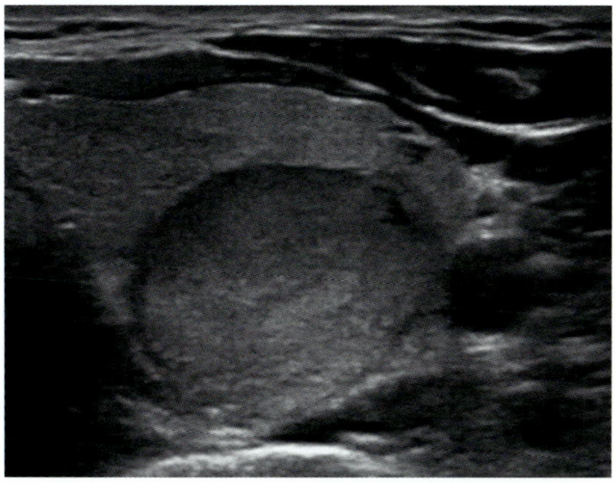

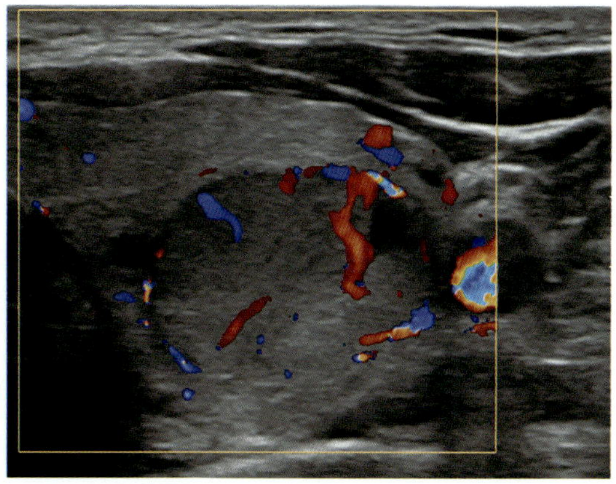

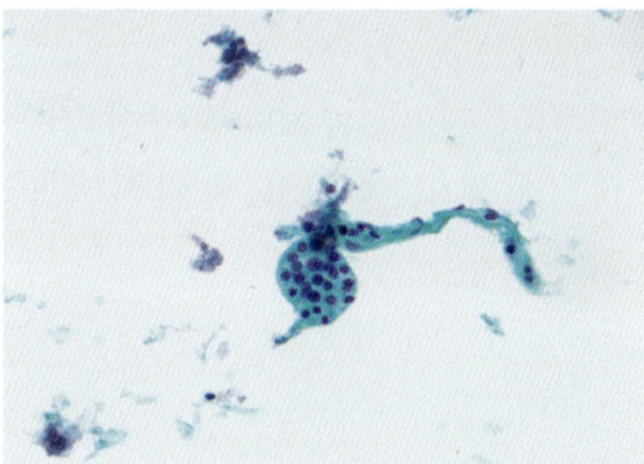

[FNA 병리 결과지]

DIAGNOSIS:
Thyroid, left, liquid-based cytology:
(The Bethesda System)
Class II. Benign
- Consistent with a **benign follicular nodule** (includes adenomatous or colloid nodule, etc).

- 2.2×1.8×3.5 cm 크기의 동에코 결절로 K-TIRADS category 3에 해당한다.
- 도플러 검사(Doppler US) 시에 가장자리와 내부의 혈류가 보인다(type 3).

- **혈류(Vascularity):** 4가지 pattern으로 나눈다.
  - Type 1: 혈류 없음
  - Type 2: 가장자리 혈류만 있을 때
  - Type 3: 경한 결절 내 혈류 ± 가장자리 혈류(< 50%)
  - Type 4: 저명한 결절 내 혈류 ± 가장자리 혈류(≥ 50%)

  - 그러나 악성을 시사하는 특정한 혈류 패턴은 따로 있지 않으며 메타분석 연구에서도 도플러 검사의 사용이 악성을 예측하는 데 도움이 되지 않는다는 결과가 나왔다.

증례 2 M/69 가장자리 석회화가 동반된 동에코 결절들

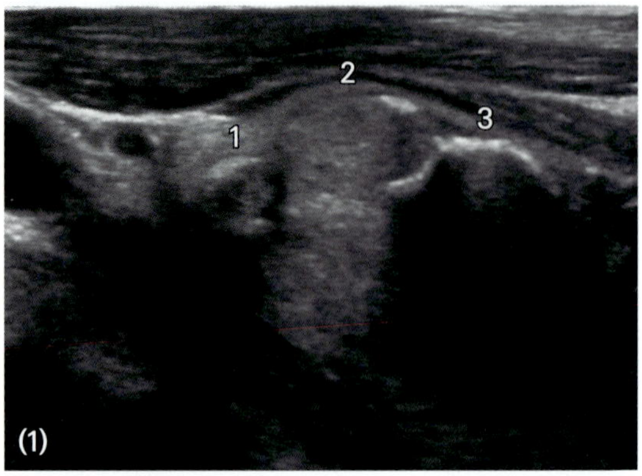

(1)

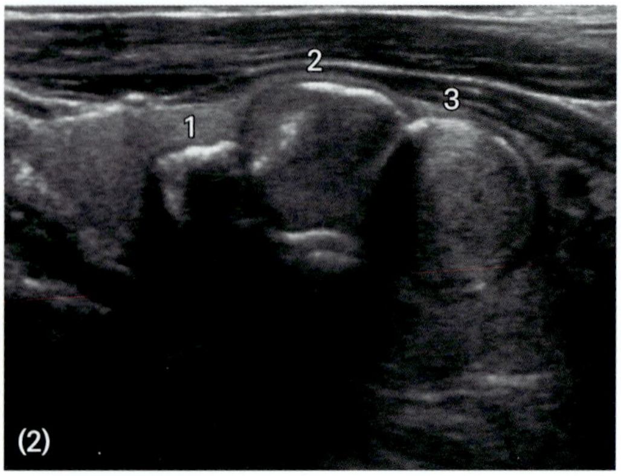

(2)

- 가장자리 석회화를 동반한 결절들이 보인다.
- (1) 사진에서는 3번 결절이 가장자리 석회화의 후방음향음영(posterior acoustic shadow)에 의해 저에코로 보이나 탐촉자 각도를 다르게 해서 본 (2) 사진에서는 실제로 동에코 결절인 것을 알 수 있었으며 이런 경우 K-TIRADS category 3에 속한다.

- **가장자리 석회화(rim calcification)** (p.38 참고)
    - 결절의 가장자리를 둘러싸는(complete or incomplete) 곡선의 고에코 선을 말하며 후방음향음영을 동반할 수도 동반하지 않을 수도 있다.
    - 가장자리 석회화가 악성 여부를 판별할 수 있는 신뢰할 만한 예측 인자인지는 아직 밝혀진 바 없다.
    - 가장자리 석회화 동반여부는 결절의 K-TIRADS category에 영향을 미치지 않는다.

증례 3 M/38 거대석회화를 동반한 불균질 동에코 결절

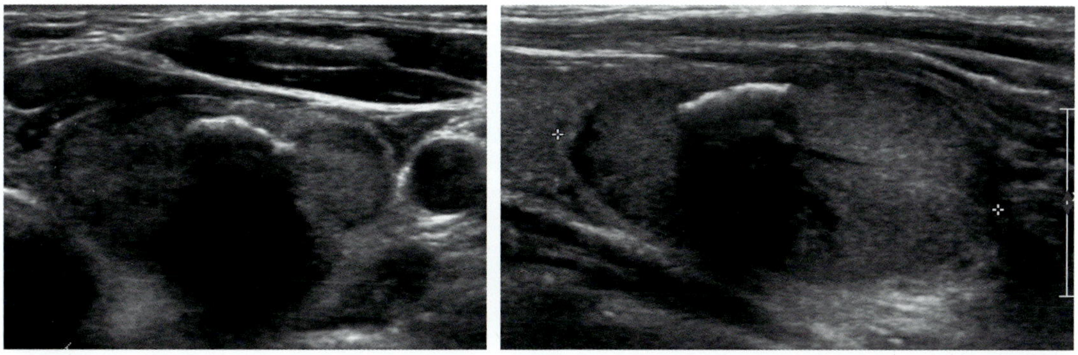

- 내부에 거대석회화를 동반한 불균질 동에코 결절이다. 거대석회화 아래쪽으로 뚜렷한 후방음향음영이 보인다.
- 거대석회화를 동반하고 있으나 결절의 전체적인 에코가 동에코이므로 K-TIRADS category 3에 해당한다.

- **거대석회화(macrocalcification)** (p.38 참고)
  - > 1 mm 크기로 후방음향음영을 동반한 고에코 초점을 말한다.
  - 많은 연구에서 거대석회화의 동반이 악성의 위험도를 높인다고 발표하였으나 거대석회화가 악성 위험도와 관련된 독립적인 인자인지에 대해서는 분명하지 않다.
  - 가장자리 석회화와 마찬가지로 거대석회화 동반 여부는 결절의 K-TIRADS category에는 영향을 주지 않는다.

TIP

거대/가장자리 석회화 동반 결절의 경우, 화면상에 보이는 결절의 에코, 경계, 비평행 여부 등에 따라 K-TIRADS category가 정해지며, 거대/가장자리 석회화 동반 여부가 K-TIRADS category에 영향을 주진 않는다(다만, 거대석회화의 동반은 결절의 악성 위험도를 높인다고 밝혀져 있다).

증례 4, sus F/38 불균질 동에코 결절

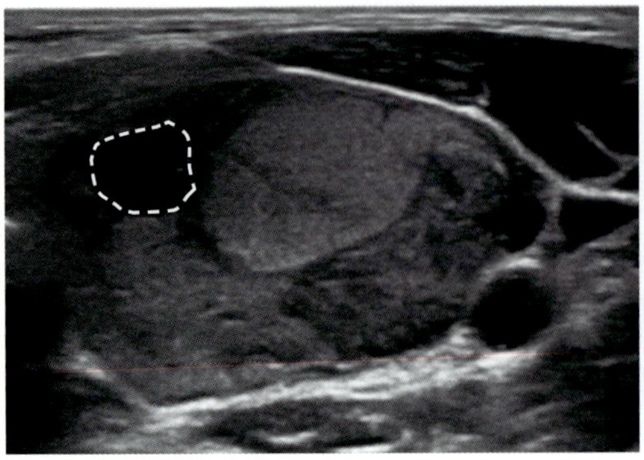

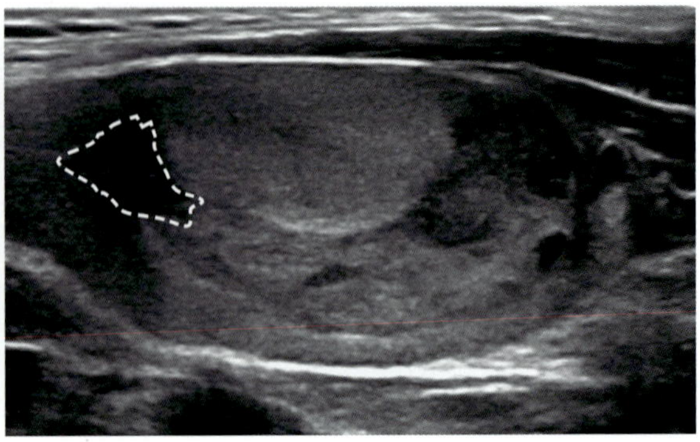

- 결절의 대부분이 동에코로 보이는 불균질 동에코 결절이며 국소적으로 뚜렷한 저에코 부위를 보이고 있었다.
- 저에코 부위를 중점적으로 하여 FNA를 시행하였으며 결과에서 유두암 의심(suspicious PTC)이 나왔고 수술 후 유두암으로 진단되었다.

TIP

불균질 에코의 결절은 대부분(50% 이상)을 형성하는 에코를 기준으로 K-TIRADS category를 정해야 한다.

FNA TIP

불균질 에코의 결절에서 조직검사를 시행할 때는 가장 의심되는 부위(저에코 부위 또는 점상 고에코 초점 동반 부위)를 타켓으로 한다.

증례 5 F/34 갑상선 아래쪽 끝에 붙어있던 동에코 결절

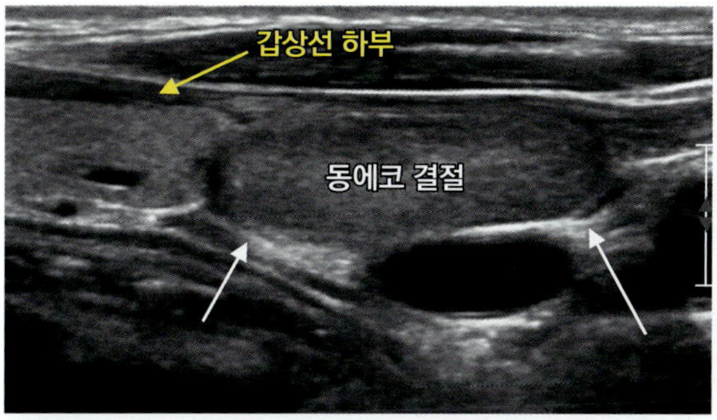

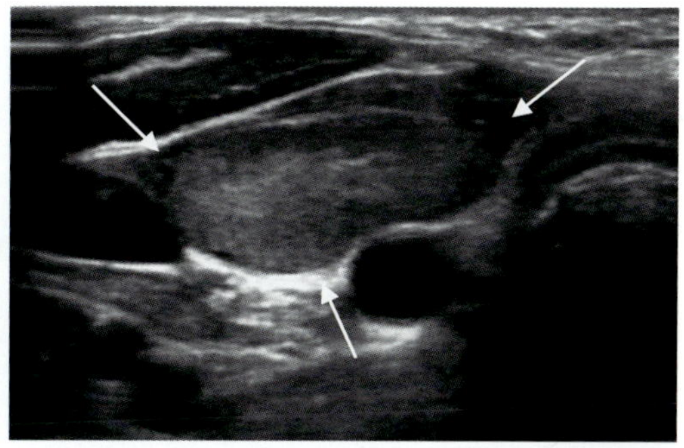

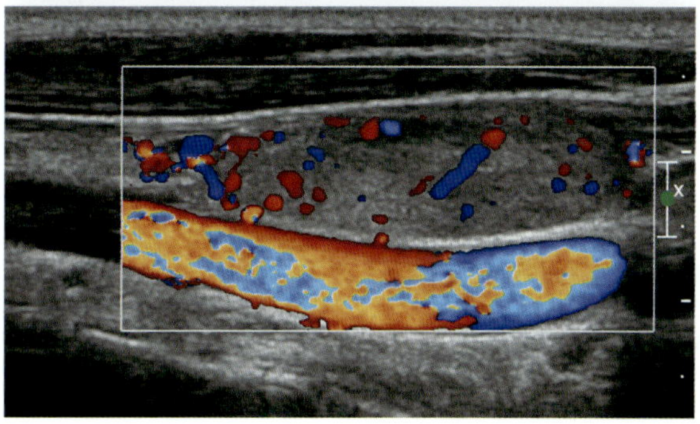

[CNB 병리 결과지]

< Pathological Diagnosis>
Thyroid, right, needle biopsy:
Follicular proliferative lesion with
- increased microfollicles
- fibrous capsule

; Indeterminate follicular lesion with architectural atypia

- 갑상선 아래쪽에 경계가 명확한 타원형의 동에코 결절(흰 화살표)이 보였다.
- 2020-07 FNA 시행: III. Atypia of undetermined significance (AUS)로 나와서 1년 후 재검사를 권고하였다.
- 2021-07 CNB 시행
  - IIIb. Indeterminate follicular lesion with architectural atypia
  - FNA의 AUS에 상응하는 결과이다.

- 이 환자는 대학병원 진료 후 본원 초음파 추적관찰 중이며 소견 변화는 없는 상태이다.

증례 6, sus F/41 두꺼운 저에코띠를 동반한 매우 단단했던 동에코 결절

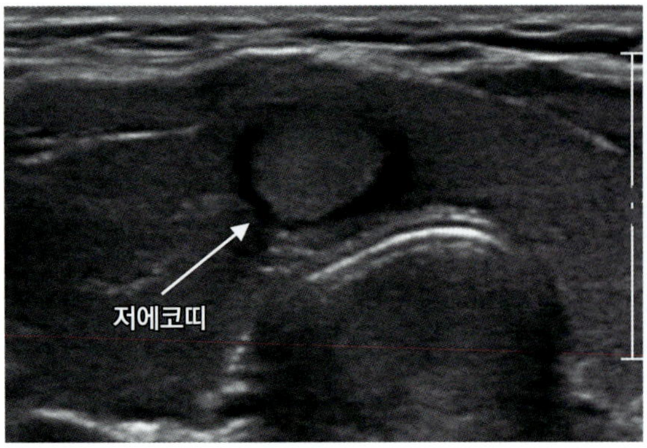

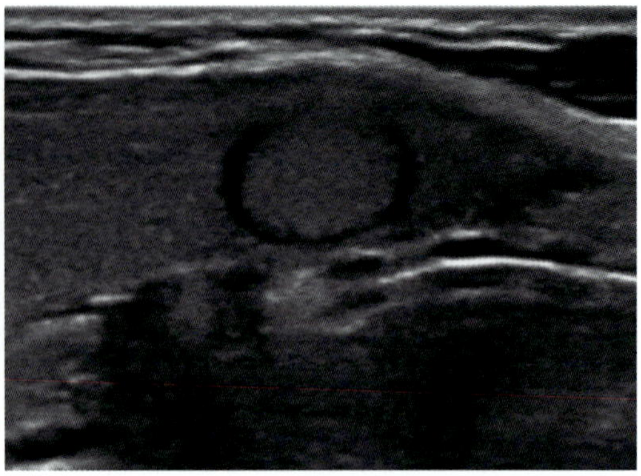

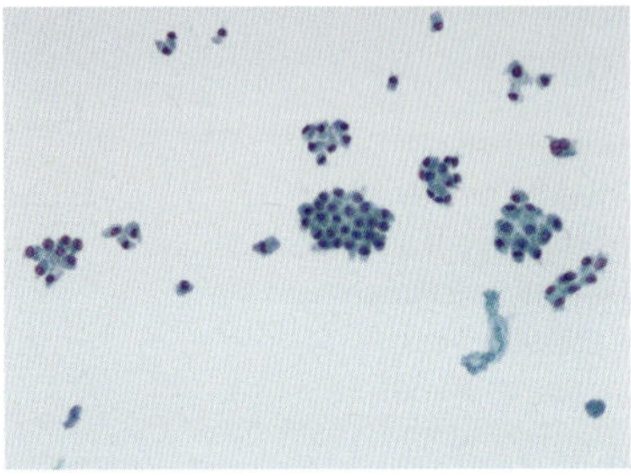

[FNA 병리 결과지]

DIAGNOSIS:
Thyroid, right isthmus, liquid-based cytology:
(The Bethesda System)
Class IV. Suspicious for a **follicular neoplasm**
- Oncocytic (Hurthle cell) type.

- 분명한 저에코띠(hypoechoic halo)를 동반한 동에코 결절이다.
- FNA를 시행할 때 바늘이 잘 움직이지 않을 정도로 단단한 결절이었다.

- **저에코띠(hypoechoic halo)**: 결절의 가장자리를 둘러싸고 있는 저에코의 띠
  - 결절의 피막, 거짓피막, 피막의 혈관, 섬유성 결합조직, 눌린 갑상선 실질, 만성 염증성 침윤 등이 이렇게 보일 수 있다.
  - 양성 또는 악성 여부를 결정하는 데 특이적인 소견은 아니다.
  - 저에코띠는 여포성 종양에서 자주 보이기도 한다. 두꺼운 저에코 띠가 여포암의 위험성 상승과 연관될 수 있다고 알려져 있다.

여포종양(Follicular neoplasm, FN)

- 여포종양(follicular neoplasm, FN)은 여포세포에서 발생하는 양/악성 종양을 모두 포함하는 것으로 주로 여포선종(follicular adenoma)과 여포암종(follicular carcinoma)이 있다.

- 여포선종은 전체 갑상선 결절의 15–40%를 차지하며, 여포암종은 갑상선 암종의 5–20%를 차지하고 유두암종 다음으로 흔한 갑상선 암종이다.

- 여포종양은 병리조직검사에서 피막의 침범, 피막주위 혈관침범, 갑상선 외 조직침범이나 전이가 확인되어야 암종으로 확진할 수 있기 때문에 수술 전 검사로 양성과 악성의 구분이 어렵다.

- 여포선종은 대부분 피막이 잘 형성된 단일 병소의 형태로 나타나기 때문에 초음파검사에서 대개 경계가 명확하고 균질한 에코의 결절로 나타나며 저에코띠를 동반하는 경우가 많다.

- 여포종양의 진단율은 FNA보다 CNB가 뛰어나다는 여러 논문 결과들이 있으나 아직 CNB 검사의 적응증에 대한 정해진 가이드라인은 없다.

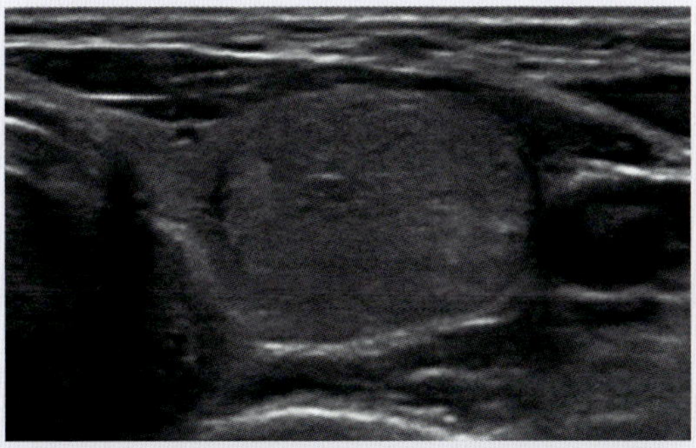
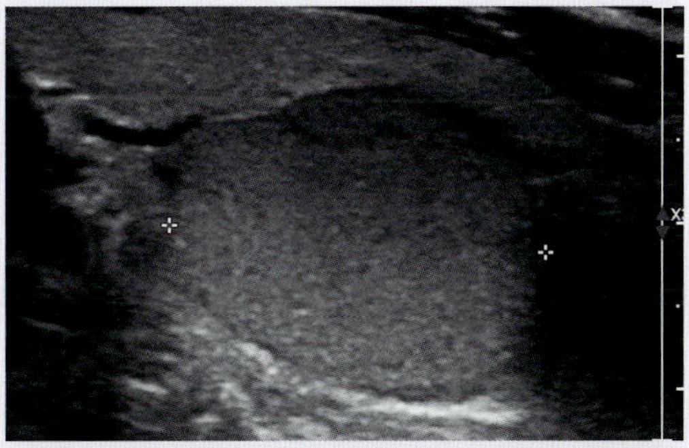
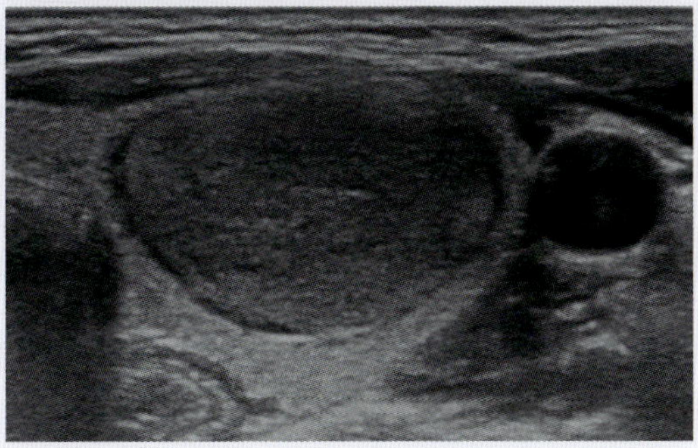
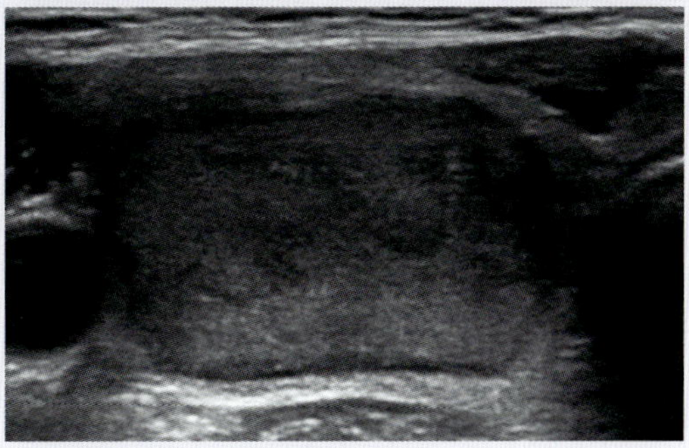

증례 7 M/59 CT에서 지방음영을 포함한 고에코 결절

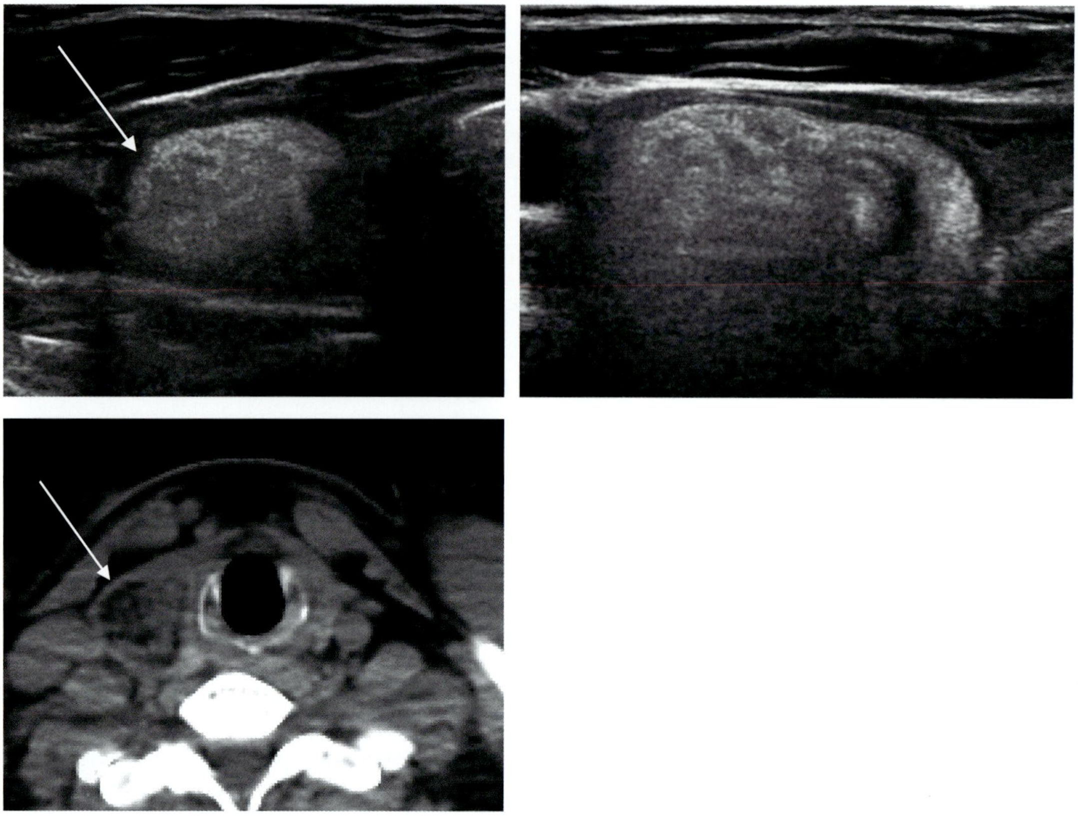

- 장경 4.5 cm의 불균질 고에코 결절이 갑상선 우엽에 보였고 FNA 결과는 양성으로 나왔다.
- 후에 시행한 검진 폐 CT에서 해당 결절은 지방음영을 포함한 결절인 것을 알 수 있었다.

Gallery 악성의심 초음파 소견을 동반하지 않은 동에코 결절 (Isoechoic nodule without any of the three suspicious US features)

M/45 과혈류를 보인 동에코 결절

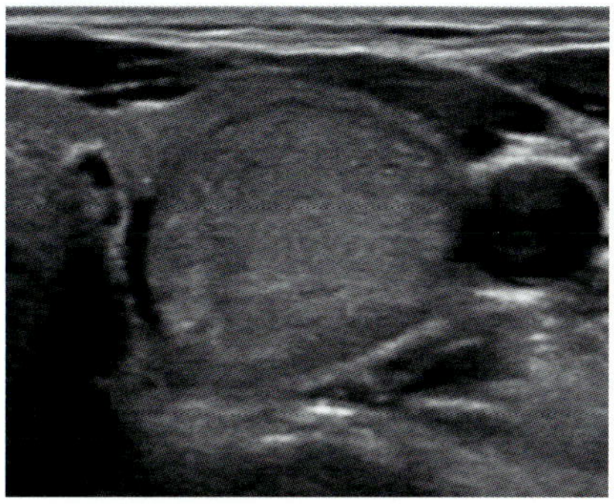

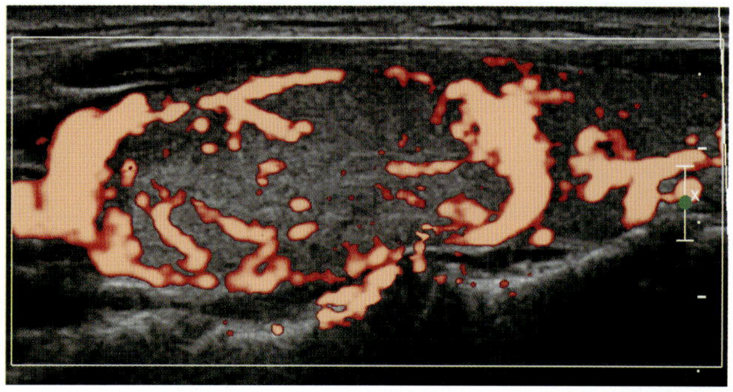

FNA TIP

과혈류 결절의 FNA 시에는 최대한 혈관을 피해서 음압 없이 실행하는 것이 좋다.

F/65

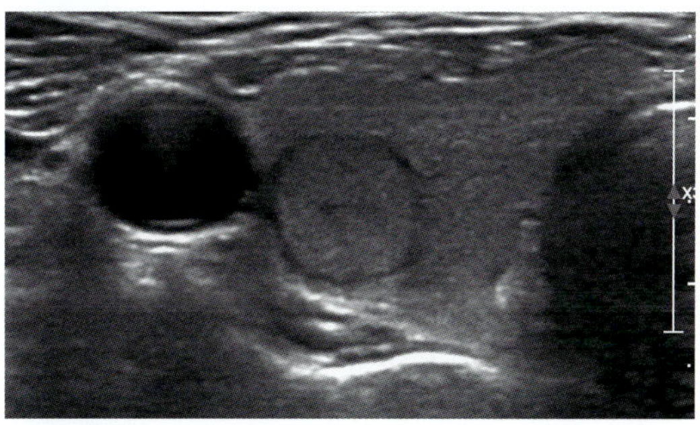

F/39

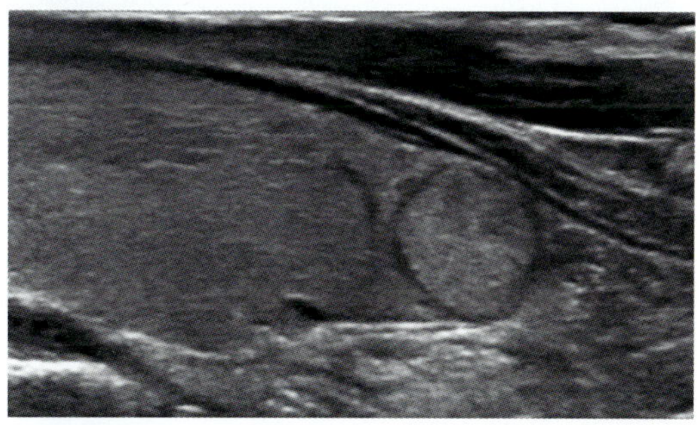

F/65

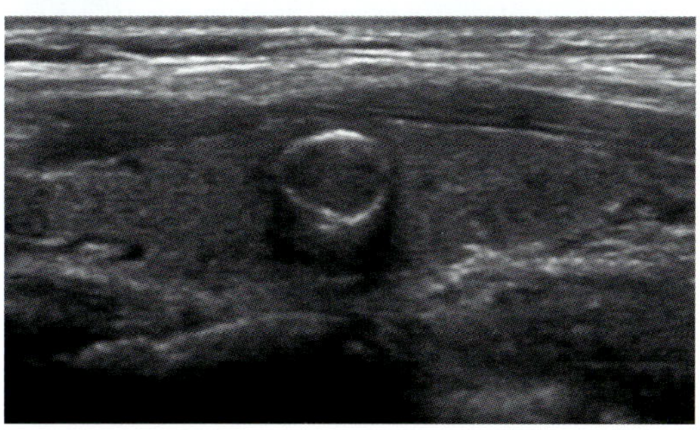

M/55

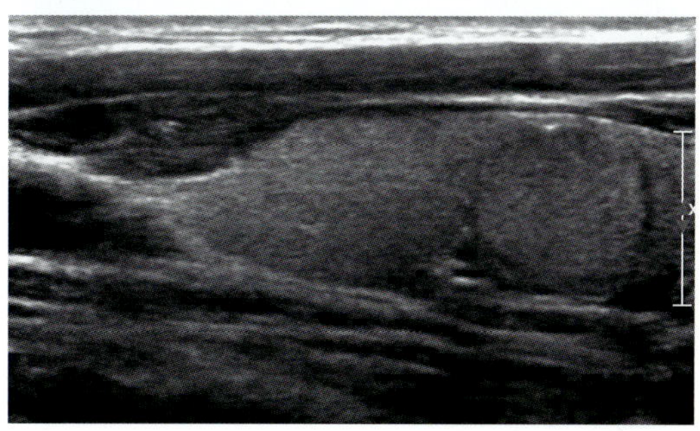

F/60 거대석회화(화살표)를 동반한 불균질 동에코 결절

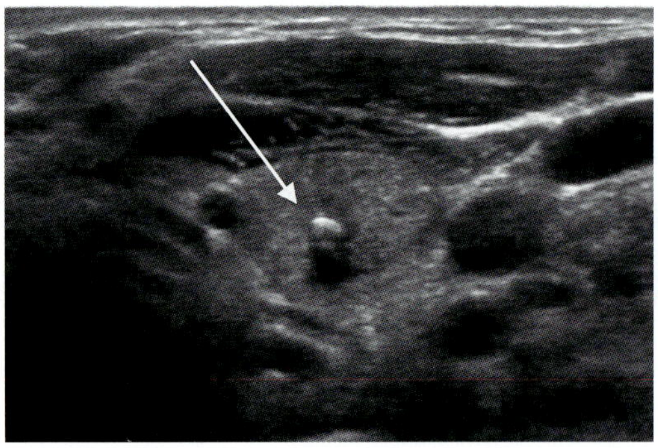

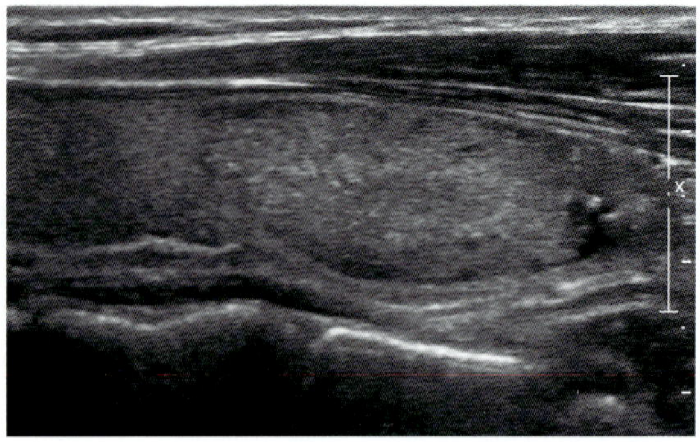

F/48

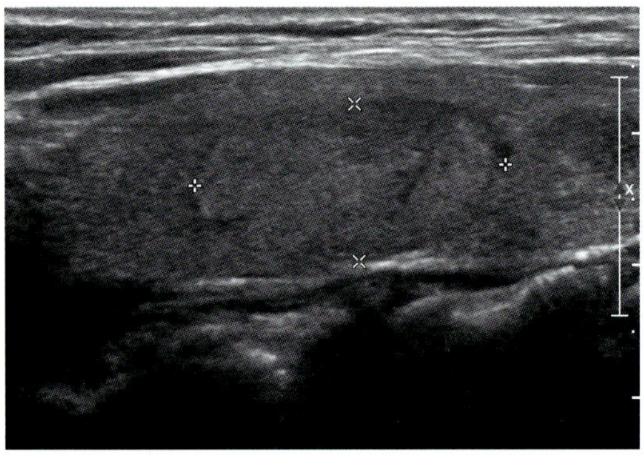

F/40 거대석회화 동반

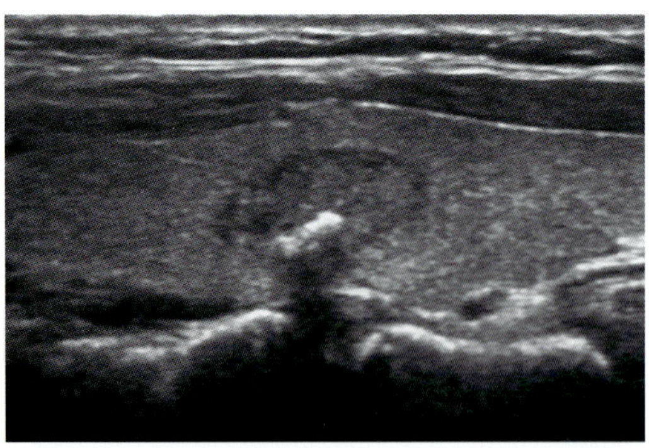

M/68 장경 2.2 cm의 불균질 동에코 결절

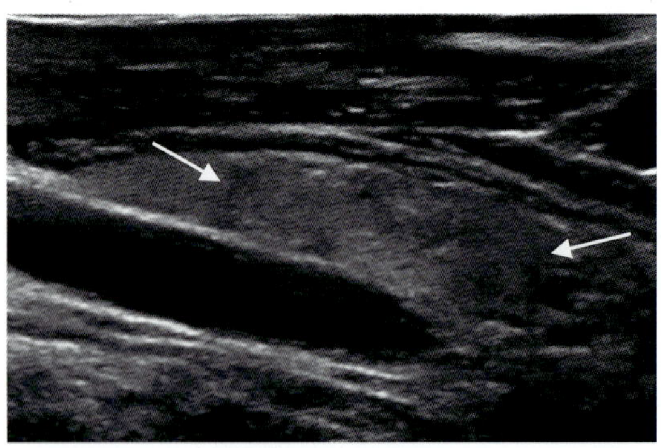

F/51 장경 2 cm 이상으로 바로 CNB 시행

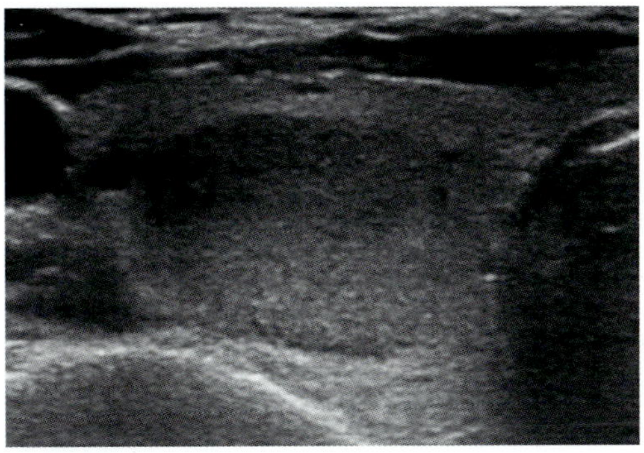

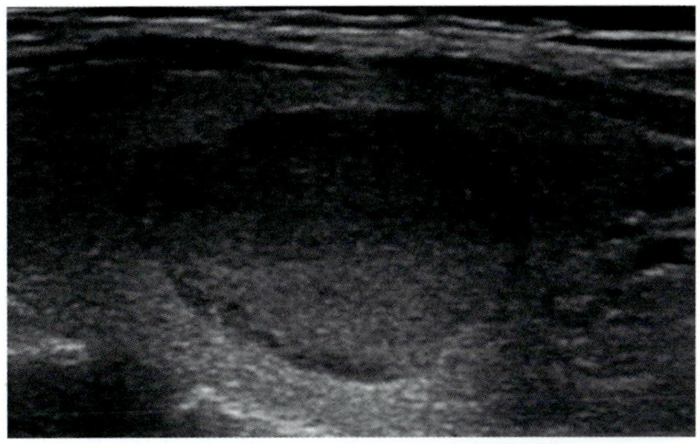

M/26 2022-07 FNA: benign ⇒ 2023-03 추적관찰 초음파에서 부피증가로 CNB: follidular neoplasm

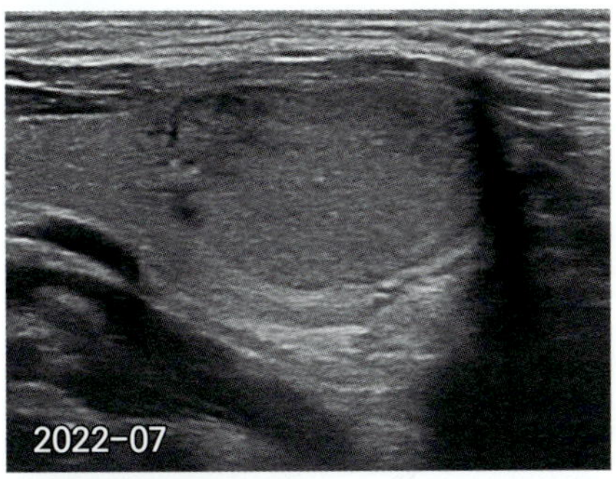

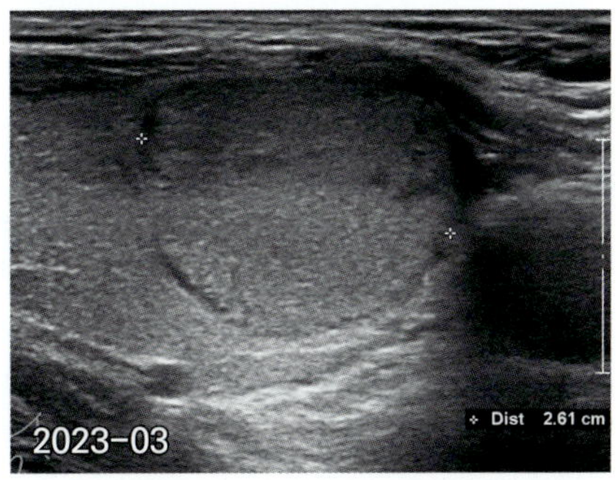

M/49, sus 장경 1.8 cm로 FNA 시행

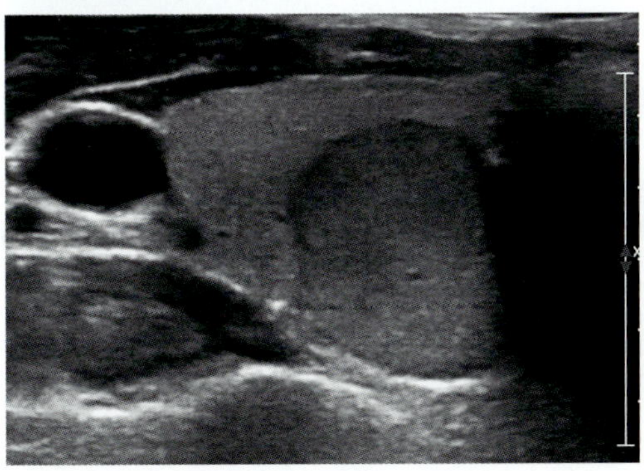

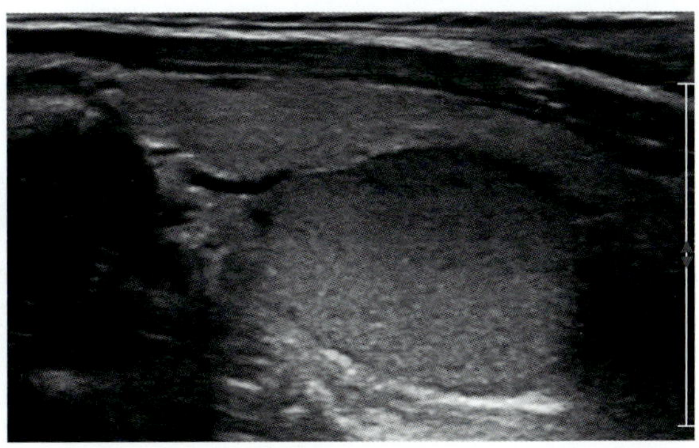

FNA TIP

저자는 여포종양이 의심되는 동에코 결절은 2 cm가 넘어가면 바로 CNB를 시행하고 그렇지 않은 경우는 FNA를 시행하고 있다.

M/48, sus 불균질 동에코 결절

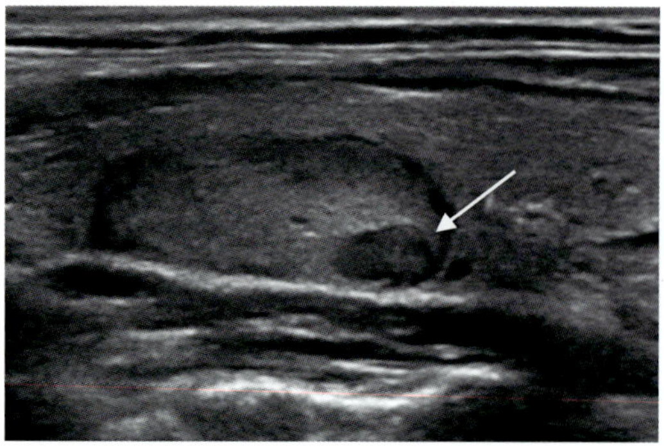

- 국소 저에코 부위에서 FNA 시행

F/68, sus 불균질 동에코 결절, 거대석회화 동반

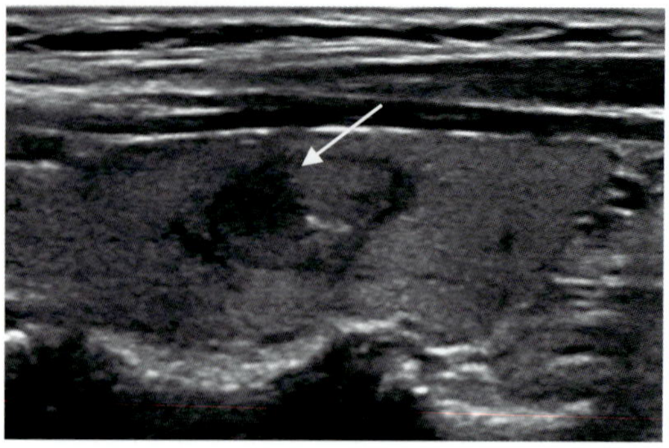

- 국소 저에코 부위에서 FNA 시행

F/43

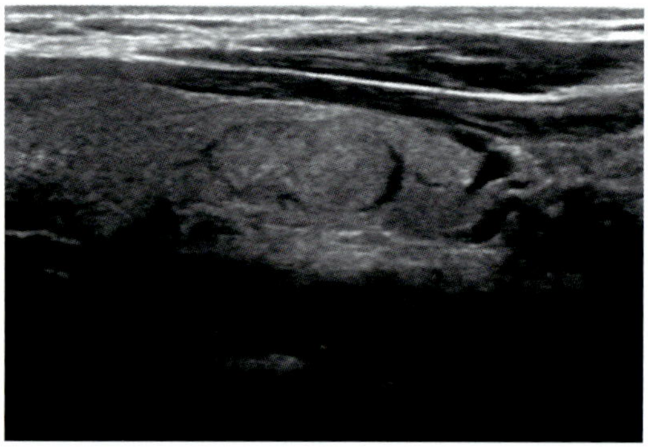

F/57

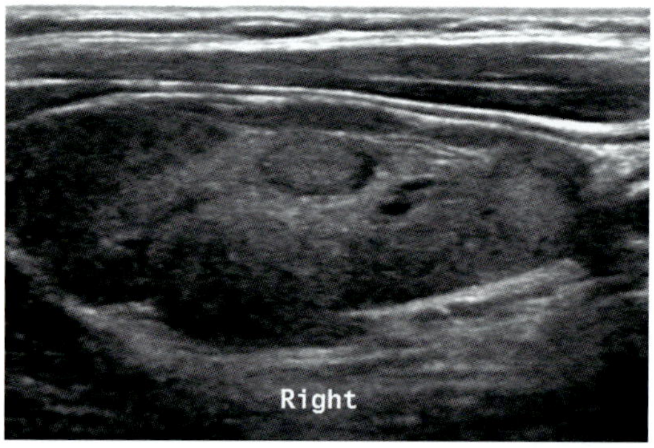

M/77 거대석회화 동반

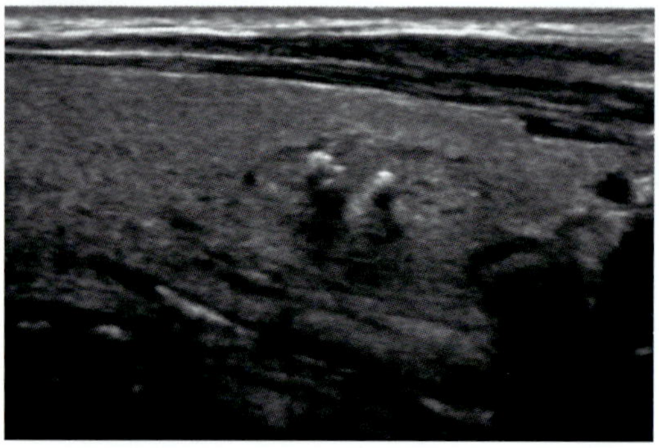

M/45

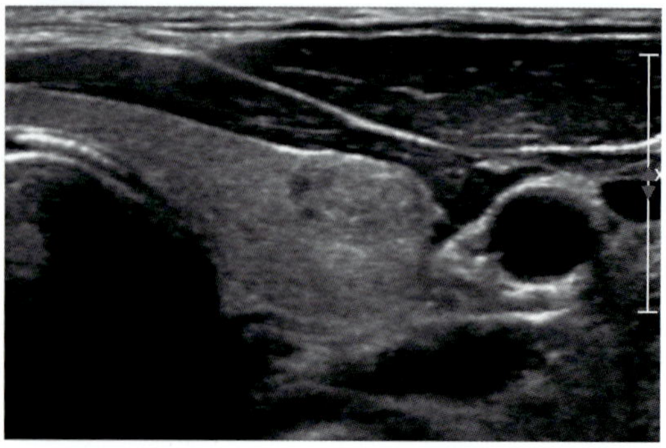

Gallery 악성의심 초음파 소견을 동반하지 않은 고에코 결절 (Hyperechoic nodule without any of the three suspicious US features)

F/63

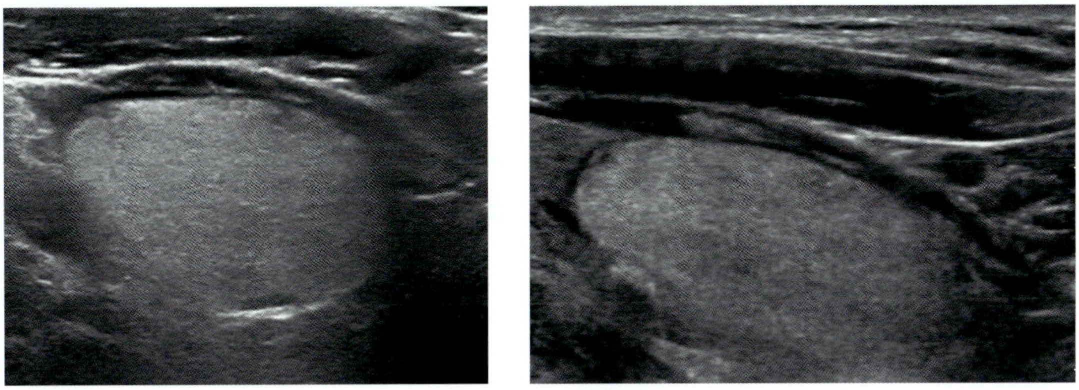

F/40

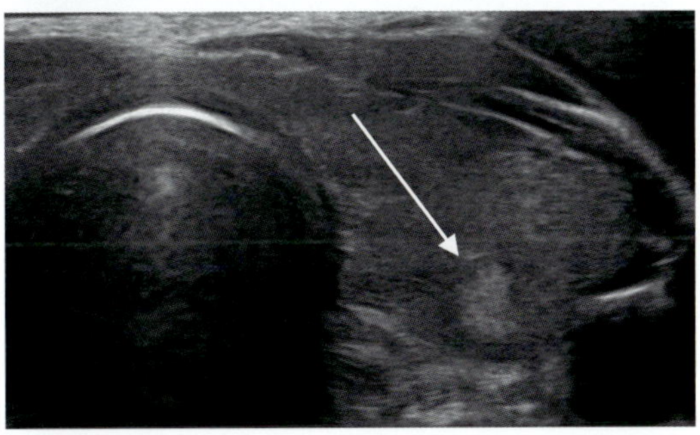

F/79

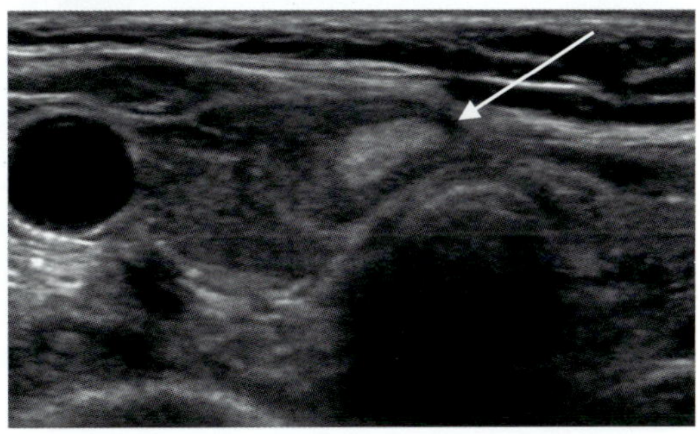

F/63

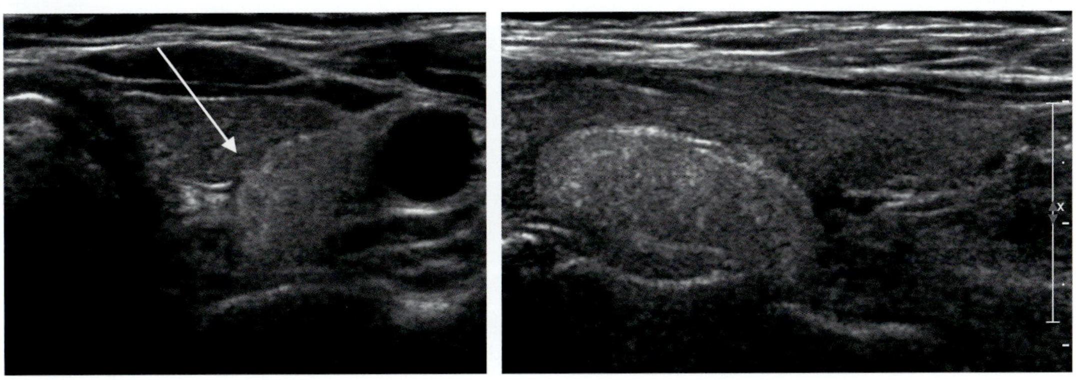

F/41

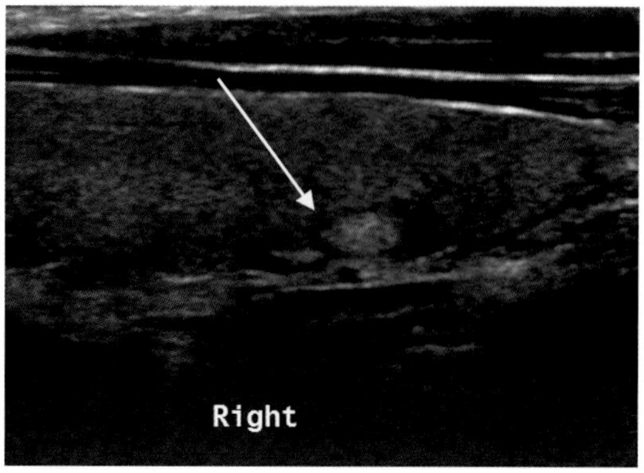

F/73

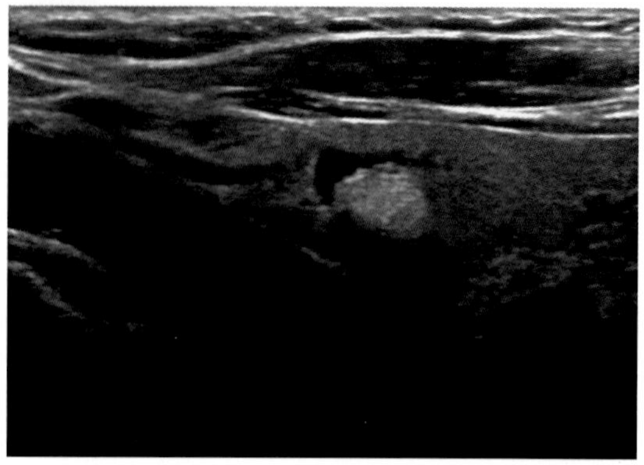

F/65

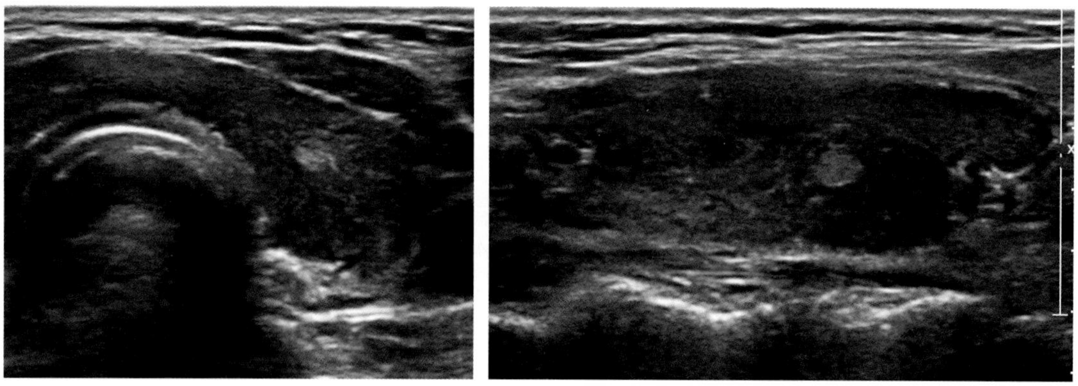

F/52

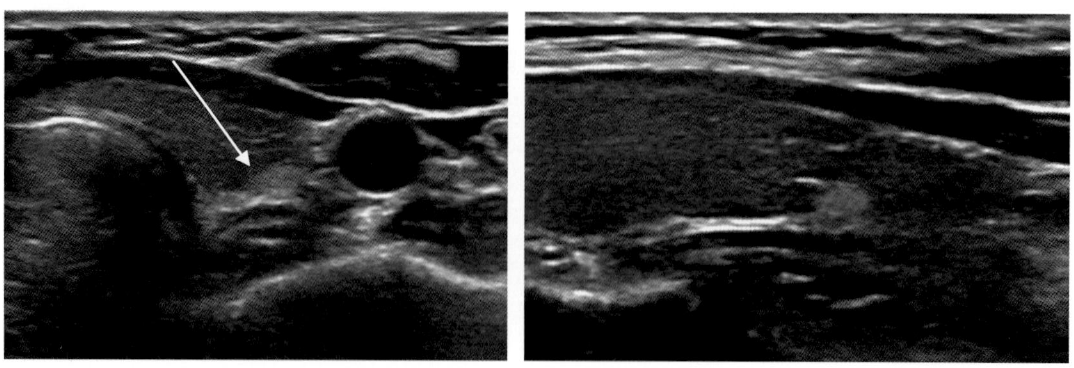

CHAPTER 04

중간 의심
Intermediate suspicion
K-TIRADS category 4

1 악성의심 초음파 소견을 동반하지 않은 저에코 결절
Solid hypoechoic nodule without any of the three suspicious US features

2 악성의심 초음파 소견을 한 개라도 동반한 부분 낭성 또는 동-/고에코 결절
Partially cystic or iso-/hyperechoic nodule with any of the three suspicious features

3 전체 석회성 결절
Entirely calcified nodule

4 전반적인 침윤성 병변 - 암 전이나 림프종 같은 침윤성 암 의심 소견
Diffusely infiltrative lesion - suspicious for infiltrative malignancy, such as metastasis or lymphoma

5 광범위한 실질성 점상 고에코 초점 - 미만성 경화 변종 갑상선 유두암 의심 소견
Extensive parenchymal PEF (microcalcification) without discrete nodule - suspicious for diffuse sclerosing variant of PTC

CHAPTER

04 중간 의심 Intermediate suspicion

K-TIRADS category 4

- K-TIRADS category 4 결절은 **10–40%의 악성 위험도**를 가진다.
- **조직검사 권고**: 크기가 > 1.0–1.5 cm일 때 조직검사를 권고한다.
  - 초음파 소견, 결절 위치, 임상적 위험 요소(PET–CT 검사에서 발견, 암 가족력, 목소리 변성과 같은 위험증상), 환자 요소(나이, 동반질환, 환자선호도)에 따라 결정
- **추적관찰**: 첫번째 검사 이후 **1, 3, 5년**에 추적 초음파 검사를 권고한다. 만약 5년 검사에서 크기 변화가 없으면 그 이후에는 **3년마다** 추적 초음파 검사를 권한다.

- 조직검사 시행 후 결과에 따른 처치는 다음 표와 같다.

FNA 결과	처치 (management)
Nondiagnostic	**12개월 이내에** FNA 또는 CNB로 재검사 (Repeat FNA or CNB* within 12 months†)
Benign	**2년 후 초음파로** 추적관찰(US follow-up at 24 months)
AUS/FLUS	**12개월 이내에** FNA 또는 CNB로 재검사 (Repeat FNA or CNB* within 12 months†) 초음파로 추적관찰 또는 유전자검사 (US surveillance‡ or molecular test)
FN/SFN	진단적 수술(Diagnostic surgery - lobectomy§) 초음파로 추적관찰 또는 유전자검사 (US surveillance§ or molecular test)
Suspicious for malignancy	수술(Surgery) 적극적 관찰(Active surveillance‖)
Malignant	수술(Surgery) 적극적 관찰(Active surveillance‖)

- K-TIRADS category 3와는 suspicious for malignancy 결과에 따른 처치만 다르다.
- 표 아래의 내용은 K-TIRADS category 3와 같다.

- K-TIRADS category 4에 속하는 대표 패턴은 다음의 3가지이다.
  1) **악성의심 초음파 소견을 동반하지 않은 저에코 결절**
  (Solid hypoechoic nodule without any of the three suspicious US features)
  2) **악성의심 초음파 소견을 한 개라도 동반한 부분 낭성 또는 동-/고에코 결절**
  (Partially cystic or iso-/hyperechoic nodule with any of the three suspicious features)
  3) **전체 석회성 결절**(Entirely calcified nodule)

2021 추가

여기에 드문(rare) 패턴으로 다음 2가지가 더 있다.

4) 광범위한 실질성 점상 고에코 초점 – 미만성 경화 변종 갑상선 유두암 의심 소견
[extensive parenchymal PEF (microcalcification) without discrete nodule – suspicious for diffuse sclerosing variant of PTC]

5) 전반적인 침윤성 병변 – 암 전이나 림프종 같은 침윤성 암 의심 소견
(diffusely infiltrative lesion – suspicious for infiltrative malignancy, such as metastasis or lymphoma)

암
비정형
여포종양
양성
미시행

1 악성의심 초음파 소견을 동반하지 않은 저에코 결절
(Solid hypoechoic nodule without any of the three suspicious US features)

2021

- **저에코양상(Hypoechogenicity)**
  - 2016년 권고안: 목 앞쪽 근육보다 낮은 경우에만 뚜렷한 저에코양상(marked hypoechogenicity)이라고 하였다.
  - 2021년 권고안: **목 앞쪽 근육보다 낮거나 같은 경우에도** 뚜렷한 저에코양상이라고 하였다.
  - 여기서 **목 앞쪽 근육은 띠근육(strap muscle)과 흉쇄유돌근(sternocleidomastoid muscle)**을 말한다(띠근육은 상대적으로 얇고 artifact에 의해 에코가 좀 상승되어 보이는 경향이 있다).

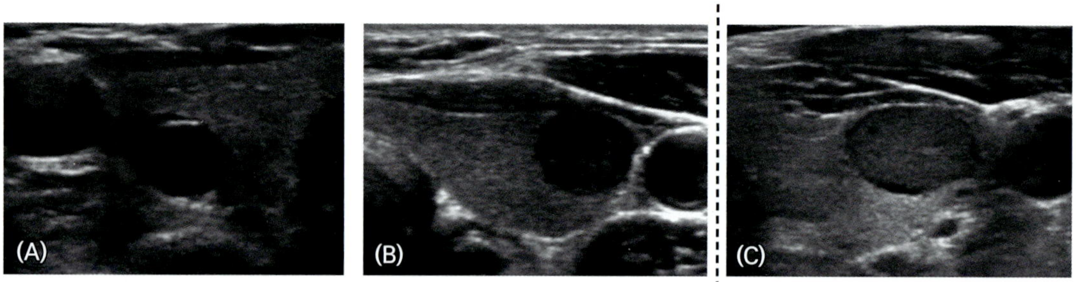

(A) 목 앞쪽 근육보다 낮은 에코 (B) 목 앞쪽 근육과 비슷한 에코 (C) 목 앞쪽 근육보다는 높으나 갑상선 실질보다 낮은 에코

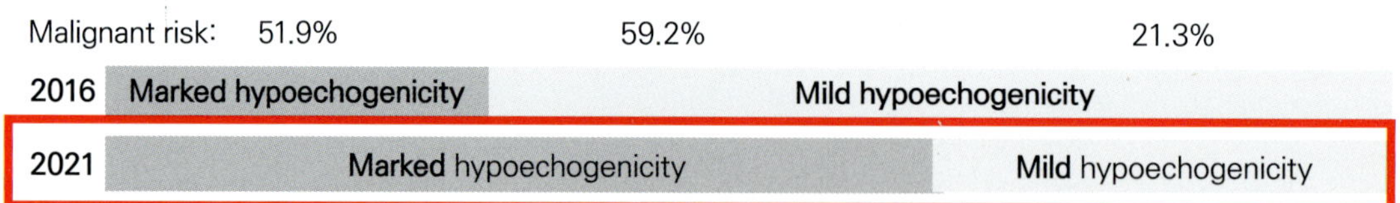

* 연구 결과, (B)는 (A)와 비슷한 악성 위험도를 보여 경한 저에코에서 저명한 저에코로 분류가 변경되었다.

대표 증례 1, sus F/39 목 앞쪽 근육보다 에코가 낮은 뚜렷한 저에코 결절

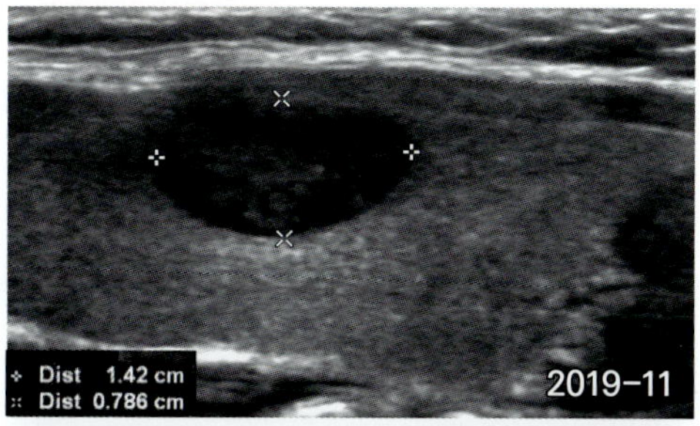

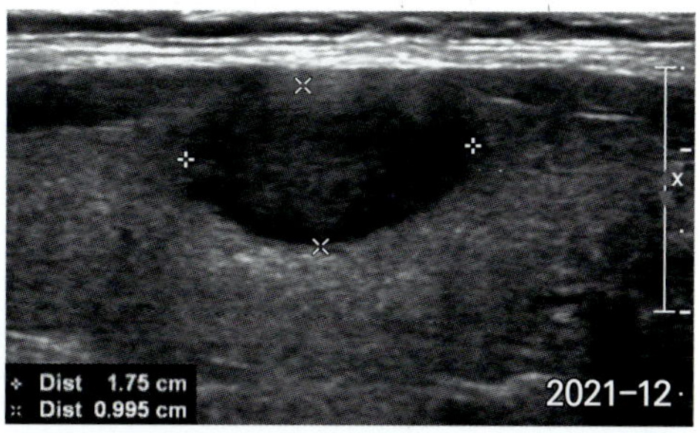

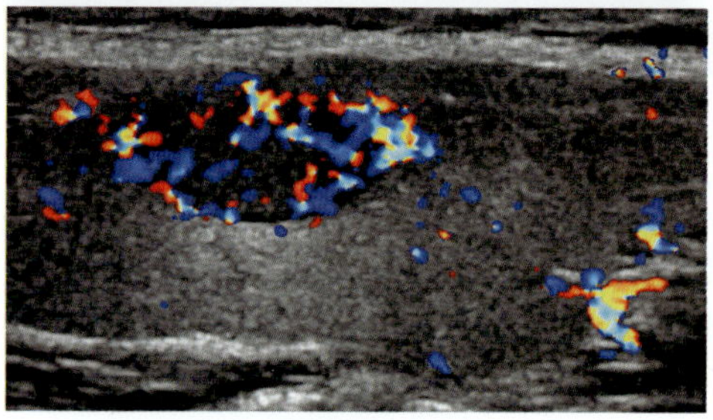

[FNA 병리 결과지]

■ INTERPRETATION/RESULT
Thyroid, right, FNA (liquid-based cytology):

V. SUSPICIOUS FOR MALIGNANCY
Suspicious for **papillary thyroid carcinoma**

- 2년 후 추적관찰(2021–12)에서 약간의 크기 증가를 보였으며 장경 1.5 cm 이상으로 FNA를 시행하였다. FNA 결과 유두암 의심이 나왔고 수술 후 갑상선 유두암(PTC)으로 진단 받았다.

증례 2, sus 추적관찰에서 크기 변화 없이 에코양상만 변한 결절

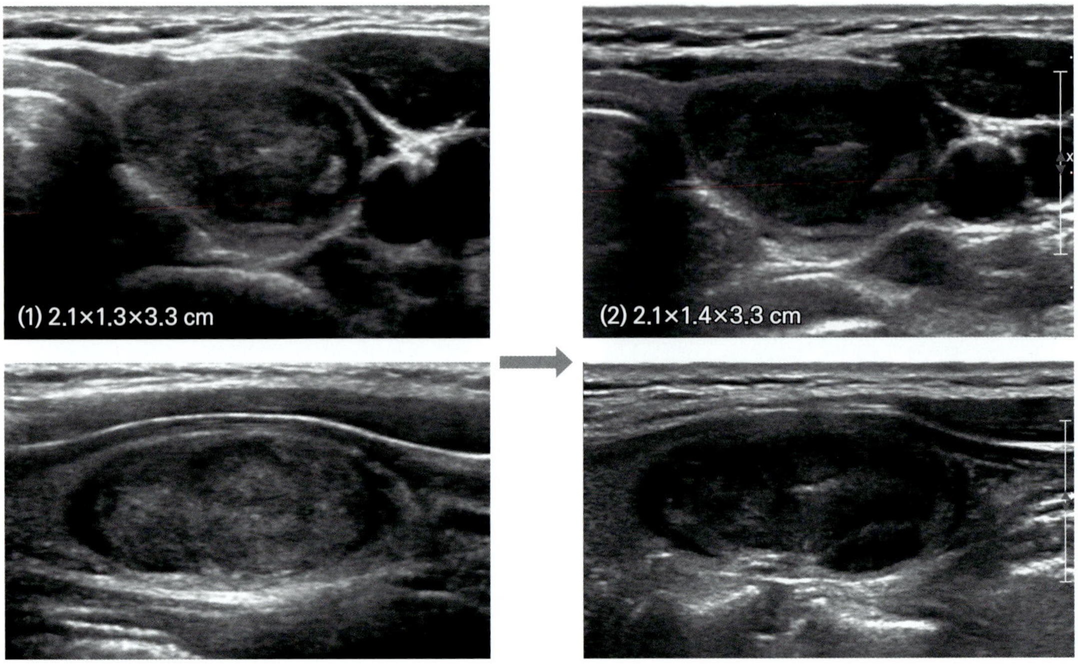

[FNA 병리 결과지]

▣ INTERPRETATION/RESULT
Thyroid, left, FNA (liquid-based cytology):

III. ATYPIA OF UNDETERMINED SIGNIFICANCE
Atypical follicular cell clusters

[FNA 병리 결과지]

▣ INTERPRETATION/RESULT
Thyroid, left, FNA (liquid-based cytology):

V. SUSPICIOUS FOR MALIGNANCY
Suspicious for **papillary thyroid carcinoma**

- (1) 2022-10에 불균질 동에코 결절이 FNA에서 비정형(AUS) 결과가 나왔으며 6개월 후 추적관찰을 권고하였다(권고안: 12개월 이내에 FNA 또는 CNB로 재검사).
- (2) 2022-02에 환자가 4개월만에 재내원하여 시행한 초음파에서 결절의 크기 변화는 없었으나 에코가 전반적으로 낮아져 불균질 저에코 결절로 보였다. FNA를 재시행하였으며 유두암 의심(susPTC)으로 결과가 나왔다.

증례 3, sus F/49 거대석회화를 동반한 저에코 결절, 의심 림프절 동반

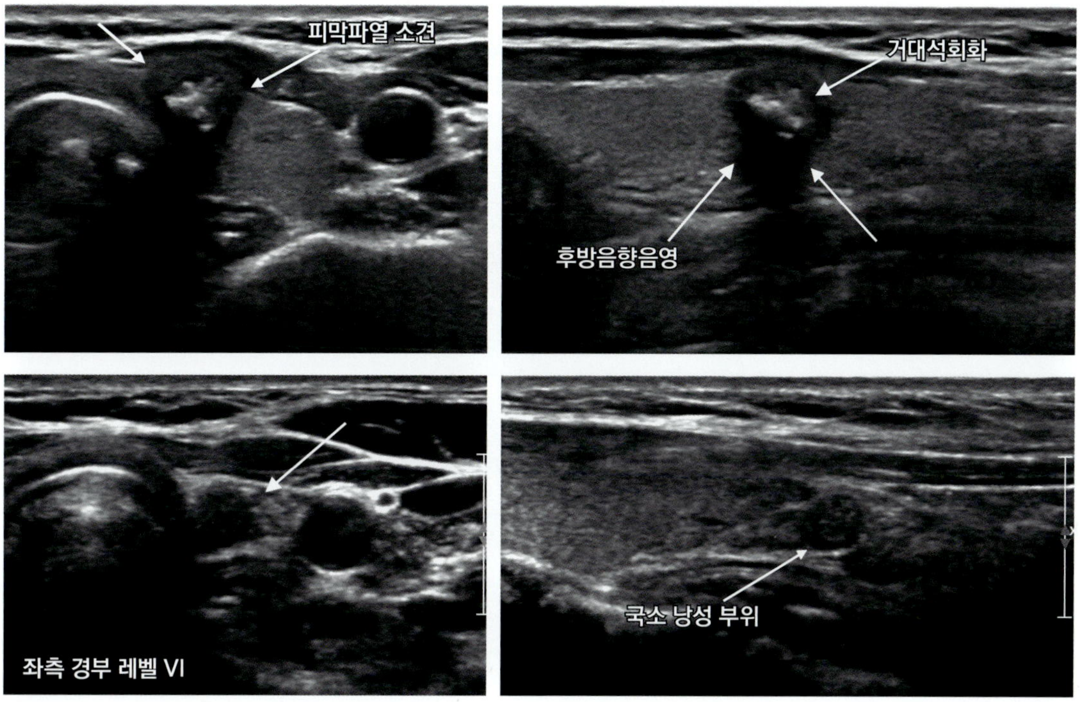

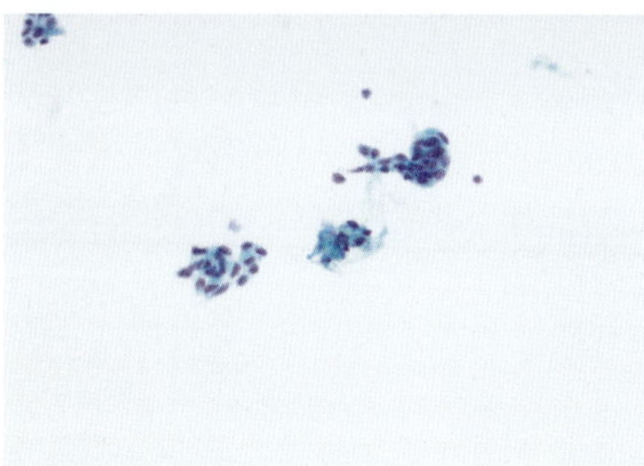

[FNA 병리 결과지]

DIAGNOSIS:
Thyroid, left, liquid-based cytology:
(The Bethesda System)
Class V. Suspicious for Malignancy
- Suspicious papillary thyroid carcinoma.

- 거대석회화를 동반한 저에코 결절이 보였으며 일부 피막파열 소견이 동반되어 있었다.
- 좌측 경부 레벨 VI에 국소 낭성 변화를 보이는 원형의 림프절이 보였고 FNA에서는 one cluster of atypical cells only 결과가 나왔으나 washout thyroglobulin (Tg)* 이 높게 나와(>500 ng/mL) 전이 림프절로 생각되었다.

* Tg: thyroglobulin(p.146 참고)

중요 개념

- **갑상선 외 침범소견(Extrathyroidal Tumor Extension, ETE):** 종양의 갑상선 외부 침범은 분화 갑상선 암의 약 11.5–30%에서 발생하며, 경부 재발과 질병별 사망률을 증가시킨다.

Category	US 소견	설명
Minor ETE		
Anterolateral	피막파열(Capsular disruption)	악성 결절이 접하고 있는 피막에 갑상선을 싸고 있는 에코선이 없어지는 것
Posterior	돌출(Protrusion)	피막파열 여부와 상관없이 악성결절이 갑상선 주위 구조물로 불룩하게 튀어나온 것
Gross ETE		
To strap muscle	띠근육 침범(Replacement of strap muscle)	결절이 띠근육으로 불룩하게 튀어나가고 띠근육과의 경계가 불분명해지는 것
To RLN	기관식도고랑으로 돌출 (Protrusion into TEG)	악성 결절이 정상 갑상선의 경계를 넘어 기관식도고랑으로 튀어나와 있는 경우
To trachea	둔각(Obtuse angle)	악성 결절과 기도가 둔각을 이룬 경우

RLN = recurrent laryngeal nerve, TEG = tracheoesophageal groove

- Anterior ETE 초음파 소견들

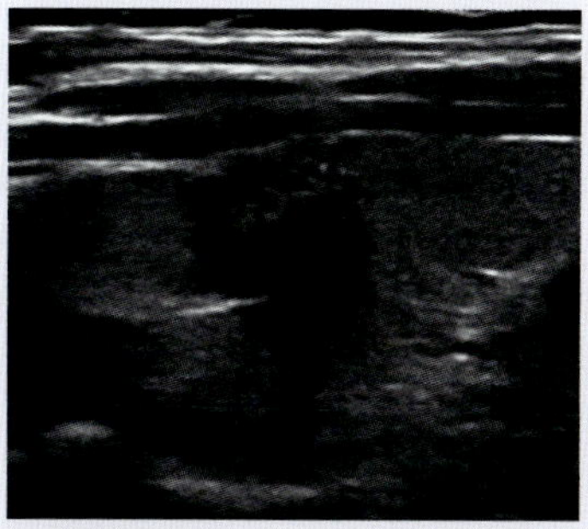

(1) No ETE

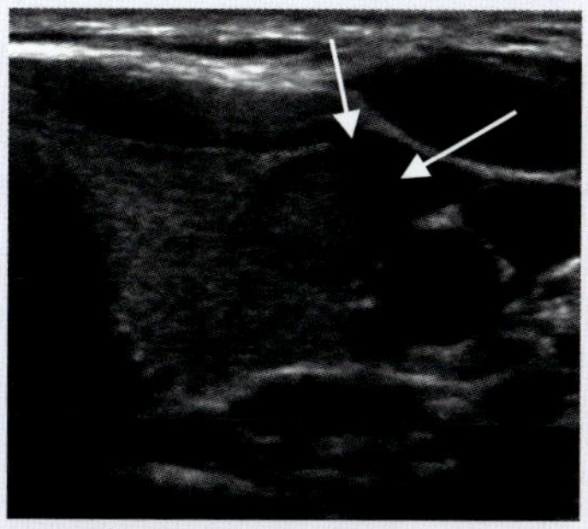

(2) Minor ETE(피막파열)

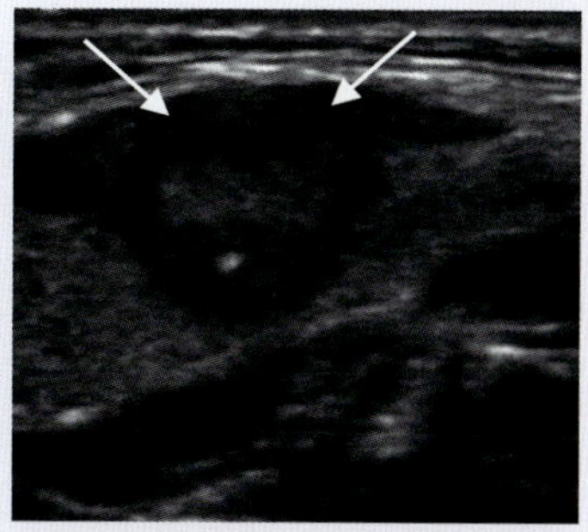

(3) Gross ETE(띠근육 침범)

- Posterior, tracheal, RLN ETE 초음파 소견들

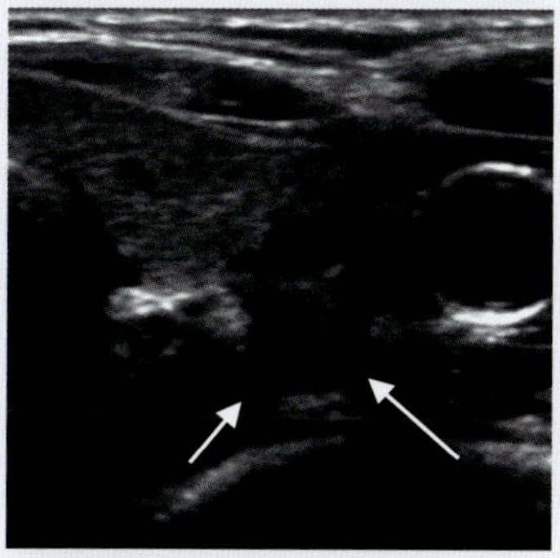

(1) Minor ETE to posterior capsule(돌출)

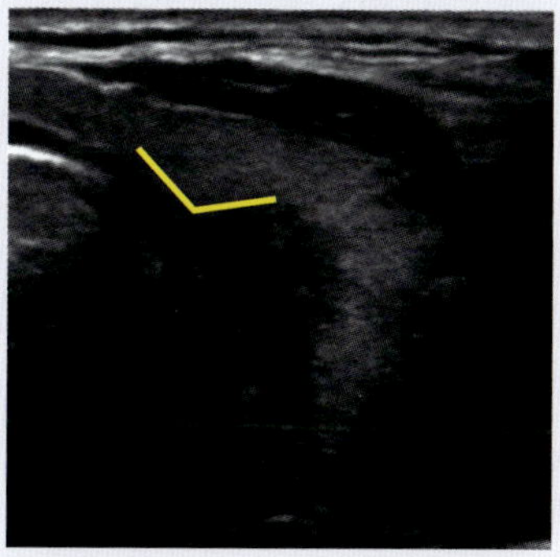

(2) Gross ETE to trachea(둔각)

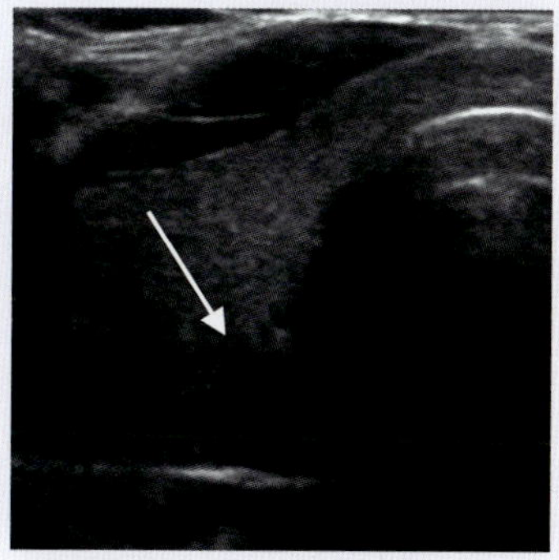

(3) Gross ETE to RLN (기관식도고랑으로 돌출)

증례 4 M/61 매우 딱딱했던 경한 저에코 결절

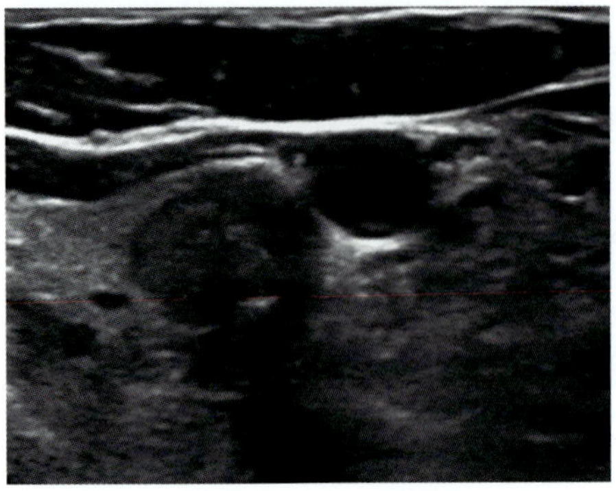

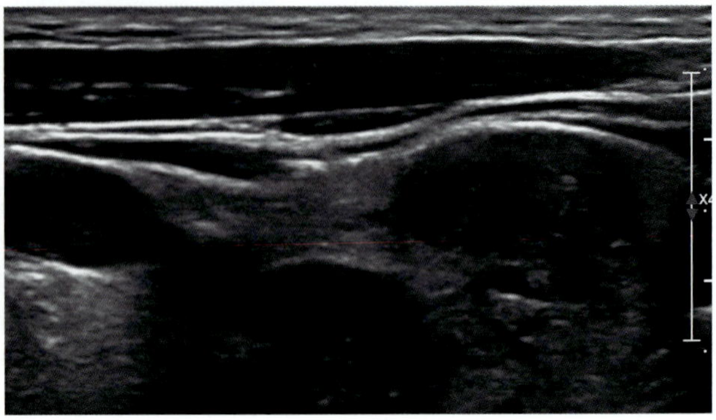

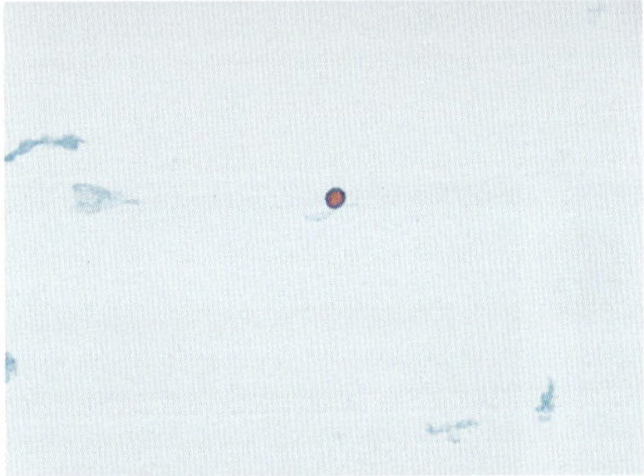

[FNA 병리 결과지]

DIAGNOSIS:
Thyroid, left, liquid-based cytology:
(The Bethesda System)
Class I. Nondiagnostic
- Cyst fluid only.

[CNB 병리 결과지]

< Pathological Diagnosis >
Thyroid, left, needle biopsy: **Fibrotic nodule**

- 2022-05에 FNA를 시행하였고 결과는 nondiagnostic으로 나왔다. 검사 시행 시 결절이 너무 딱딱해서 바늘이 잘 움직이지 않을 정도였다.
- 2022-07에 CNB를 시행하였고 섬유성 결절(fibrotic nodule)로 결과가 나와서 초음파 추적관찰 중에 있다.

Gallery 악성의심 초음파 소견을 동반하지 않은 저에코 결절
(Solid hypoechoic nodule without any of the three suspicious US features)

F/35 뚜렷한 저에코

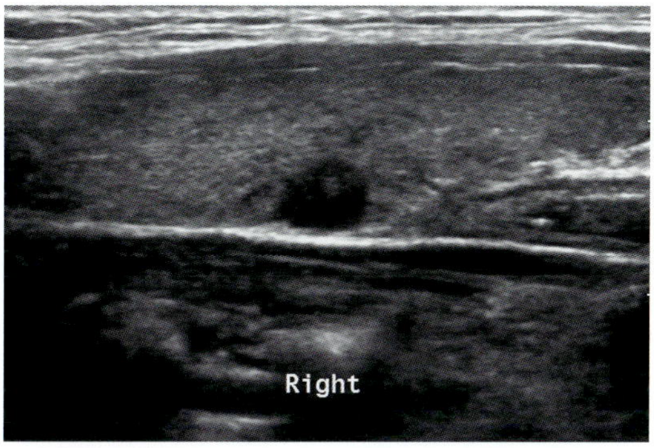

F/53, sus 뚜렷한 저에코, 피막파열 소견

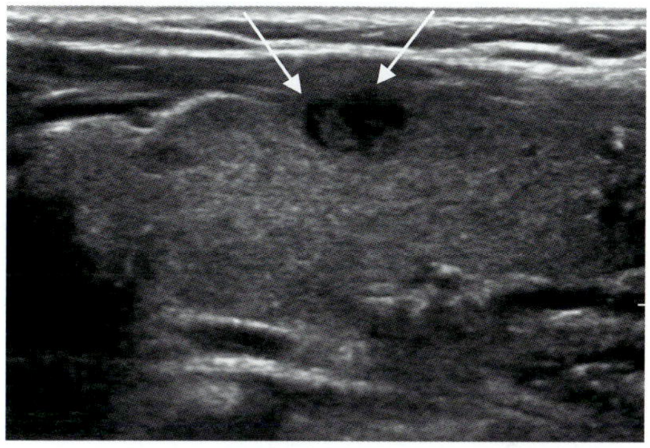

F/35, sus 경한 저에코, 피막파열 소견

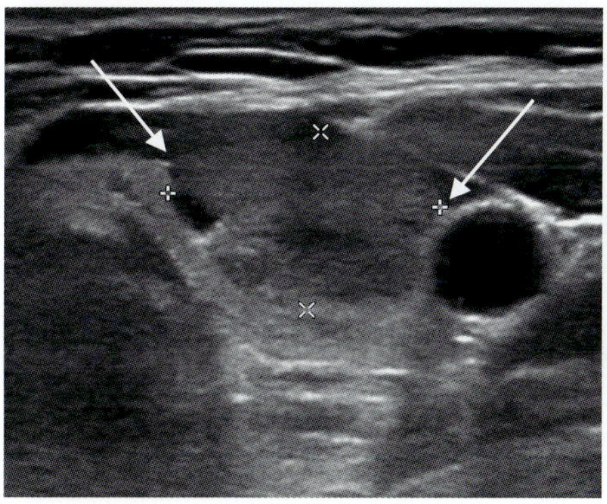

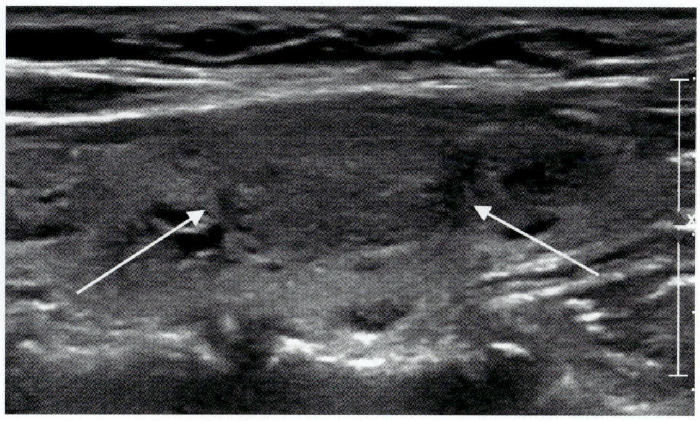

F/53, sus 경한 저에코

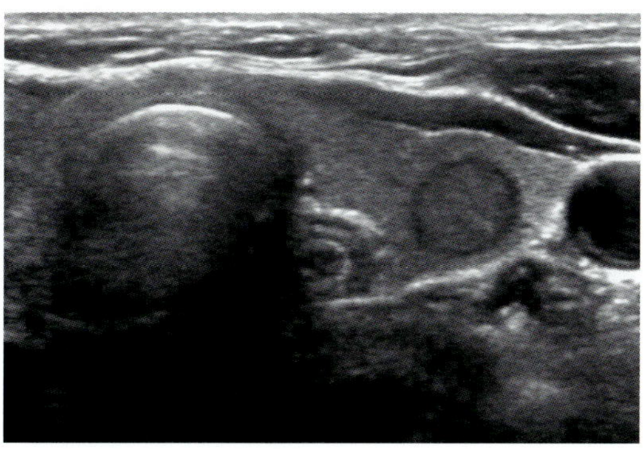

M/46, sus 뚜렷한 저에코(수술은 안함)

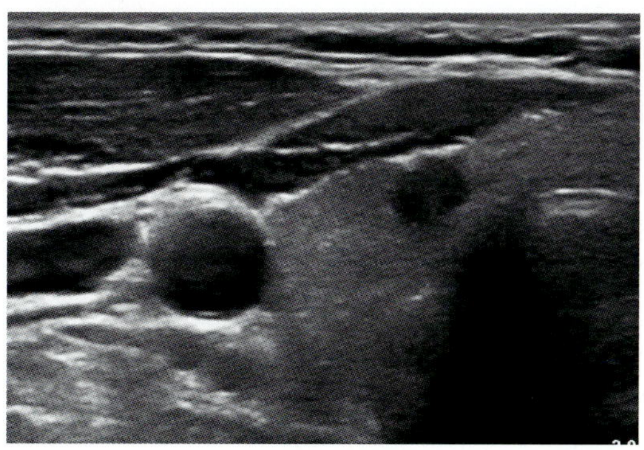

F/57, sus 불균질 저에코

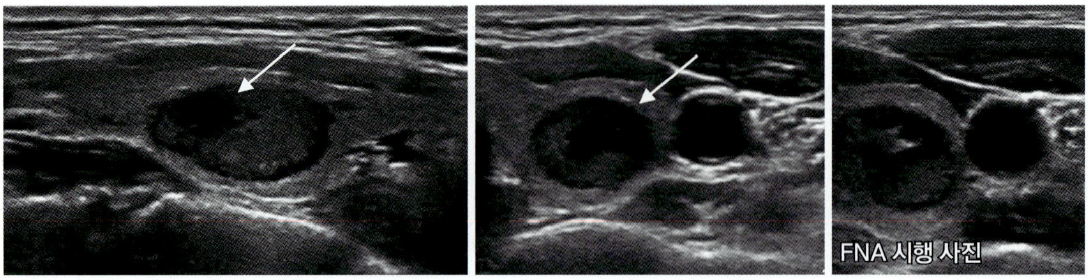

- 국소적 뚜렷한 저에코 부위(화살표)에서 FNA를 시행하였다.

F/67, sus 가장자리 석회화

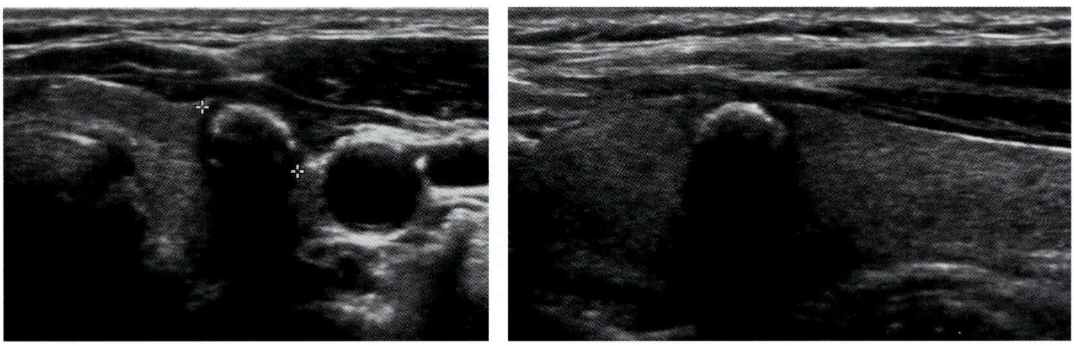

M/73 뚜렷한 저에코

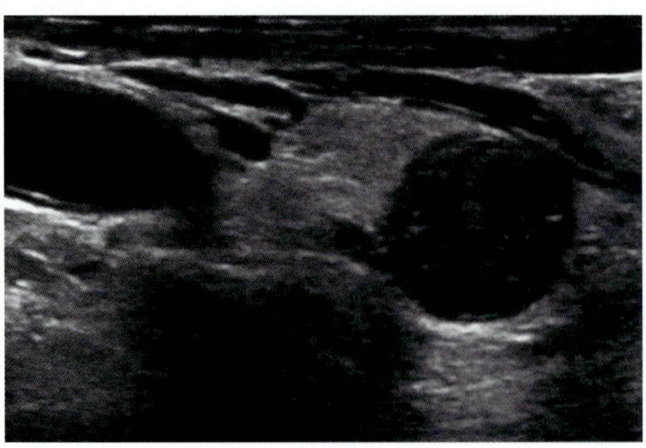

M/75 경한 저에코

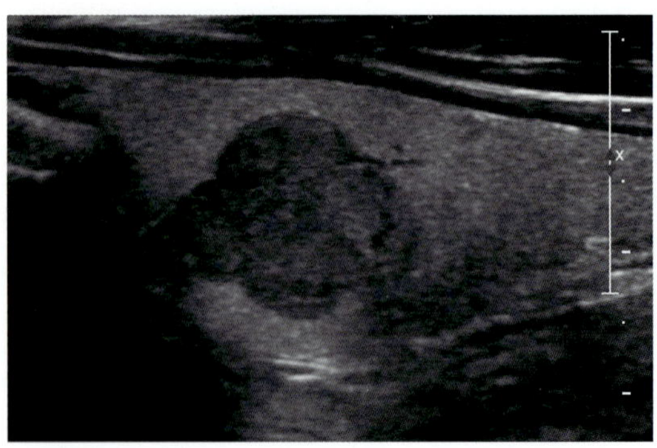

M/40 뚜렷한 저에코, 2022-07 FNA: AUS ⇒ 2023-01 FNA: AUS

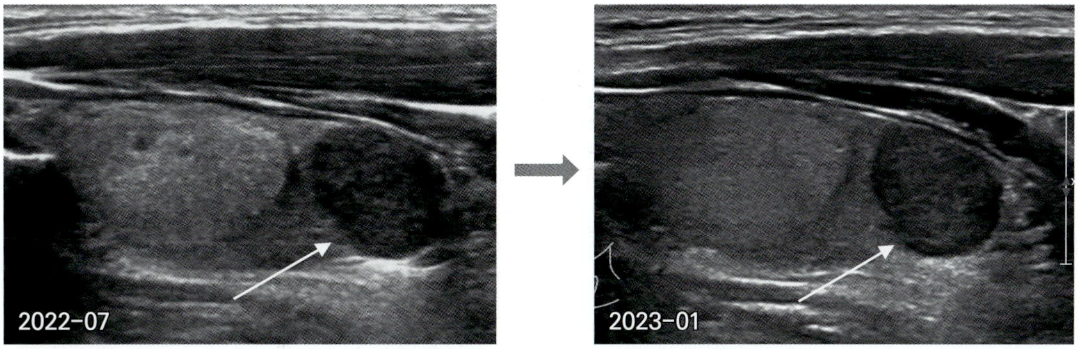

F/40 경한 저에코

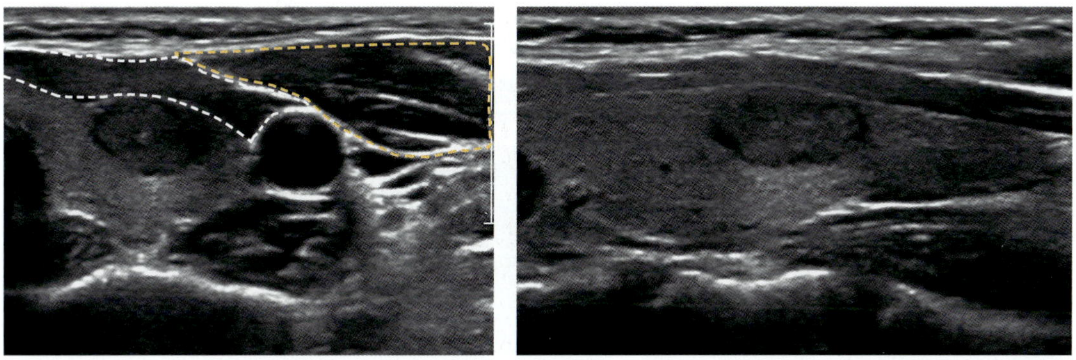

- 띠근육(흰 점선)은 상대적으로 얇고 artifact에 의해 에코가 좀 상승되어 보이는 경향이 있으므로 이렇게 두 근육의 에코가 다르게 보일 때는 흉쇄유돌근(노란 점선)의 에코와 비교하는 것이 맞다.

M/44 경한 저에코

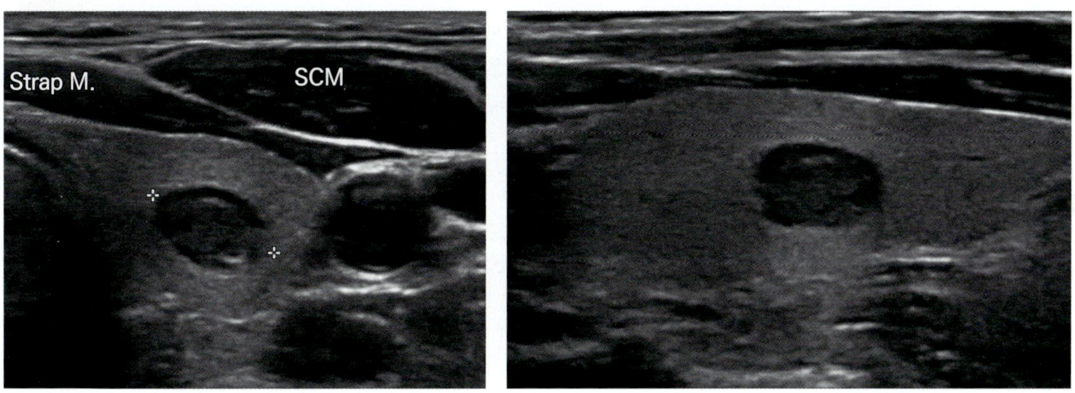

M/68 가장자리 석회화 동반

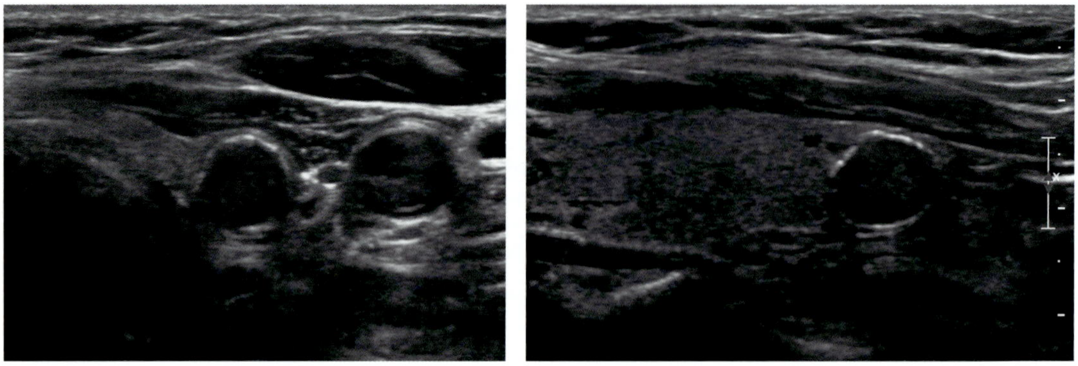

F/55 2018-01에 장경 1.8 cm ⇒ 2022-10에 장경 2.4 cm로 증가하여 CNB 시행

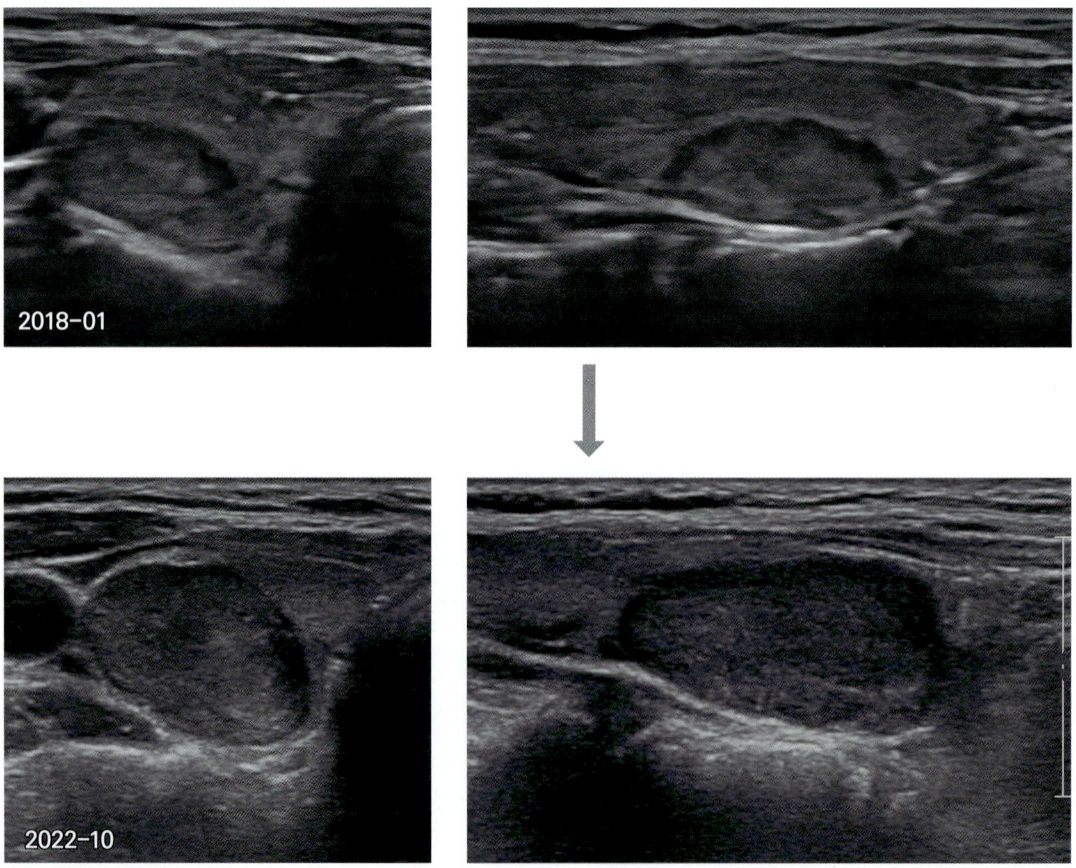

F/25 장경 3.4 cm으로 바로 CNB 시행: follicular neoplasm

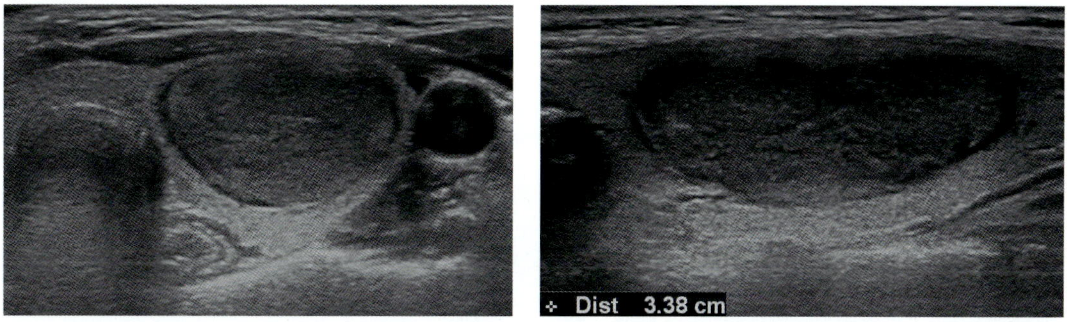

F/49, sus 2019-12 FNA: benign
⇒ 2023-04 크기 증가로 CNB 시행: suspicious follicular neoplasm

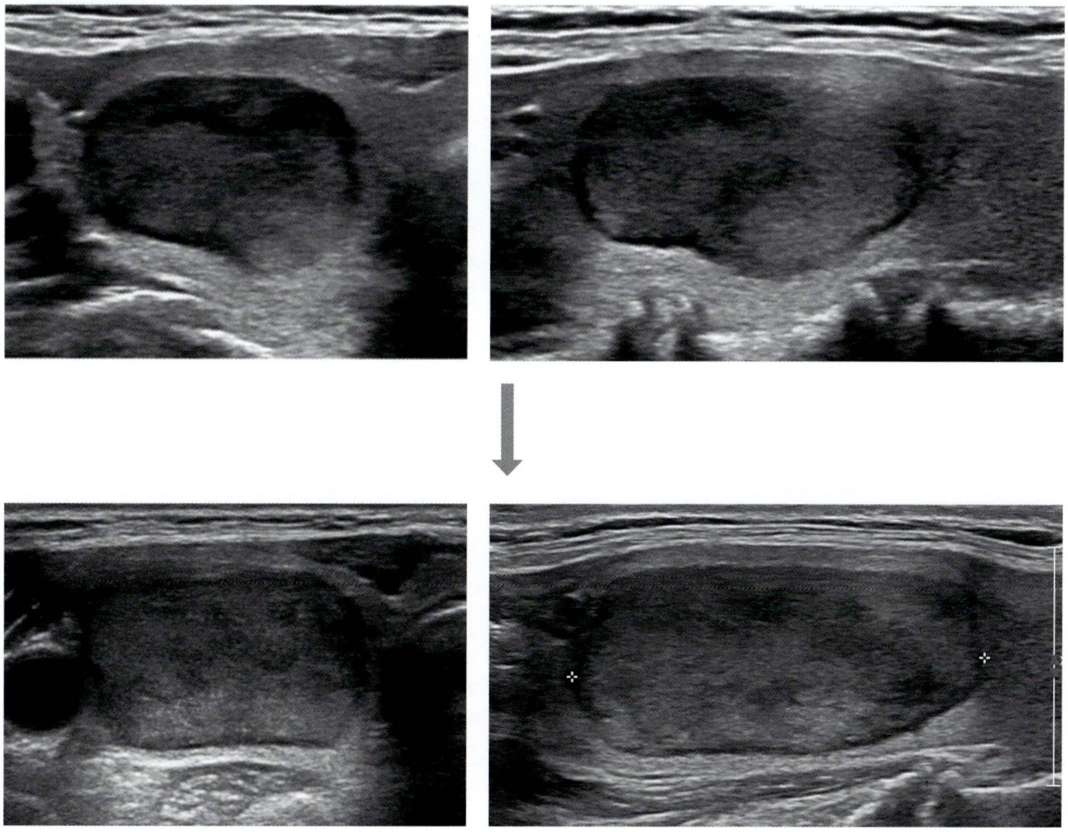

F/47 2019-09 FNA: benign ⇒ 2021-08 CNB: favor benign follicular nodule

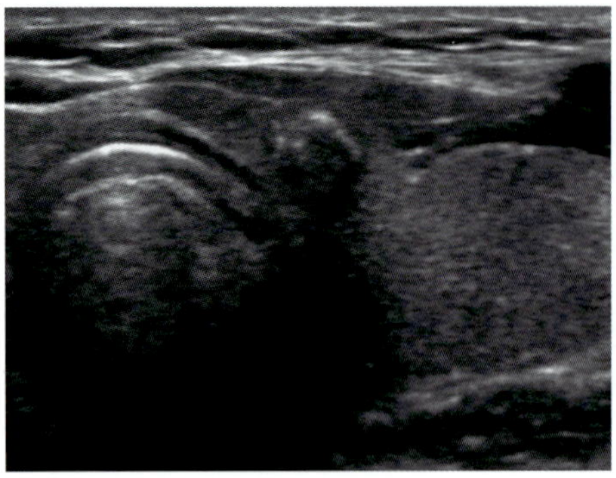

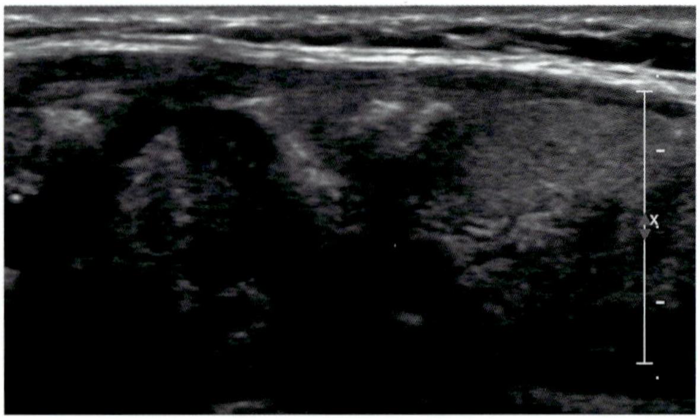

M/38 가장자리 석회화 동반

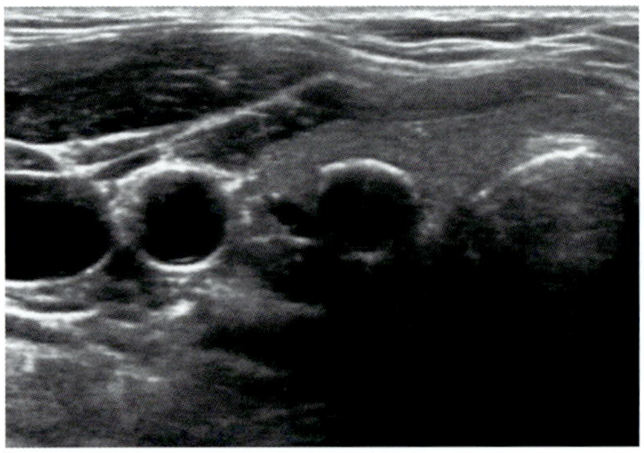

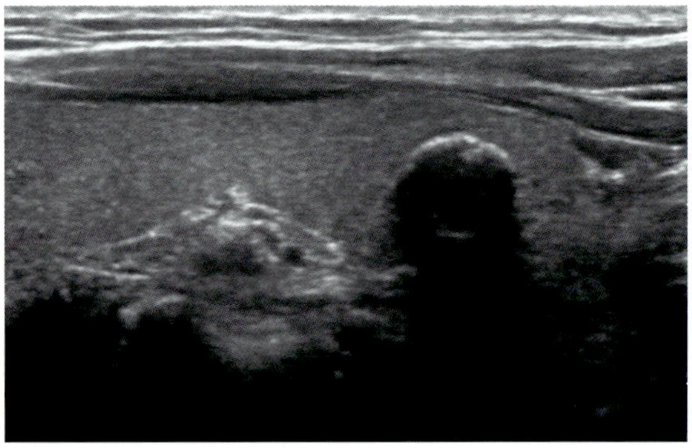

M/55 경한 저에코

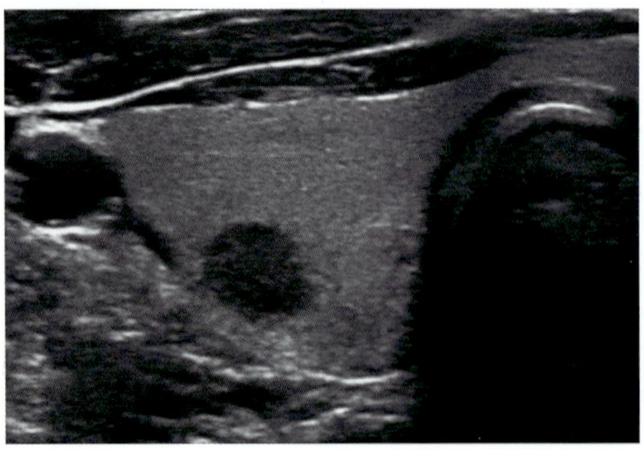

F/49 경한 저에코

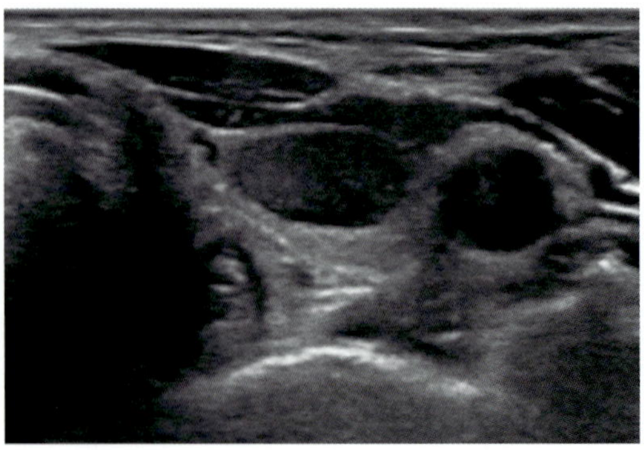

F/57 뚜렷한 저에코

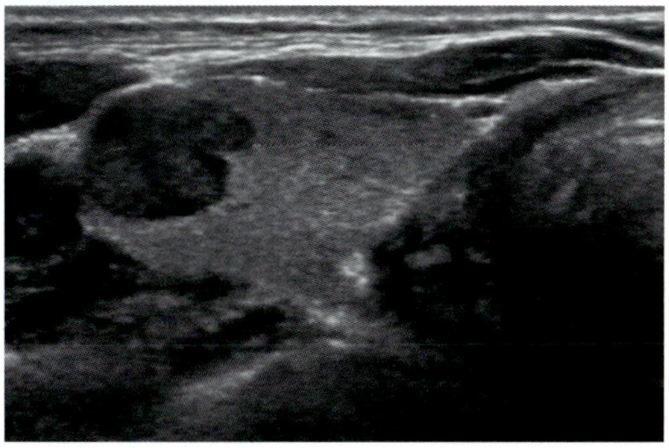

F/54 경한 저에코

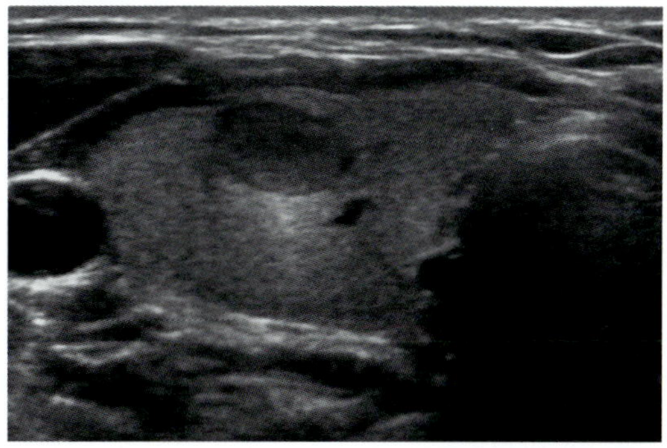

F/47 불분명한 경계에 거대석회화를 동반한 저에코 결절, degenerating nodule로 추정

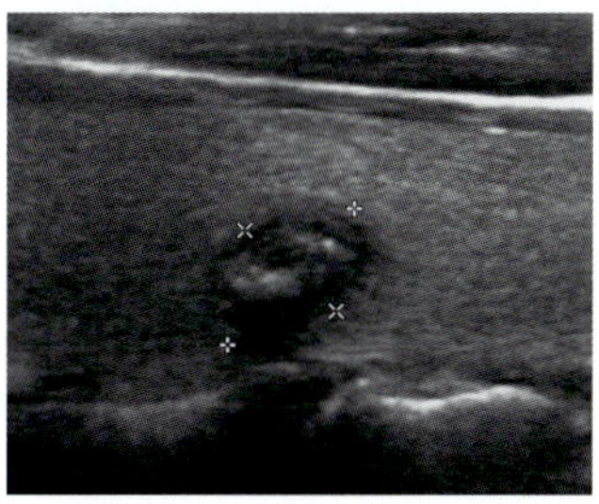

• 2019–12 FNA: benign

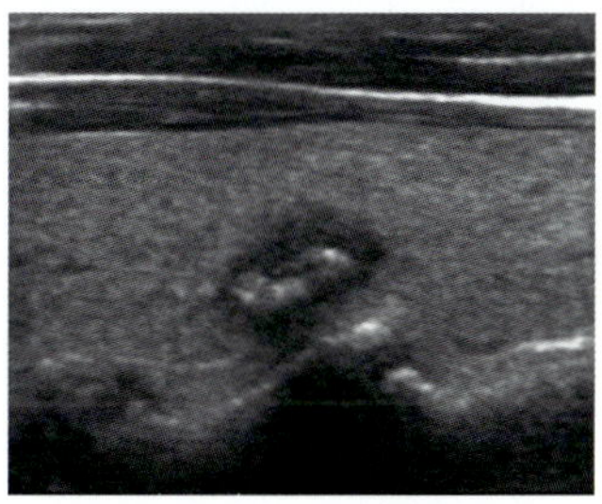

• 2020–12: 변화없음

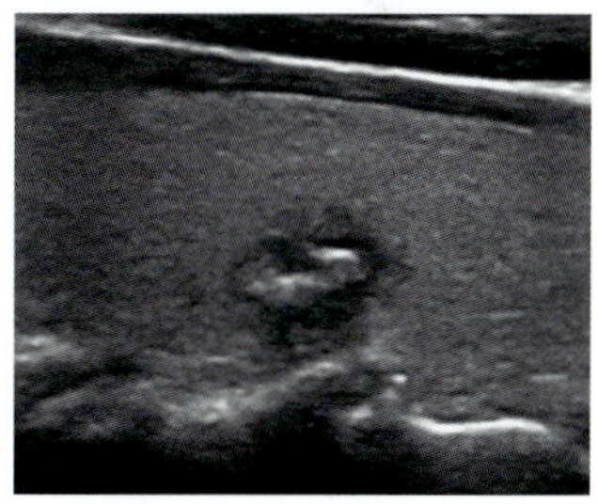

• 2022–03 FNA: benign

F/35 2019–12 FNA: AUS ⇒ 2021–06 CNB: benign

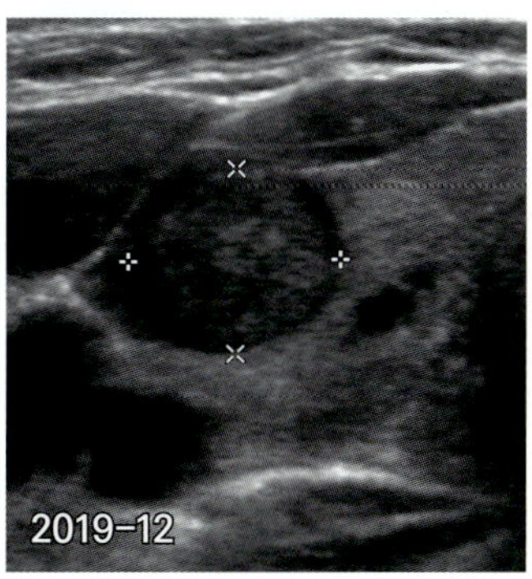

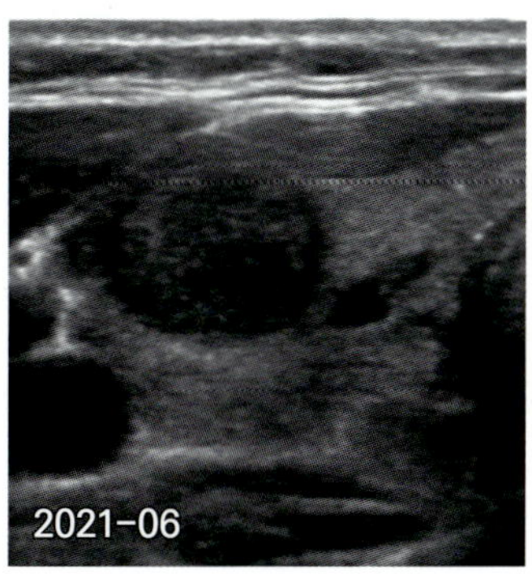

[CNB 병리 결과지]

< Pathological Diagnosis >
Thyroid, right, needle biopsy:
Follicular proliferative lesion with
- variable-sized follicles
- dense hyalinized stroma

; favor **benign follicular nodule**

M/71

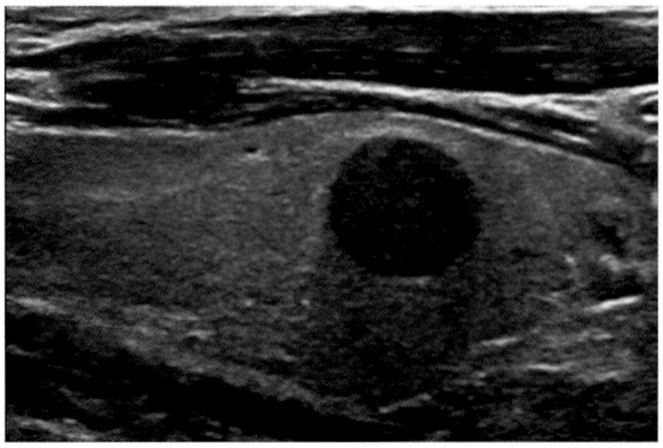

F/59

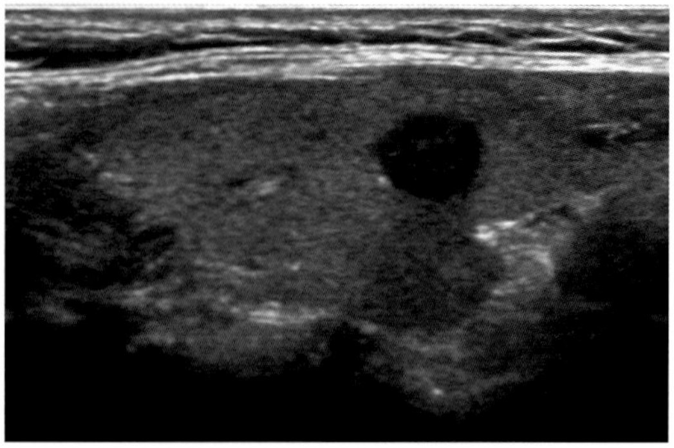

2 악성의심 초음파 소견을 한 개라도 동반한 부분 낭성 또는 동-/고에코 결절 (Partially cystic or iso-/hyperechoic nodule with any of the three suspicious features)

중요 개념

- **악성의심 초음파 소견** (p.13, 48 참고)
  1) 점상 고에코 초점(Punctate echogenic foci)
  2) 불규칙한 경계(Irregular margins)
  3) 비평행 방향(Nonparallel orientation)

대표 증례 1 M/49 비평행 방향의 고에코 결절

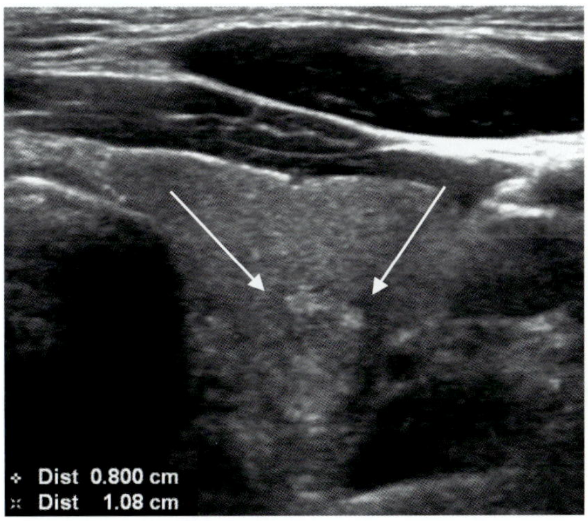

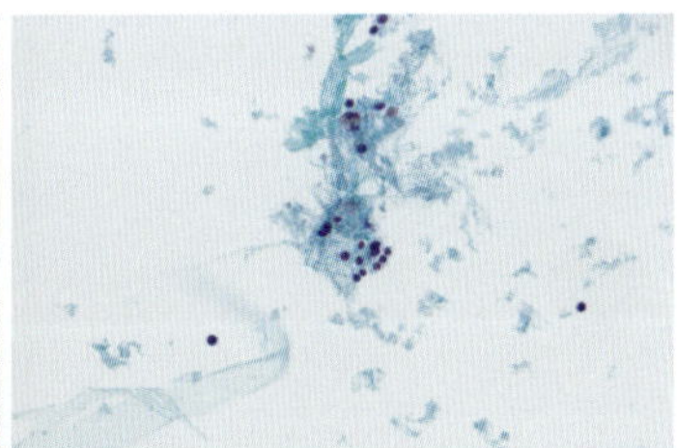

[FNA 병리 결과지]

DIAGNOSIS:
Thyroid, left liquid-based cytology:
(The Bethesda System)
Class II. Benign
- Consistent with a **benign follicular nodule** (includes adenomatous or colloid nodule, etc).

- 가로면(transverse)에서 보았을 때 결절의 가로보다 세로 길이가 더 길게 측정된 비평행 방향의 고에코 결절이다. 장경은 1.2 cm로 조직검사 권고 기준에 들어가진 않았지만 수검자의 요청으로 FNA를 시행하였으며 결과는 양성(benign)으로 나왔다.

2021

- 2016년 권고안에서는 비평행 방향을 가로면(transverse) 혹은 세로면 영상(longitudinal image) 중 어느 한 곳에서 보이는 소견으로 정의하였으나 2021년 권고안에서는 **가로면에서만 평가**하는 것으로 정의가 바뀌었다.

증례 2 F/52 고형성 부위에 점상 고에코 초점이 동반된 부분 낭성 결절

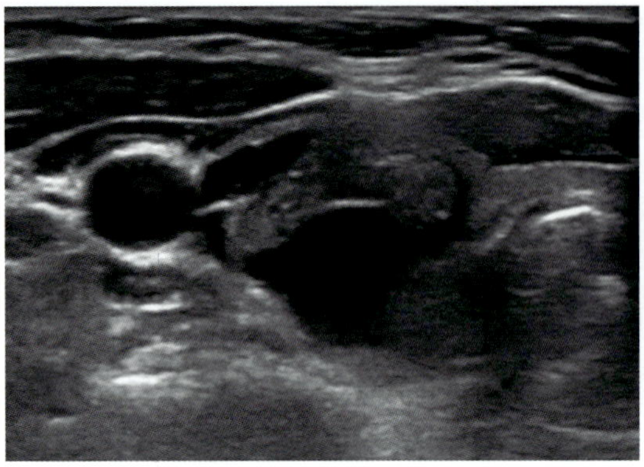

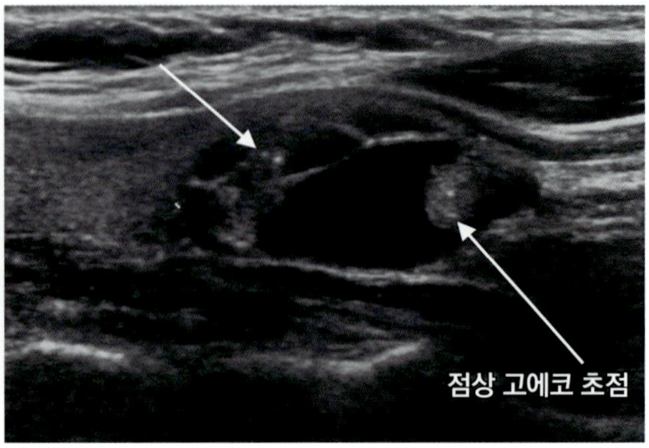

낭성 부위만 흡인 후

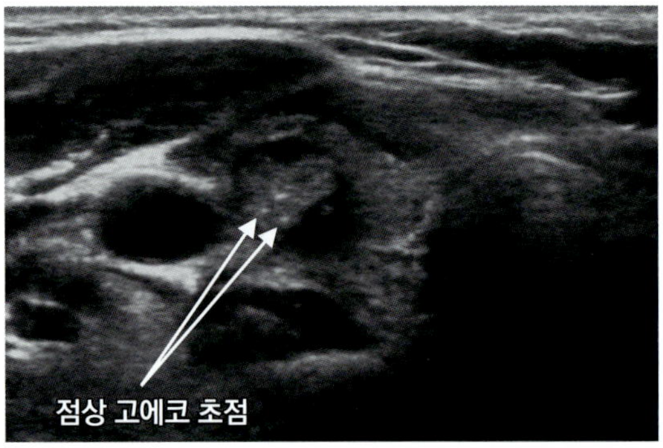

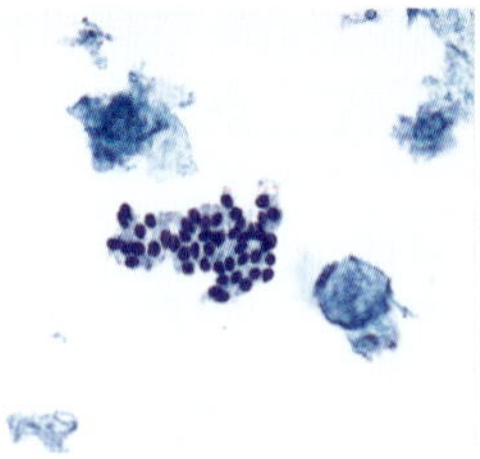

[FNA 병리 결과지]

Thyroid, right, "2", liquid-based cytology:
(The Bethesda System)
Class II. Benign
- Consistent with a **benign follicular nodule** (includes adenomatous or colloid nodule, etc).

- 고형성 부위 내에 점상 고에코 초점이 보이는 K-TIRADS category 4에 해당하는 결절이다.
- 일차적으로 낭성 부위를 흡인(aspiration)한 후에 고형성 부위에 대해 FNA를 시행하였고 결과는 양성으로 나왔다.

FNA TIP

부분 낭성 결절에서 고형성 부위를 정확하게 타겟하고 싶을 때는 낭성 부위를 일차적으로 흡인한 후 FNA를 시행하는 것도 하나의 방법이다.

증례 3 M/48 고형성 부위에 점상 고에코 초점이 동반된 부분 낭성 결절, 전이 림프절 동반

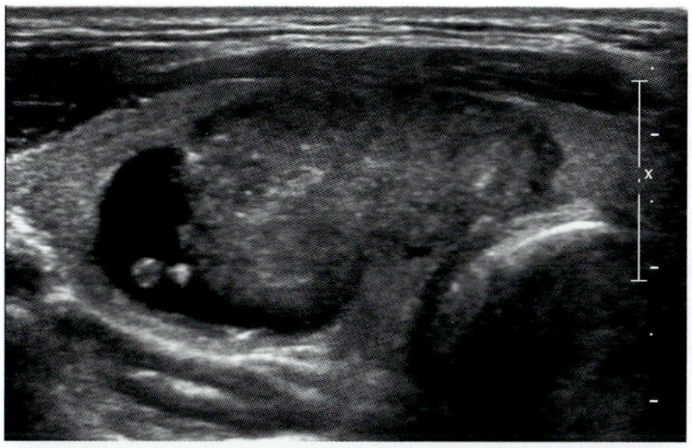

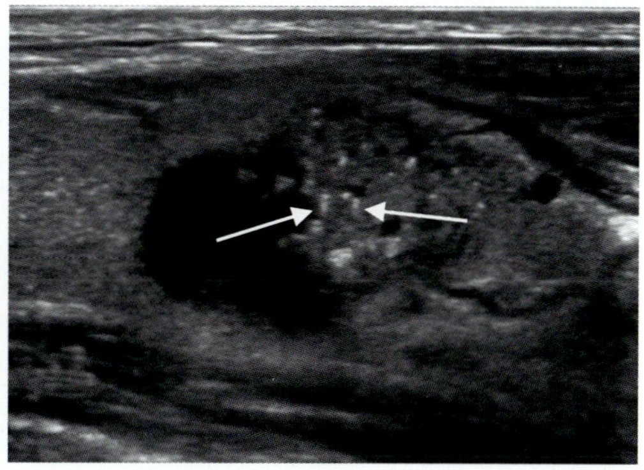

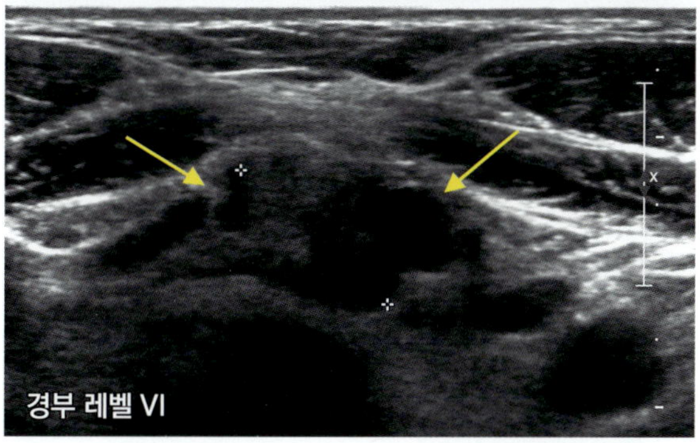

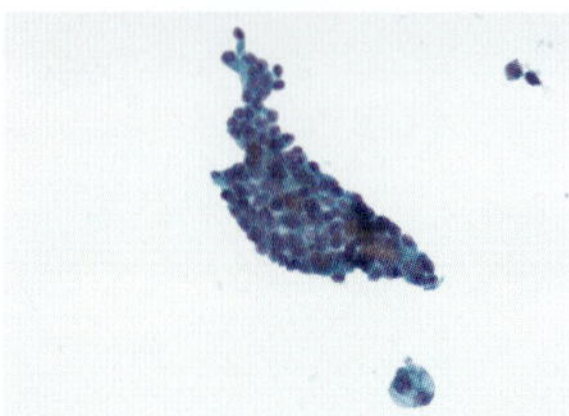

[FNA 병리 결과지]

DIAGNOSIS:
Thyroid, right, liquid-based cytology:
(Bethesda System)
1. Specimen adequacy
   Adequate material
2. Class VI; Malignancy
3. Diagnosis;
   Papillary thyroid carcinoma

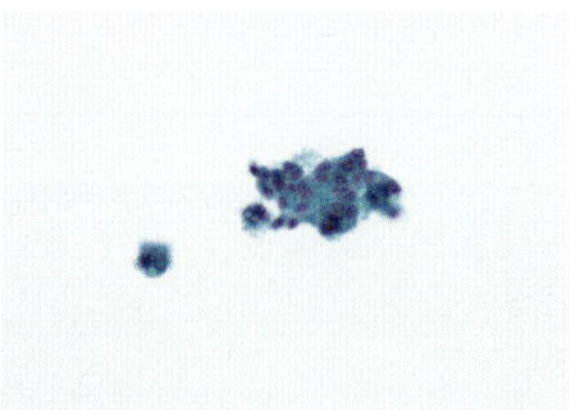

[FNA 병리 결과지]

DIAGNOSIS:
Lymph node, side unstated, level VI, liquid-based cytology:

Some atypical epithelial cell clusters
; Suspicious for metastatic papillary carcinoma

- 고형성 부위 내에 점상 고에코 초점이 보이는 K-TIRADS category 4에 해당하는 결절과 경부 레벨 VI에 불규칙한 모양의 림프절(노란 화살표)이 보였다.
- FNA를 시행하여 유두암과 전이 림프절 의심 결과가 나왔다.
- 고형성 부위 내에 보이는 점상 고에코 초점(PEF)은 위 사진처럼 혜성꼬리허상(흰 화살표)을 동반할 수도 있다.

Gallery 악성의심 초음파 소견을 한 개라도 동반한 부분 낭성 또는 동-/고에코 결절
(Partially cystic or iso-/hyper nodule with any of the three suspicious features)

M/49 비평행 방향

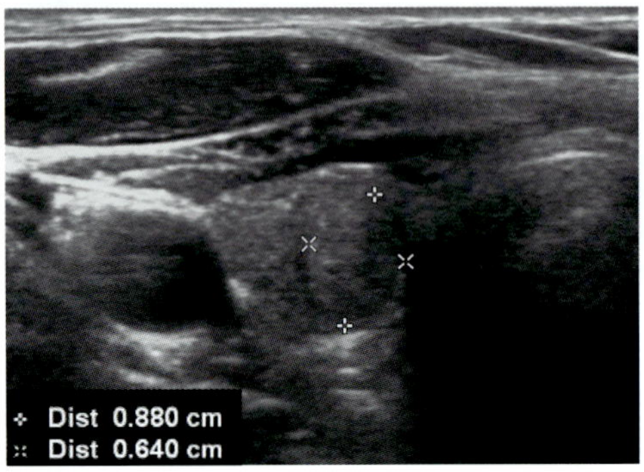

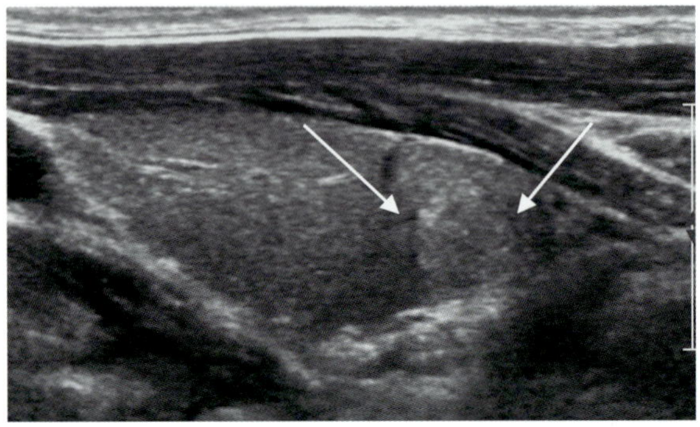

F/41 비평행 방향

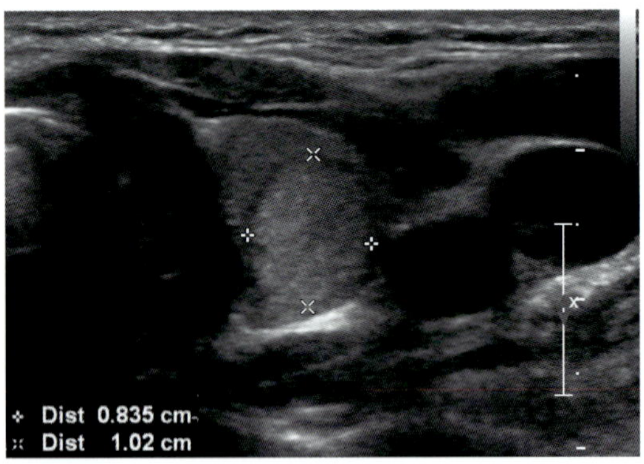

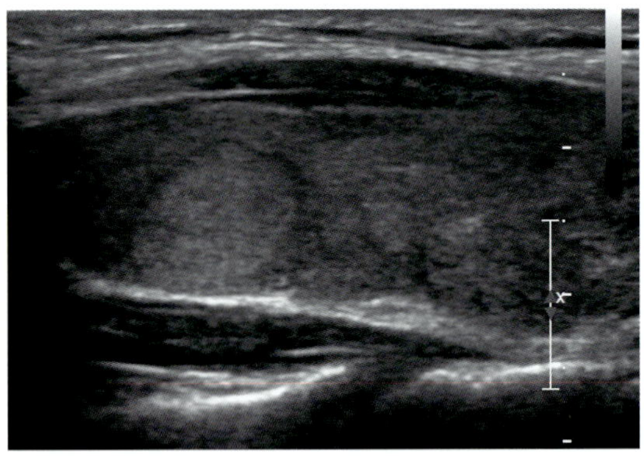

F/62 점상 고에코 초점

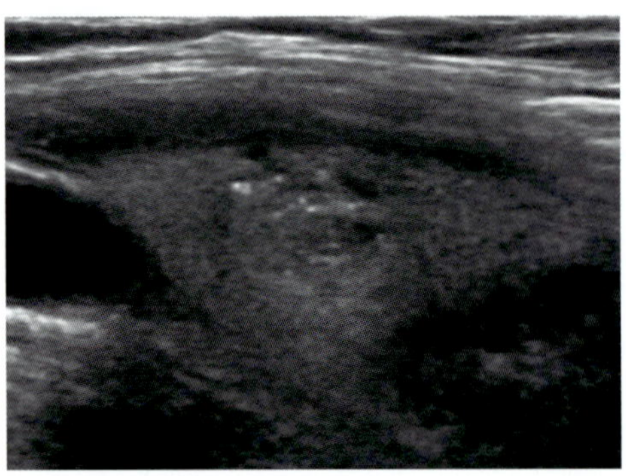

- 2020–08 FNA: benign

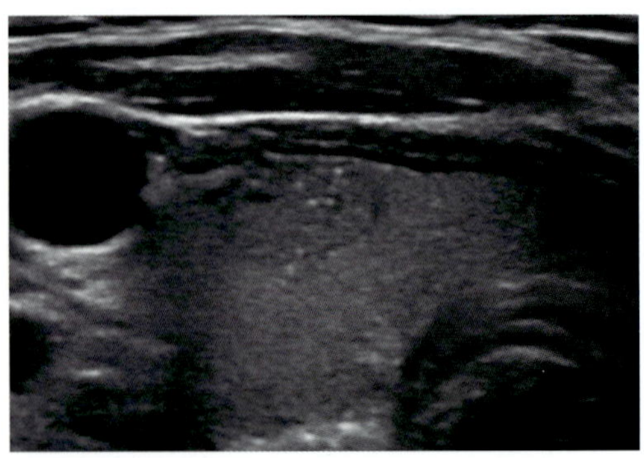

- 2023–03 FNA: benign

F/61 점상 고에코 초점

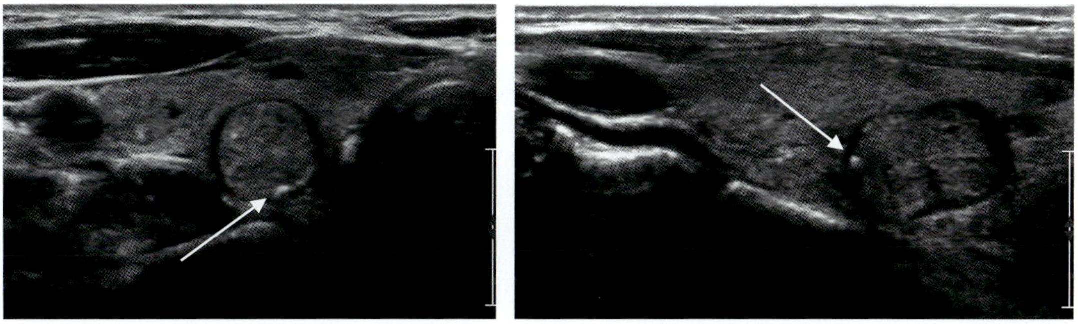

F/37 거대석회화, 불규칙한 경계, 불균질 동에코 결절

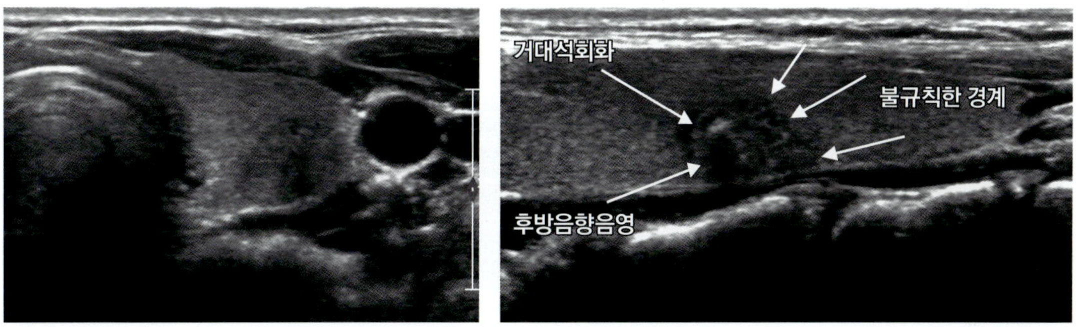

M/54 점상 고에코 초점, 불균질 동에코의 부분 낭성 결절

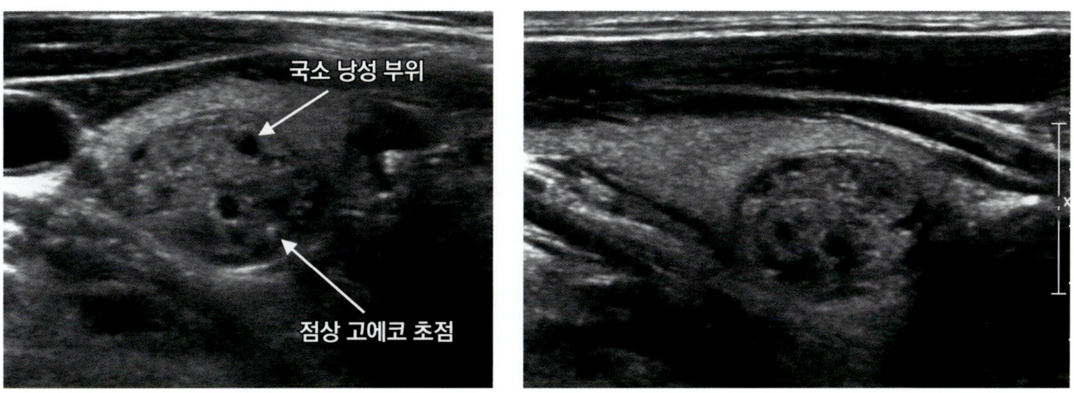

M/65 점상 고에코 초점, 동에코 결절

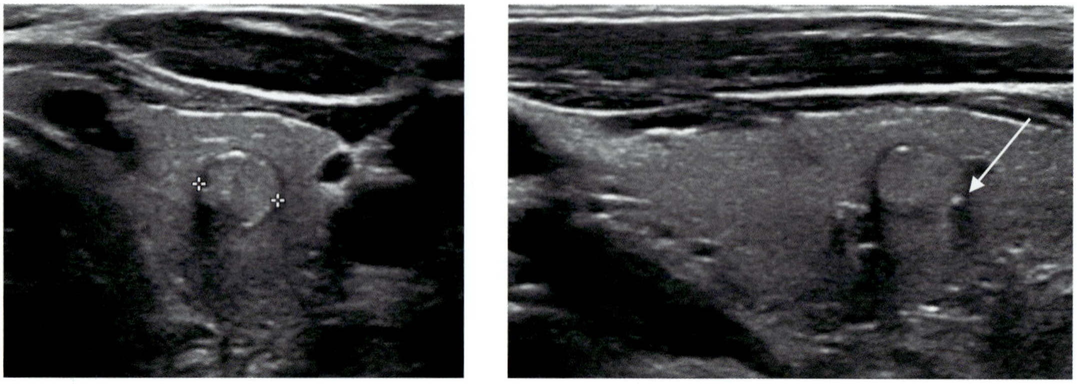

- 위 사진처럼 후방음향음영을 동반하는 점상 고에코 초점(흰 화살표)도 있다.

F/73 점상 고에코 초점

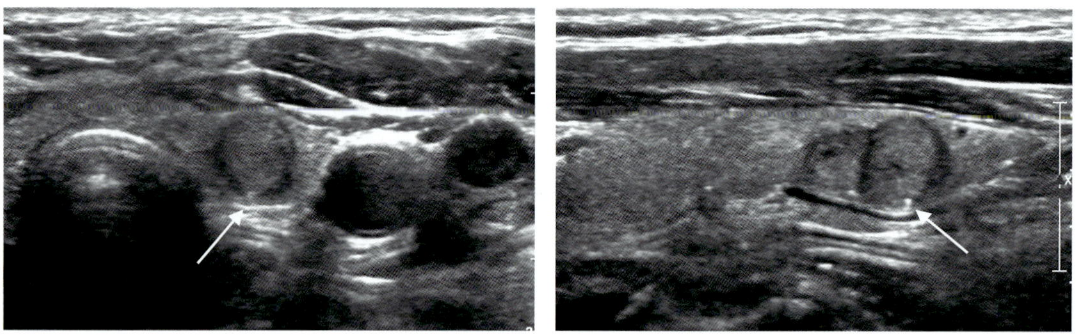

F/43 점상 고에코 초점, 불규칙한 경계, 비평행, 띠근육 침범 소견(흰 화살표)

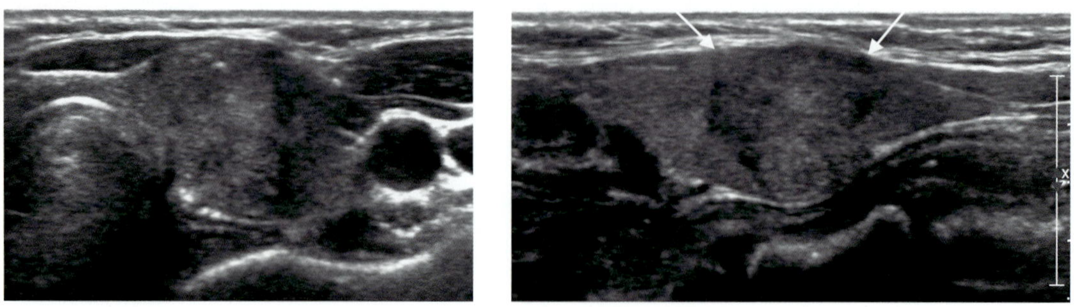

M/62, sus 점상 고에코 초점, 불규칙한 경계

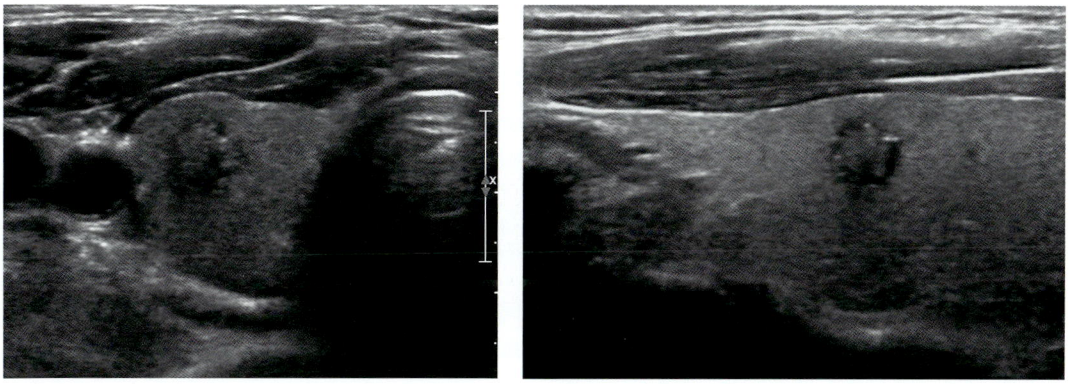

F/31, sus 점상 고에코 초점(흰 화살표), 피막파열 소견(노란 화살표)

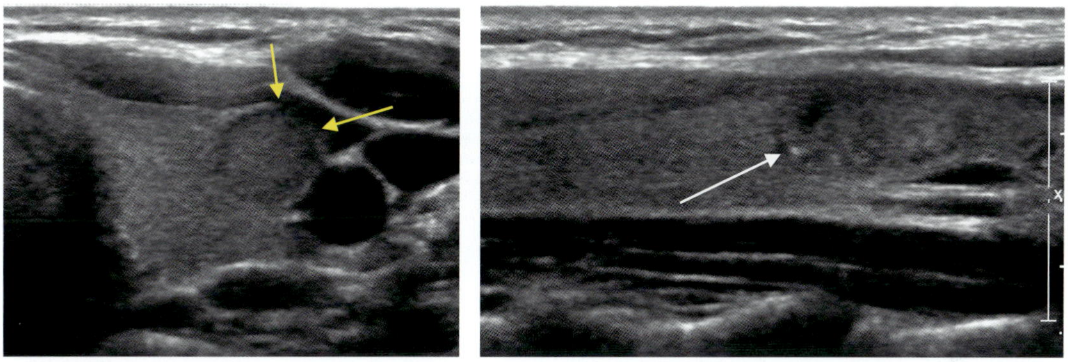

M/45, sus 점상 고에코 초점(흰 화살표), 거대석회화(화살촉), 부분 낭성 결절

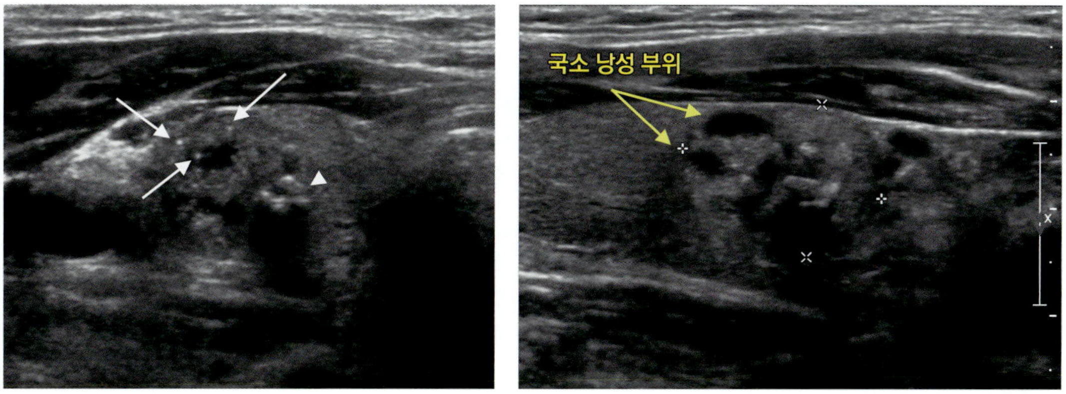

M/37, sus 점상 고에코 초점, 비평행 방향, 부분 낭성 결절

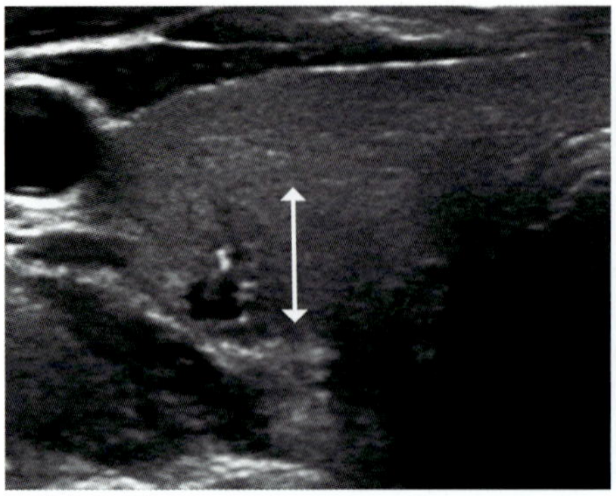

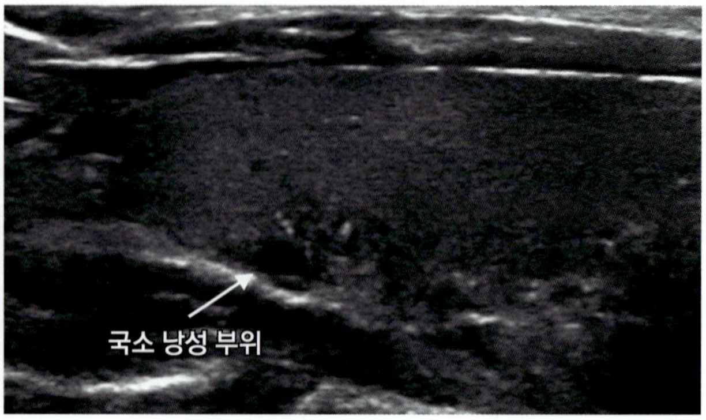

3 전체 석회성 결절(Entirely calcified nodule)

- 전체 석회성 결절(단일 거대석회화)이란 **후방음향음영을 동반하고 그로 인해 주변의 어떠한 연부 조직도 보이지 않는 석회성 결절**을 뜻하며, 발생률은 1.2% 정도로 드물다.

- ≥ 1 cm 크기의 전체 석회성 결절의 **악성 위험도는 18.4-23.3%**으로 알려져 있다.

- 암으로 보고된 전체 석회성 결절은 **모두 유두암**이었으며 대다수가 공격적인 모습(aggressive behavior)을 보였다.

〈 거대석회화와 전체 석회성 결절의 관계 〉

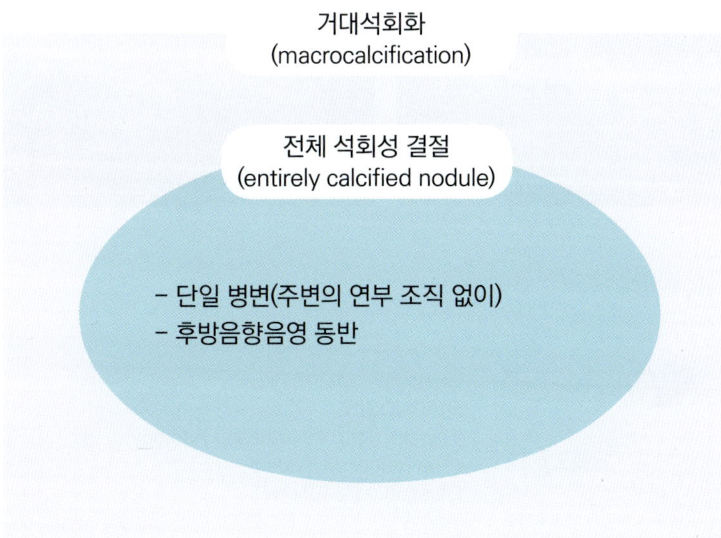

대표 증례 1 M/30 의심 림프절들이 동반된 전체 석회성 결절

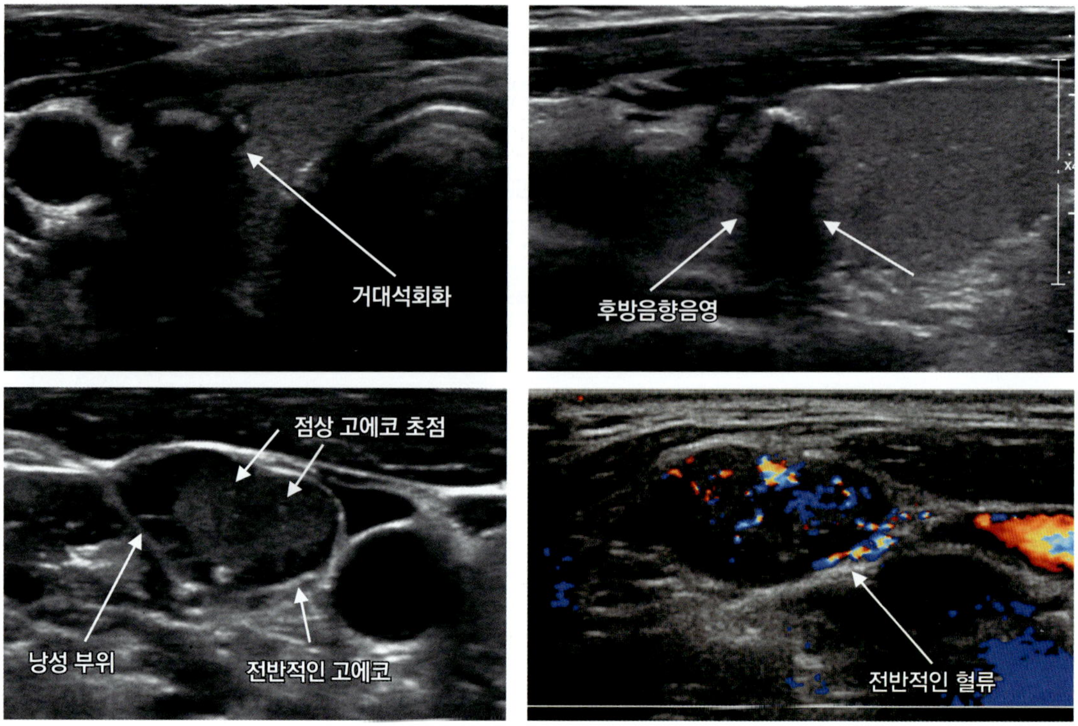

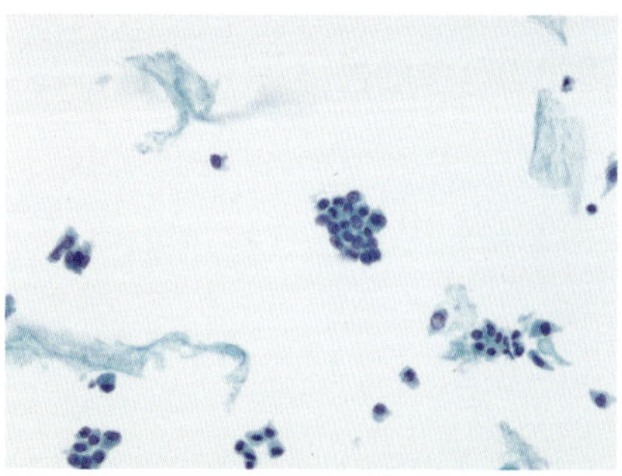

DIAGNOSIS:
Thyroid, right, liquid-based cytology:
(The Bethesda System)
Class VI. MALIGNANT
- Papillary thyroid carcinoma.

- 후방음향음영이 동반된 전체 석회성 결절과 우측 경부 레벨 III에 의심 림프절들이 보였던 증례이다.

- **의심 림프절 소견들:** 낭성 변화, 고에코 초점(석회화), 피질 고에코양상(국소/전반적), 또는 비정상적인 혈류(가장자리/전반적) (p.146 참고)

증례 2, sus M/30 다발성 거대/가장자리 석회화와 양측 의심 림프절들

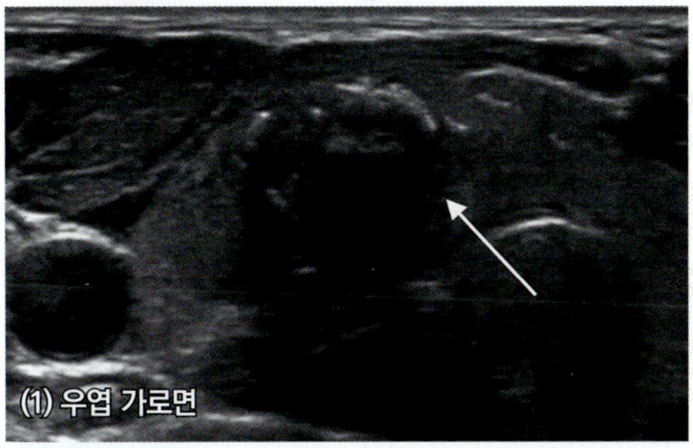
(1) 우엽 가로면

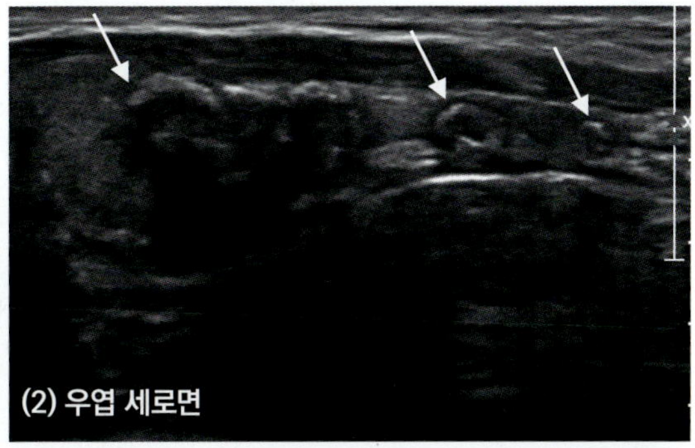
(2) 우엽 세로면

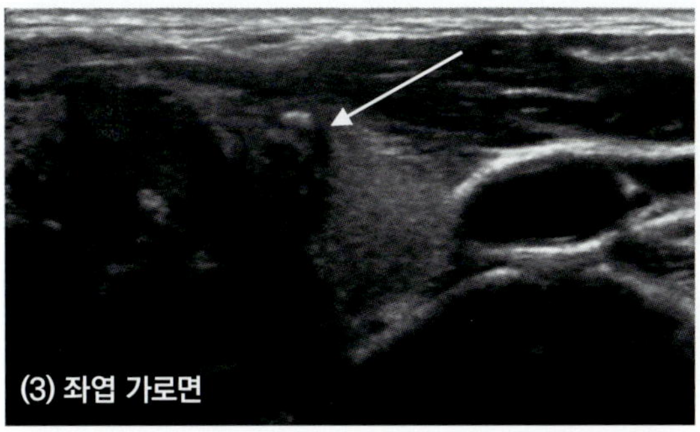
(3) 좌엽 가로면

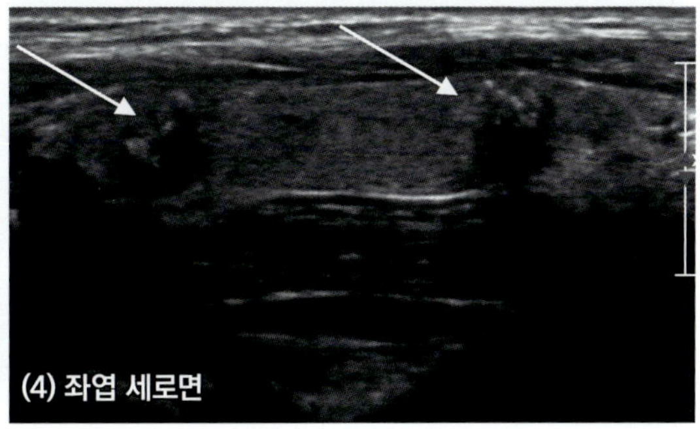
(4) 좌엽 세로면

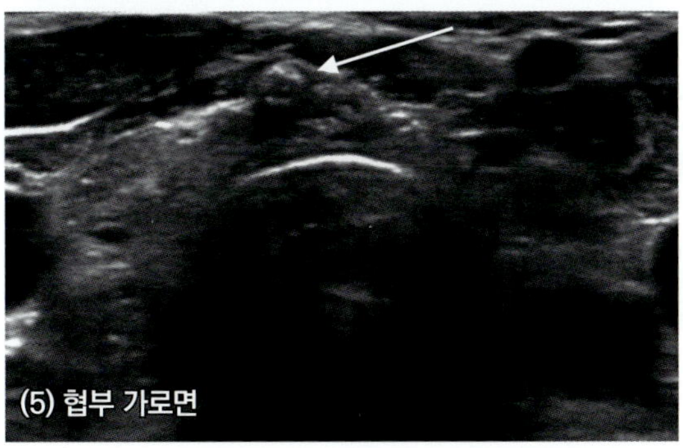
(5) 협부 가로면

- (1)~(5) 여러 개의 거대/가장자리 석회화가 갑상선 양엽과 협부에 보였다. 환자는 2년 전 타병원 FNA에서 양성 소견을 받았다고 하였다.

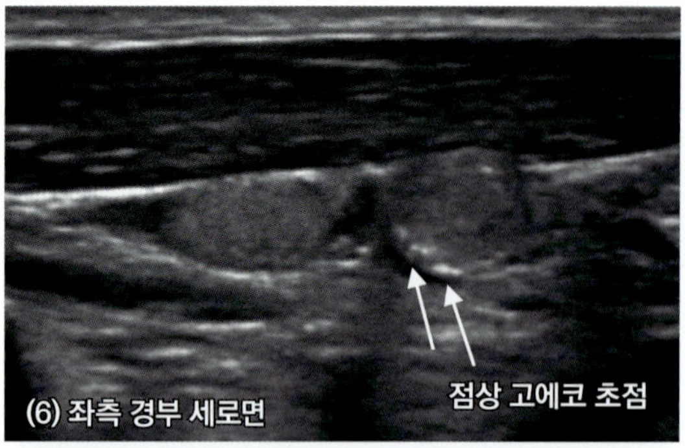

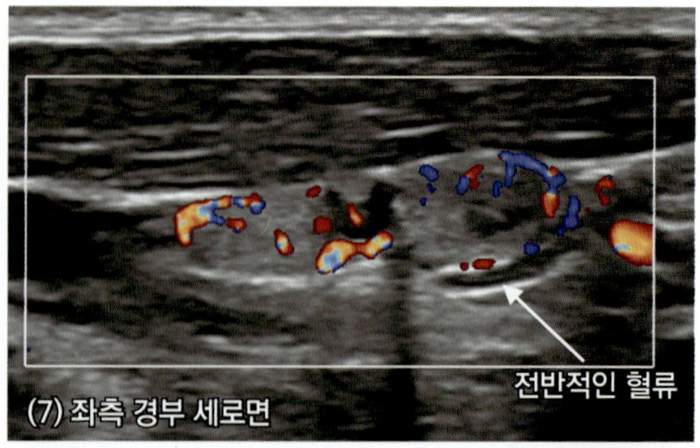

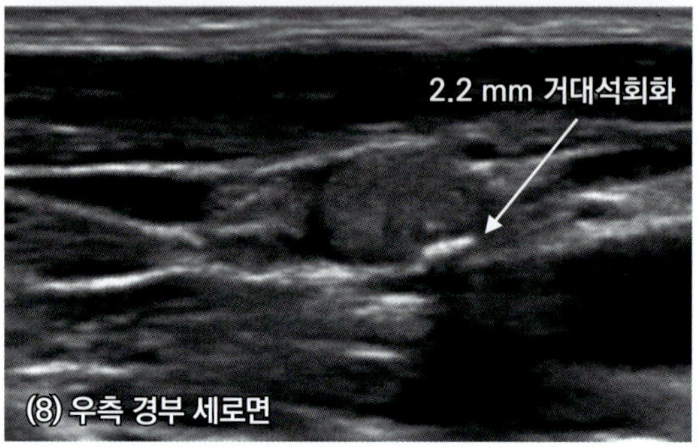

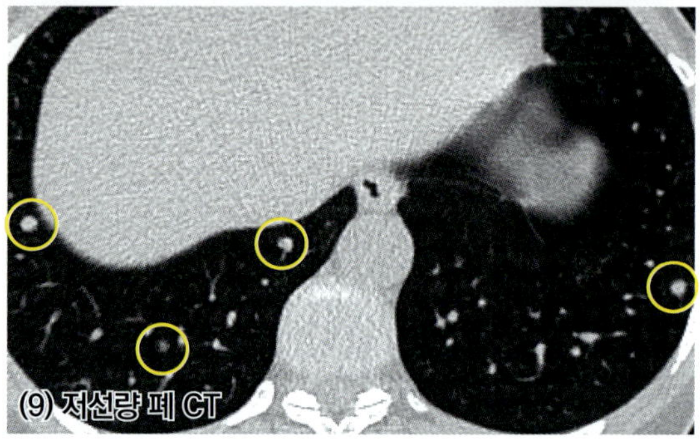

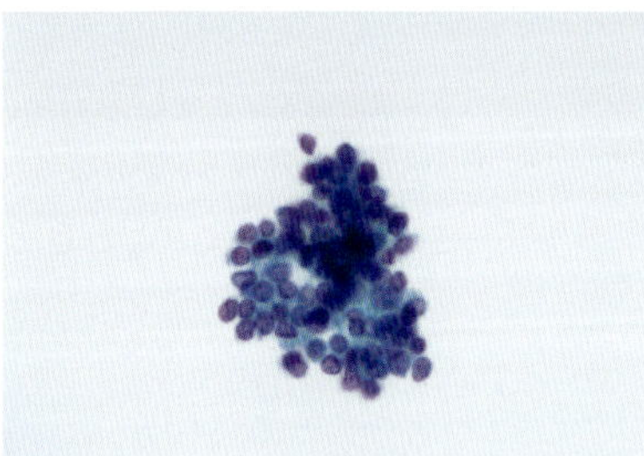

DIAGNOSIS:
Thyroid, right, liquid-based cytology:
(The Bethesda System)
Class V. Suspicious for Malignancy
- Suspicious papillary thyroid carcinoma.

- (6)~(8) 양측 경부 레벨 III에 의심 림프절들(점상 고에코 초점, 거대석회화, 전반적 고에코와 혈류)이 보였다. FNA는 우측의 제일 큰 거대석회화에서만 시행하였다.
- (9) 같은 날 찍었던 폐 CT에서도 폐 전이로 보이는 많은 수의 작은 결절들이 보였다.

TIP ☆☆☆☆☆

전체 석회성 결절 또는 거대/가장자리 석회화 동반 결절은 첫 검사 및 추적관찰 시에 점상 고에코 초점 또는 거대석회화를 동반한 의심 림프절이 있는지 꼭 같이 확인해야 한다.

Gallery 전체 석회성 결절(Entirely calcified nodule)

M/68

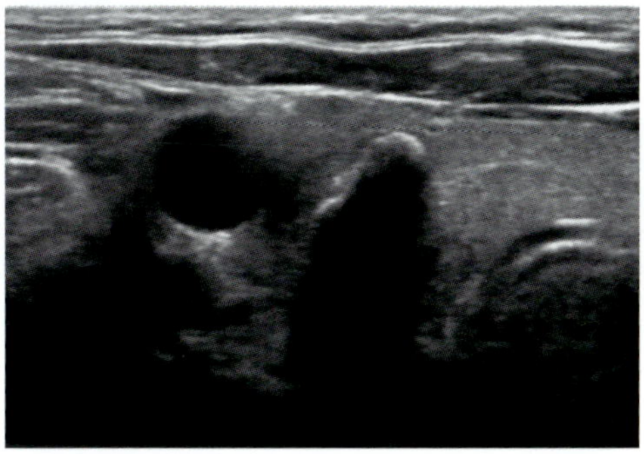

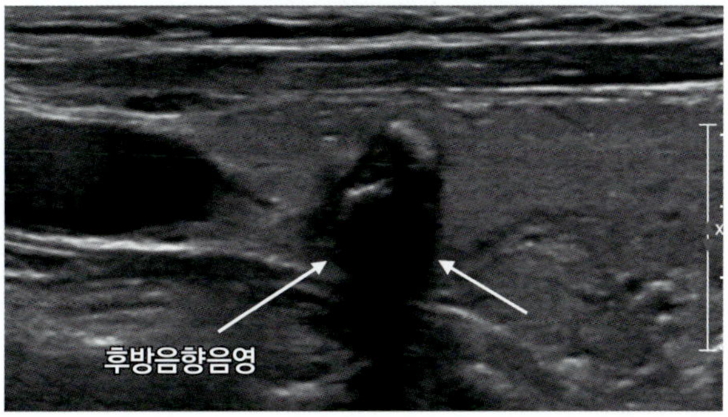

F/72

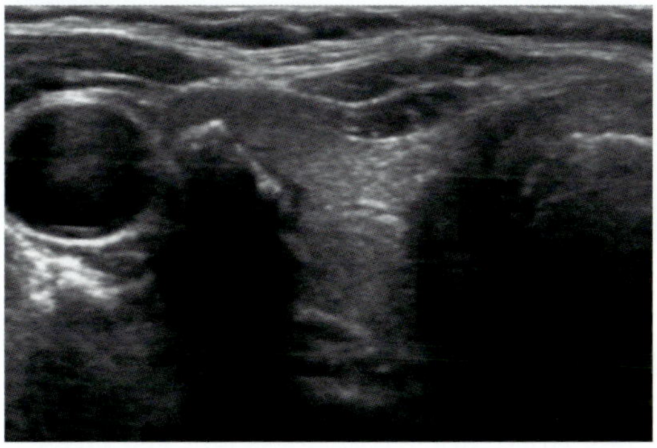

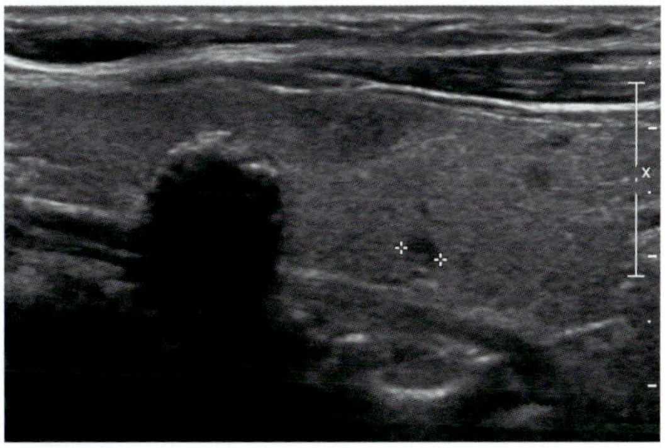

F/73

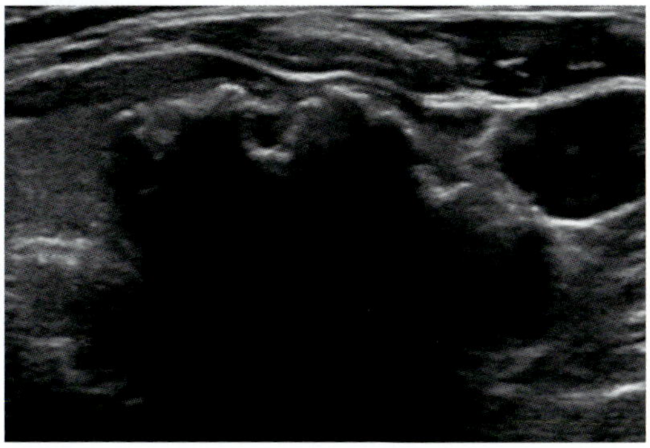

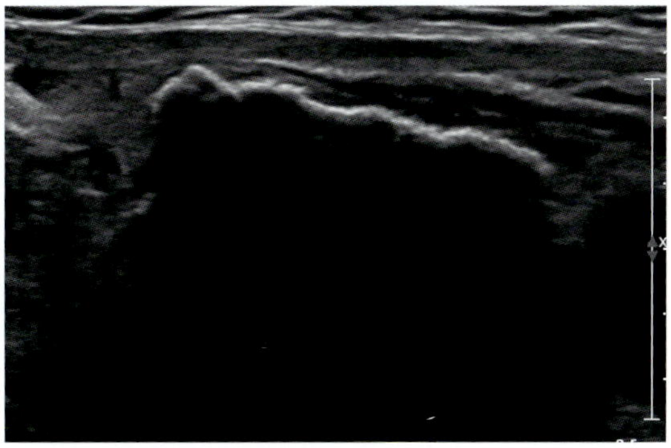

F/71

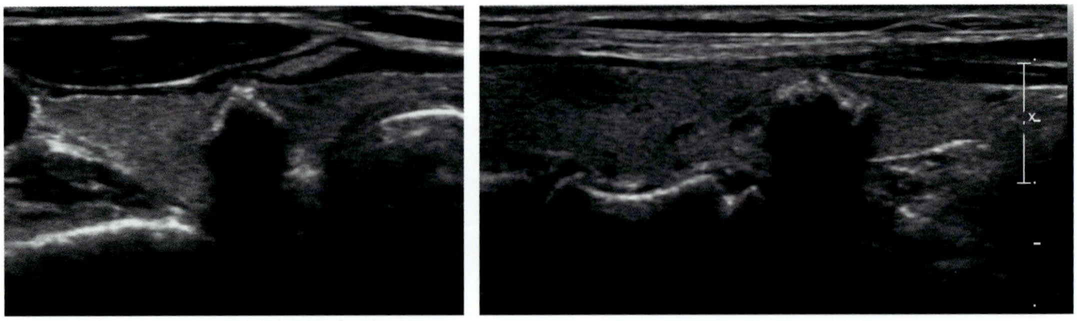

M/52

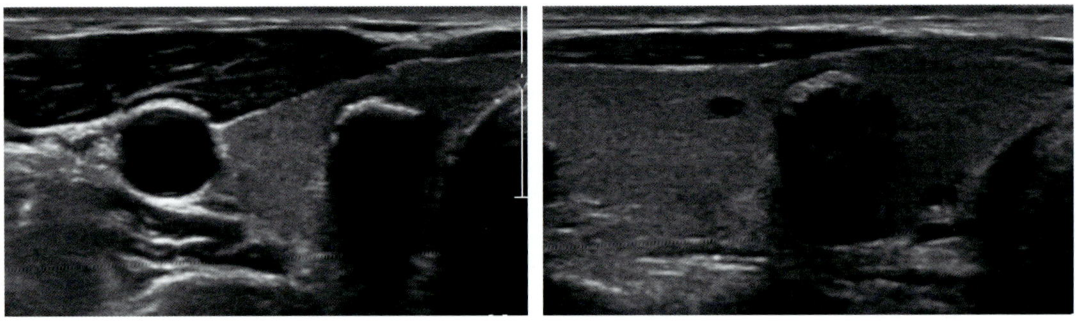

FNA TIP

전체 석회성 결절의 FNA 시에는 석회화 주변을 바늘로 긁듯이 흡인을 하여 검사를 하며 좀 더 두꺼운 바늘을 쓰는 것을 권고한다(저자는 전체 석회성 결절의 FNA 시에는 23G를 사용하고 있다).

4 전반적인 침윤성 병변 – 암 전이나 림프종 같은 침윤성 암 의심 소견 (Diffusely infiltrative lesion – suspicious for infiltrative malignancy, such as metastasis or lymphoma)

2021

- 2021년 권고안에서 암 전이나 림프종 의심 소견인 침윤성 병변을 K-TIRADS category 4로 새롭게 추가하였다.
- 림프종 증례: p.170–172 참고

5 광범위한 실질성 점상 고에코 초점 – 미만성 경화 변종 갑상선 유두암 의심 소견 [Extensive parenchymal PEF (microcalcification) without discrete nodule - suspicious for diffuse sclerosing variant of PTC]

- 미만성 경화 변종 갑상선 유두암(diffuse sclerosing variant of papillary thyroid carcinoma, DSVPTC)
  - 1985년에 최초 보고된 갑상선 유두암의 드문 아형이다(유두암의 0.7–5.3%).
  - 일반적인 갑상선 유두암보다 예후가 좋지 않으며 젊은 여성에서 주로 발생하는 것으로 알려져 있다.
  - 전반적인 불균질 저에코의 갑상선 비대, **미만성의 실질성 점상 고에코 초점**, ± 종괴, 림프절 전이 동반, 갑상선의 한쪽 또는 양쪽 엽을 미만성으로 침범하는 것이 특징이다.

2021

- 2021년 권고안에서는 동반된 결절 없이 광범위한 실질성 점상 고에코 초점(PEF)이 깔려있는 소견을 K-TIRADS category 4로 새롭게 추가하였다.

대표 증례 1 F/35, 미만성 점상 고에코 초점과 저에코 결절, 전이 림프절

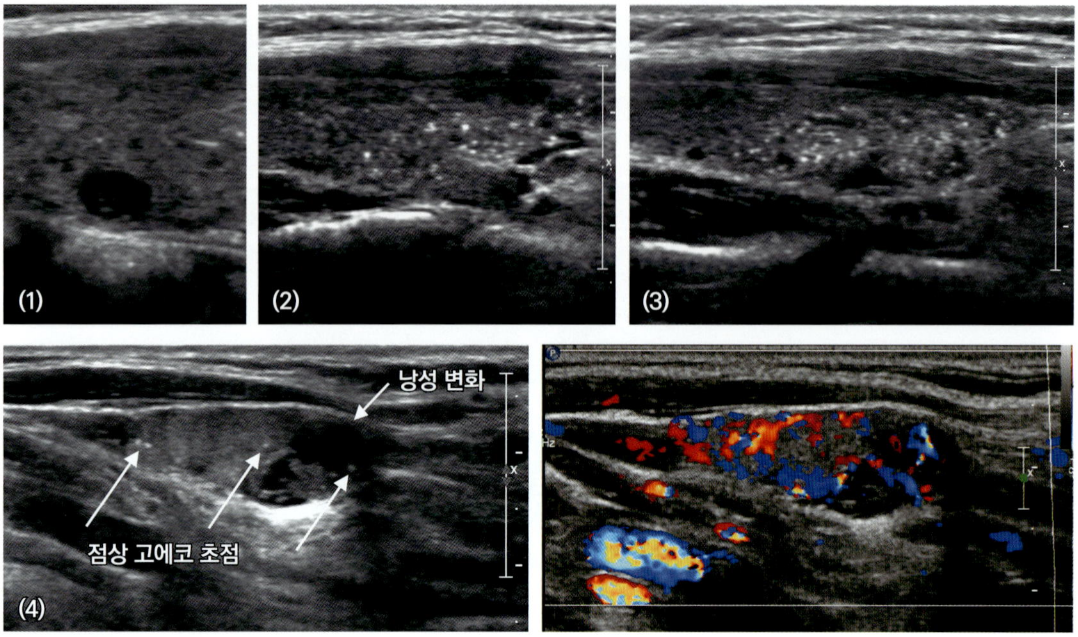

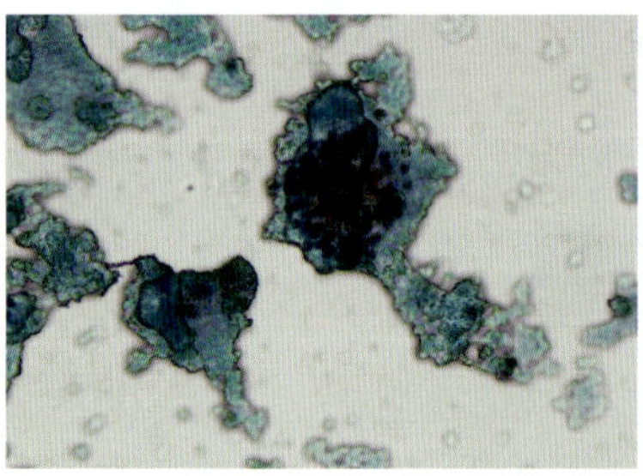

[FNA 병리 결과지]

DIAGNOSIS:
Lymph node, level IV, liquid-based cytology:

Atypical cells, suspicious for
metastatic papillary thyroid carcinoma with cystic change

- (1) 갑상선 우엽에 0.6 cm 크기의 저에코 결절과 (2,3) 결절을 동반하지 않은 미만성 점상 고에코 초점이 보였으며 결절과 실질에서 시행한 FNA 결과는 모두 비정형(AUS)으로 나왔다.
- (4,5) 우측 경부 레벨 IV에 의심 림프절(낭성 변화, 점상 고에코 초점, 전반적인 혈류)이 보였고 FNA와 washout Tg 시행결과 전이 림프절 의심과 washout Tg > 500 ng/mL 결과가 나왔다.
- 대학병원에서 수술을 시행하였으며 미만성 경화 변종 갑상선 유두암(diffuse sclerosing variant of papillary thyroid carcinoma, DSVPTC)으로 진단받았다.

CHAPTER

05

높은 의심

High suspicion

K-TIRADS category 5

1. 점상 고에코 초점을 동반한 저에코 결절
   Solid hypoechoic nodule with punctate echogenic foci
2. 불규칙한 경계의 저에코 결절
   Solid hypoechoic nodule with irregular margins
3. 비평행 방향의 저에코 결절
   Solid hypoechoic nodule with nonparallel orientation
4. 점상 고에코 초점을 동반한 불규칙한 경계의 저에코 결절
   Solid hypoechoic nodule with punctate echogenic foci and irregular margins
5. 불규칙한 경계와 비평행 방향의 저에코 결절
   Solid hypoechoic nodule with irregular margins and nonparallel orientation
6. 점상 고에코 초점을 동반한 비평행 방향의 저에코 결절
   Solid hypoechoic nodule with punctate echogenic foci and nonparallel orientation
7. 3개의 악성의심 초음파 소견을 모두 동반한 저에코 결절
   Solid hypoechoic nodule with all of the three suspicious US freatures

CHAPTER

05 높은 의심 High suspicion
K-TIRADS category 5

- K-TIRADS category 5 결절은 **> 60%의 악성 위험도**를 가진다.
- **조직검사 권고**: 크기가 **> 1 cm**일 때 조직검사를 권고한다.
  - > 0.5 cm and ≤ 1 cm 크기의 K-TIRADS category 5 결절은 되돌이후두신경(recurrent laryngeal nerve)이나 기도 침범과 같은 고위험 소견이 의심될 경우에 조직검사가 권고된다.
  - 경부 림프절 전이, 명백한 갑상선 외 주변조직의 침범, 확인된 원격전이, 수질암(medullary carcinoma) 의심 소견과 같은 안 좋은 예후를 시사하는 소견이 있을 때에는 크기와 상관없이 FNA를 권고할 수 있다.
- **추적관찰**: 처음 1–2년 동안 **6개월**마다, 그 이후에 크기 변화가 없으면 **1년마다** 추적 초음파 검사를 권고한다.

- K-TIRADS category 5에 속하는 패턴은 다음과 같다.
  - **악성의심 초음파 소견을 한 개라도 동반한 저에코 결절**
    (Solid hypoechoic nodule with any of the three suspicious features)

중요 개념

- 악성의심 초음파 소견을 다시 반복해서 보면 다음 3가지를 말한다(p.13, 48 참고).
  1) **점상 고에코 초점**(Punctate echogenic foci)
  2) **불규칙한 경계**(Irregular margins)
  3) **비평행 방향**(Nonparallel orientation)

- 조직검사 시행 후 결과에 따른 처치는 다음 표와 같다.

FNA 결과	처치(management)
Nondiagnostic	**6개월 이내**에 FNA 또는 CNB로 재검사 (Repeat FNA or CNB* within 6 months[†])
Benign	**12개월 이내**에 FNA로 재검사 (Repeat FNA within 12 months)
AUS/FLUS	**6개월 이내**에 FNA 또는 CNB로 재검사 (Repeat FNA or CNB* within 12 months[†]) 초음파로 추적관찰 또는 유전자검사 (US surveillance[‡] or molecular test)
FN/SFN	진단적 수술(Diagnostic surgery – lobectomy[§]) 초음파로 추적관찰 또는 유전자검사 (US surveillance[§] or molecular test)
Suspicious for malignancy	수술(Surgery) 적극적 관찰(Active surveillance[‖])
Malignant	수술(Surgery) 적극적 관찰(Active surveillance[‖])

*경험 있는 의사의 검사가 가능하다면 FNA보다 CNB로 재조직검사를 하는 것을 고려할 수 있다.
† 재조직검사의 적절한 간격은 결절의 크기, 불량한 예후 인자(림프절 전이 또는 육안으로 보이는 갑상선 외 침범), 임상적 상황과 초음파 소견을 고려하여 정한다.
‡ 초음파 추적관찰은 결절의 크기와 초음파/병리학적/임상적 소견, 환자의 선호도 그리고 가능하다면 유전자 검사 결과에 따라 고려한다. 만약 재조직검사에서 불충분한 결과가 나왔다면 더 빈번한 초음파 추적관찰이나 진단적 수술을 고려한다.
§ 제한된 환자군에서만 즉각적 수술 대신 초음파 추적관찰을 고려할 수 있는데, 결절의 크기(≤ 2 cm일 때)와 초음파, 임상 소견, 환자의 선호도 그리고 가능하다면 유전자 검사 결과에 따라 고려한다.
‖ 즉각적 수술보다 적극적 관찰을 고려하는 것은 저위험도 유두갑상선 미세암일 때(probable or proven)에 가능하다.

AUS/FLUS = atypia/follicular lesions of undetermined significance, CNB = core needle biopsy, FN/SFN = follicular neoplasm/suspicious for follicular neoplasm, FNA = fine-needle aspiration

1 점상 고에코 초점을 동반한 저에코 결절 (Solid hypoechoic nodule with punctate echogenic foci)

- **고에코 초점(Echogenic foci)**: 정상 갑상선과 결절보다 높은 에코양상을 보이는 작은 부분으로 4개로 나뉜다(p.38 참고).
  1) **점상 고에코 초점**(punctate echogenic foci, PEF, microcalcification)
  2) **거대석회화**(macrocalcification)
  3) **가장자리 석회화**(rim calcification)
  4) **혜성꼬리허상을 동반한 낭성 내 고에코초점**(intracystic echogenic foci with comet-tail artifact)

중요 개념

- **점상 고에코 초점(punctate echogenic foci, PEF)**
  - ≤ 1 mm 크기로 고형결절에서 보이는 고에코 초점을 말한다.
  - 드물게 후방음향음영(posterior acoustic shadow)이나 혜성꼬리허상(comet tail artifact)을 동반하기도 한다.

2021

- 이전 2016년 가이드라인에서는 미세석회화(microcalcification)로 불렀으나 연구에 따르면 농축된 콜로이드, 모래종(psammomatous) 또는 거친(coarse) 미세석회화가 모두 점상 고에코 초점으로 보이는 것이 밝혀져 점상 고에코 초점(PEF)으로 정의를 바꾸었다.
- 주로 유두암의 모래종 석회화를 시사하나 간혹 양성 결절에서도 보일 수 있다.

대표 증례 1 F/40 갑상선 양엽에 점상 고에코 초점을 동반한 저에코 결절들

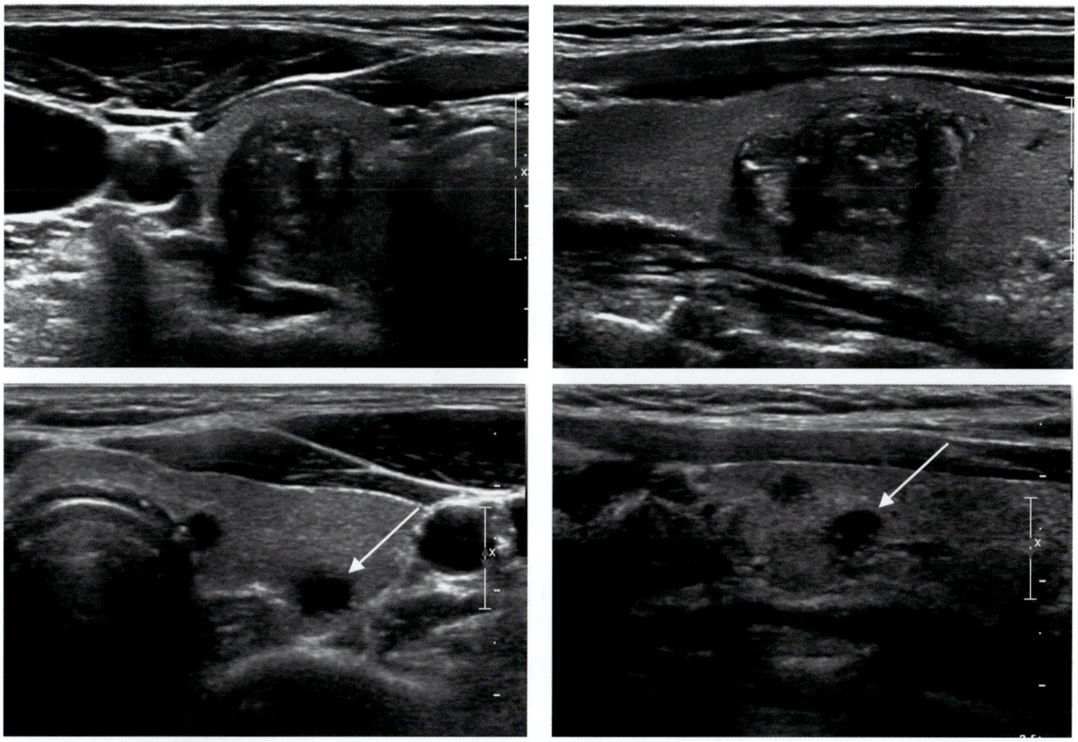

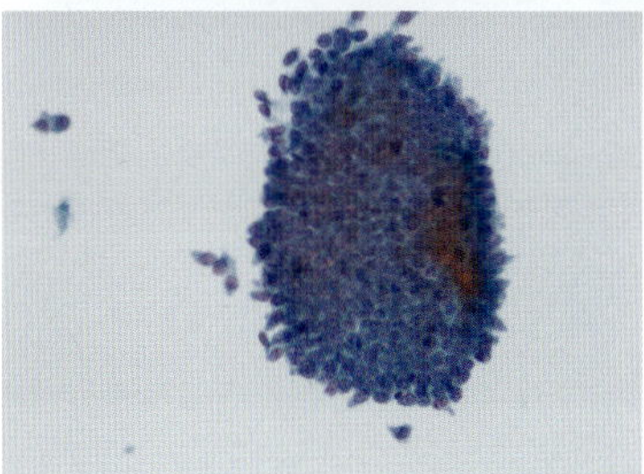

[FNA 병리 결과지]

DIAGNOSIS:
Thyroid, right, liquid-based cytology:
(The Bethesda System)

Class VI. MALIGNANT
- Papillary thyroid carcinoma.

DIAGNOSIS:
Thyroid, left, liquid-based cytology:
(The Bethesda System)

Class VI. MALIGNANT
- Papillary thyroid carcinoma.

- 갑상선 우엽에 점상 고에코 초점을 동반한 장경 2.3 cm 크기의 결절과 좌엽에 불규칙한 경계의 저에코 결절이 2개 보였으며 이중 아래쪽의 결절(흰 화살표)은 점상 고에코 초점도 동반하고 있었다. 갑상선 양엽의 두 결절에서 FNA를 시행하였고 유두암 결과가 나왔다.

Gallery 점상 고에코 초점(Punctate echogenic foci)

M/67 가장자리 석회화 동반

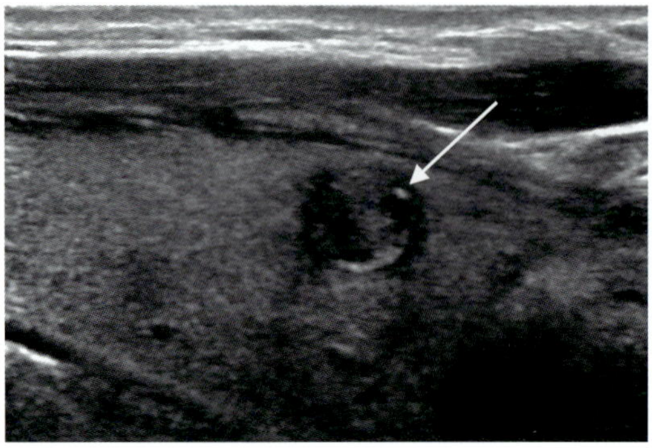

F/33, sus

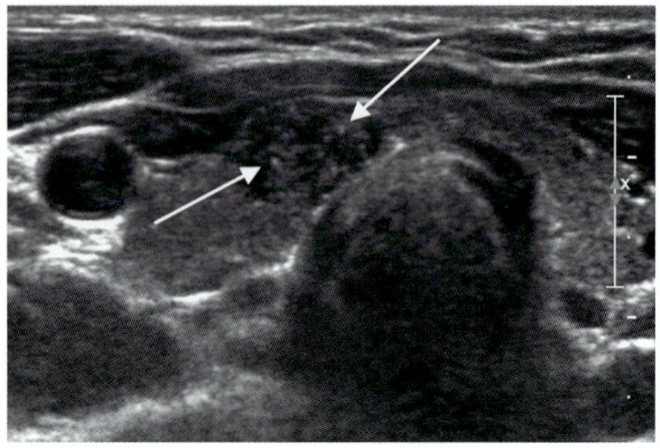

F/83 불분명한 경계, 점상 고에코 초점(흰 화살표)

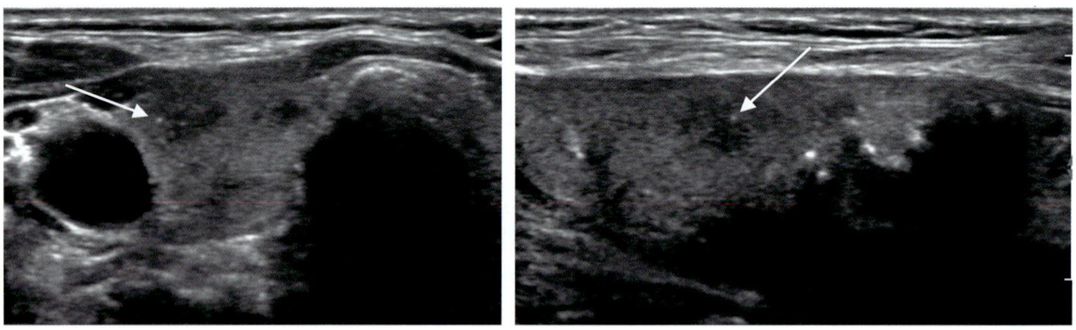

F/41, sus 피막파열 소견(흰 화살표)

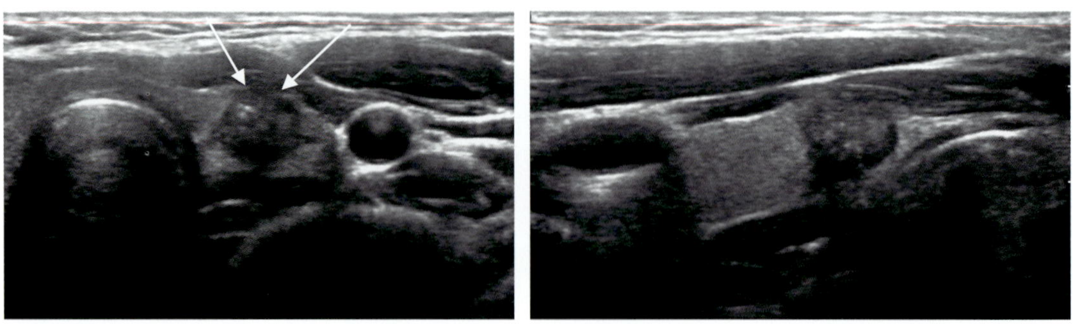

M/54, sus 피막파열 소견

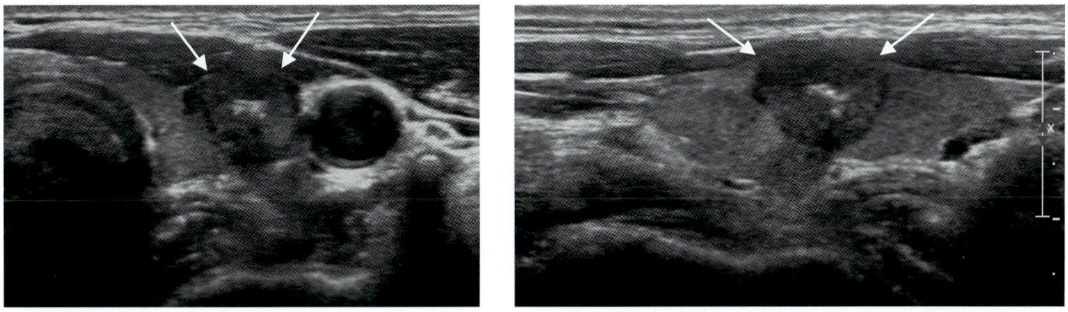

M/44, sus

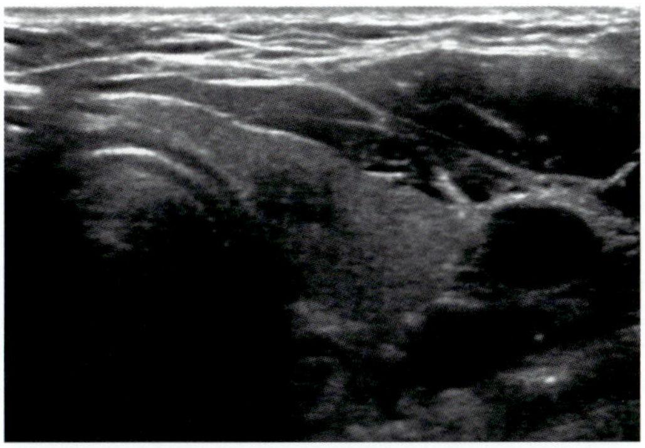

M/69

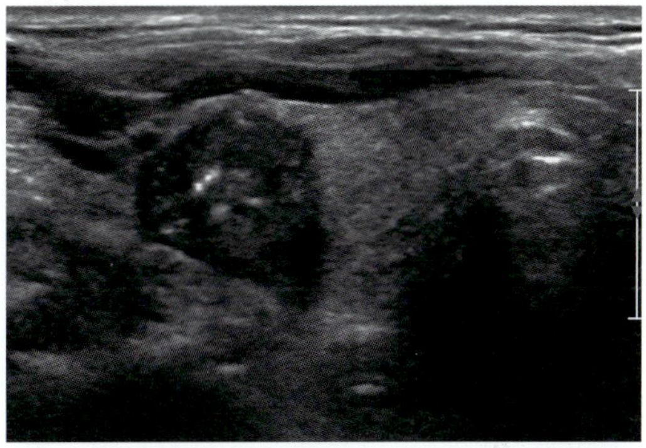

M/44, sus

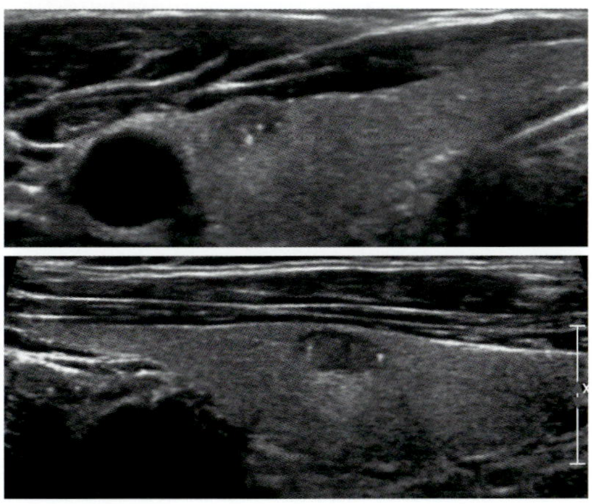

M/44, sus 수술은 안함

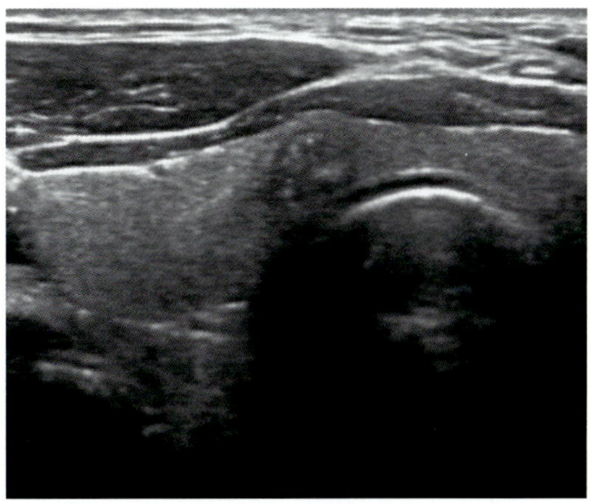

F/82 거대석회화(흰 화살표) 동반

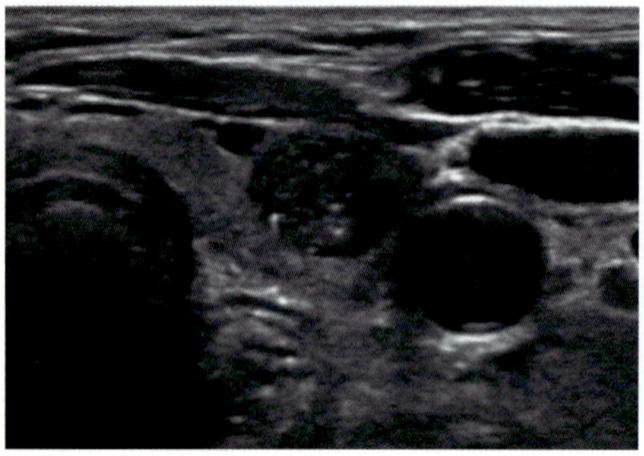

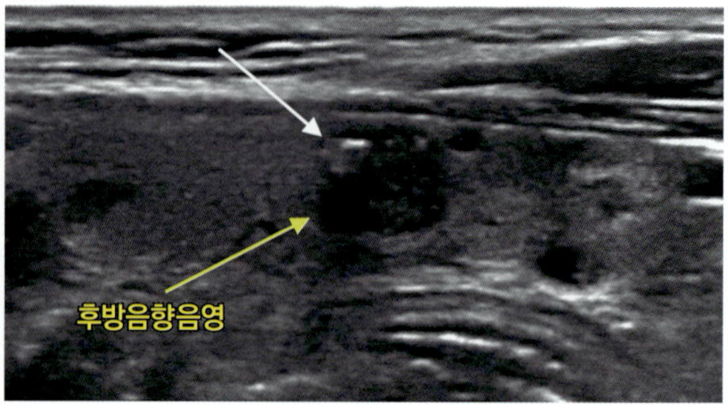

M/75

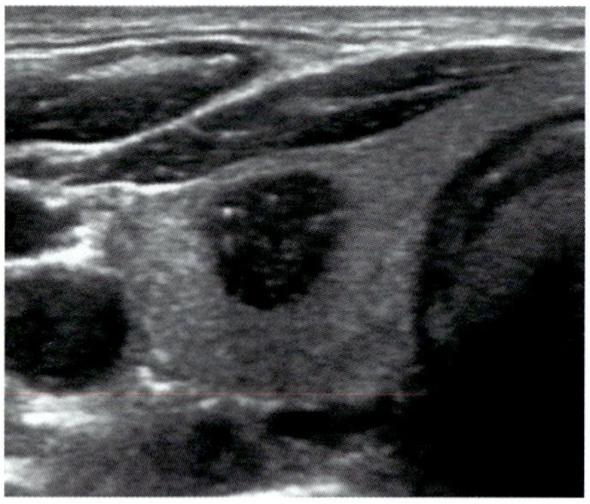

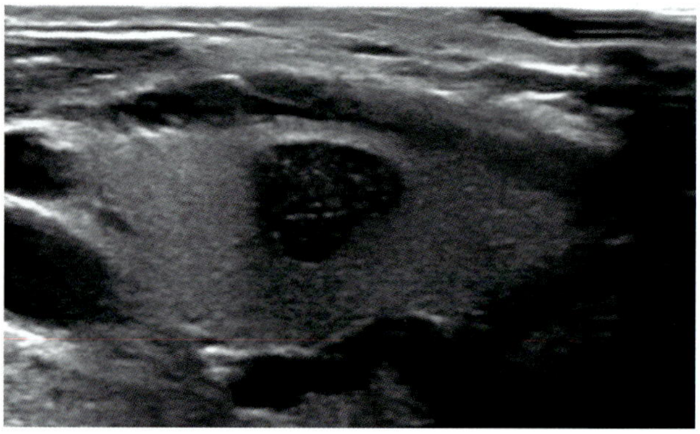

2 불규칙한 경계의 저에코 결절(Solid hypoechoic nodule with irregular margins)

- **불규칙한 경계(irregular margins):** 경계는 뚜렷하나 그 모양이 침상(spiculated) 또는 미세소엽상(microlobulated)으로 매끈(smooth)하지 않은 경우를 말한다.

2021

- 2016년 권고안에서의 침상과 미세소엽상은 2021년 권고안에서는 불규칙한 경계로 합쳐졌다.

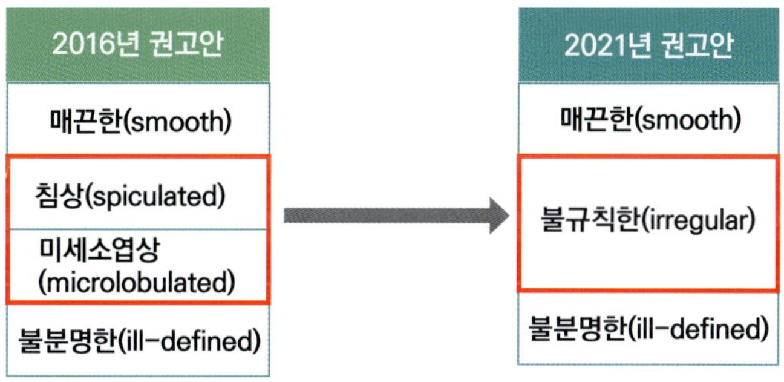

- 위의 3가지 경계 중에서는 **불규칙한 경계만이 악성의 위험도를 높인다.**

- 여러 종류의 경계가 섞여 있는 경우에는 에코와 마찬가지로 50% 이상을 차지하고 있는 주요 소견(dominant feature)을 그 경계로 정한다.

대표 증례 1 M/47 불규칙한 경계를 보인 저에코 결절

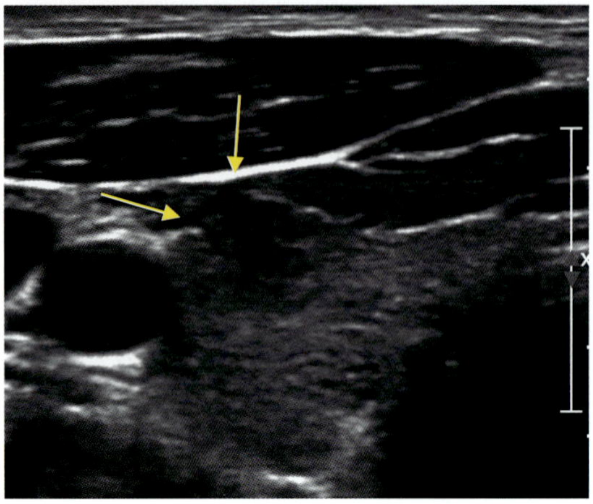

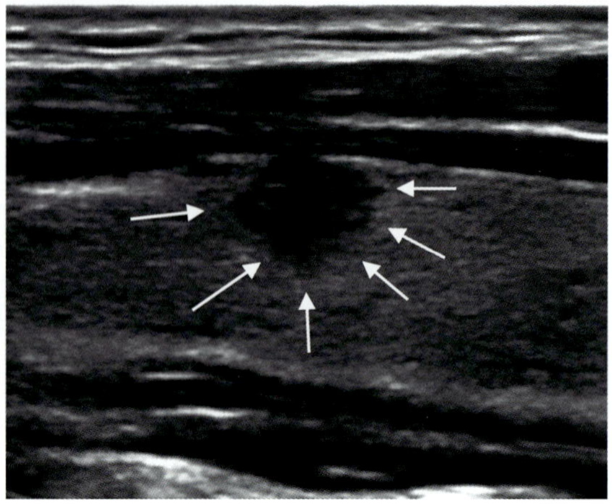

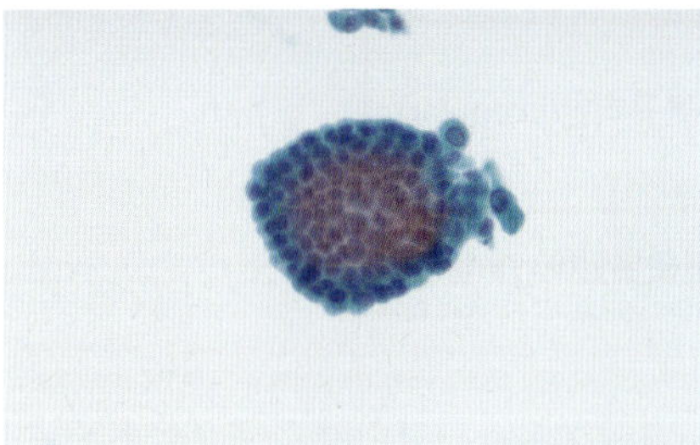

[FNA 병리 결과지]

DIAGNOSIS:
Thyroid, right, liquid-based cytology:
(The Bethesda System)
Class VI. MALIGNANT
- Papillary thyroid carcinoma.

- 경계가 불규칙한(흰 화살표) 저에코 결절이다. 가로면(transverse view)에서 결절의 일부에 피막 파열 소견(노란 화살표)이 보여 갑상선 피막 외 침범(minor ETE)이 의심되는 모습이었다.

- **피막파열(Capsular disruption)** (p.82-83 참고)
    - 악성 결절이 접하고 있는 피막에 갑상선을 싸고 있는 하얀 에코선이 없어지는 것

Gallery 불규칙한 경계(Irregular margins)

M/49

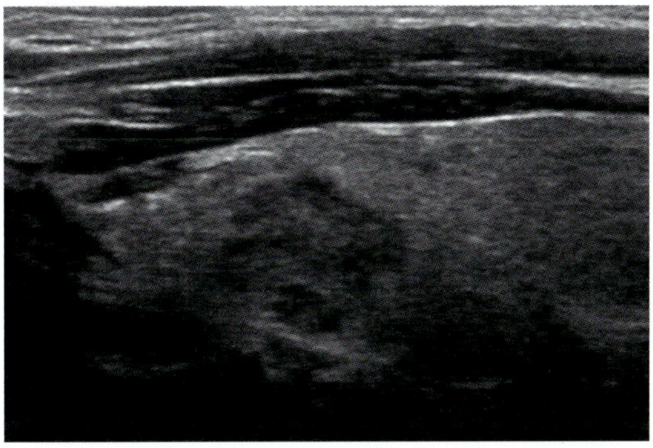

F/59, sus

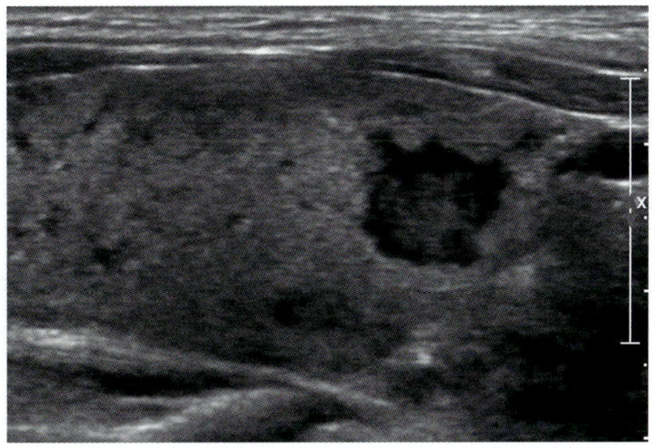

F/63 거대석회화 동반, 좌측 경부 레벨 III에 의심 림프절 동반

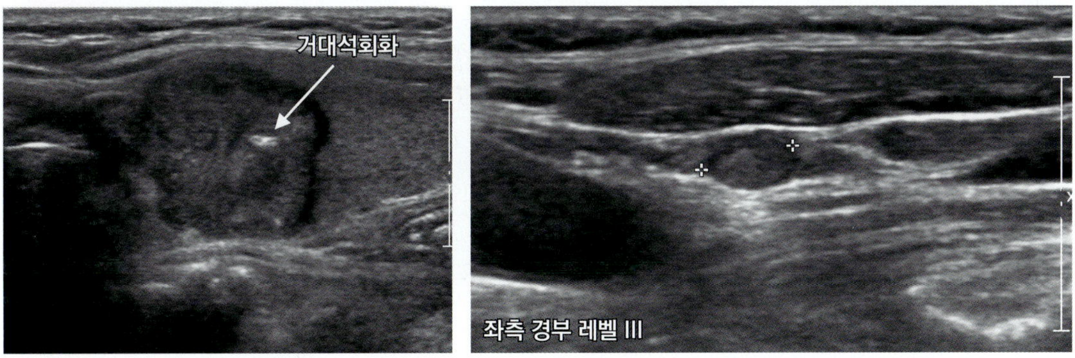

M/40 거대석회화 동반

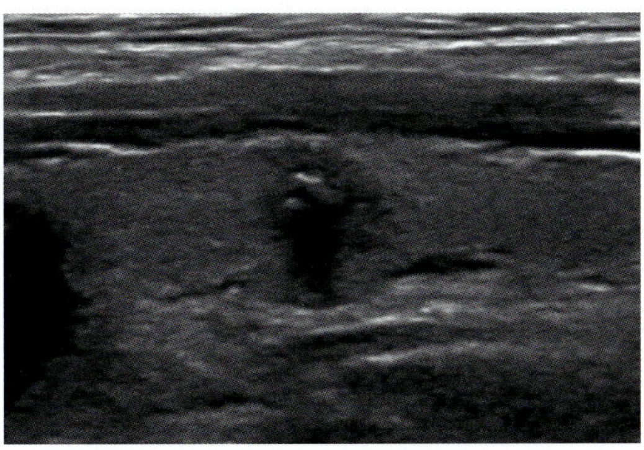

M/52

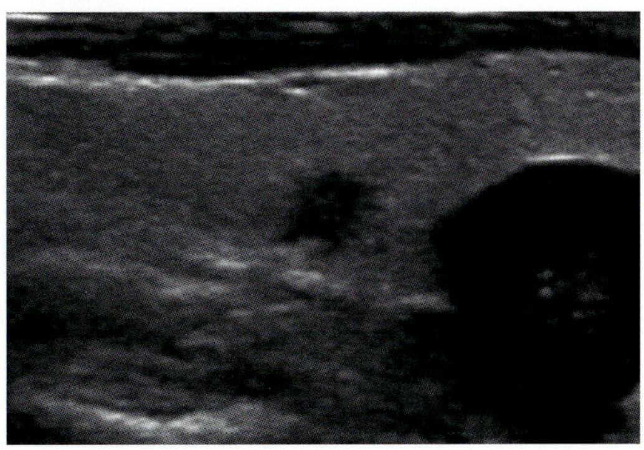

M/66 일부 피막파열 동반

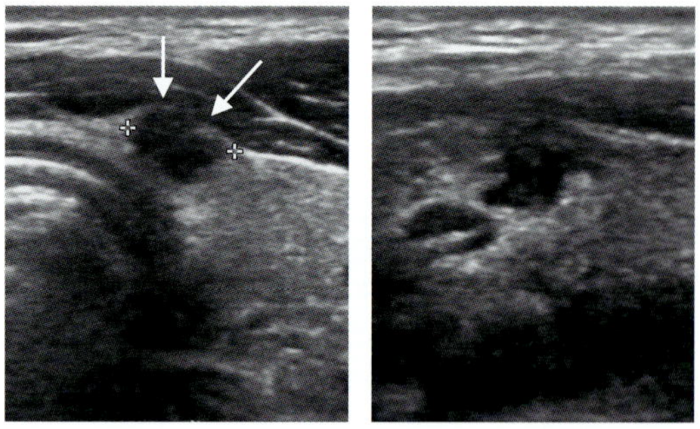

F/50

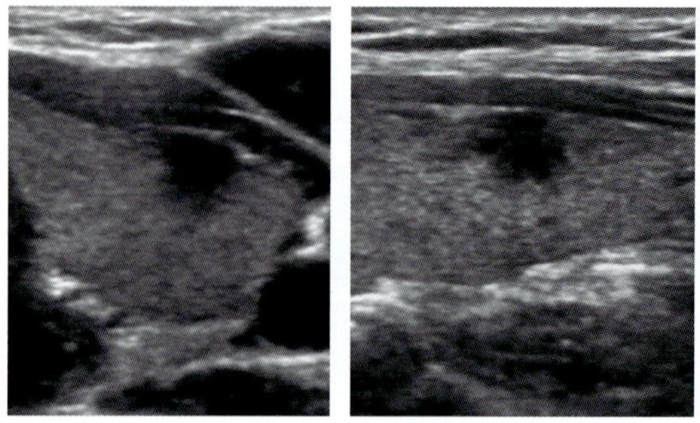

M/75, sus 거대석회화 동반

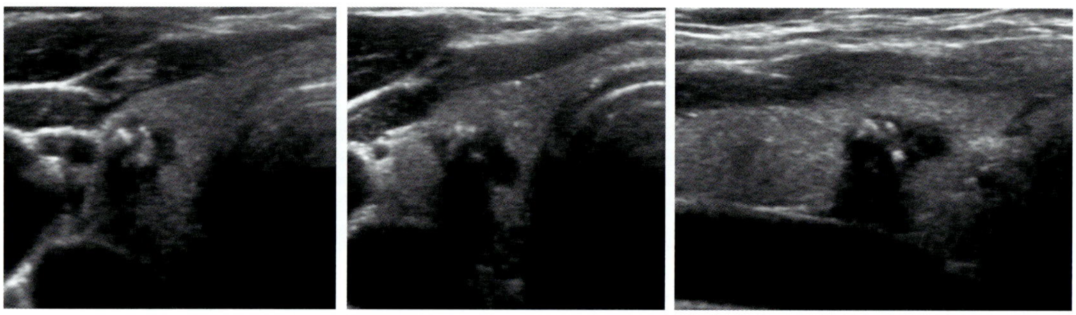

F/56 우측 경부 레벨 IV에 의심 림프절 동반

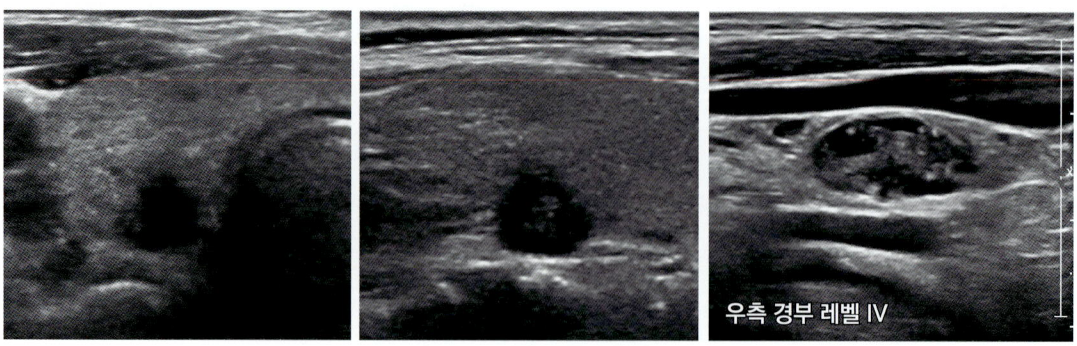

F/44

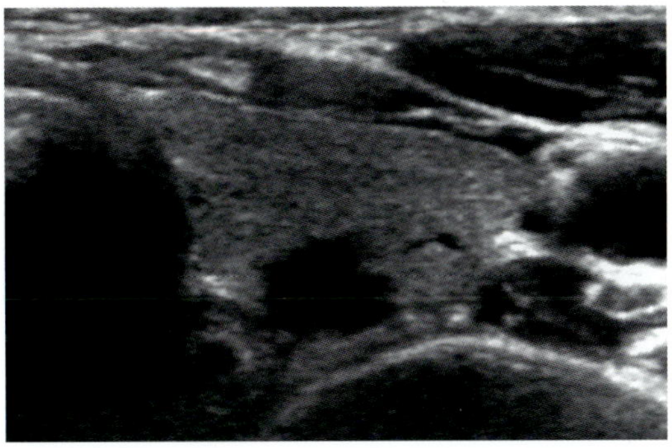

F/39

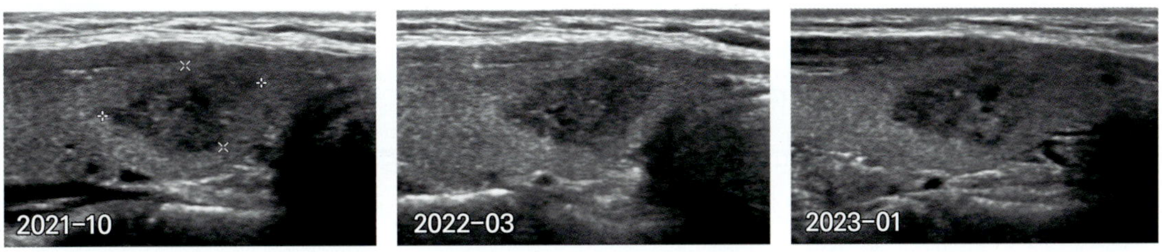

- 2021-10 FNA에서 AUS 결과가 나와 6개월 후 ReFNA를 권고하였다.
- 2022-03 약 5개월 만에 재내원하여 ReFNA를 시행하였으며 benign 결과가 나와서 1년 후 초음파를 권고하였다.
- 2023-01 약 10개월 만에 재내원하여 초음파를 시행하였으며 변화 없는 모습이었다.

퇴행성 결절(Degenerating nodule, DN)

- **여러 원인에 의해 퇴행성 변화를 보이는 결절들**을 말하며 collapsing benign cystic nodules, mummified thyroid syndrome 또는 vanishing tumors 등 다양한 이름으로 불리고 있다.
- 주로 양성 결절들이나 갑상선암과 관련이 있다는 보고도 있다.
- 부분/전체 낭성 결절 추적관찰 중 또는 고형결절의 FNA 후 추적관찰 중에 크기가 감소하여 보이는 경우가 많다.

- **이미지로 악성 결절과의 감별이 어려워** 수검자에게 불필요한 검사를 늘리는 원인이 된다.
  - **미세/거대석회화**가 잘 동반되며 colloid material 때문에 **점상 고에코 초점(PEF)**이 보이기도 한다.
  - 섬유화 때문에 **뚜렷한 저에코**로 보인다.
  - 비대칭적 섬유화로 인해 **비평행 모양**으로 보이기도 한다.
  - Collapse되고 capsular distraction이 일어나기 때문에 **불분명한(ill-defined) 경계**를 보인다.

- 악성 결절과 이미지로 구분하고자 하는 연구 저널들이 몇 개 있으며
  - 원형 또는 타원형의 모양, 불분명한 경계, **저에코띠와 그 안쪽의 동에코띠(low-echoic halo, inner isoechoic rim)**가 퇴행성 결절의 진단에 도움을 줄 수 있다고는 하나 악성 결절과 서로 겹치는 부분이 많아 감별이 어렵다.

- 이전의 영상이 없거나 history를 알 수 없는 수검자에게서 발견될 때는 악성 결절과의 감별을 위해 조직검사가 필요하기도 하다. FNA를 먼저 시도할 수 있으나 섬유성 변화로 인해 non-diagnostic, AUS 등의 결과가 나오는 경우가 많으므로 이미지에서 퇴행성 결절이 의심될 때는 repeat FNA보다는 repeat CNB 시행을 권고하는 저널도 있다.

F/62 거대석회화를 동반한 불규칙 경계의 저에코 결절(FNA 시행 시 딱딱했던 결절)

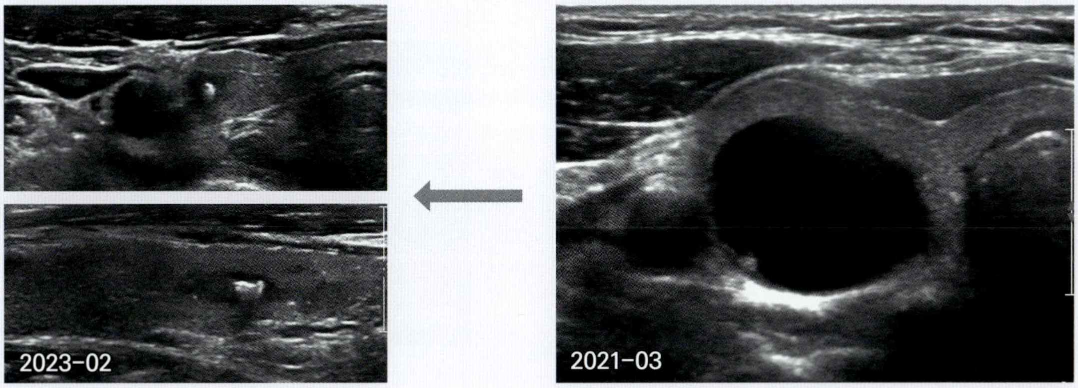

F/64 거대석회화를 동반한 불분명한 경계의 저에코 결절, DN으로 추정

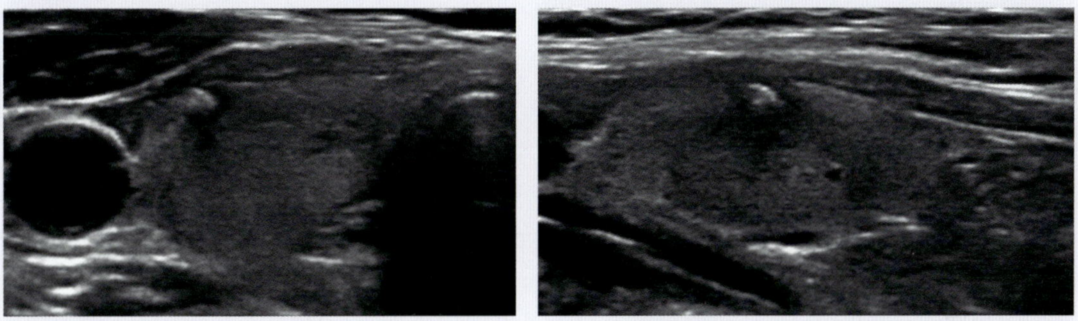

- 이전에 큰 cyst를 aspiration한 기왕력이 있다고 한 수검자이다.

M/69 비평행 방향, 불규칙 경계의 저에코 결절

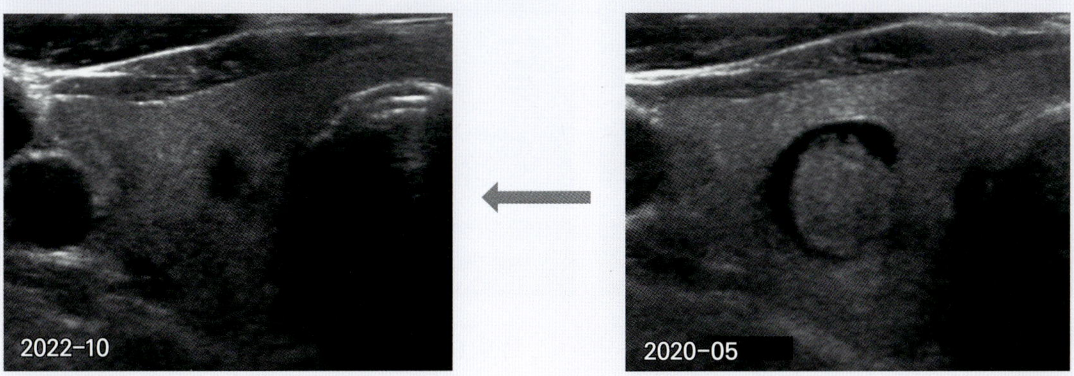

F/70 저에코띠와 안쪽의 동에코띠(화살촉)를 보이는 결절

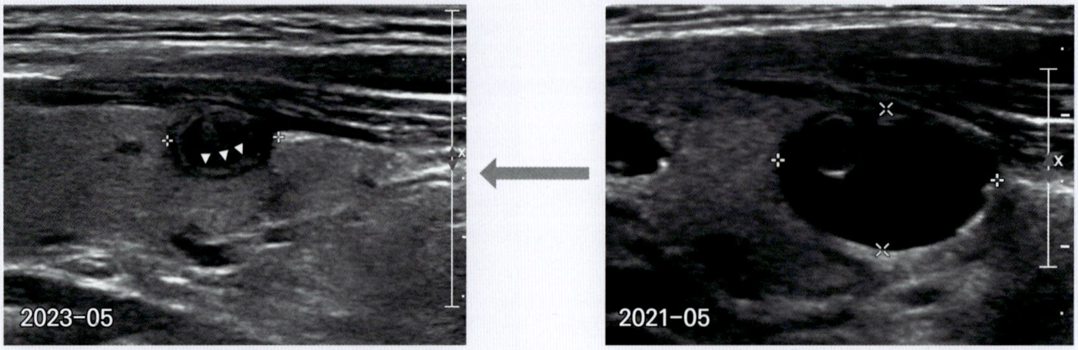

F/70 점상 고에코 초점(흰 화살표)을 동반한 저에코 결절, DN으로 추정

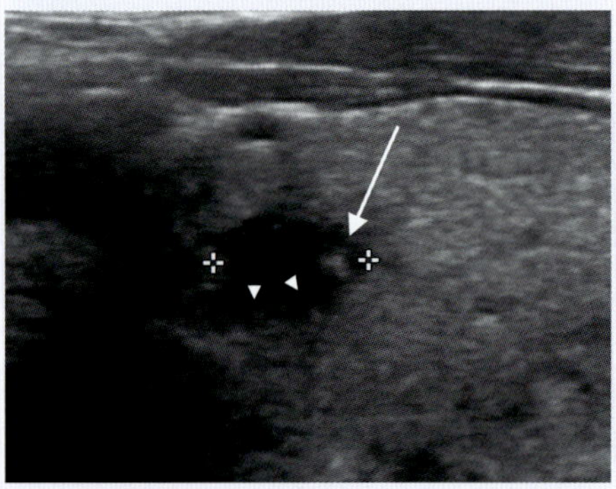

- 저에코띠와 그 안쪽의 동에코띠(흰 화살촉)를 보이는 결절이다.
- FNA 결과로 benign이 나왔으며 DN으로 추정된다.

F/57, sus

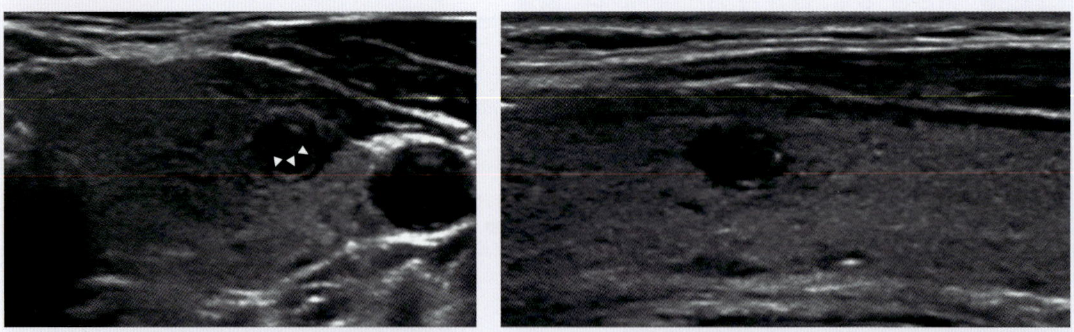

- 저에코띠와 그 안쪽의 동에코띠(흰 화살촉)를 보여 DN으로 생각하였으나 FNA 결과 유두암 의심 결과가 나왔고 수술 후 유두암으로 진단된 증례이다.

F/53 2021-10 FNA: non-diagnostic ⇒ 2023-05 초음파에서 크기 작아짐, FNA: benign

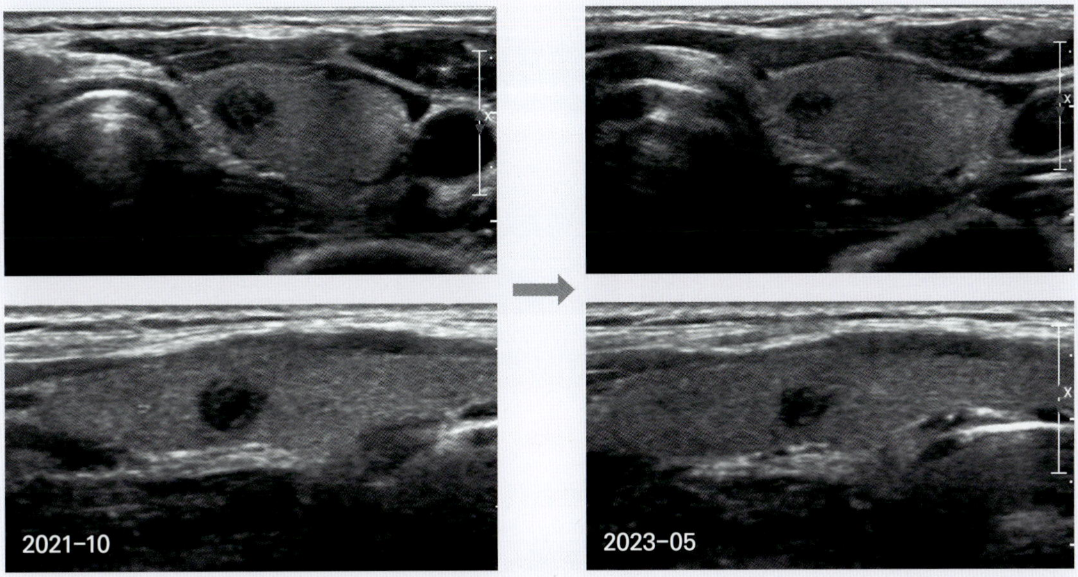

M/64 크기가 작아졌으나 유두암으로 진단된 증례

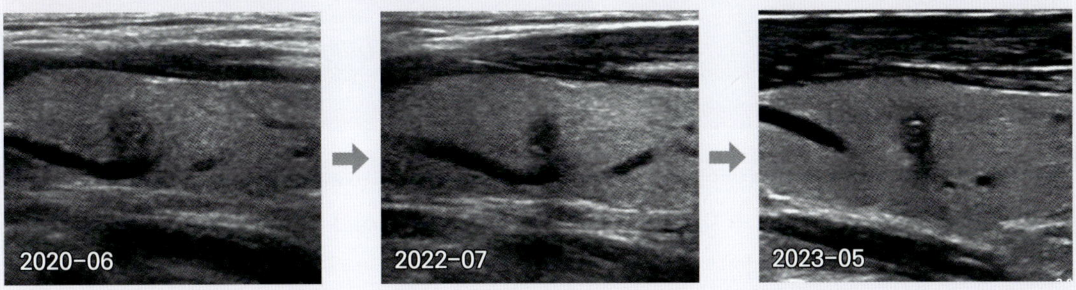

- 2020-06: 저에코띠와 안쪽의 동에코띠를 보여 DN으로 추정하였던 결절이다.
- 2022-07: 2년 후 추적관찰 초음파에서 크기가 작아져서 마찬가지로 DN으로 추정하였다.
- 2023-05: 1년 후 추적관찰 초음파에서 세로로 저에코 병변이 새롭게 보여 FNA를 시행하였으며 유두암으로 진단된 증례이다.

F/53 점상 고에코 초점을 동반한 불분명한 경계의 저에코 결절

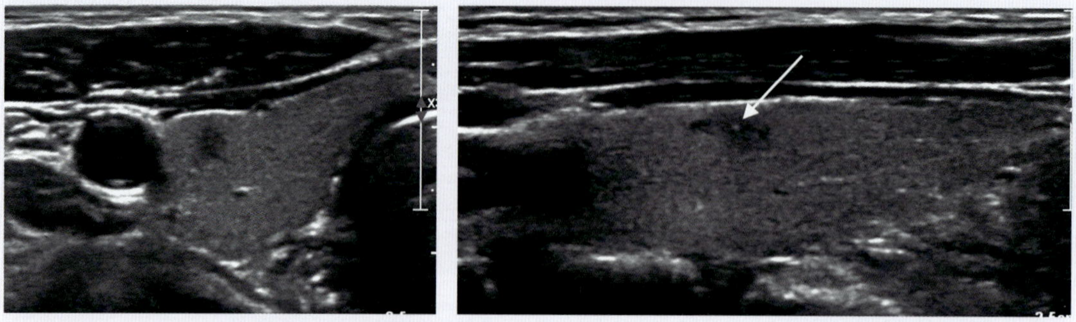

- 이전에 큰 cyst를 aspiration한 기왕력이 있다고 한 수검자이다.

F/34

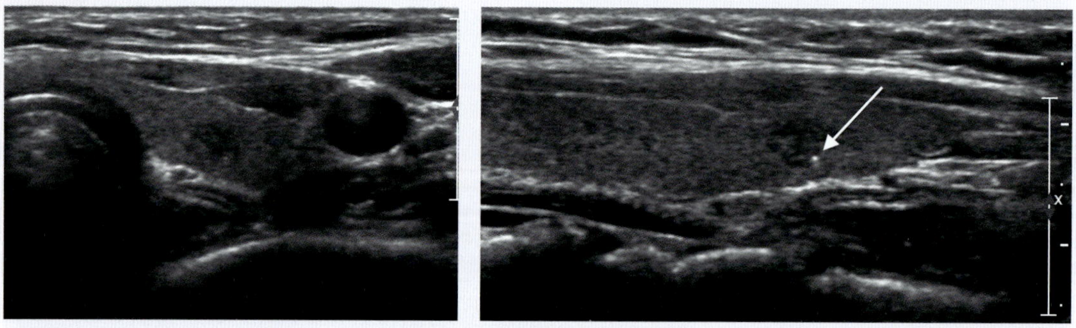

- 위의 두 증례는 비슷한 모양의 결절(점상 고에코 초점을 동반한 불분명한 경계의 결절)이나 하나는 퇴행성결절(DN)로 추정, 하나는 유두암이었던 증례들이다. 이처럼 퇴행성 결절은 이미지만으로 악성 결절과 감별하기는 쉽지 않다.

TIP

퇴행성 결절(degenerating nodule)은 악성의심 초음파 소견을 동반한 저에코 결절로 보이는 경우가 많기 때문에 이전 사진과의 비교와 시술력(이전의 FNA 또는 aspiration) 여부가 중요하다.

3 비평행 방향의 저에코 결절(Solid hypoechoic nodule with nonparallel orientation)

- **비평행 방향(성) (nonparallel orientation):** 결절의 세로 길이가 가로보다 긴 것
  - taller–than–wide shape
  - anteroposterior diameter > transverse diameter

2021

- 2016년 권고안에서는 가로면(transverse) 혹은 세로면 영상(longitudinal image) 중 어느 한 곳에서만 보여도 비평행 방향을 주었으나 2021년 권고안에서는 **가로면에서만 평가**하기로 정의하였다.

2016년 권고안	→	2021년 권고안
가로면에서 또는		가로면에서만 평가
세로면에서 비평행일 때		

- 비평행 방향성은 암 가능성이 높은 소견이지만, 부분 낭성 혹은 동–/고에코 결절에서보다는 고형 저에코 결절에서 동반될 때 암 가능성이 더 높다.

대표 증례 1, sus F/54 천천히 자라면서 비평행 방향이 된 저에코 결절

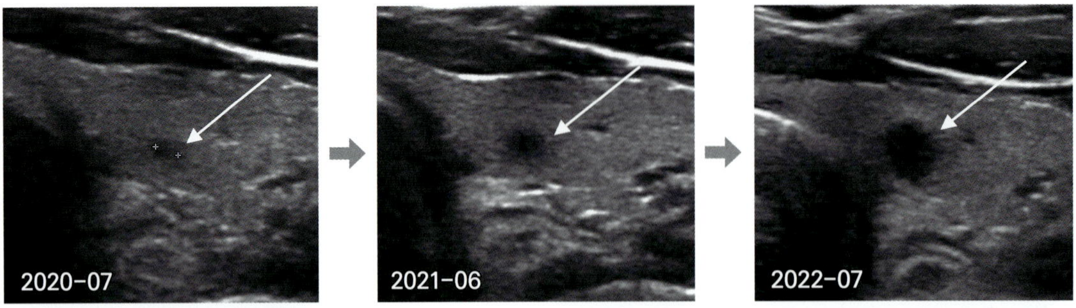

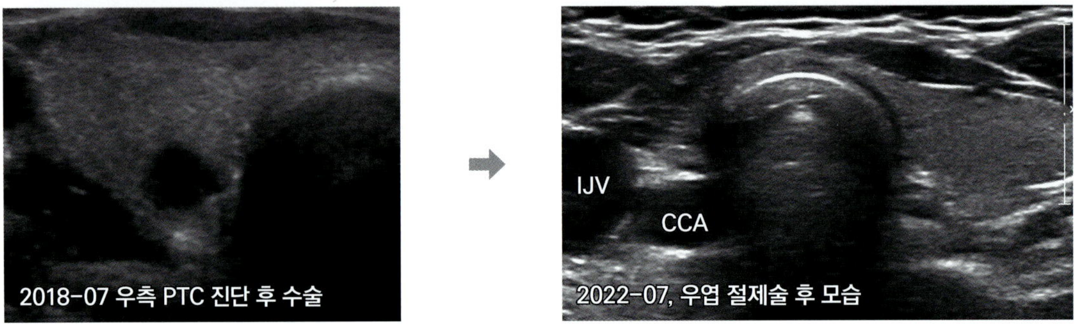

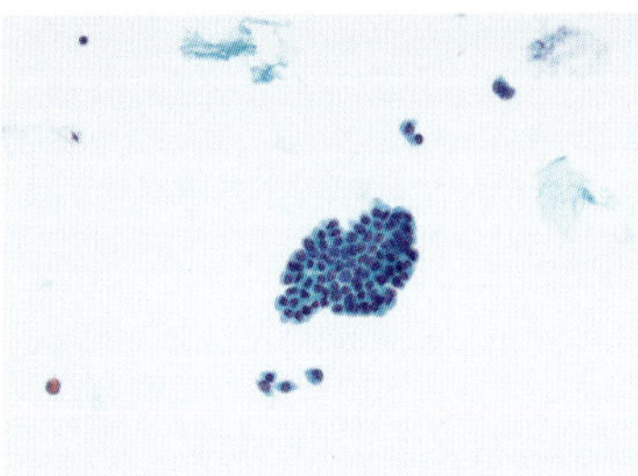

[FNA 병리 결과지]

DIAGNOSIS:
Thyroid, left, liquid-based cytology:
(The Bethesda System)
Class V. Suspicious for Malignancy
- Suspicious for papillary thyroid carcinoma.

- 유두암으로 갑상선 우엽 절제술 후 추적 관찰하던 수검자로 좌엽의 저에코 결절이 크기가 증가하면서 비평행 방향을 가지게 된 증례이다.
- 2022-07에 FNA를 시행하여 유두암 의심 소견으로 나왔다.

Gallery 비평행 방향(Nonparallel orientation)

M/47, sus

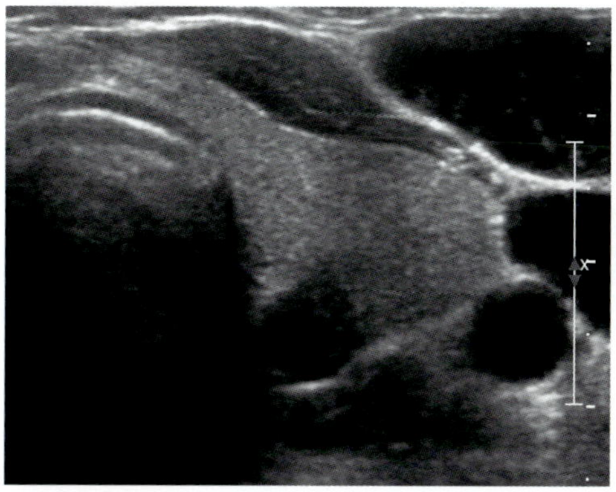

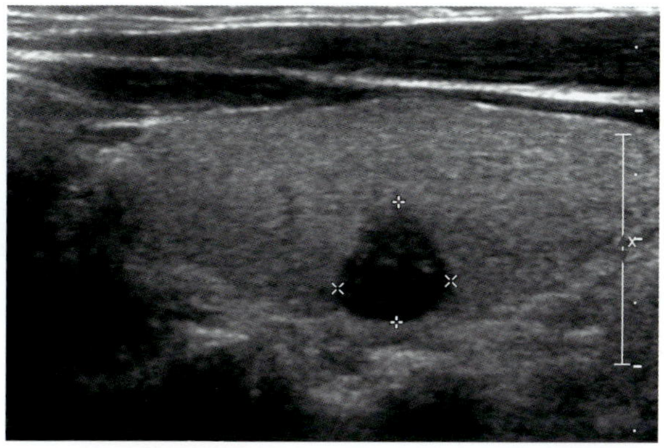

M/60, sus 매우 단단했던 결절

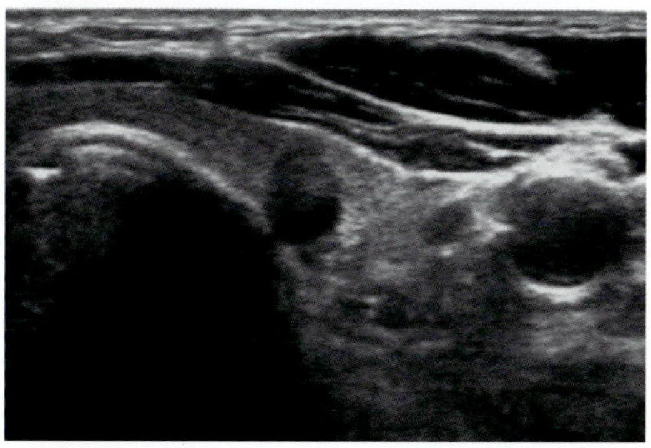

F/56, sus

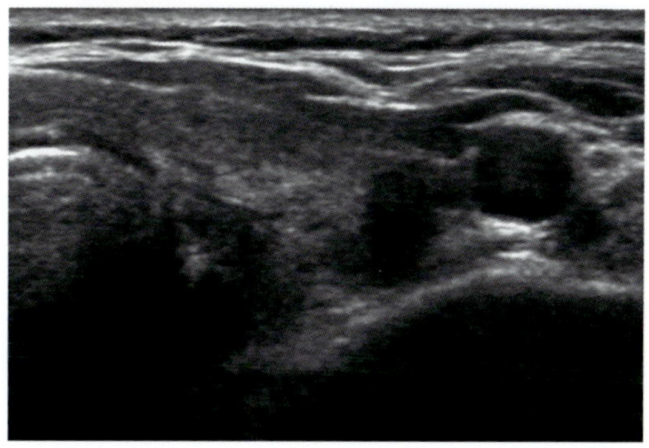

F/80 대학병원에서 PTC 진단 후 active surveillance 중

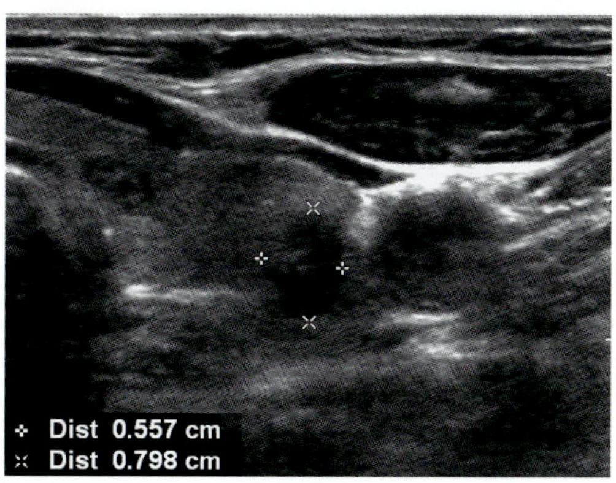

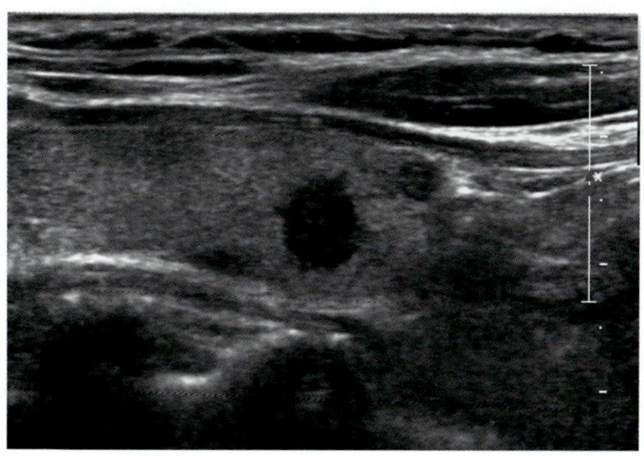

F/59

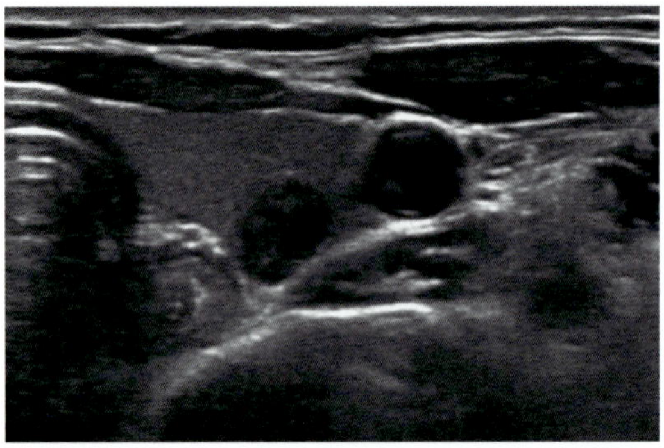

F/51

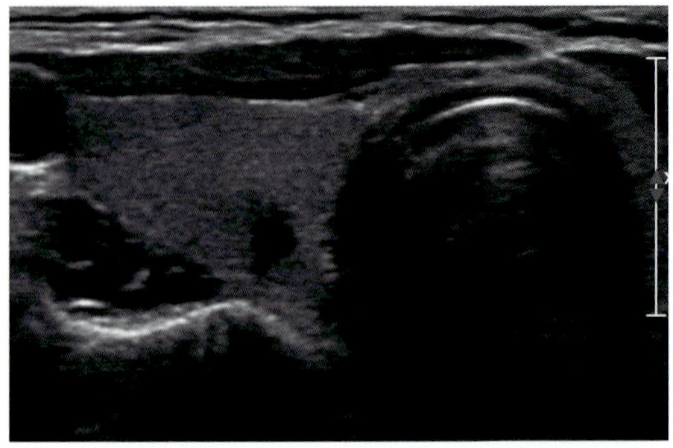

F/71 2번의 FNA에서 모두 AUS가 나왔으며 초음파 추적관찰에서 변화 없음

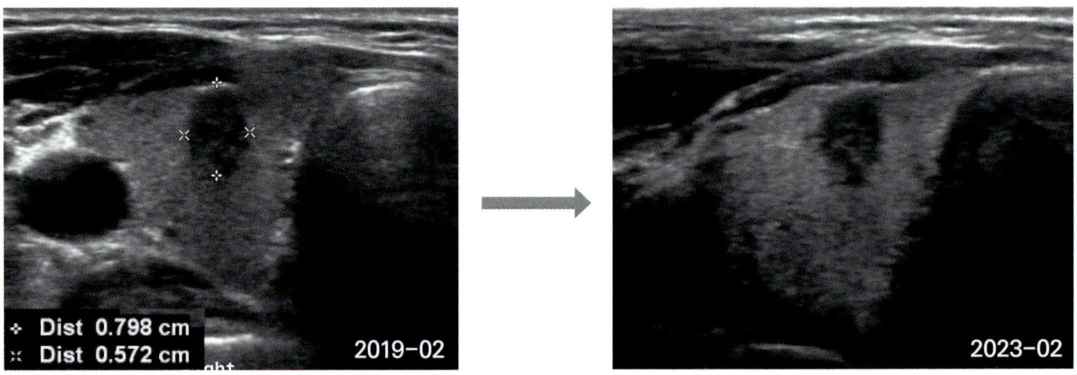

F/68 2번의 FNA에서 모두 AUS가 나왔으며 초음파 추적관찰에서 변화 없음

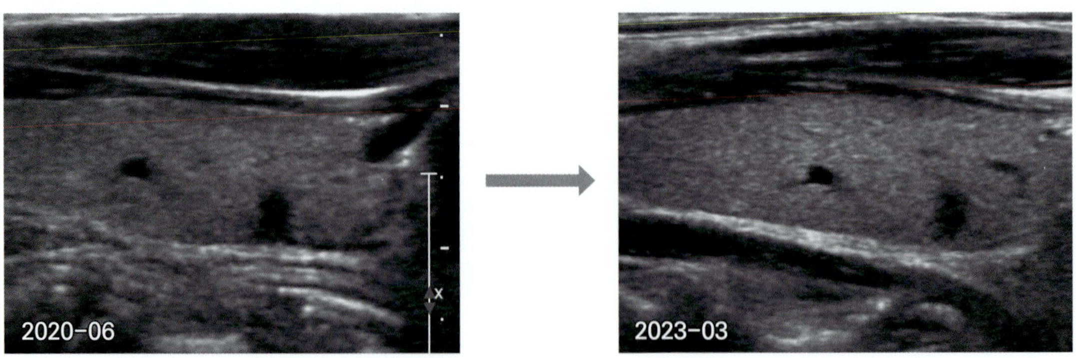

4 점상 고에코 초점을 동반한 불규칙한 경계의 저에코 결절 (Solid hypoechoic nodule with punctate echogenic foci and irregular margins)

대표 증례 1, sus F/42 같은 쪽 목 레벨 III에 의심 림프절 동반

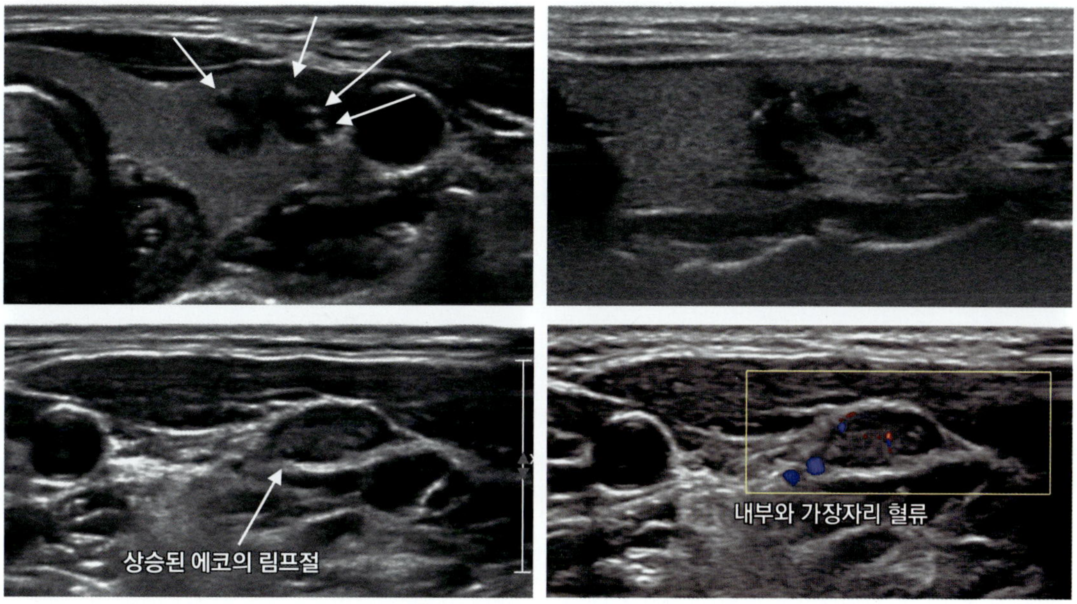

[FNA 병리 결과지]

▣ SPECIMEN ADEQUACY
Satisfactory for evaluation

▣ INTERPRETATION RESULT
Thyroid, right, FNA (liquid-based cytology):

V. SUSPICIOUS FOR MALIGNANCY
Suspicious for papillary thyroid carcinoma

- 피막파열 소견과 점상 고에코 초점(흰 화살표)을 동반한 불규칙한 경계의 저에코 결절과 좌측 경부 레벨 III 부위에 상승된 에코의 의심 림프절이 보였다.

증례 2 F/34 갑상선 양엽에 점상 고에코 초점을 동반한 경한 저에코 결절, 의심 림프절 동반

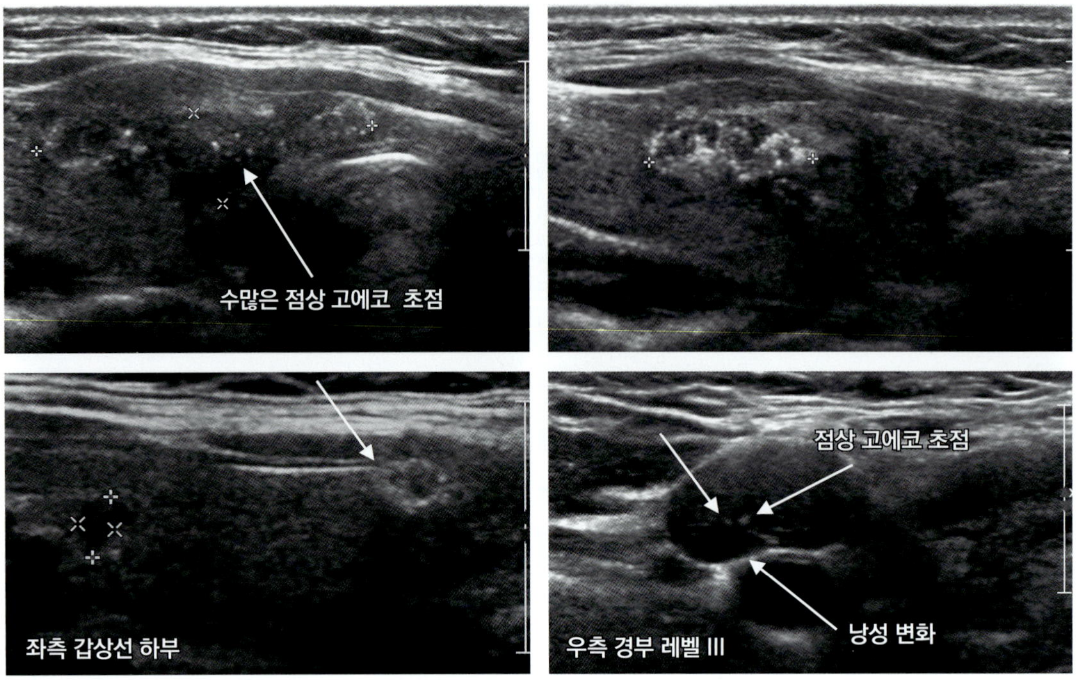

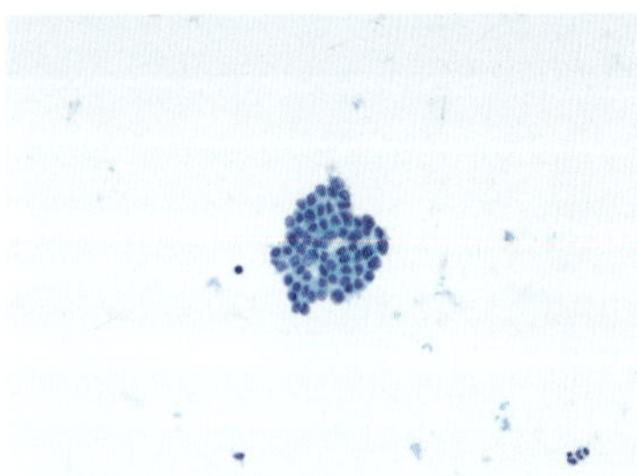

[FNA 병리 결과지]

Thyroid, **right**, “R”, liquid-based cytology:
(The Bethesda System)
Class VI. MALIGNANT
- Papillary thyroid carcinoma.

Thyroid, **left**, “L3”, liquid-based cytology:
(The Bethesda System)
Class VI. MALIGNANT
- Papillary thyroid carcinoma.

- 우측 갑상선에 수많은 점상 고에코 초점을 동반한 불규칙한 경계의 저에코 결절이 보였고 좌측 갑상선 하부에도 가장자리 석회화와 점상 고에코 초점을 동반한 동에코 결절이 보였다. 두 결절 모두 FNA 결과 유두암으로 나왔다.
- 우측 경부 레벨 III에 낭성 변화와 점상 고에코 초점을 동반한 의심 림프절이 같이 있던 증례이다.

증례 3 F/41

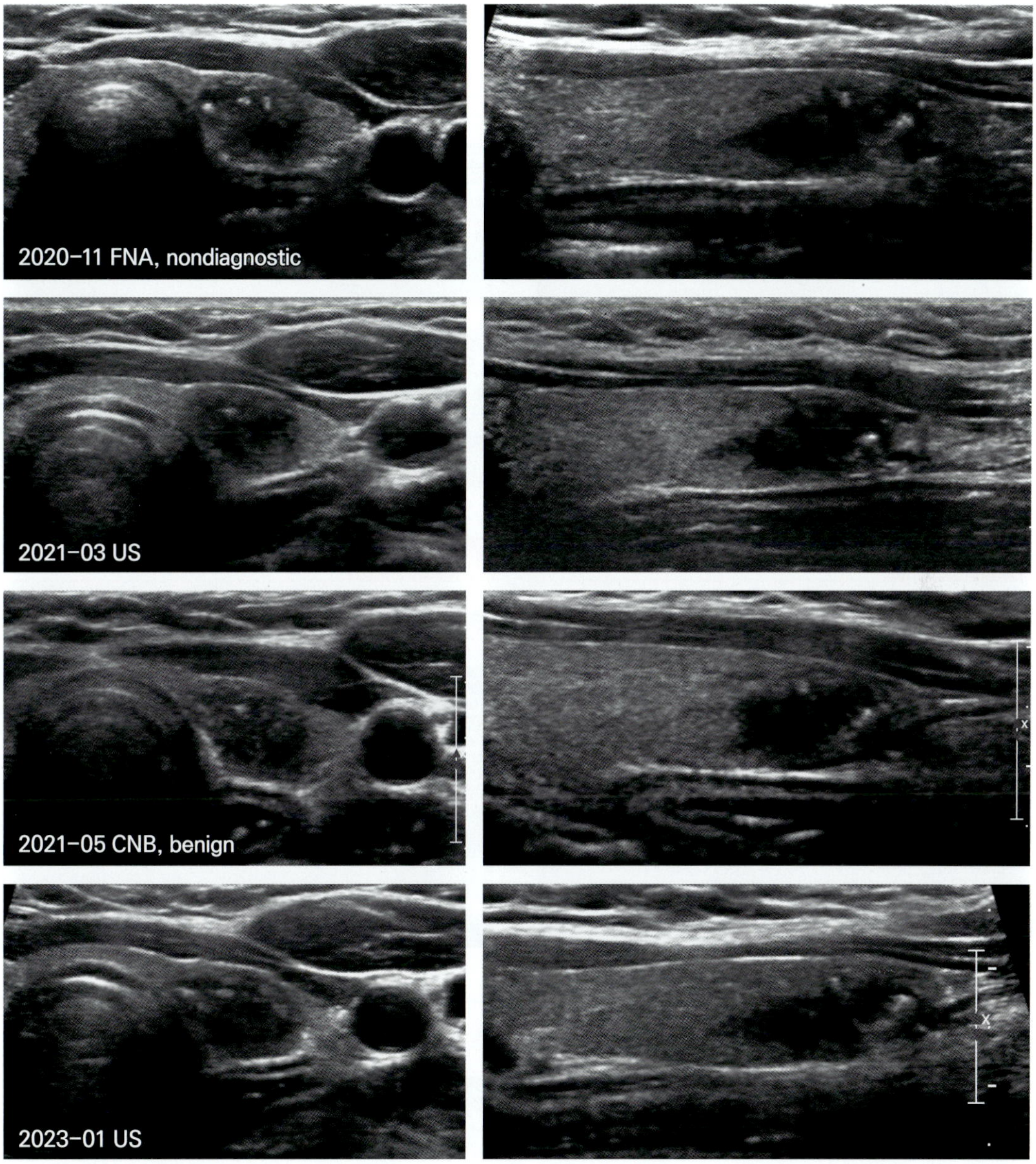

[CNB 병리 결과지]

< Pathological Diagnosis >
Thyroid, left, needle biopsy:
Follicular proliferative lesion with
- Variable sized follicles
- Stromal hyalinization and calcification

; favor **benign follicular nodule**

- 불규칙한 경계에 점상 고에코 초점을 동반한 저에코 결절이다.
- 2020-11 FNA에서 non-diagnostic, 2021-05 CNB에서 benign 결과를 얻었으며 2023-01 초음파에서 큰 변화없이 보이고 있다.

Gallery 점상 고에코 초점과 불규칙한 경계 (Punctate echogenic foci and irregular margins)

M/28

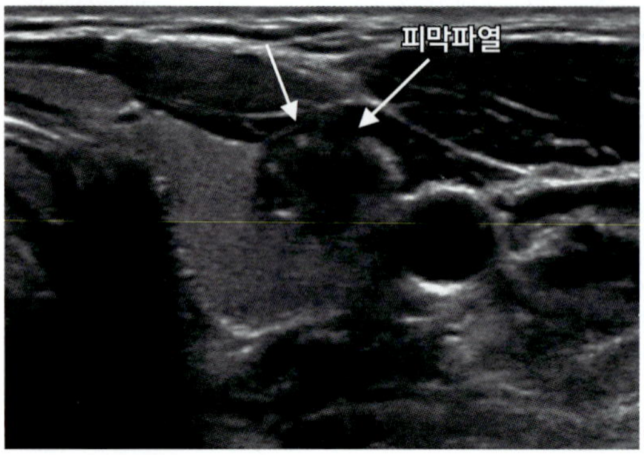

M/48

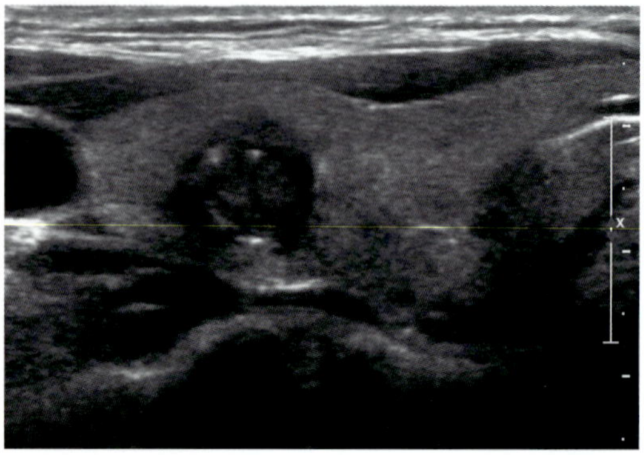

F/23, sus

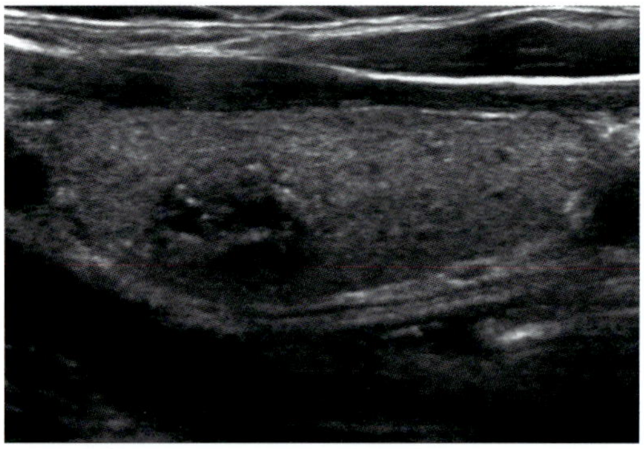

F/46, sus

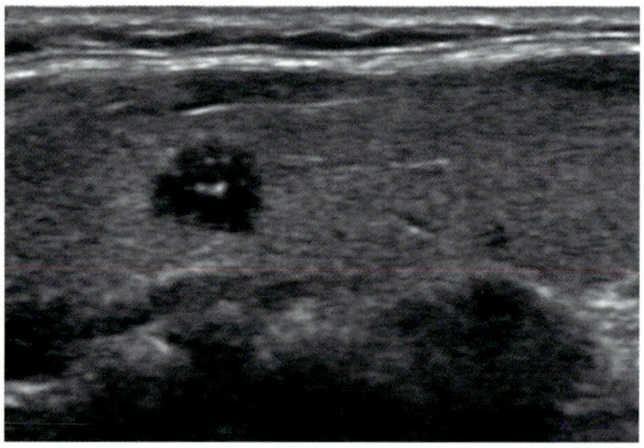

F/43

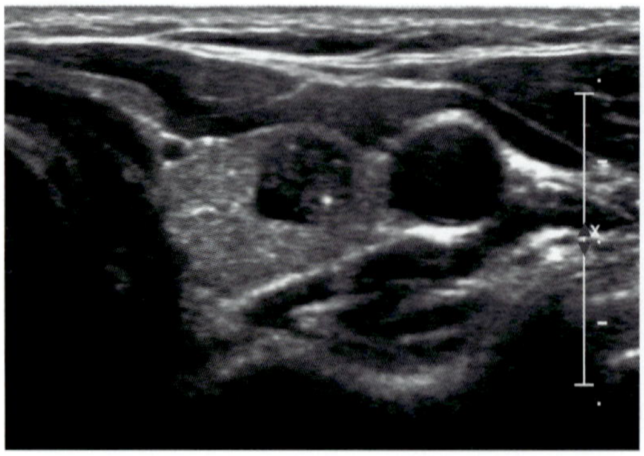

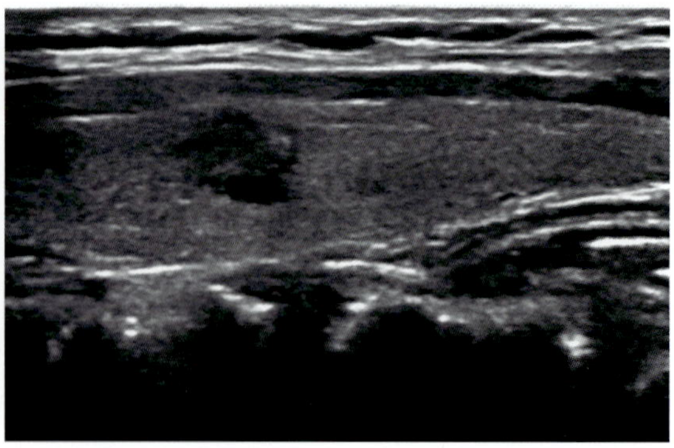

M/51 2018-11-02에 정상 초음파였으나 2022-02-05에서 새롭게 발견된 결절

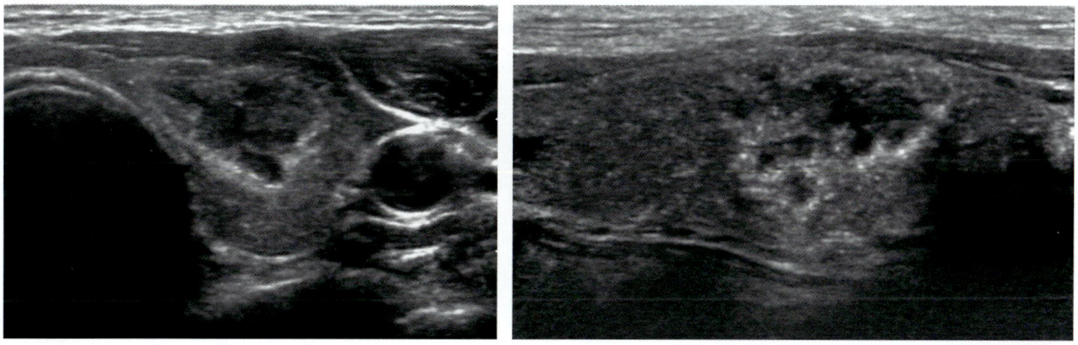

M/36

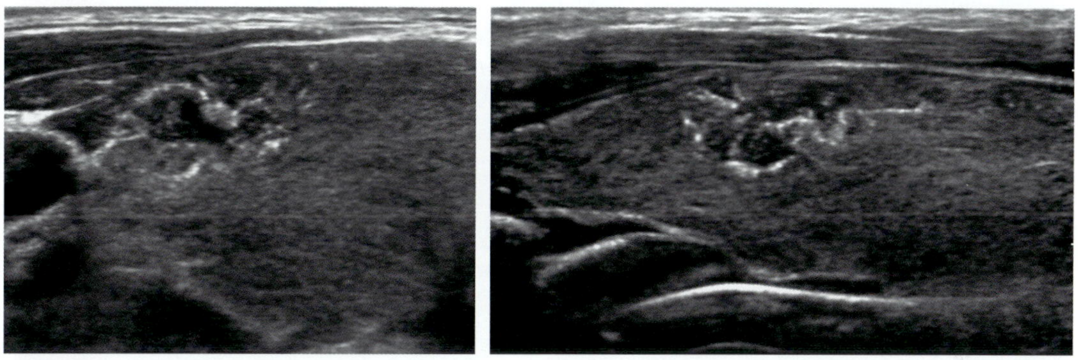

F/40

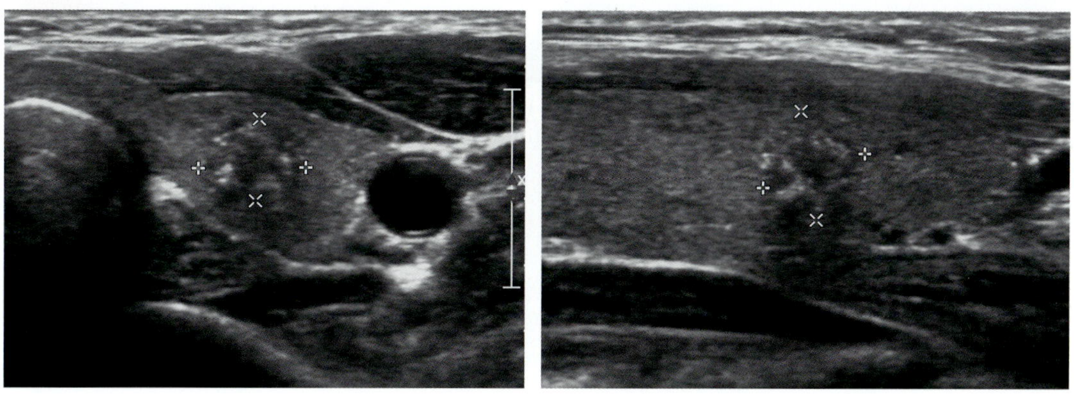

F/43

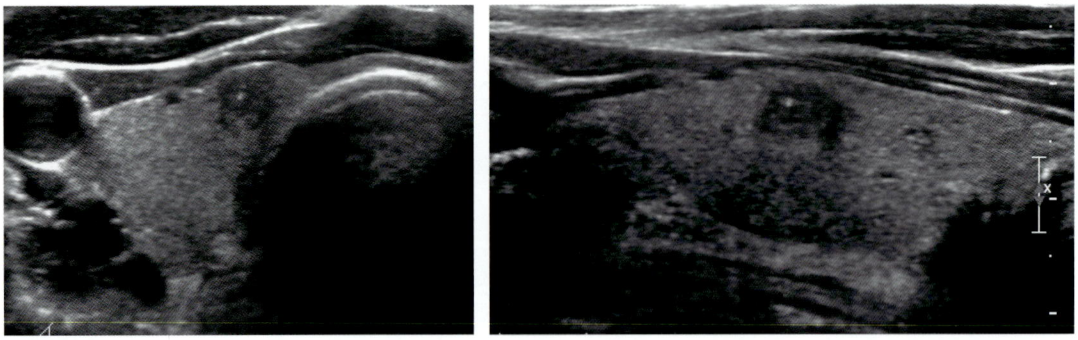

F/59 거대석회화 동반, 전이 림프절 동반

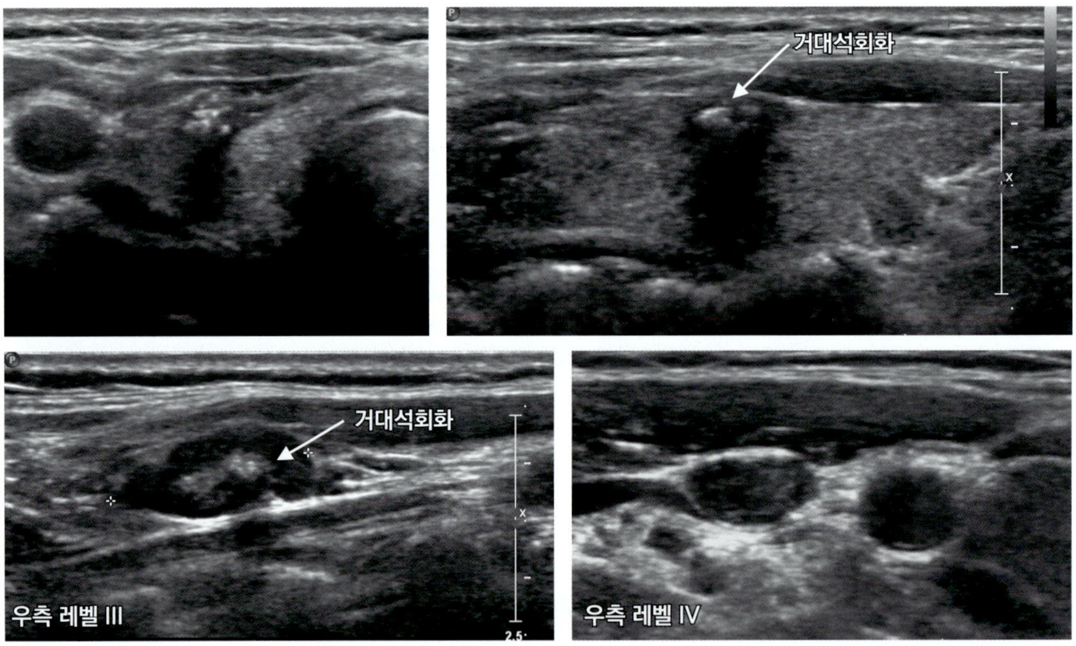

- 우측 경부 레벨 III 림프절 FNA 결과: metastatic carcinoma, washout Tg: 287 ng/mL

M/37 피막파열 소견

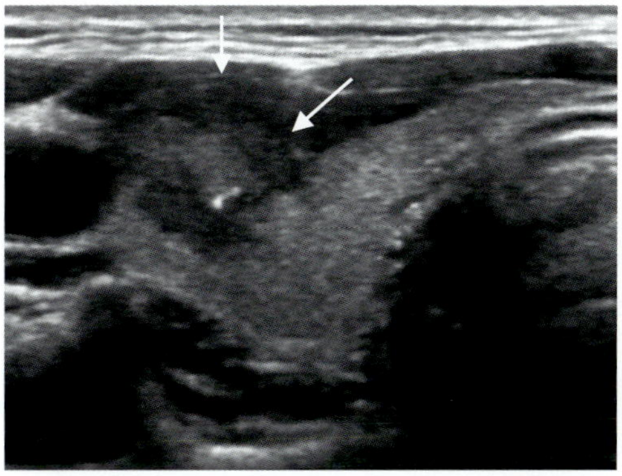

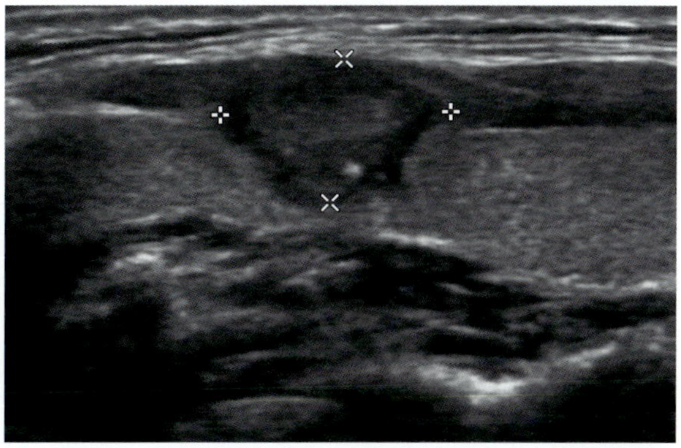

5 불규칙한 경계와 비평행 방향의 저에코 결절
(Solid hypoechoic nodule with irregular margins and nonparallel orientation)

대표 증례 1, sus M/35 불규칙한 경계와 비평행 방향의 저에코 결절

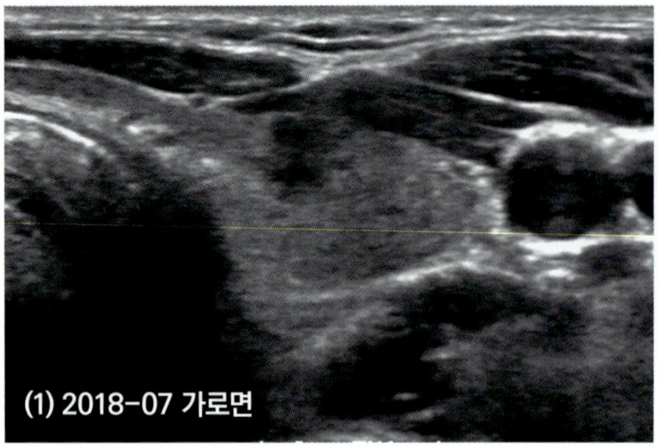
(1) 2018-07 가로면

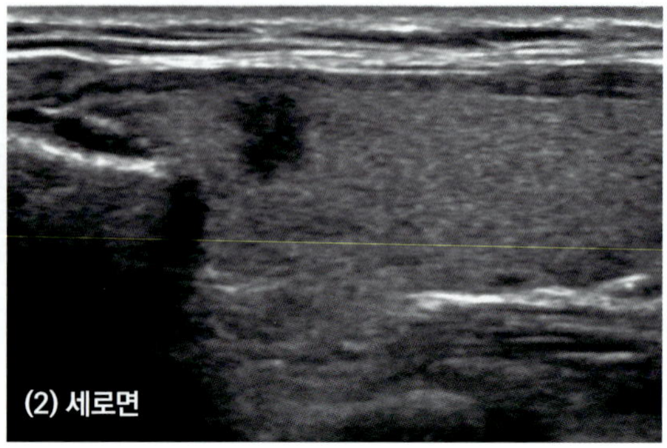
(2) 세로면

- 침상 경계를 보이는 비평행 방향의 저에코 결절이 보였다. FNA를 시행하였으나 양성(benign) 결과가 나와 **6개월 후 재검사를 권고**하였다(권고안: 12개월 이내 ReFNA 권고).

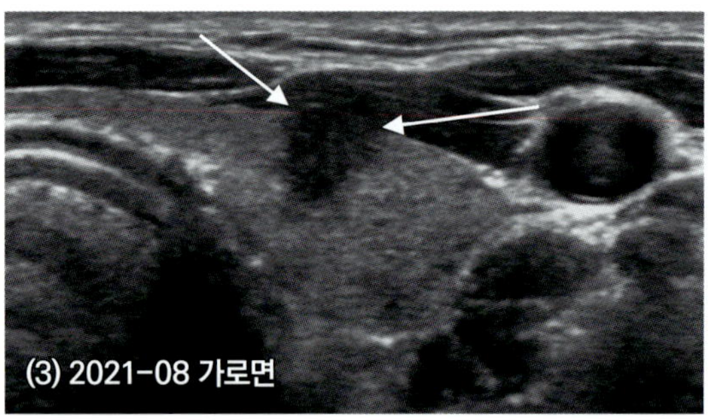
(3) 2021-08 가로면

[CNB 병리 결과지]

< Pathological Diagnosis >
Thyroid, left, needle biopsy:
Atypical follicular cell clusters (size: about 2 mm), suspicious for papillary thyroid carcinoma

- 3년 정도 지난 후에 환자가 재내원하였으며 결절의 크기가 커지고 일부 갑상선 외 침범 소견이 동반되어 있었다. 총조직검사(CNB)를 시행하였으며 유두암의심(suspicious PTC)으로 결과 나왔던 증례이다.

Gallery 불규칙한 경계, 비평행 방향(Irregular margins and nonparallel orientation)

F/48, sus

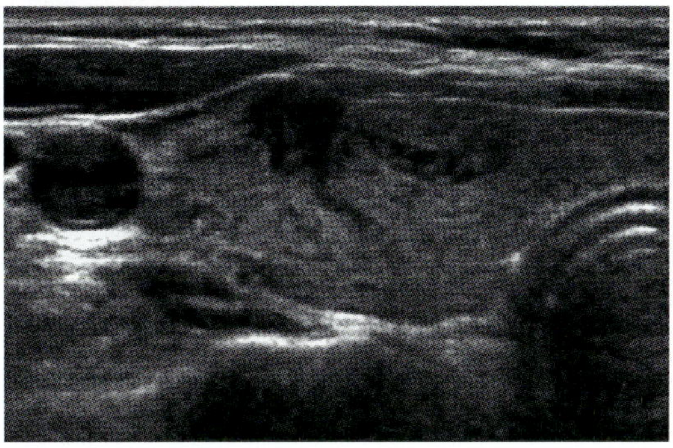

F/45, sus 거대석회화 동반

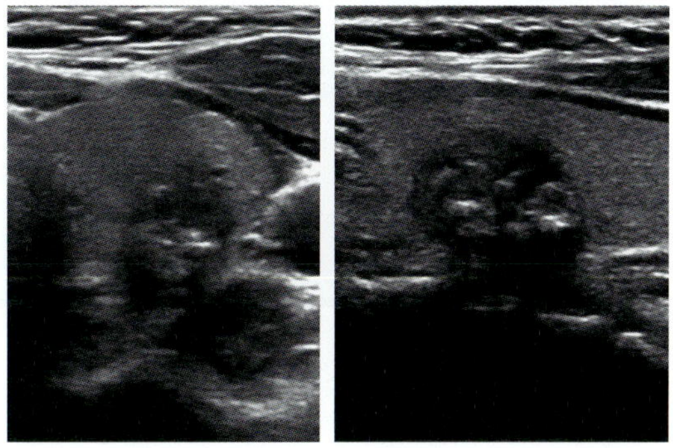

M/50

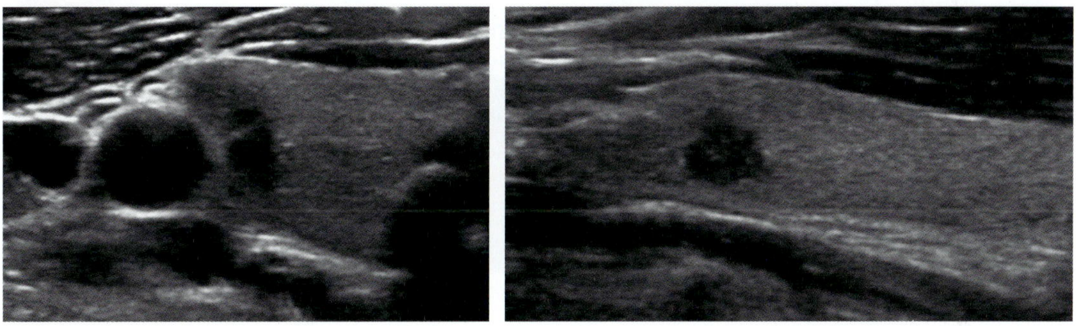

F/32, sus

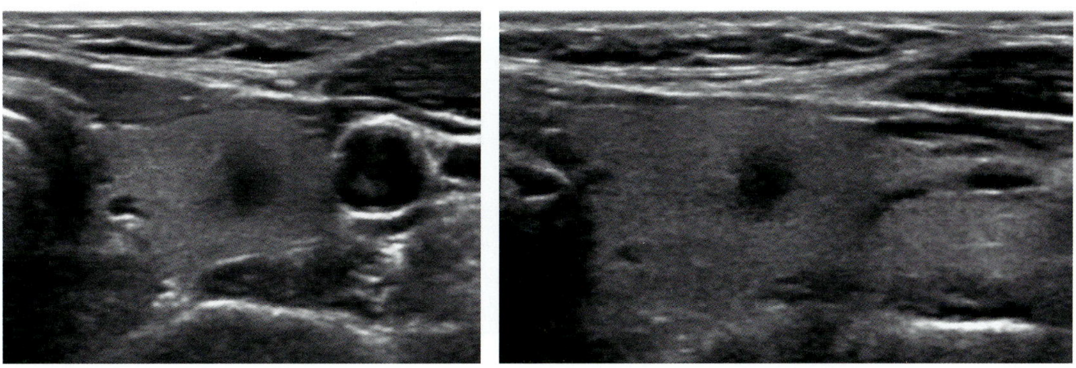

M/49, sus 거대석회화 동반

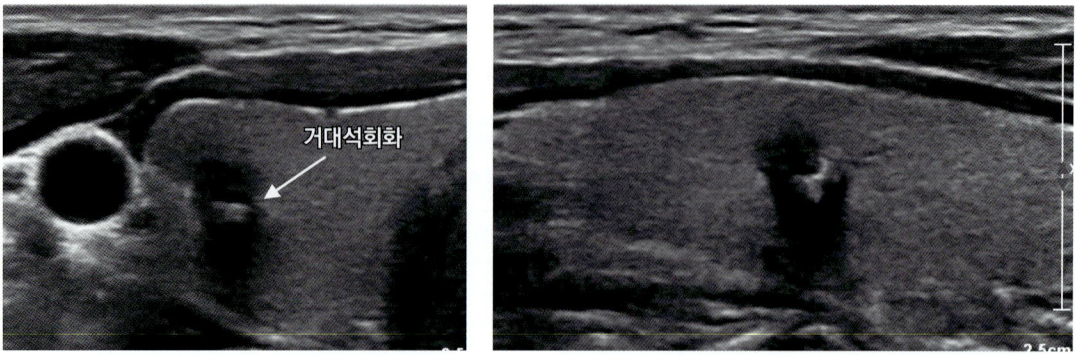

M/49 우엽에 두 개의 결절(두 결절 모두: PTC)

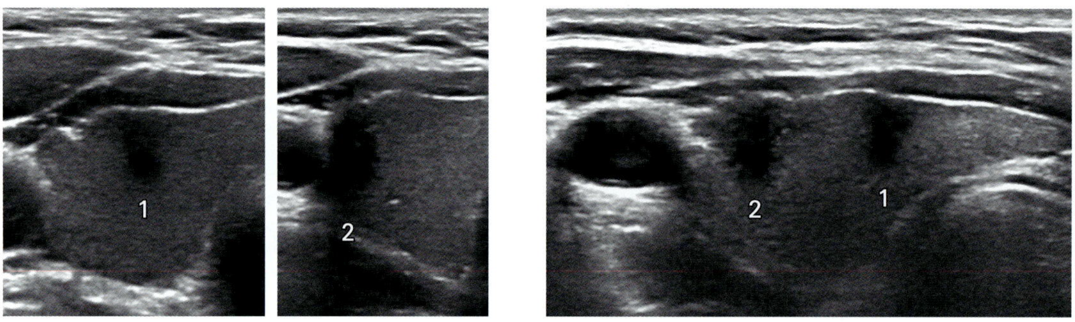

F/61

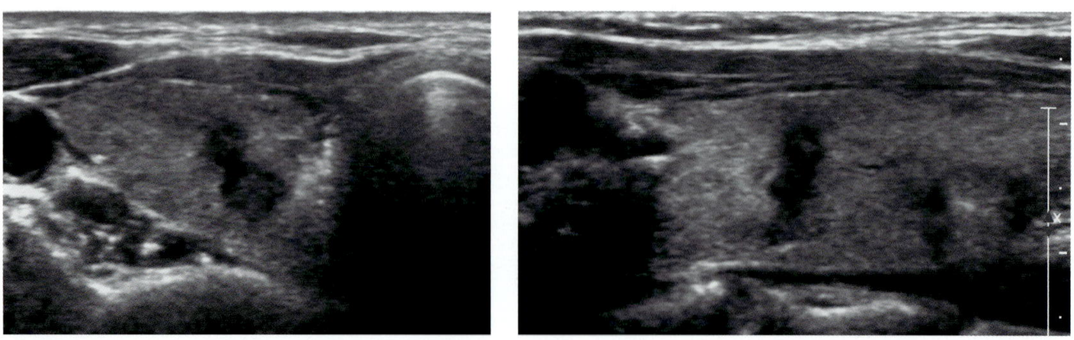

F/28

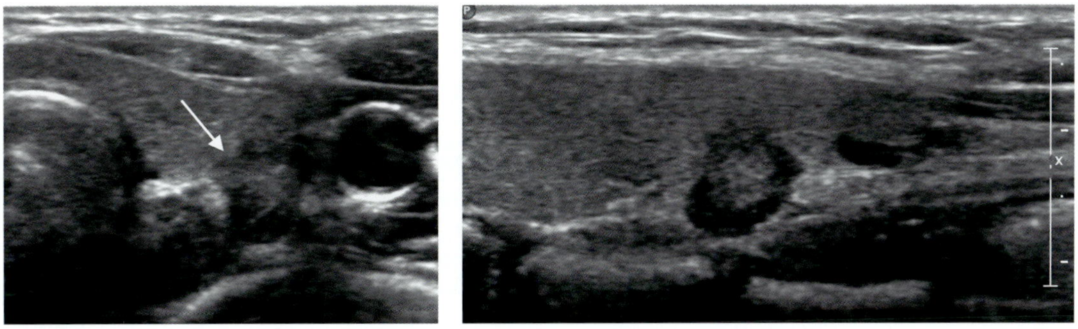

M/35

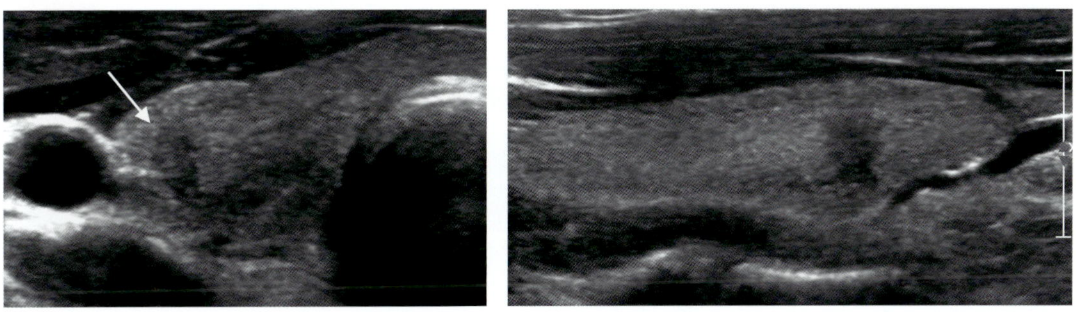

F/61, sus

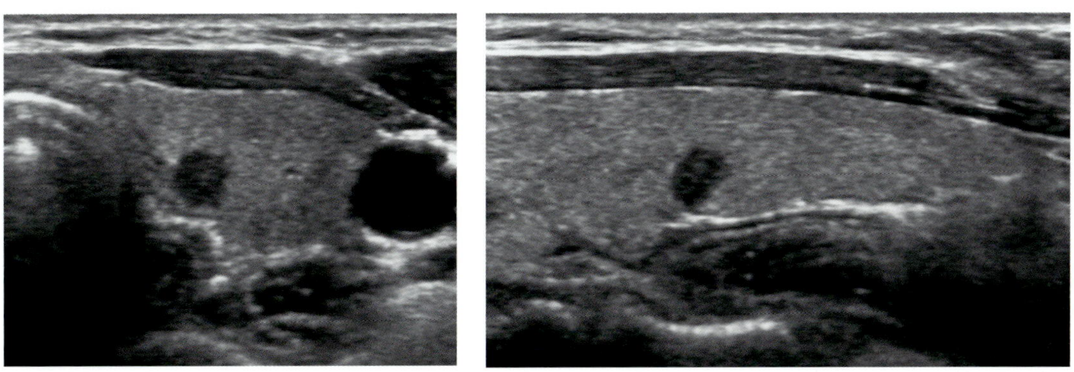

F/61 수술 후 여포성암으로 확진(follicular carcinoma)

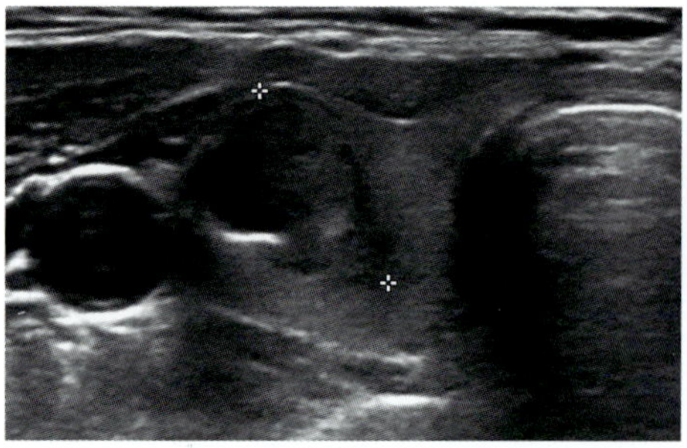

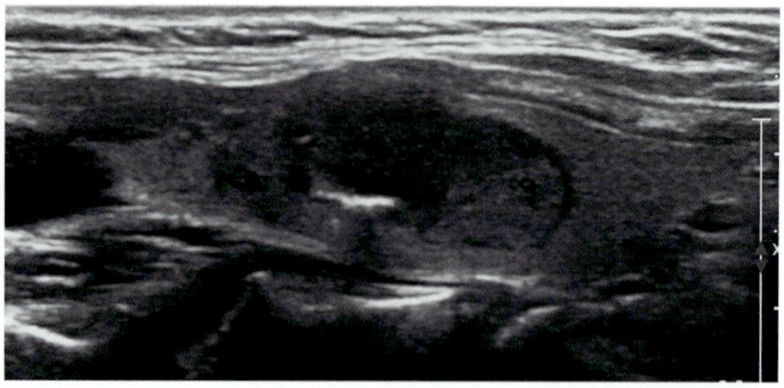

6 점상 고에코 초점을 동반한 비평행 방향의 저에코 결절
(Solid hypoechoic nodule with punctate echogenic foci and nonparallel orientation)

대표 증례 1 F/44 하모닉영상 사용 시 더 명확하게 보이는 점상 고에코 초점

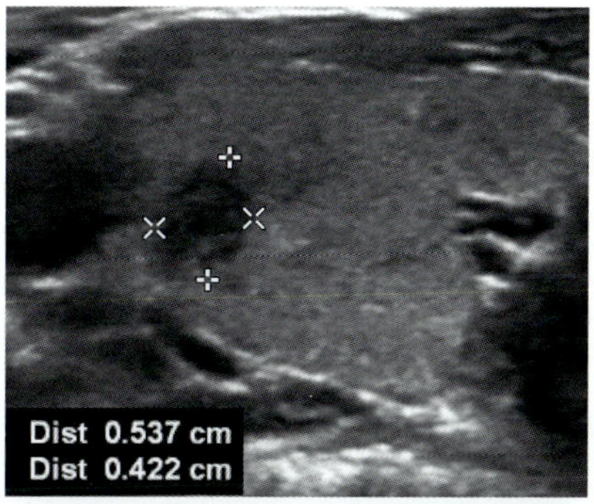

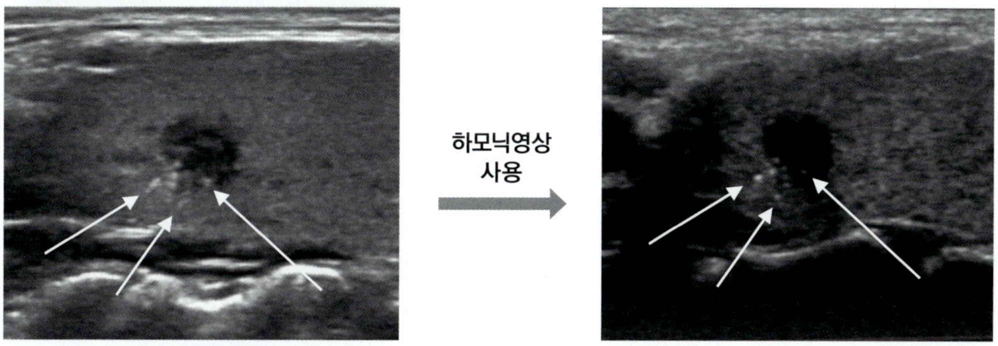

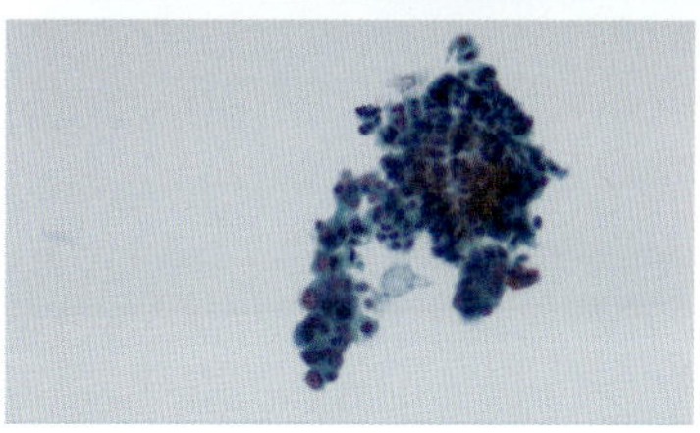

[FNA 병리 결과지]

DIAGNOSIS:
Thyroid, right, liquid-based cytology:
(The Bethesda System)
Class VI. MALIGNANT
- Papillary thyroid carcinoma.

- 가로면에서 비평행 방향을 보이는 저에코 결절이며 세로면에서 보았을 때 점상 고에코 초점을 동반하고 있었다. 하모닉영상을 시행하였을 때 대조도가 높아지면서 점상 고에코 초점을 더 선명하게 볼 수 있다.

TIP

하모닉영상을 사용하면 점상 고에코 초점이 더 명확하게 보이는 장점이 있지만 대조도가 높아지면서 저에코 결절이 무에코처럼 보일 수 있어 주의를 요한다.

Gallery 점상 고에코 초점과 비평행 방향 (Punctate echogenic foci and nonparallel orientation)

F/52, sus

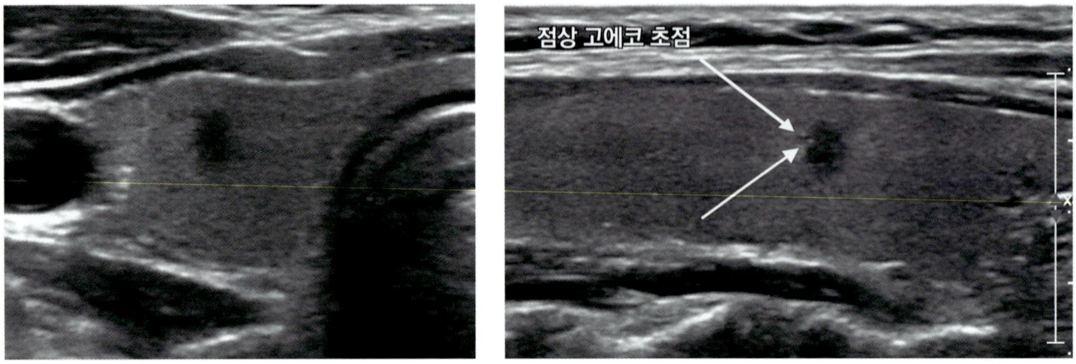

F/35

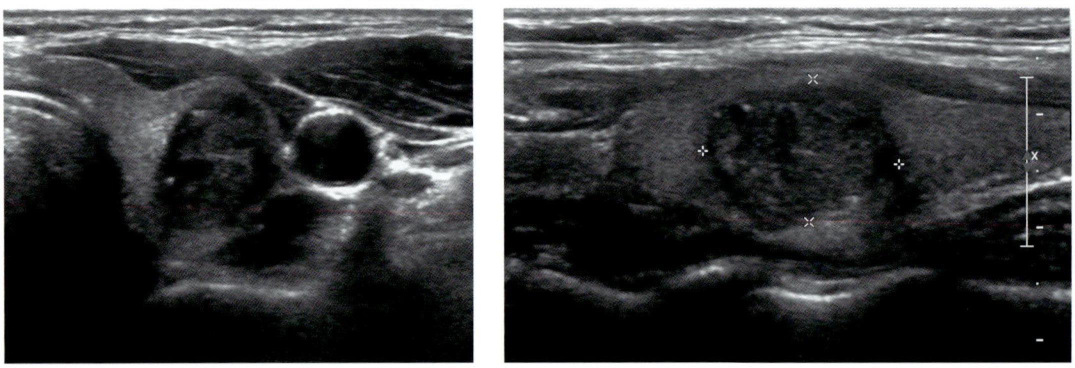

F/77

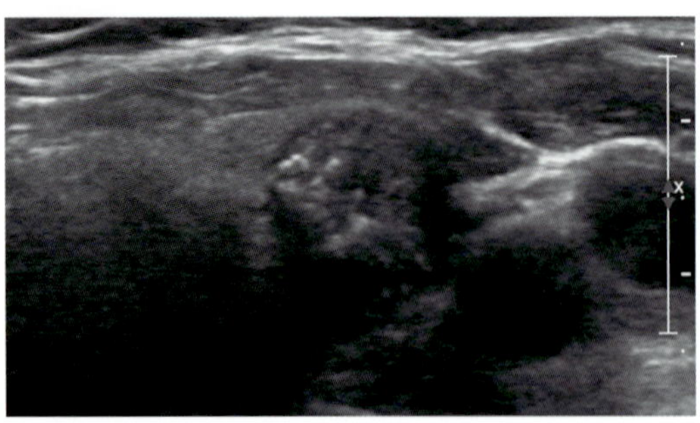

F/63, sus

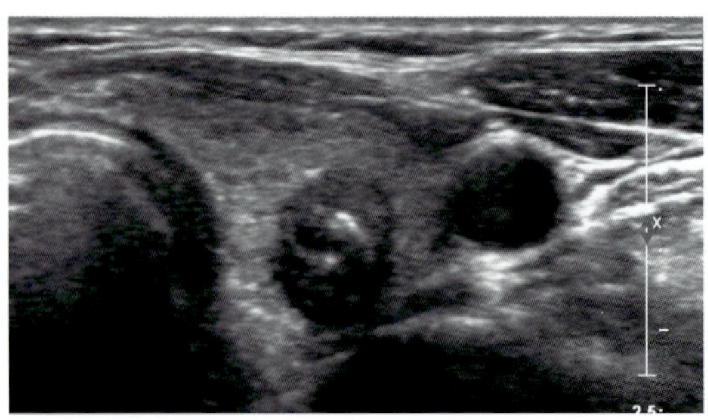

7 3개의 악성의심 초음파 소견을 모두 동반한 저에코 결절
(Solid hypoechoic nodule with all of the three suspicious US freatures)

대표 증례 1 M/62 의심 림프절들을 동반한 저에코 결절

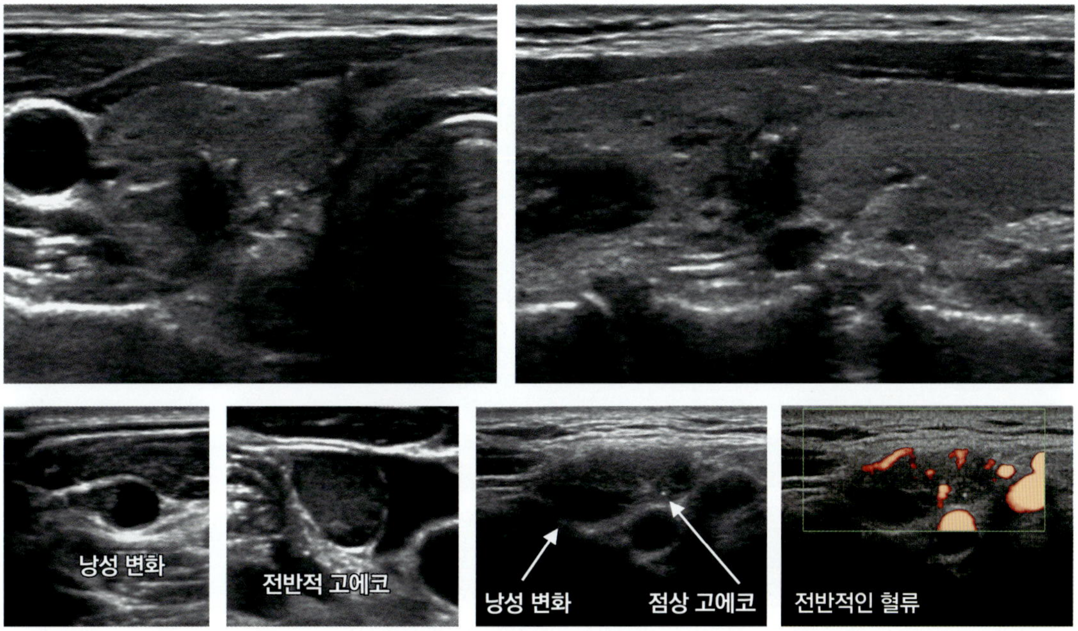

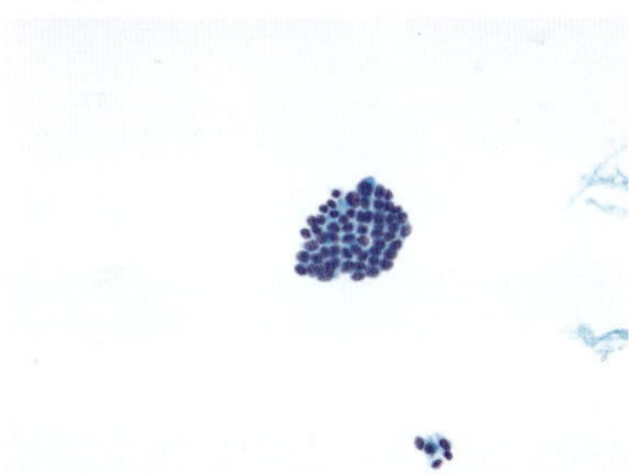

[FNA 병리 결과지]

DIAGNOSIS:
Thyroid, right, "1", liquid-based cytology:
(The Bethesda System)
Class VI. MALIGNANT
- Papillary thyroid carcinoma.

- 불규칙한 경계와 점상 고에코 초점을 보이는 비평행 방향의 저에코 결절로 악성의심 초음파 소견 3개를 모두 동반한 저에코 결절이 보인다.
- 우측 경부 레벨 II–IV, VI에 여러 개의 의심 림프절들이 보였다.

림프절 전이(LN metastasis)

- 갑상선 유두암에서 경부 림프절 전이는 60–70%로 높은 편이다. 림프절 전이는 사망률보다는 국소 재발과 연관이 있다고 알려져 있다.
- 저널마다 약간의 차이는 있으나 림프절 전이는 주로 central compartment (레벨 VI)와 lower lateral compartement (레벨 III, IV)에 제일 많이 나타난다. 갑상선 암이 upper pole에 위치할 때는 central compartment를 건너뛰고 lateral compartment에만 전이가 나타나는 경우도 있다.

- 다음의 suspicious 소견 중 하나라도 있다면 의심 림프절(suspicious)로 생각한다.

카테고리	초음파소견	FNA 권고
Suspicious	1) 낭성 변화 (Cystic change) 2) 고에코 초점 (Calcifications) 3) 피질의 고에코양상 (Cortical hyperechogenicity, focal/diffuse) 4) 비정상 혈류 (Abnormal vascularity, peripheral/diffuse)	> 단경 3-5 mm
Indeterminate	고에코성 림프절문**과** 림프절문 혈류가 보이지 않을 때 (Loss of echogenic hilum **and** hilar vascularity)	> 단경 5 mm
Probably benign	고에코성 림프절문 **또는** 방사하는 림프절문 혈류가 보일 때 (Echogenic hilum **or** hilar vascularity)	

- 림프절 FNA 시에는 washout thyroglobulin (Tg, 미세침 흡인 세척액 갑상선글로불린) 검사를 같이 하는 것이 좋으며(특히 lateral LN일 경우), 시행할 때는 갑상선을 지나지 않도록 주의한다.
  - 림프절 FNA 시행 검체를 얻은 후 그 미세침을 식염수로 세척하여 시험관(bottle)에 보낸다 (식염수의 양은 0.5 또는 1 mL로 병원마다 다르다).
  - 낭성 림프절인 경우는 식염수를 추가하지 않고 흡인한 액체를 그대로 시험관에 보낸다.
  - Washout Tg의 cutoff value는 0.2–50 ng/mL 또는 당시의 serum Tg 수치 등 다양하나 주로 1 ng/mL를 기준으로 하는 논문들이 많다.

Gallery 점상 고에코 초점, 불규칙한 경계와 비평행 방향 (Punctate echogenic foci, irregular margins, and nonparallel orientation)

M/37 3가지 악성의심 초음파 소견을 모두 보이는 저에코 결절

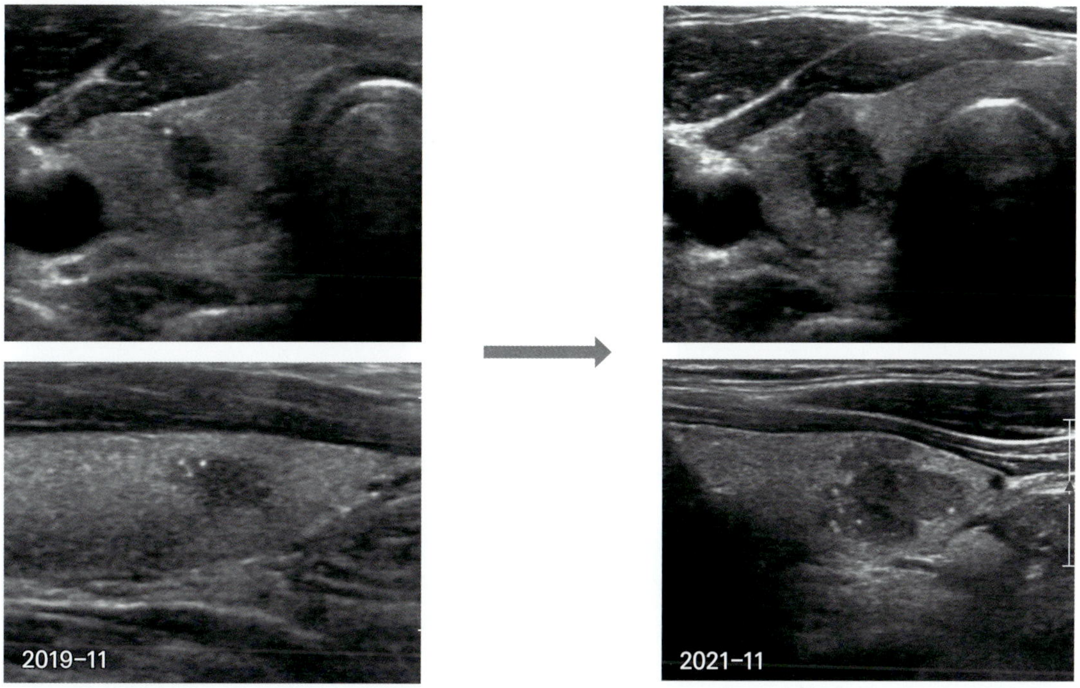

- FNA를 권고하였으나 거부하였고 2년 후에 재내원하여 시행한 초음파에서 크기가 커지고 경계가 불규칙해졌으며 점상 고에코 초점이 늘어난 상태로 보였던 저에코 결절이다.

M/73

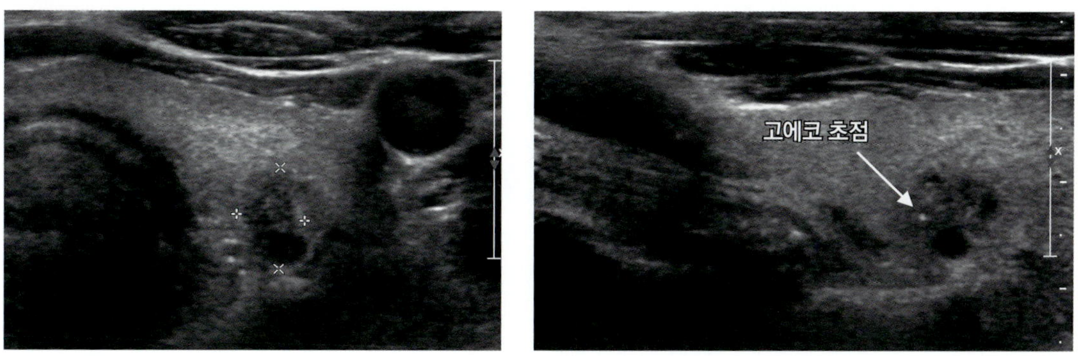

F/44 기도와 둔각

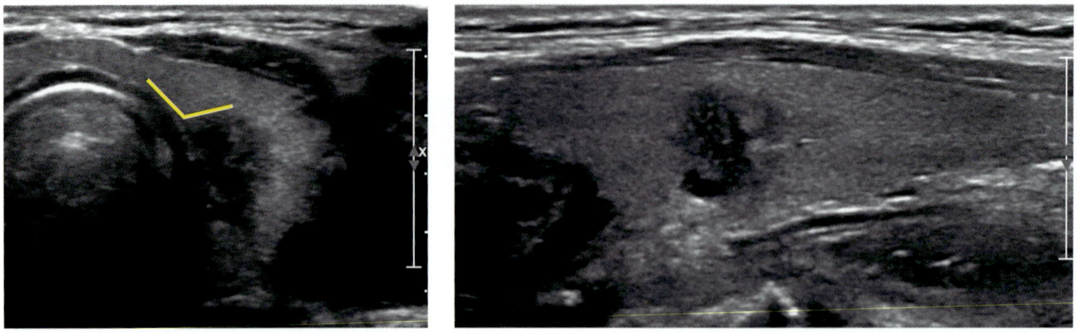

- 가로면 사진에서 보면 결절이 기도(trachea)와 둔각을 이루고 있는 갑상선 피막 외 침범 의심 소견이 보인다(p.82–83 참고).

F/44

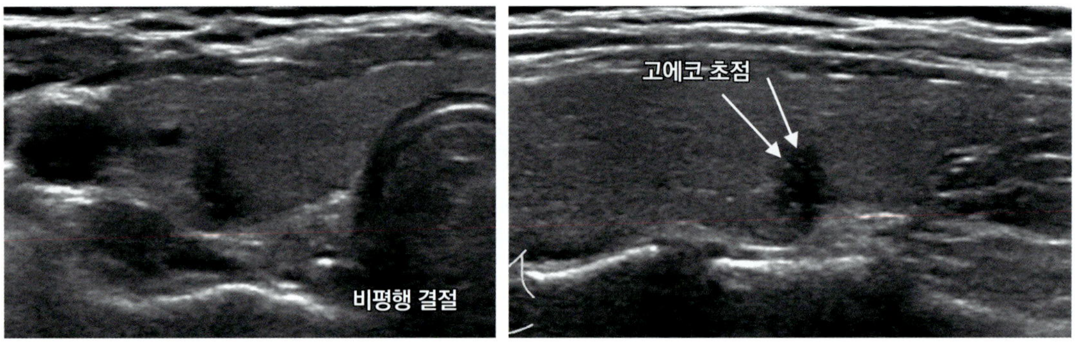

F/39 우측 경부 레벨 IV에 의심 림프절 동반

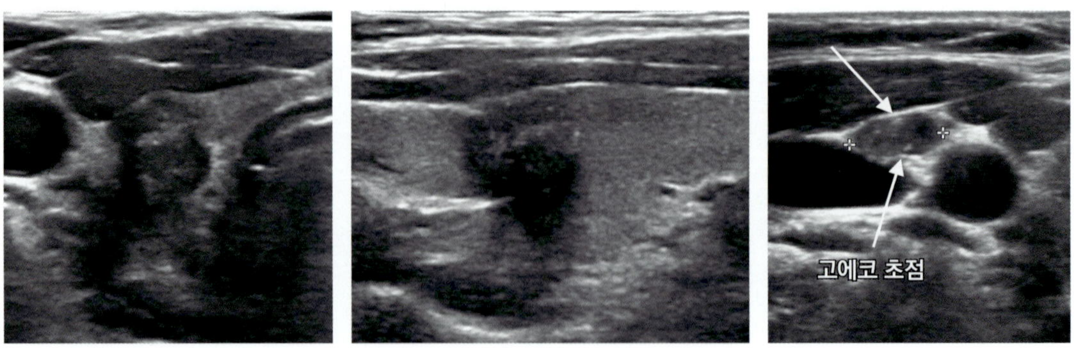

F/42

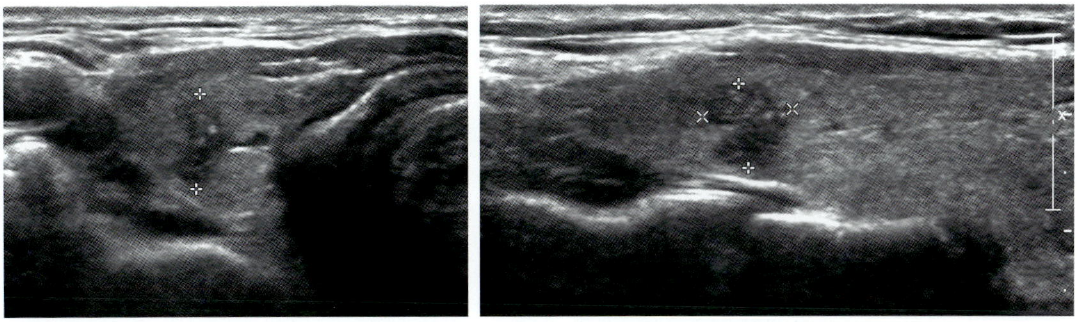

F/42

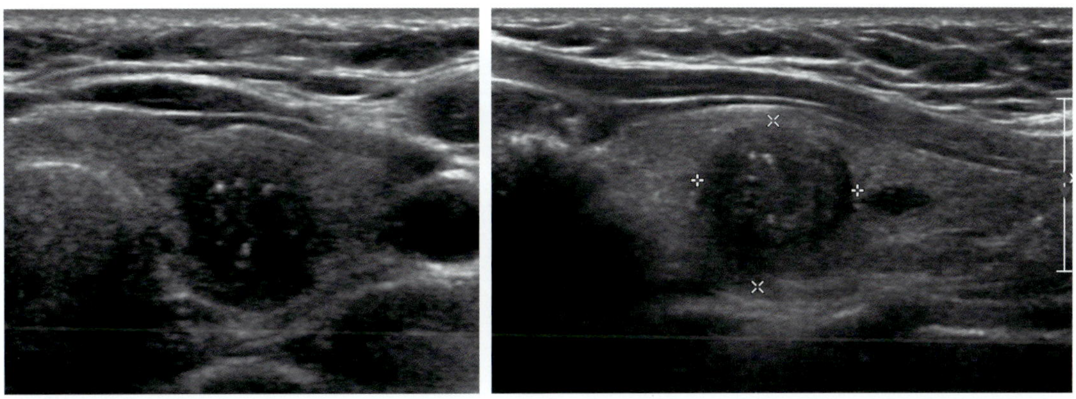

F/48, sus

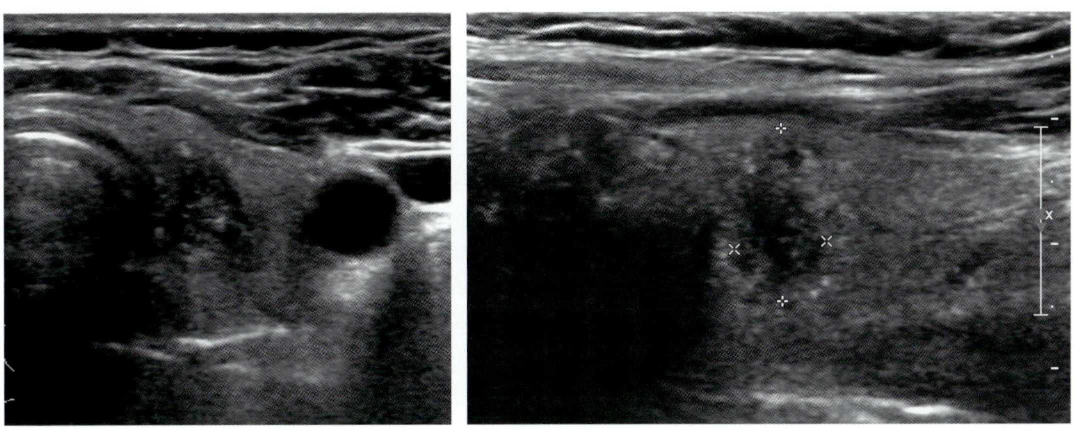

F/29, sus

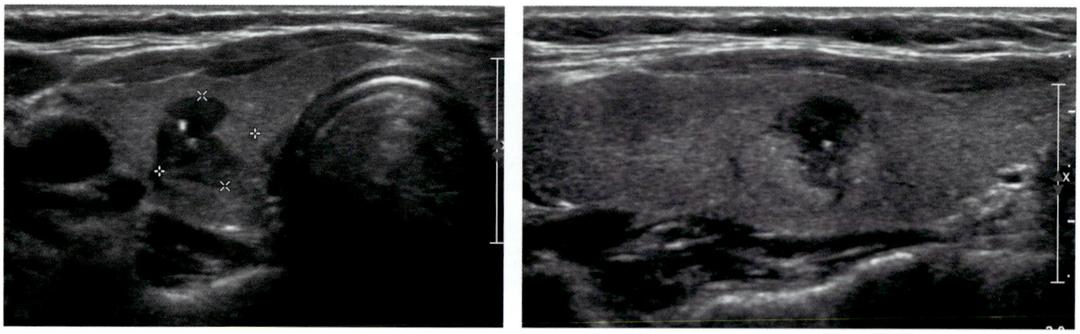

M/35 피막파열 소견

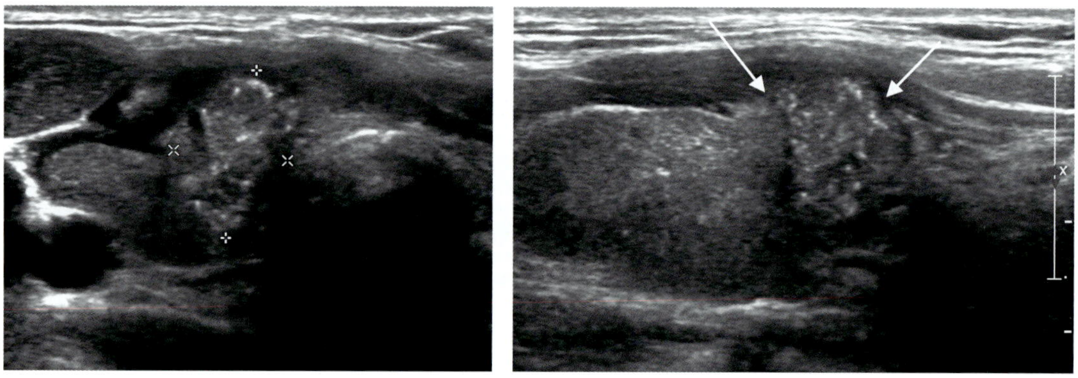

F/69

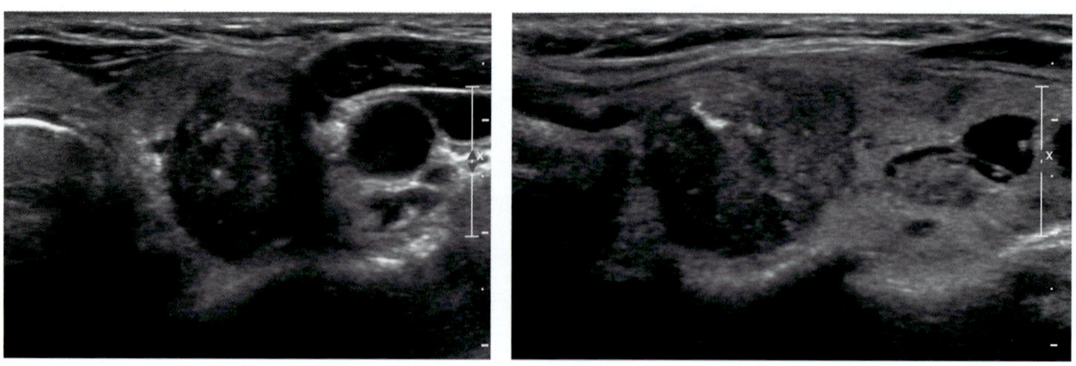

F/41

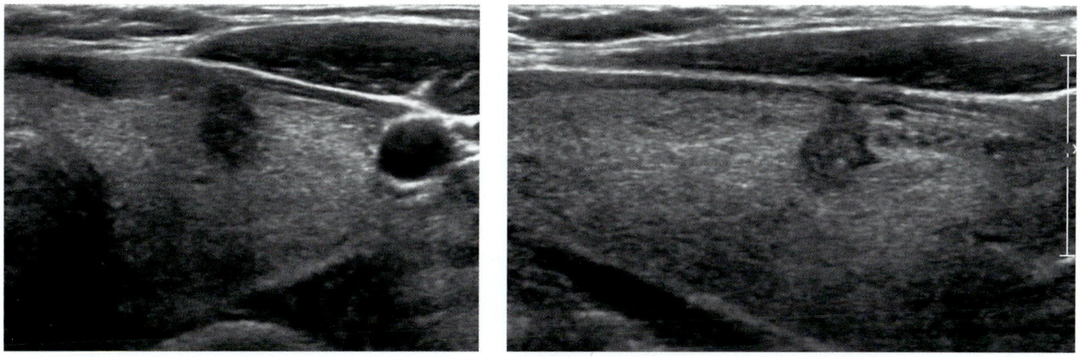

F/49 2018-04 FNA: AUS ⇒ 2021-06 FNA: PTC

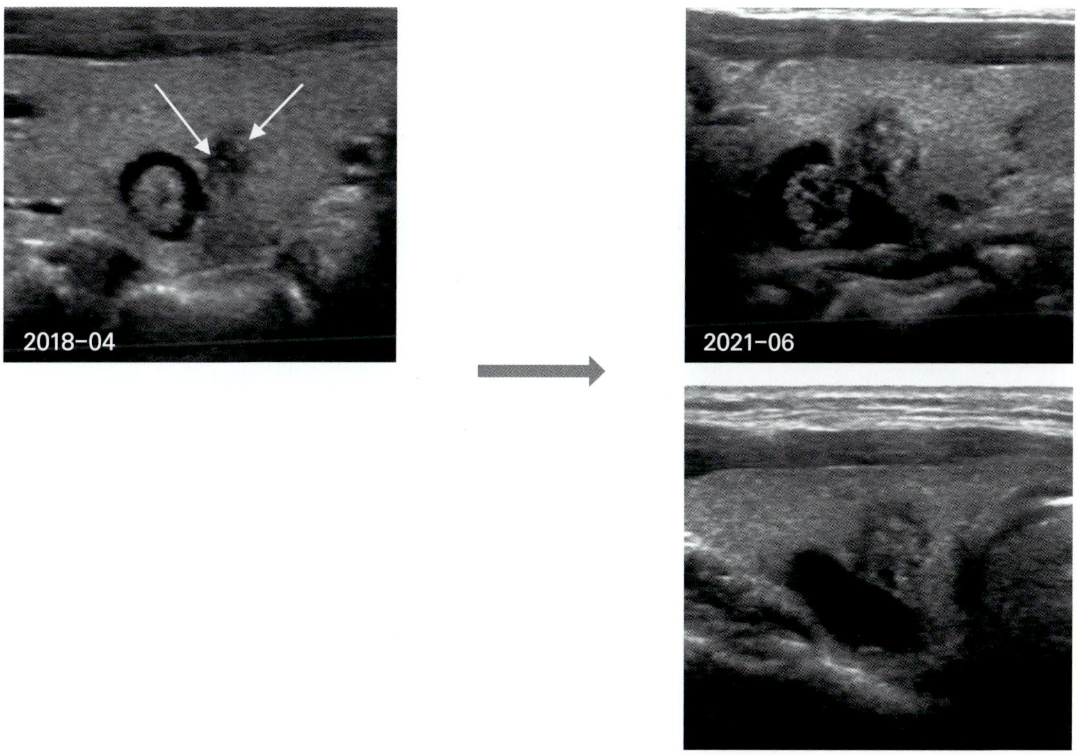

- 2018-04 FNA에서 AUS 결과가 나와 6개월 후 ReFNA를 권고하였다(권고안: 6개월 이내 FNA나 CNB로 재검사).
- 2021-06 약 3년 후 내원하여 시행한 초음파에서 커진 결절을 볼 수 있었으며 ReFNA에서 유두암으로 진단되었다.

F/33, sus 피막파열 소견

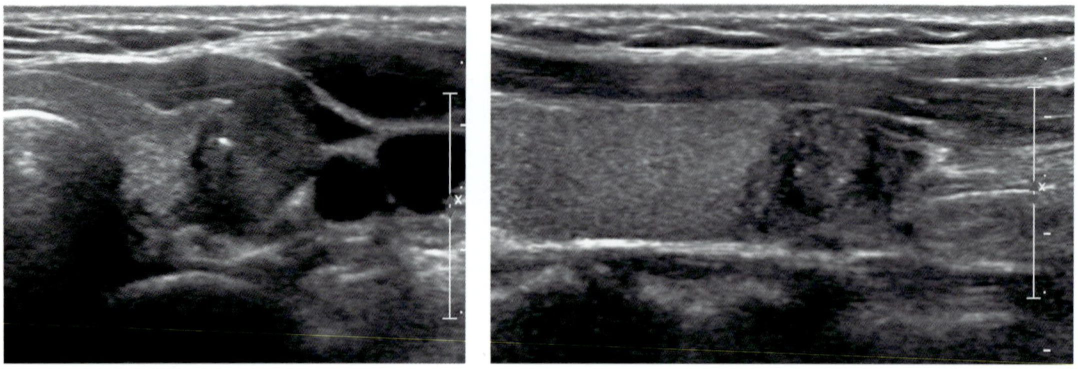

F/61 띠근육 침범 소견

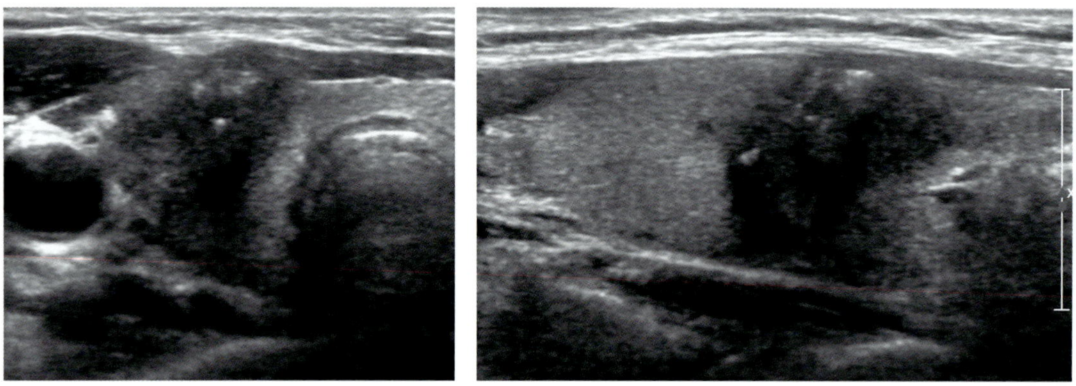

M/52, sus 2021-03 FNA: AUS ⇒ 2021-10 FNA: susPTC, 수술은 안함

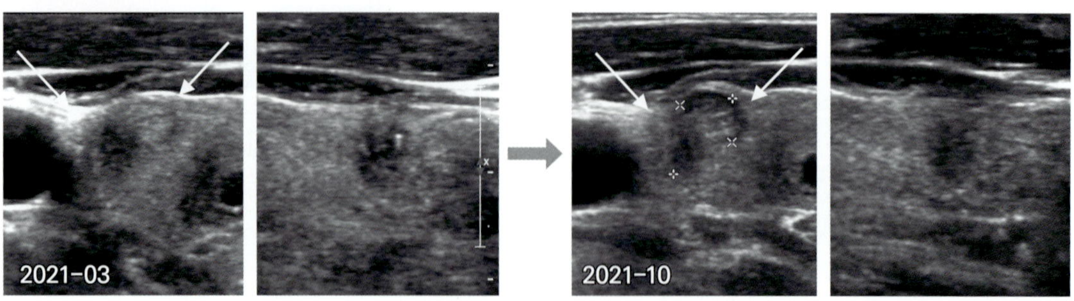

CHAPTER 06

기타 질환 및 함정
Other Thyroid Diseases and Pitfalls

1 기타 질환들
- (1) 미만성 갑상선 질환
  Diffuse thyroid disease
- (2) 수술 부위의 병변들
  Lesions of postoperative site
- (3) 갑상설관 낭종
  Thyroglossal duct cyst, TGDC

2 함정들
- (1) 식도 게실
  Esophageal diverticulum
- (2) 근육 접촉면에 의한 그림자
  Shadow of muscle interface
- (3) 혈관
  Vessels
- (4) 델피안 림프절
  Delphian node
- (5) 피라미드엽
  Pyramidal lobe
- (6) 갑상선 사이막
  Posterior thyroid septum

CHAPTER 06 기타 질환 및 함정
Other Thyroid Diseases and Pitfalls

- 해당 챕터에서는 갑상선 초음파를 하면서 마주칠 수 있는 기타 질환들과 갑상선 초음파를 하면서 주의해야 되는 함정들(pitfalls)에 대해 알아보려 한다.

1) 기타 질환들

- 미만성 갑상선 질환(Diffuse thyroid disease)
- 수술 부위의 병변들(Post OP scar, remnant thyroid tissue, benign LN)
- 갑상설관 낭종(Thyroglossal duct cyst, TGDC)

2) 주의를 요하는 것들(Pitfalls)

- 갑상선 결절로 오인될 수 있는 식도 게실(Esophageal diverticulum)
- 비평행 저에코 결절로 오인될 수 있는 얇은 혈관(Vessels)
- 불분명한 저에코 결절로 오인될 수 있는 목 앞쪽 근육에 의한 그림자(shadow)
- 협부의 결절로 오인될 수 있는 델피안 림프절(Delphian node)
- 피라미드엽(Pyramidal lobe)
- 갑상선 사이막(Posterior septum)

- 이외에도 다양한 pitfalls에 대해 자세하게 설명되어 있는 논문이 있으므로 추천한다.
  - Thyroid Ultrasonography: Pitfalls and Techniques. Korean J Radiol. 2014 Mar-Apr;15(2):267-2
  - Ultrasound-Guided Thyroid Fine Needle Aspiration Biopsy: Basic Techniques for Clinicians. Clinical Ultrasound 2020;5:42-51

1 기타 질환들 – (1) 미만성 갑상선 질환(Diffuse thyroid disease)

- 미만성 갑상선 질환
  - 양성: **Multinodular goiter (MNG), Graves' disease, Hashimoto thyroiditis (chronic lymphocytic thyroiditis), de Quervain thyroiditis (subacute granulomatous thyroiditis),** acute supprative thyroiditis, Langerhans cell histiocytosis, tuberculosis, IgG4–related disease, and thyrolipoma etc.
  - 악성: Anaplastic carcinoma, thyroid metastasis, and chronic lymphocytic leukemia/small lymphocystic lymphoma etc.

- 개원가에서는 이중 **다결절 갑상선종, 그레이브스병, 하시모토 갑상선염, 미만성/국소 아급성 갑상선염** 등을 주로 접할 수 있다.
- 양성 미만성 갑상선질환의 진단은 **임상증상과 혈액검사 소견이 중요**하며 초음파 소견은 보조적이라 볼 수 있다.

1 다결절 갑상선종(Multinodular goiter, MNG)

- **여러 개의 뚜렷한 경계를 가진 동에코 또는 불균질 에코의 결절들**이 커져 있는 갑상선 안에서 보인다. 결절들은 가장자리 저에코띠를 동반하여 보이는 경우가 많은데, 실제로 결절의 피막이 있는 게 아니라 커진 결절들이 갑상선 실질 또는 혈관을 눌러서 보이는 것이다.
- 석회화는 15–25% 정도에서 보이며 주로 후방음향음영을 동반한 다양한 모양의 거대석회화가 보인다.

대표 증례 1 F/65 다결절 갑상선종(FNA1: benign/FNA2: AUS)

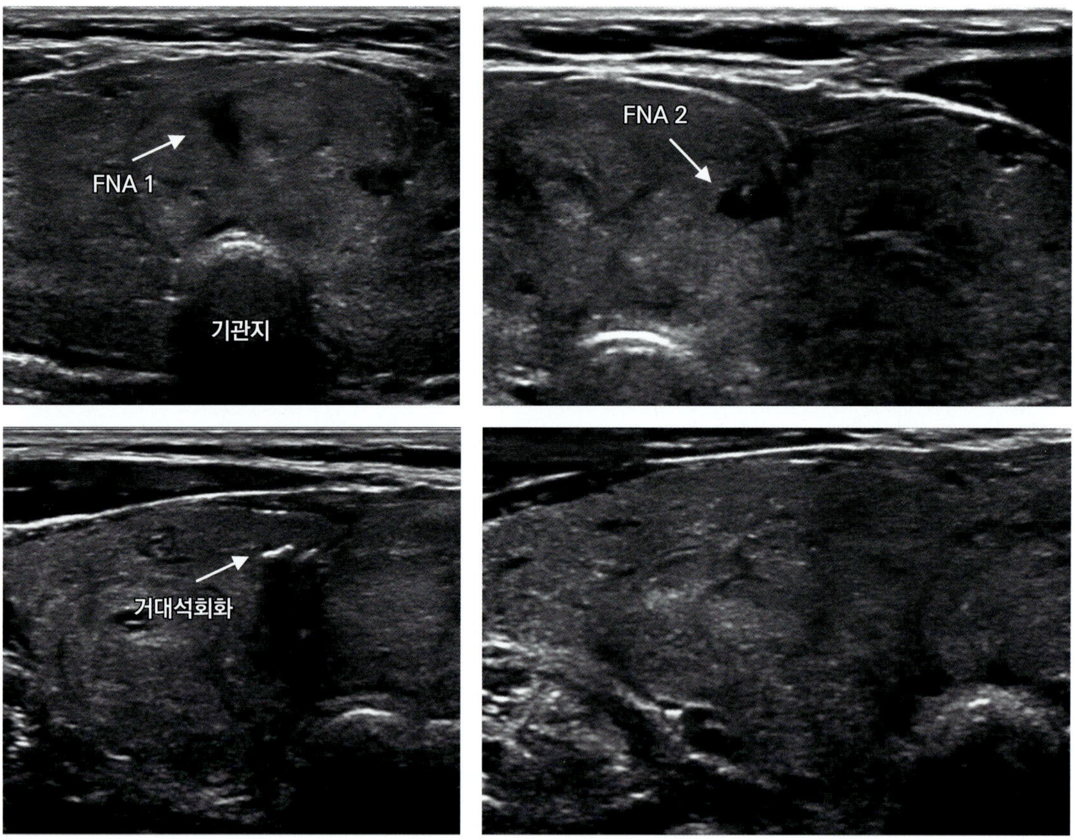

TIP

다결절 갑상선종에서 초음파의 역할은 여러 개의 결절 사이에 악성의심 초음파 소견을 보이는 결절이 있는지 찾고 K-TIRADS category 권고에 맞춰서 FNA를 시행하는 것이다.

Gallery

F/60

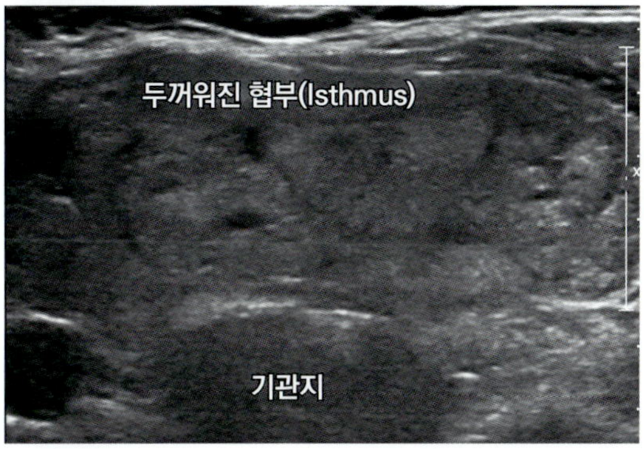

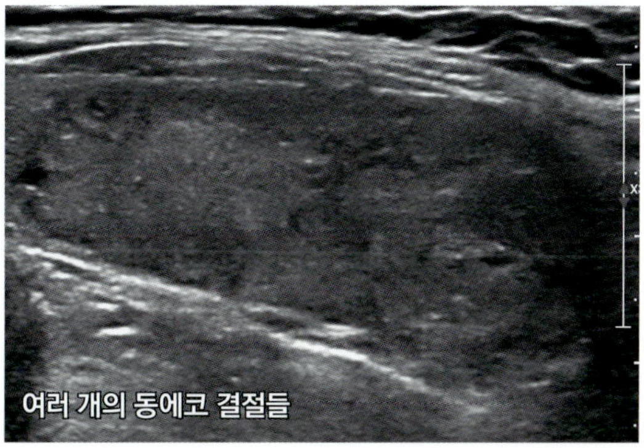

F/65

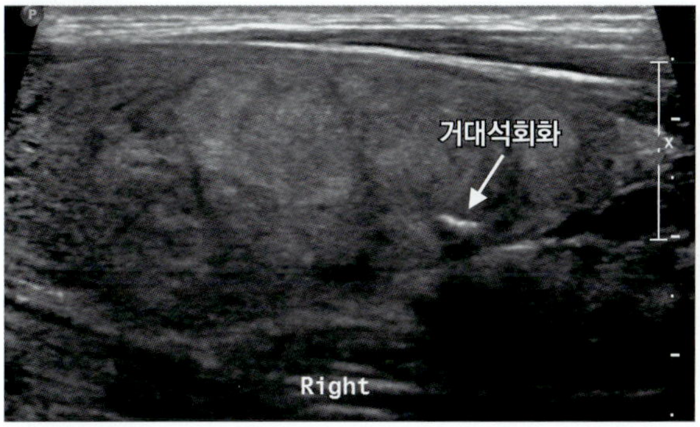

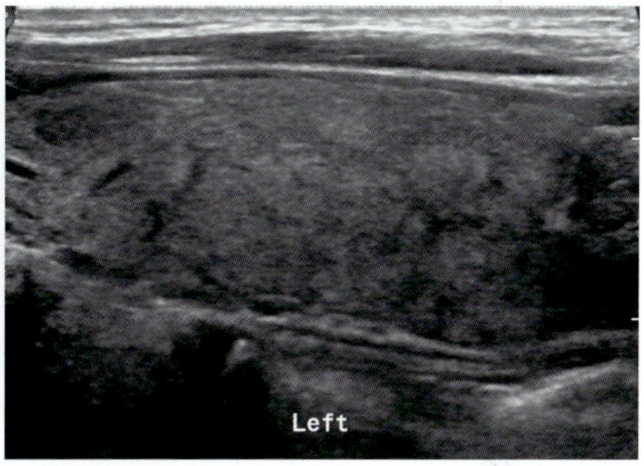

F/63

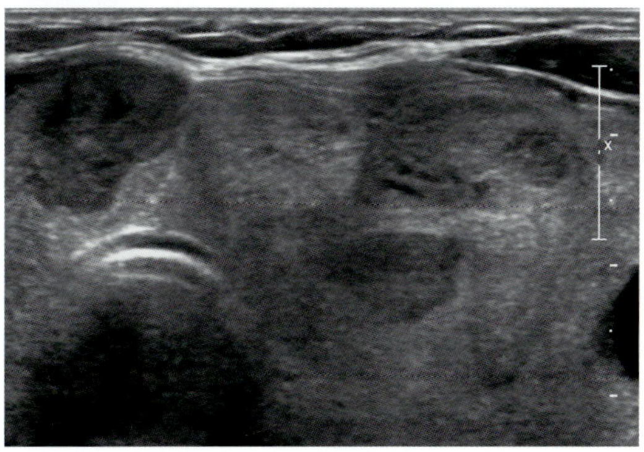

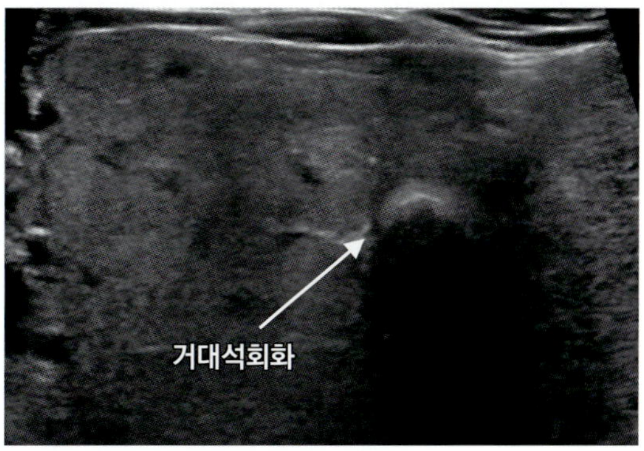

F/69

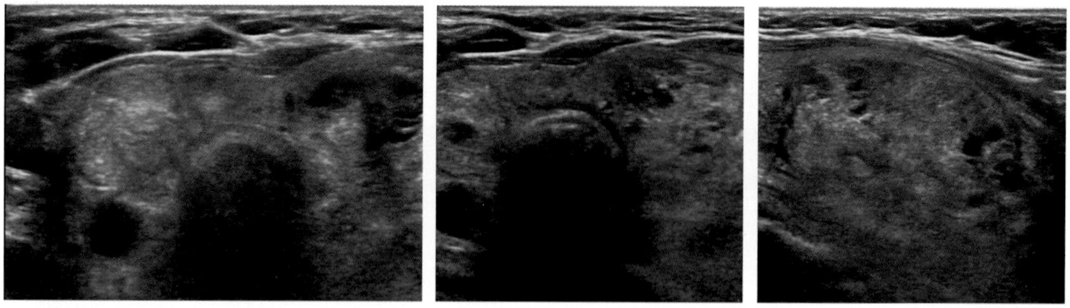

F/81

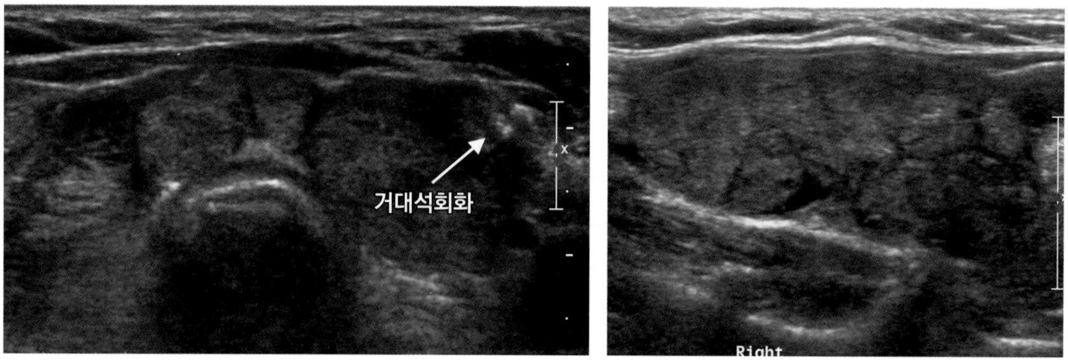

② 그레이브스 병(Graves' disease)

- 협부를 포함하여 **갑상선의 미만성 종대, 저에코 또는 불균질 에코패턴 및 현저하게 증가된 실질 혈류**를 보이는 것이 특징이다.
- 그레이브스 병에서 관찰되는 갑상선 혈류 증가는 'thyroid inferno'라고 하며 갑상선염에 의한 일시적인 갑상선중독증과 그레이브스 병을 감별하는 데 도움이 된다.

- **갑상선 정상 기준(성인)**
  - 무게 12~20 g, 폭(width) 2–3 cm, 두께(depth) 2 cm, 길이(length) 4–5 cm

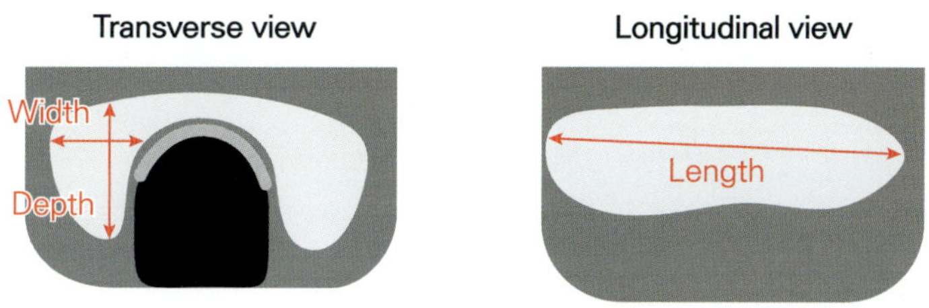

대표 증례 1 M/60 그레이브스 병, 타 병원 약 복용 중

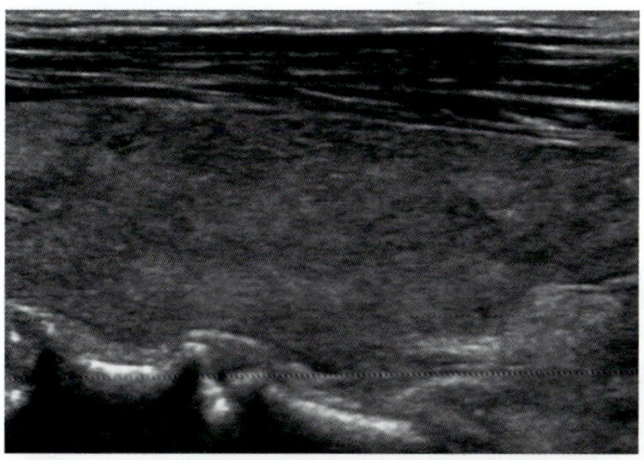

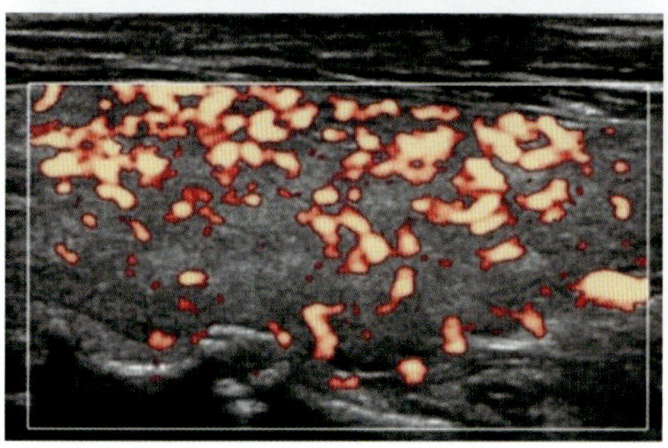

갑상선 기능 검사

TSH (Thyoid Stimulating Hormone)	< 0.01		0.35-5.50 μIU/mL
Free T4	2.44	H	0.89-1.76 ng/dL

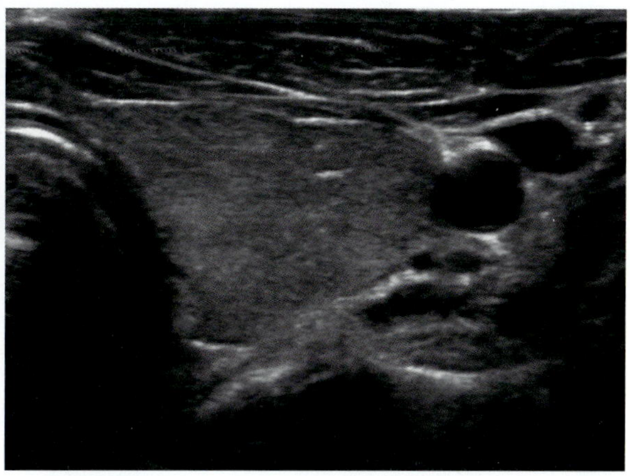

- 갑상선은 전반적으로 경한 불균질 에코를 보이고 있었으며 혈류가 증가된 모습이다.
- 타병원에서 **그레이브스 병으로** 약을 복용 중이던 환자이다.

Gallery

F/40 그레이브스 병, 타 병원 약 복용 중

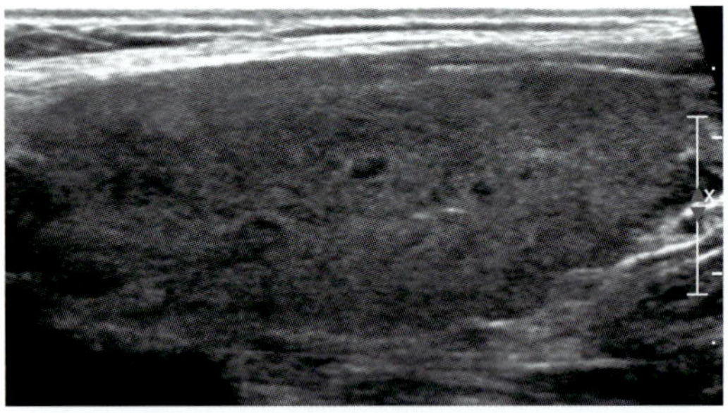

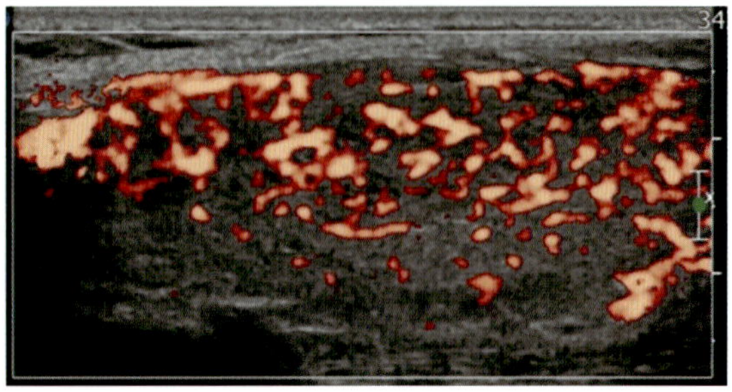

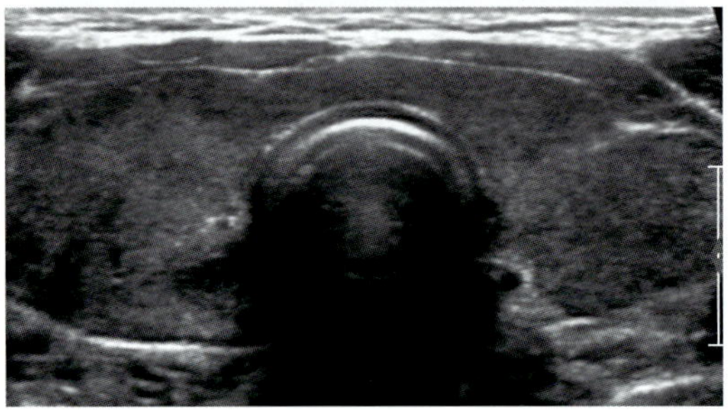

T3 (Triiodothyronine)	377.0	H	75.7–176.7 ng/mL
Free T4	5.96	H	0.89–1.76 ng/dL

F/55 그레이브스 병, 타 병원 약 복용 중

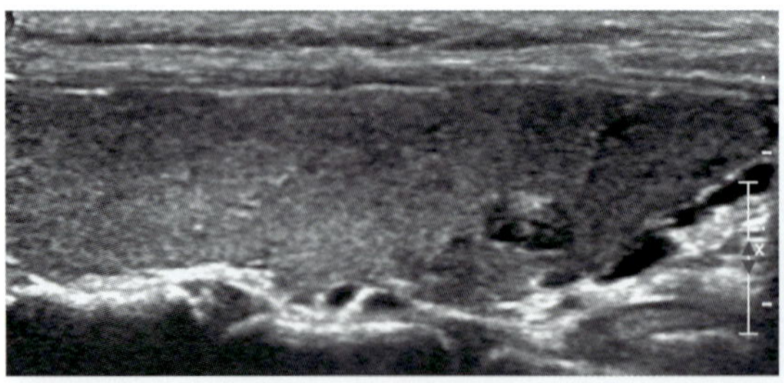

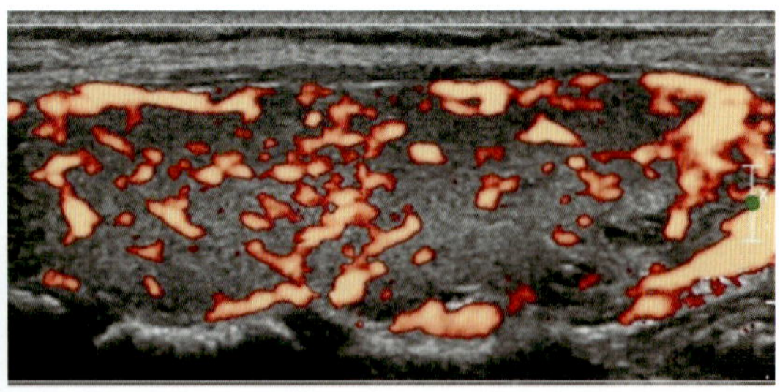

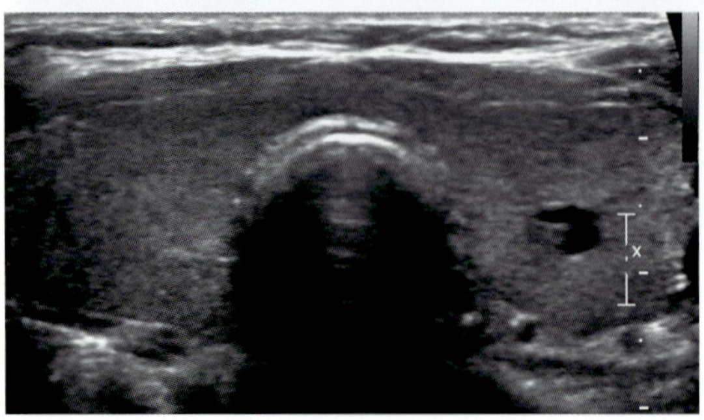

TSH	< 0.01	L	0.35–5.50 μIU/mL
fT4	5.31	H	0.89–1.76 ng/dL
T3	482.0	H	75.7–176.7 ng/dL

③ 하시모토 갑상선염(Hashimoto thyroiditis, Chronic lymphocytic thyroiditis)

- **갑상선 저하증의 가장 흔한 원인이다.**

- 초음파 소견은 갑상선의 미만성 종대, **실질에코의 저하**, 미세결절화(micronodulation) 및 **거친 섬유성 중격 형성**이 특징적이다. 혈류는 다양하게 보일 수 있다.
- 갑상선 주변(특히 아래극의 하방)에 림프절비대를 동반하는 경우도 있으므로 부갑상선 종양과 감별에 유의한다. 또한 델피안 림프절을 동반하는 경우도 있으므로 협부의 저에코 결절로 오인하지 않도록 주의한다.
- 위축기(만성기)에 접어들면 갑상선이 작아지면서 불균질 에코를 보이고 혈류는 감소한다.

- **하시모토 갑상선염은 갑상선 림프종(non-Hodgkin lymphoma)와 강한 관계**가 있다고 알려져 있으므로 지속적인 추적관찰이 필요하다.

대표 증례 1 **F/81 하시모토 갑상선염**

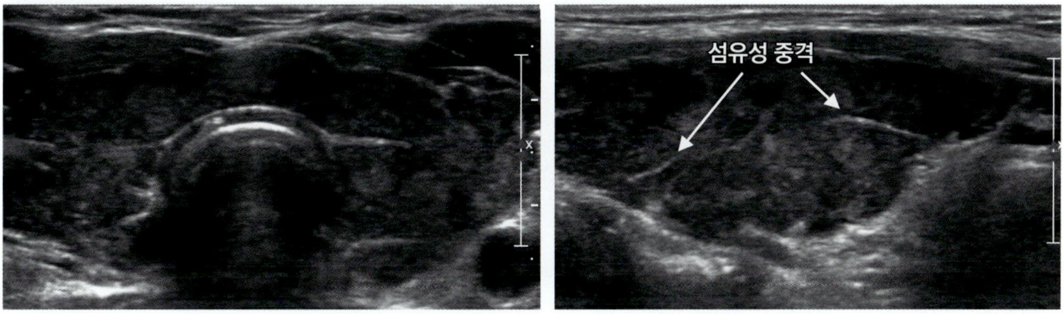

- 갑상선이 전반적으로 약간 비대하며 불균질 저에코를 보인다.
- 내부에 두꺼운 고에코의 선으로 보이는 섬유성 중격들이 보인다.

Gallery

F/24 미세결절화가 보이는 하시모토 갑상선염

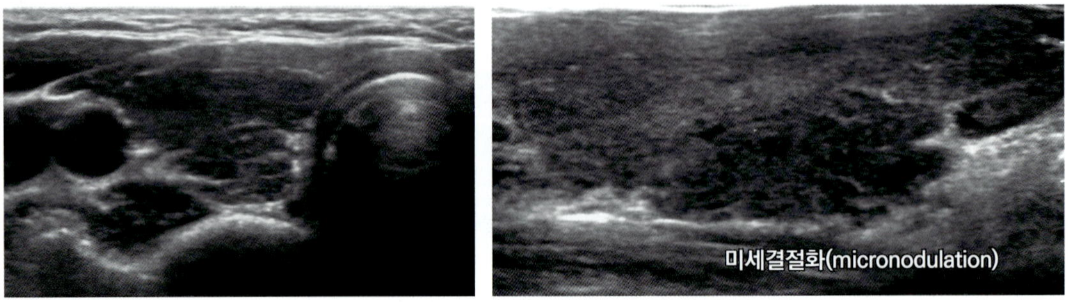

F/35 하시모토 갑상선염, 6년 전 진단 후 약 복용 중

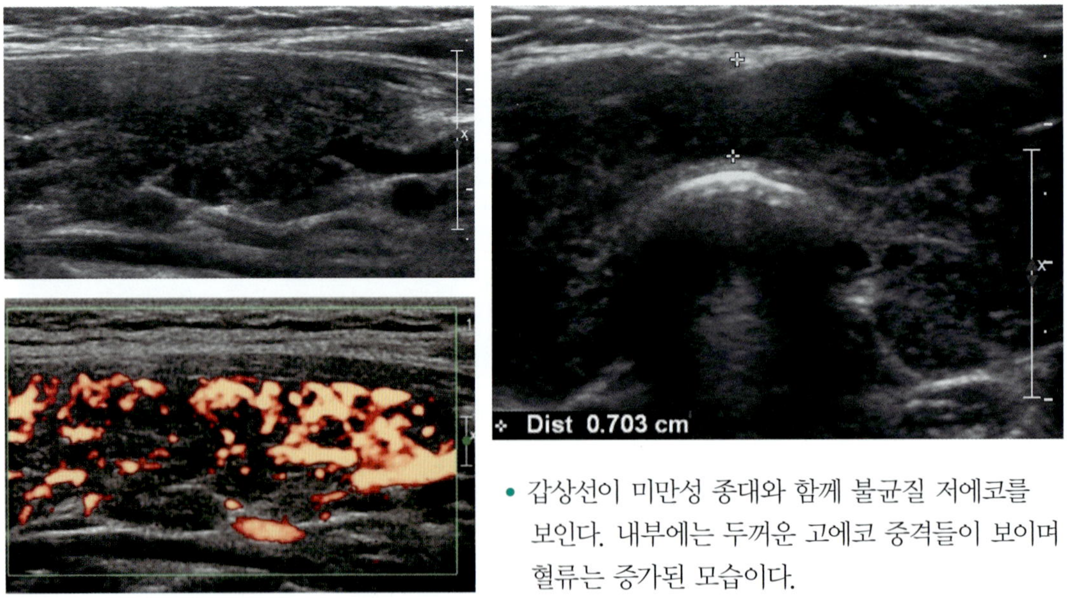

- 갑상선이 미만성 종대와 함께 불균질 저에코를 보인다. 내부에는 두꺼운 고에코 중격들이 보이며 혈류는 증가된 모습이다.

M/48 만성기의 하시모토 갑상선염, 13년 전 진단 후 약 복용중

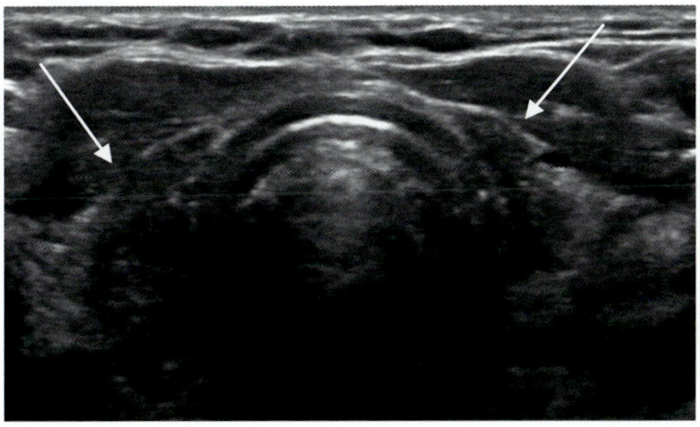
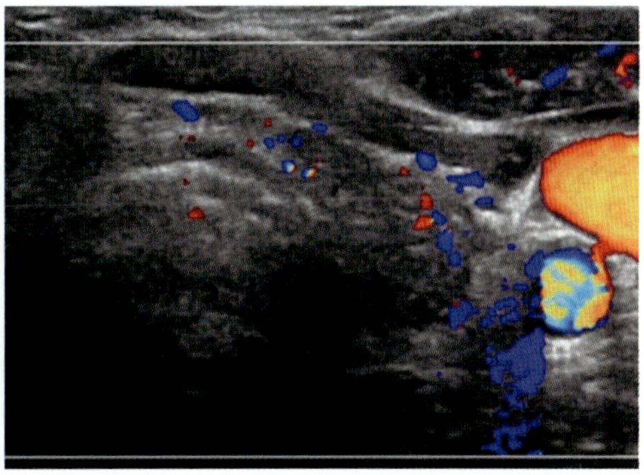

TSH (Thyoid Stimulating Hormone)	0.26	L	0.35-5.50 μIU/mL
Free T4	1.60		0.89-1.76 ng/dL
T3 (Triiodothyronine)	112.0		75.7-176.7 ng/mL

- 갑상선은 전반적으로 위축되어 작은 모습과 불균질 저에코를 보이고 있으며 혈류는 감소되어 보인다.

4 아급성 갑상선염(De Quervain thyroiditis, Subacute granulomatous thyroiditis)

- 아급성 갑상선염은 **압통을 동반하는 일과성 염증성 질환**으로, 주로 상기도 감염 이후에 발현되는 경우가 많다. 대부분 대증적 치료만으로 중독기와 회복기를 거쳐 **대개 4–6개월 후에는 호전**된다.

- 전형적인 초음파 소견은 갑상선 한쪽 엽 또는 양엽에 **경계가 불분명한 현저한 저에코 음영 (또는 국소적 지도 모양 병변)**이 보이는 것이다.

- 악성의심 결절과 구분이 어려운 경우가 있으며 임상증상과 혈액검사 등을 통해 감별진단에 도움을 받을 수 있다. **국소 아급성 갑상선염이 의심되는 경우에는 3개월 정도 후에 초음파를 추적 관찰하여 병변이 사라지는 것을 통해 진단에 도움을 받을 수 있다.**

대표 증례 1 F/29, 불분명한 저에코 병변들로 보였던 국소 아급성 갑상선염

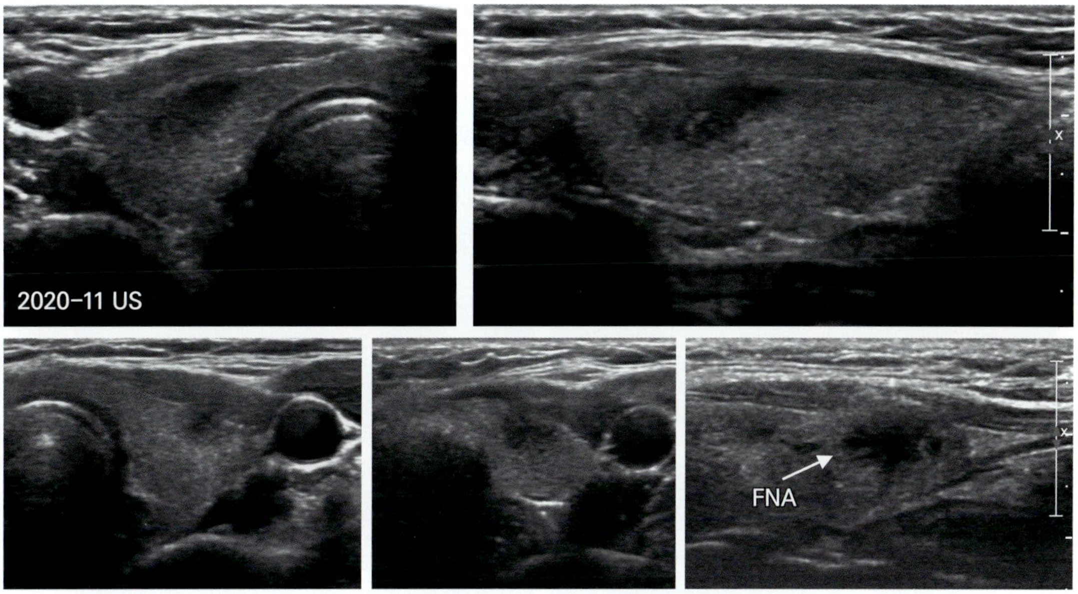

갑상선 기능 검사

TSH (Thyoid Stimulating Hormone)	2.57		0.35–5.50 μIU/mL
F ree T4	1.13		0.89–1.76 ng/dL
T3 (Triiodothyronine)	205.0	H	75.7–176.7 ng/mL

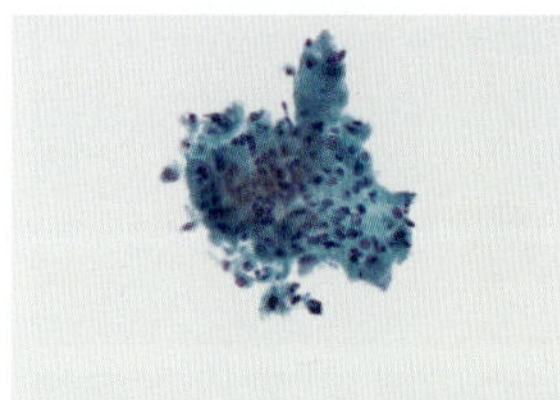

[FNA 병리 결과지]

DIAGNOSIS:
Thyroid, left, liquid-based cytology:

(The Bethesda System)
1. Specimen adequacy; Adequate material
2. Class II; Benign
3. Diagnosis;
   Consistent with **granulomatous (subacute) thyroiditis**

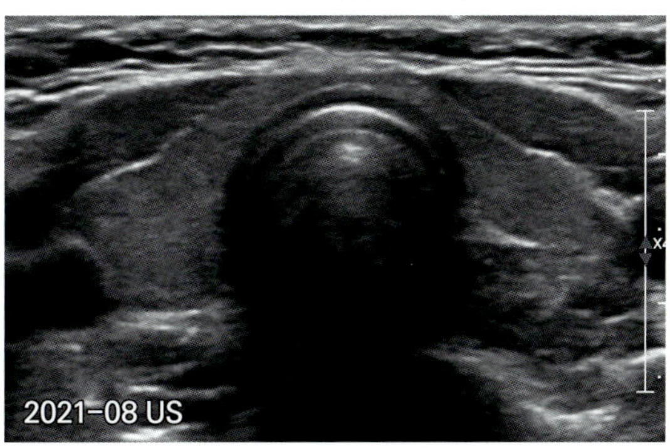

- 2020-11 초음파에서 갑상선 양엽에 불분명 또는 불규칙한 경계의 저에코 결절들이 여러 개 보였다. 좌엽의 결절에 대해 FNA를 시행하였으며 결과는 아급성 갑상선염으로 나왔다.
- 2021-08 추적관찰 초음파에서 모든 병변이 사라진 것을 볼 수 있었다.

Gallery

M/63

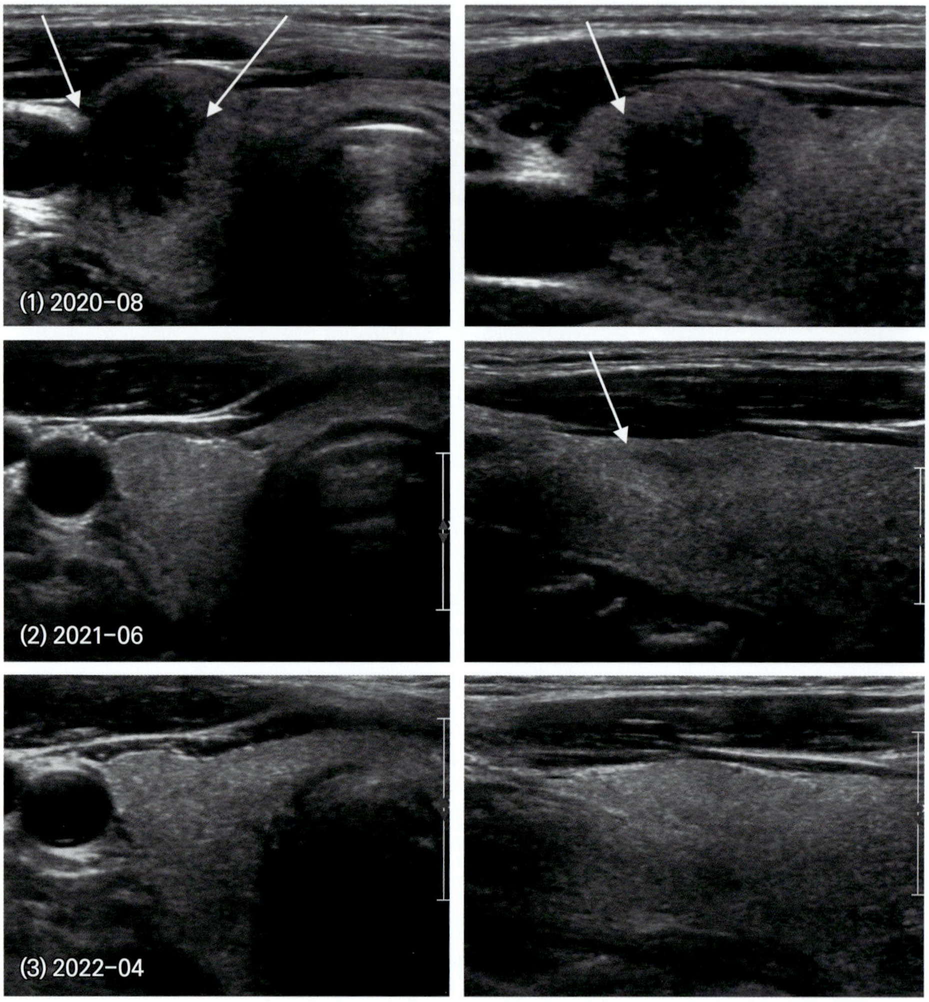

- (1) 갑상선 우엽에 비평행 방향의 불규칙한 경계를 보이는 뚜렷한 저에코 결절이 보였으며 K-TIRADS category 5로 보고 FNA를 시행하였다. 검사 결과는 비정형(AUS)으로 나왔으며 3개월 후 초음파 추적관찰을 권고하였다.
- (2) 환자가 10개월 후 내원하여 추적관찰한 초음파(2021-06)에서 경한 저에코의 흔적만 남기고 사라진 모습이었다.
- (3) 2022년도에 추적관찰한 초음파에서는 뚜렷한 병변이 보이지 않았으며 국소 갑상선염 병변이었음을 알 수 있었다.

F/58 2022-08 FNA: AUS ⇒ 2023-04 추적관찰 초음파에서 병변 사라짐

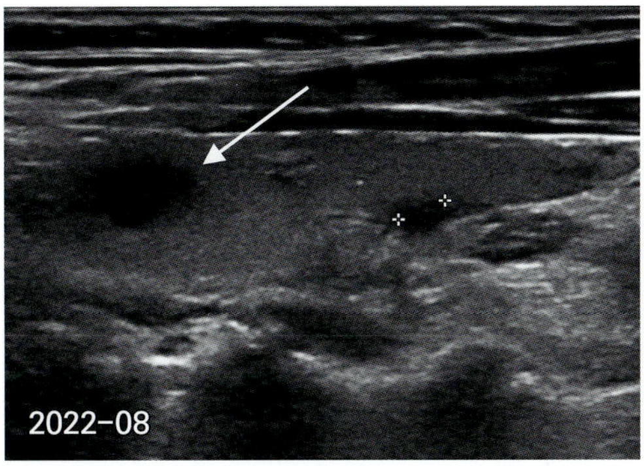

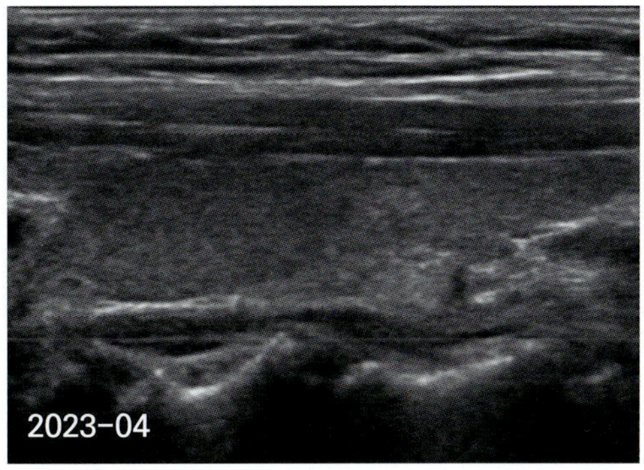

- 갑상선 우엽에 불분명한 경계의 저에코 결절이 2개 보였으며 더 큰 병변에 대해 FNA를 시행하였고 AUS 결과가 나와서 6개월 후 초음파 추적관찰을 권고하였다.
- 약 8개월 후 내원하여 시행한 초음파에서 병변들이 모두 사라져 국소 아급성 갑상선염 병변이었음을 알 수 있었다.

F/68 한달 전 감기, 목 부위에 통증과 압통을 호소하던 환자

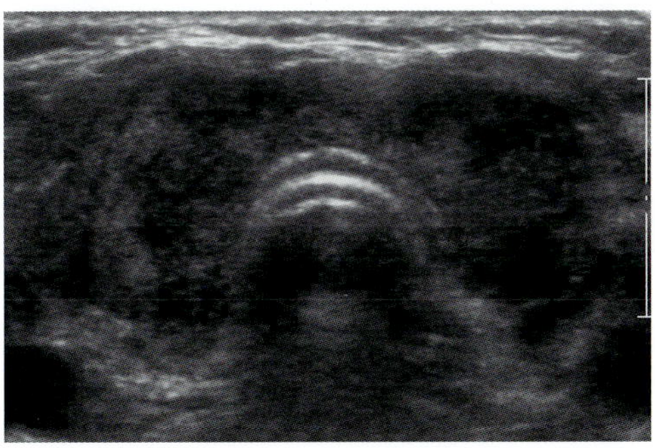

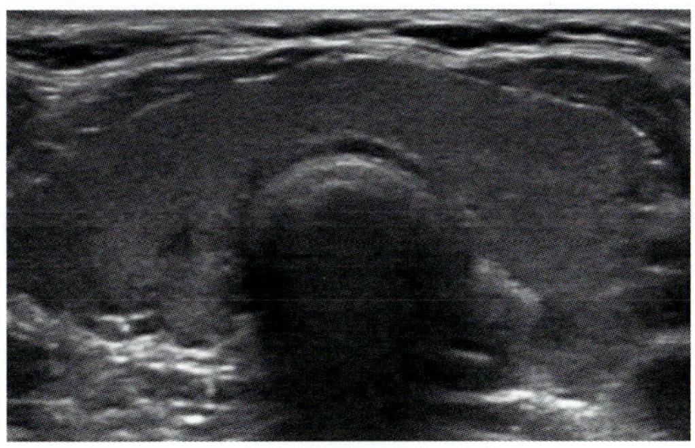

TSH	0.10	L	0.35–5.50 μIU/mL
T3	180.0	H	75.7–176.7 ng/dL
fT4	1.97	H	0.89–1.76 ng/dL

- 갑상선의 미만성 종대와 현저한 저에코 부분들이 보이고 있었다. 같은 날 시행한 피검사에서 T3와 fT4가 상승되어 있었다.
- 아급성 갑상선염 의심 하에 시행한 3개월 후 추적관찰 초음파에서 병변이 모두 사라진 것을 볼 수 있었다.

F/72 몸살기운, 우측 목 부위에 통증 호소하던 환자

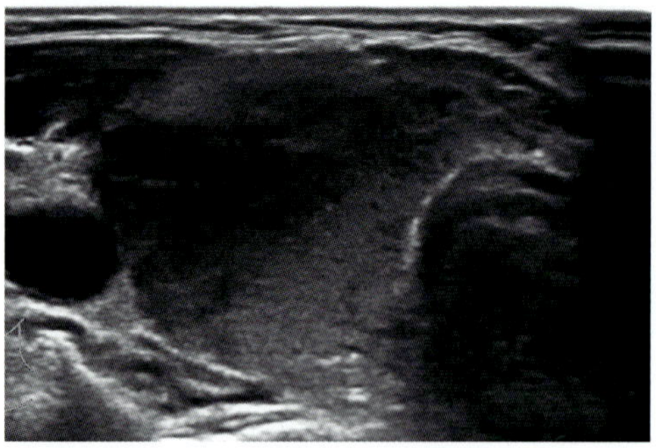

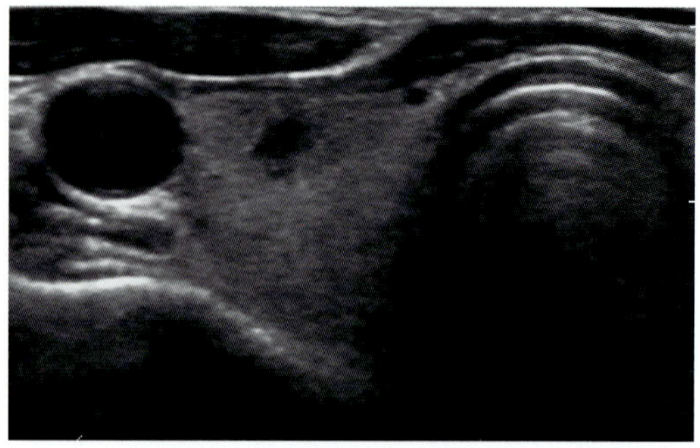

TSH	0.02	L	0.35-5.50 μIU/mL
T3	182.0	H	75.7-176.7 ng/dL
fT4	3.20	H	0.89-1.76 ng/dL

- 갑상선 우엽의 미만성 종대와 현저한 저에코로 보이고 있었다. 같은 날 시행한 피검사에서 T3와 fT4가 상승되어 있었다.
- 3개월 후 추적관찰 초음파에서 일부 저에코 병변만 남기고 모두 사라진 것을 볼 수 있었다.

TIP

국소 아급성 갑상선염은 K-TIRADS category 4 또는 5 결절과 감별이 필요한 경우가 있는데 염증이 의심될 때에는 3개월 정도로 short term f/u을 해보는 것도 방법이 될 수 있다.

5 갑상선 질환 회복 후의 갑상선 초음파

F/65 불균질 에코를 보이며 크기도 커져 있던 갑상선

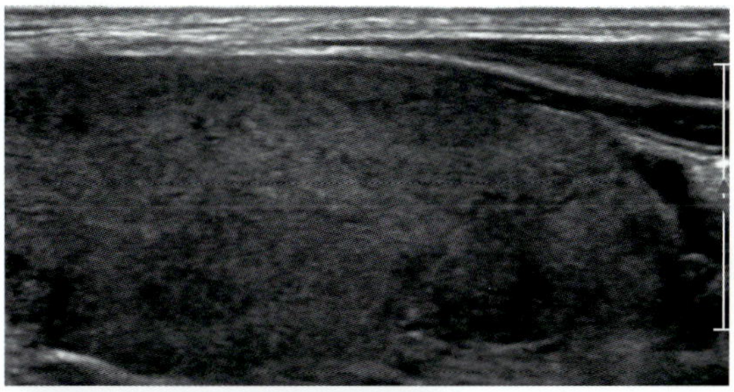

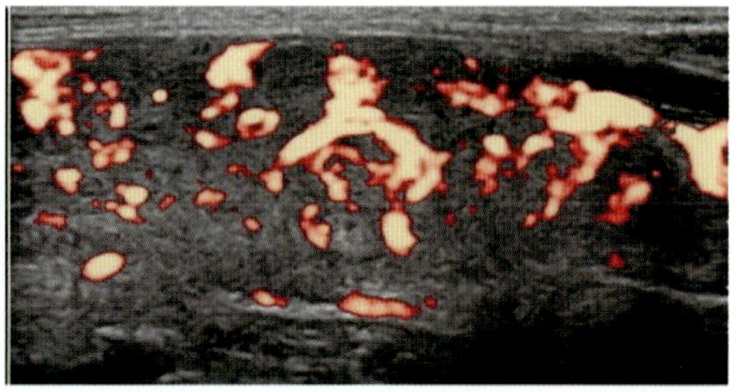

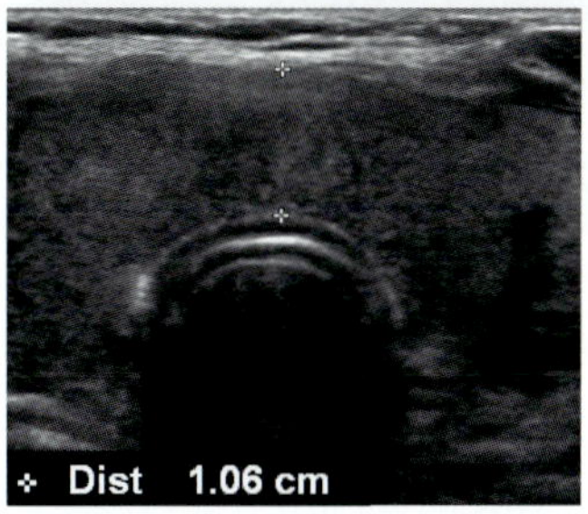

- 갑상선은 전반적으로 불균질 에코와 비대를 보이고 있었으며 약간 상승된 혈류를 보이고 있었다.
- **과거에 갑상선 기능항진증**으로 약을 복용한 기왕력이 있었으며 초음파 검사 당시에 갑상선 기능검사 결과는 정상이었다.

F/47 전반적인 불균질 에코의 갑상선

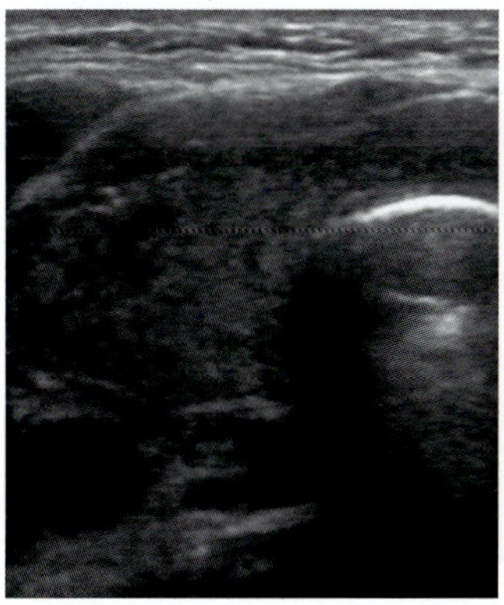

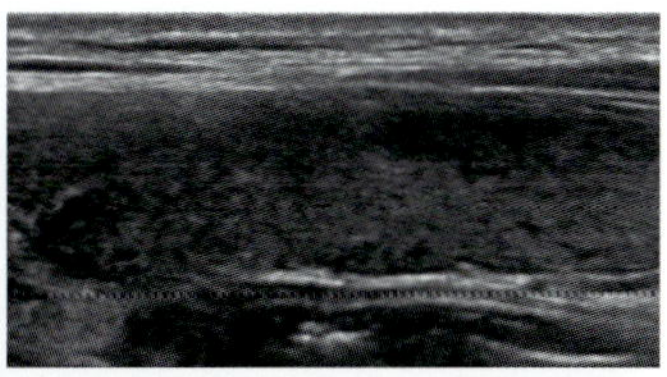

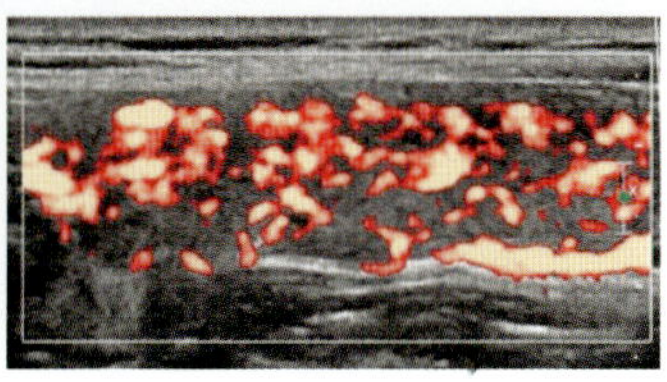

- 갑상선이 전반적으로 불균질 에코를 보이며 혈류가 증가된 모습이 있다.
- **과거에 갑상선 기능저하증**으로 약을 복용한 기왕력이 있었으며 초음파 검사 시점에 갑상선 기능검사 결과는 정상이었다.

TIP

갑상선의 불균질 에코나 비대는 이전 염증의 흔적으로 보일 수도 있으므로 갑상선의 미만성 질환에서는 임상 증상과 혈액검사가 우선이며 초음파는 보조적인 수단으로 사용하는 것이 바람직하다.

6 갑상선의 악성 미만성 질환 - 림프종

- 갑상선의 악성 미만성 질환에는 Anaplastic carcinoma, thyroid metastasis, and chronic lymphocytic leukemia/small lymphocystic lymphoma 등의 질환들이 있으며 본원에서는 림프종 증례가 있었으므로 소개한다.

- 갑상선 림프종(primary thyroid lymphoma)은 매우 드물며 전체 갑상선암의 5% 미만을 차지하고 있다. 주로 **70–80대**에 진단된다.
- **하시모토 갑상선염이 중요한 위험인자(risk factor)**이다.

- 미만성 타입과 그렇지 않은 타입이 있는데 미만성 타입은 갑상선 비대, 저명한 저에코 또는 불균질 에코를 보이기 때문에 **미만성 하시모토 갑상선염과 초음파 이미지가 거의 비슷하다.**
- 국소적 타입은 과혈류를 보이는 저명한 저에코의 여러 결절들(석회화를 동반하지 않은)과 전반적인 갑상선 비대를 보인다.

- 임상증상: **1–3달 사이의 빠른 속도의 크기 성장**, 통증 없는 갑상선비대, 압박증상(숨 쉬거나 침 삼키는 데 불편)이 하시모토 갑상선염과의 감별에 도움이 될 수 있다.

대표 증례 1 **F/74 급격한 변화를 보였던 갑상선 림프종, 갑상선 기능검사(TFT)는 계속 정상**

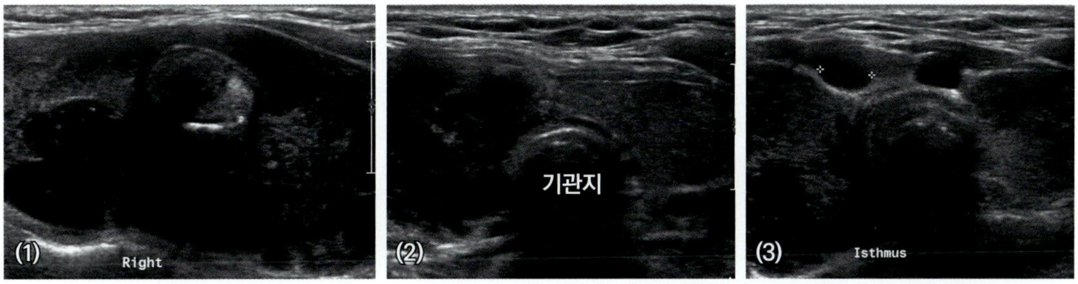

- (1)~(3): 2018-04-12 검진으로 시행한 갑상선 초음파에서 전반적인 불균질 에코의 미만성 종대를 보이는 갑상선과 우엽의 국소 저에코 병변, 협부에 림프절들이 보였으나 수검자가 대학병원 추적관찰 중이라고 하여 FNA를 거부하였다.

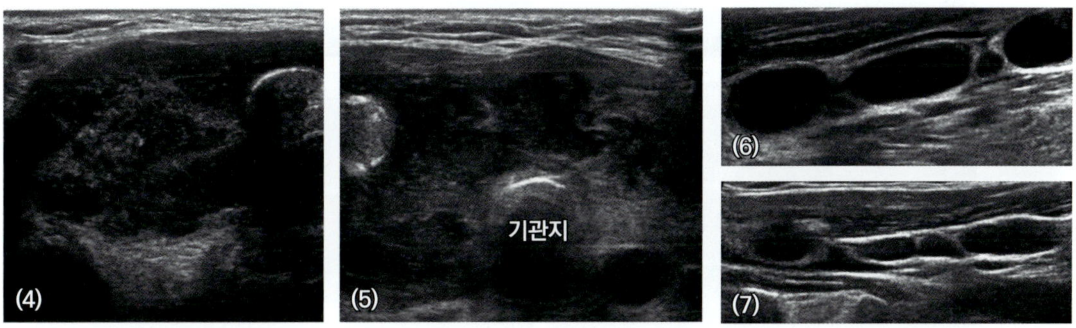

Thyroid, left, upper, "1", liquid-based cytology:
(Bethesda System)
Class II; Benign
Consistent with lymphocytic (Hashimoto) thyroiditis in the proper clinical context

- (4)~(7): 2018-04-27 목이 쉬고 주변이 따끔하다고 내원하였으며 15일만에 갑상선 우엽의 저에코 병변의 범위가 늘어나고 협부가 두꺼워졌으며 양쪽 경부에 커진 림프절(fatty hilum 소실)들이 보였다. FNA를 시행하였으며 하시모토 갑상선염으로 결과가 나왔다. TFT는 정상이었다.

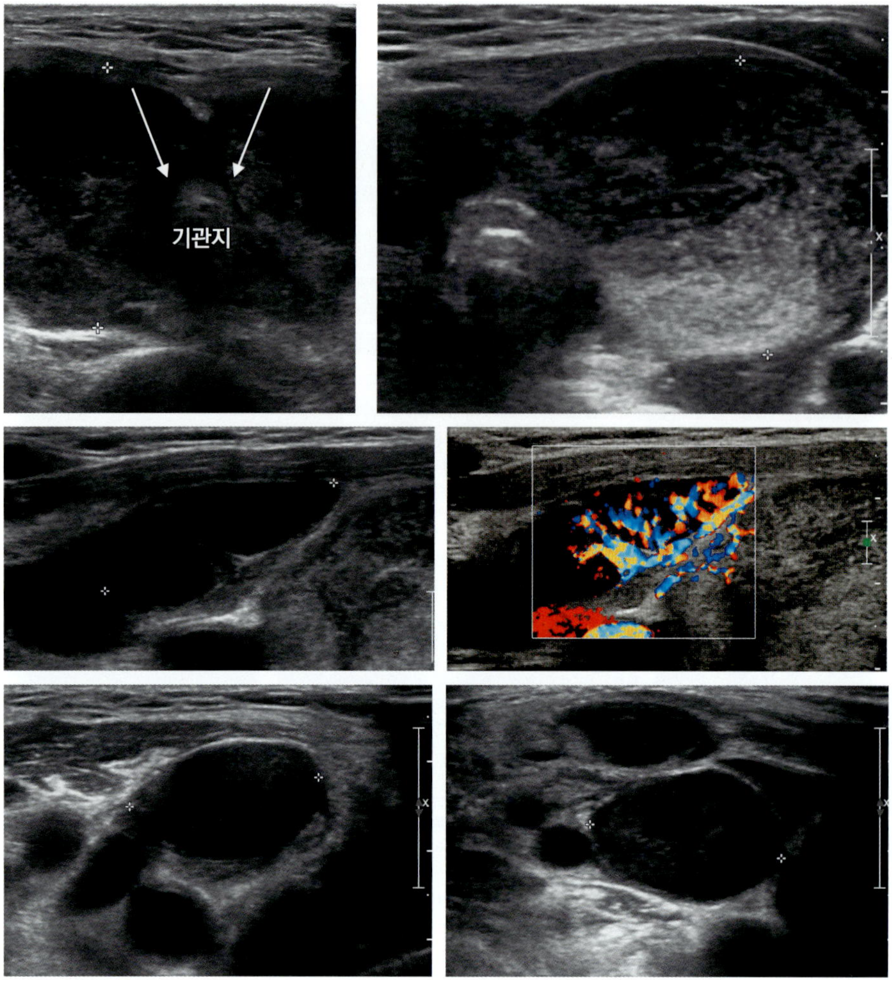

- 한달 후에 목소리의 심한 변화, 쌕쌕거림, 음식을 삼키기 힘들다는 증상으로 재내원하였다.
- 위의 사진처럼 심해진 갑상선의 미만성 종대와 이로 인한 기관지의 압박소견(화살표), 양측 경부에 여러 개의 커진 림프절(일부 고에코, 미만성 혈류 동반)들이 보였다.
- 상급병원으로 안내하였으며 후에 **상세불명의 비호지킨림프종, Non-Hodgkin lymphoma, unspecified**으로 진단받았다.

TIP

1. 갑상선 림프종이나 역형성 암종과 같은 미만성 악성 질환은 나이 든 사람들에서 갑자기 급격하게 커지는 종괴로 나타날 수 있다.
2. 많은 연구들에서 갑상선 림프종, 역형성 암종 또는 수질암이 의심되는 경우 FNA보다는 CNB로 진단하기를 권고하고 있다.

1 기타 질환들 - (2) 수술 부위의 병변들(Lesions of postoperative site)

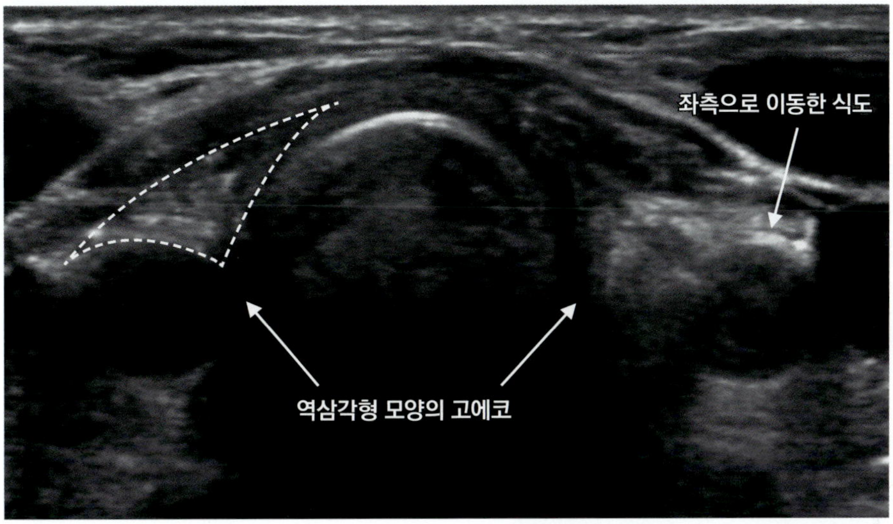

- 갑상선 절제 수술 후에는 국소 염증 반응으로 인해 증식된 섬유 지방 결합 조직(fibrofatty connective tissue)들이 수술로 인해 생긴 빈 공간을 채우게 된다. 목 앞쪽 근육들, 경동맥 근막 내 구조물의 위치 변화가 보이며 경부 식도도 좌측으로 이동하는 모습을 보인다.
- 일반적인 섬유 지방 결합 조직은 수술 부위에 **역삼각형 또는 편평한 모양의 균일 고에코 병변**으로 보인다. 수술 부위에 이와 다른 병변이 보일 때는 이전 사진과의 비교가 제일 중요하다.

- 가장 걱정해야 되는 것은 **국소 재발(주로 첫 3-4년 내에 발생)**이며 이외에 양성 병변으로는 수술 후 반흔, 봉합육아종(suture granuloma), 잔여 갑상선 조직, 양성 림프절, 식도나 기관의 게실이 보일 수 있다.

- 한 저널에서는 갑상선 수술 후 약 40%에서 수술 부위(operative bed)에 여러 병변들이 보였으며 **장경 6 mm 이하의 병변은 악성 가능성이 거의 없다**고 발표하였다.
- 재발 의심 이미지 소견에 대해서는 저널마다 아직 controversy가 있는 상태이다.
- 2009년 미국갑상선학회의 지침서에서는 경부에서 **재발암이 의심되는 경우 최단경 5-8 mm 이상의 병변에 대해서만 FNA를 하도록 권유**하고 있다. 이는 경부에서 발견되는 작은 국소병변은 시간이 지나더라도 대부분 변화가 없기 때문이다. 국내에는 아직 이에 대한 권고안은 없는 상태이다.

증례 1 F/45 수술 부위에 보이던 잔여 갑상선, 2013년 전절제

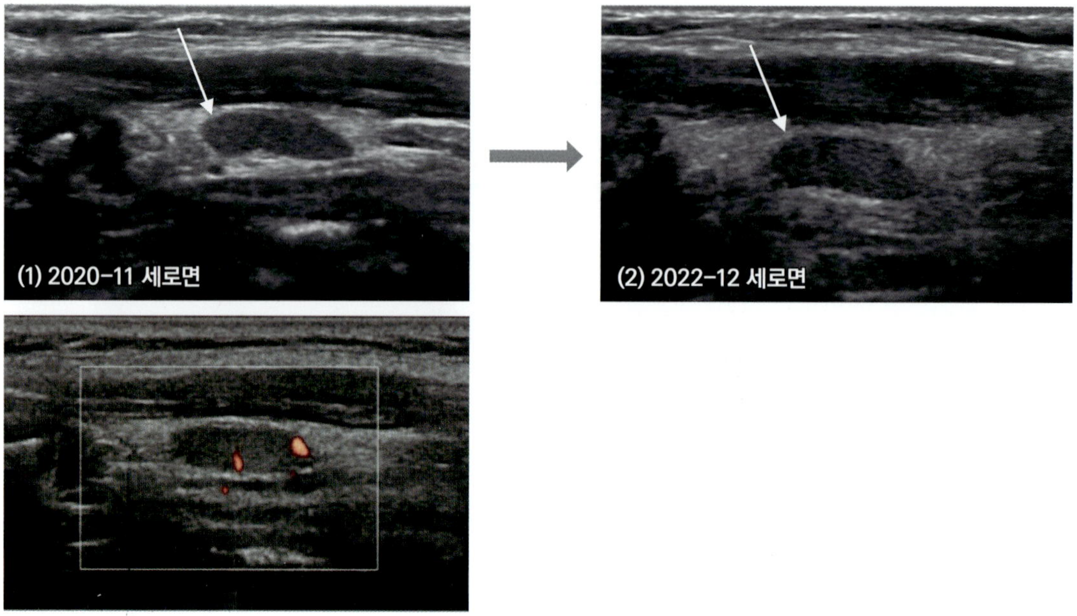

- 갑상선 전절제 상태였던 분으로 2020-11 시행한 초음파에서 수술 부위에 정상 갑상선 실질과 같은 에코의 매끈한 경계의 병변이 보여 잔여 갑상선 실질로 보았다.
- 2022-12 추적관찰 초음파에서 변화 없는 모습을 보였다.

F/67 20여년 전 좌엽 절제술, 잔여 갑상선

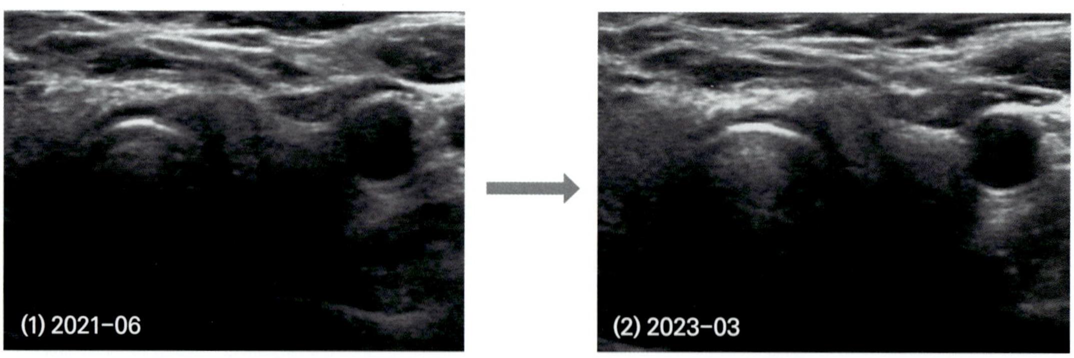

- 좌엽 전절제 부위에 큰 변화 없는 동에코 병변이 보였으며 환자의 요청으로 FNA 시행하였다.
- 결과는 benign, washout Tg > 500 ng/mL로 나왔다.

증례 2 F/41 수술 후 부위 림프절 의심, 2019년 좌엽 절제

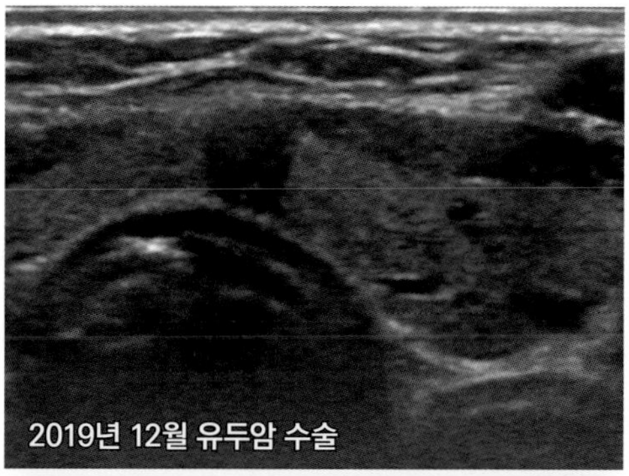

2019년 12월 유두암 수술

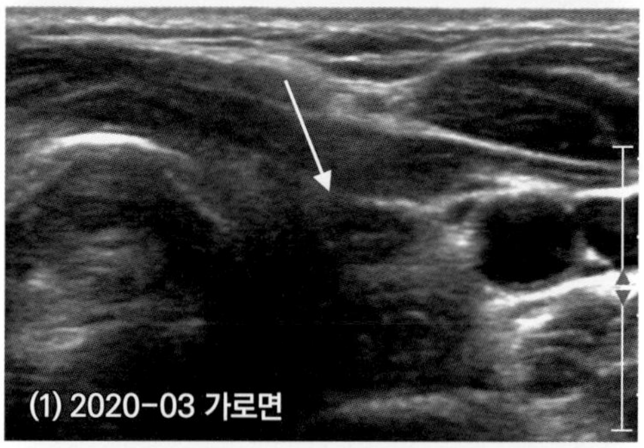

(1) 2020-03 가로면

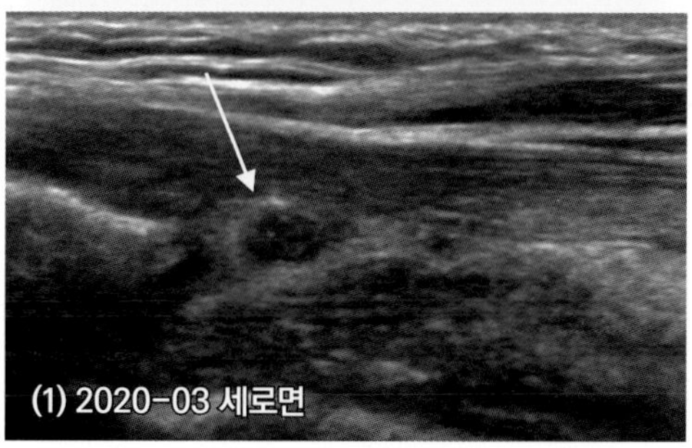

(1) 2020-03 세로면

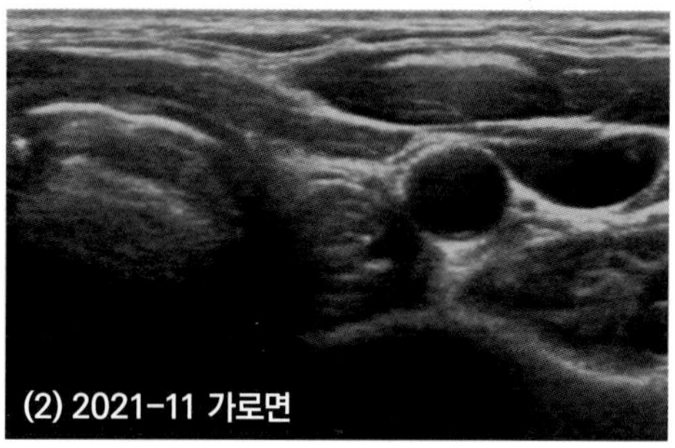

(2) 2021-11 가로면

- 좌엽 절제술 후 3개월 정도 지났을 때 시행했던 초음파에서 수술 부위에 작은 저에코 결절이 보였다. 수술 직후였고 진단 당시 낮았던 병기를 고려하여 6개월 후 추적관찰을 권고하였다.
- 타병원을 다니다가 1년 9개월 정도 후에 다시 내원하여 시행한 초음파에서는 보이지 않았으며 양성 림프절로 생각되었던 증례이다.

- 갑상선암 수술 후 **림프절 재발은 주로 경부 레벨 III와 IV에서 보이며 그 다음으로는** VI에서 보인다고 알려져 있으므로 갑상선 수술 후 추적관찰 초음파 시에는 해당 레벨을 잘 살피는 것이 중요하다.
- 재수술 하는 것의 부작용 및 적은 효용성 때문에 **단경이 8–10 mm보다 작은 재발의심 림프절은 FNA를 하지 말고 초음파로 지켜보라고 권고**하는 저널도 있다.

증례 3 M/58 수술 후 반흔, 2012년 좌엽 절제

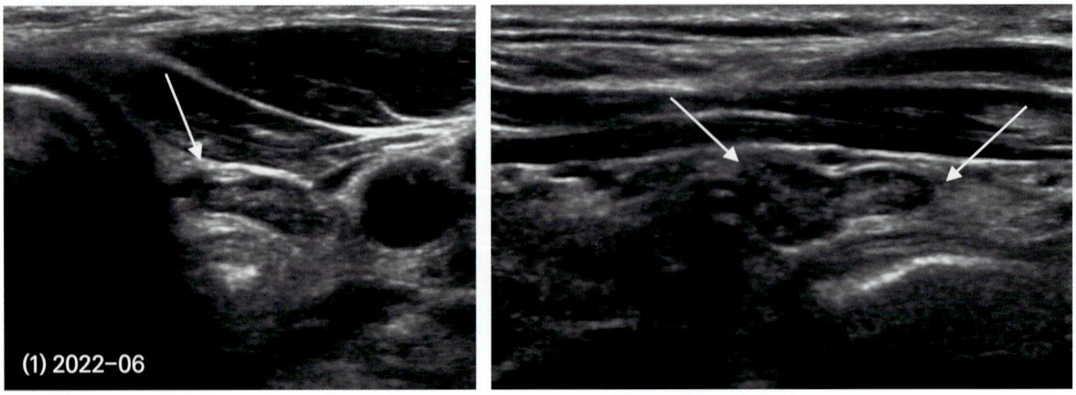

- 좌측 수술 후 부위에 1×0.4×1.5 cm 크기의 매끈한 경계의 불균질 저에코 결절이 보였다. 이전 검사에서는 보이지 않았던 새로운 결절로 FNA와 washout Tg을 같이 시행하였다.
- FNA에서는 비진단적 결과(nondiagnostic)가 나왔으며 washout Tg < 0.04 ng/mL로 음성으로 나와 수술 후 반흔으로 생각되었던 증례이다.

- 불규칙한 모양과 경계, 불균질한 에코 그리고 내부에 고에코 병소가 보이는 경우 재발암보다 수술 후 육아종 가능성이 더 높다.

TIP

수술 후 부위에 의심스러운 병변이 보일 때에는 수술 후 기간, 진단 당시 암 결절의 모습, 수술 당시의 병기, 현재 혈청 갑상선글로불린(Thyroglobulin, Tg) 수치 등을 참고하면 감별진단에 도움을 받을 수 있다.

1 기타 질환들 – (3) 갑상설관 낭종(Thyroglossal duct cyst, TGDC)

- 갑상선이 태아 때 혀뿌리 쪽에서 생긴 후 목의 아래쪽으로 이동하게 되는데 그 통로가 막히지 않아 빈 공간에 분비물이 차면서 낭종이 생기는 질환을 말한다.
- 갑상선이 목의 중심선을 따라 내려오므로 주로 목의 정중앙, 설골(hyoid bone) 주위에 가장 많이 생긴다.

- 주로는 후방음향증강을 동반하고 얇은 벽을 가지는 저에코 또는 무에코의 낭종으로 보인다. 간혹 내부에 debris나 septa를 동반하기도 한다.
- 연부조직이 동반되는 경우에는 이소성갑상선(ectopic thyroid)이나 악성종양(주로 유두암)의 가능성이 있으므로 **고형 성분 동반 여부를 잘 살펴야** 한다.

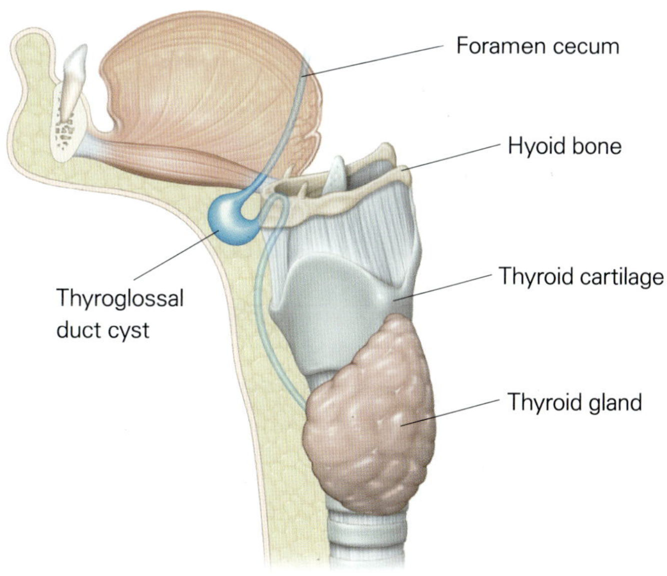

〈 갑상선 발생 이동 경로 〉

Gallery

F/47

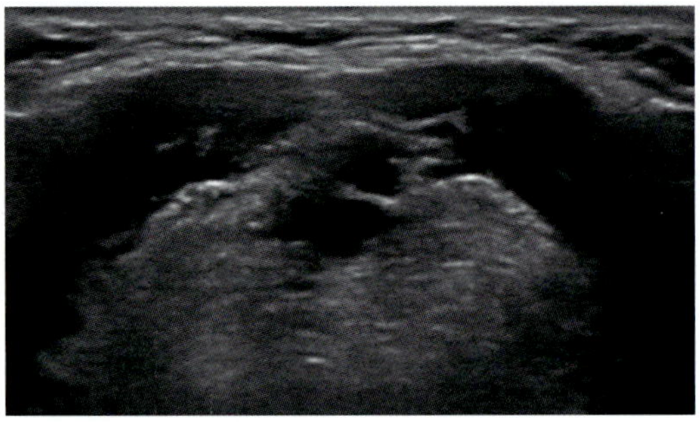

M/56

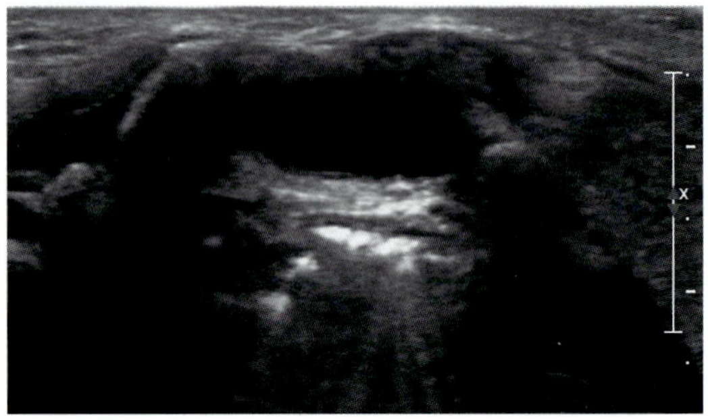

M/59

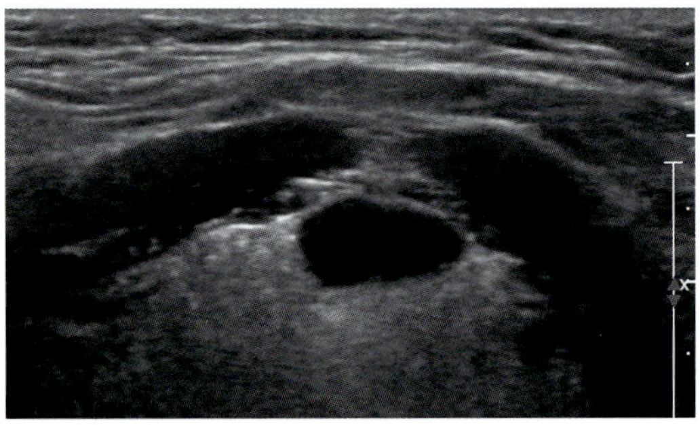

M/74

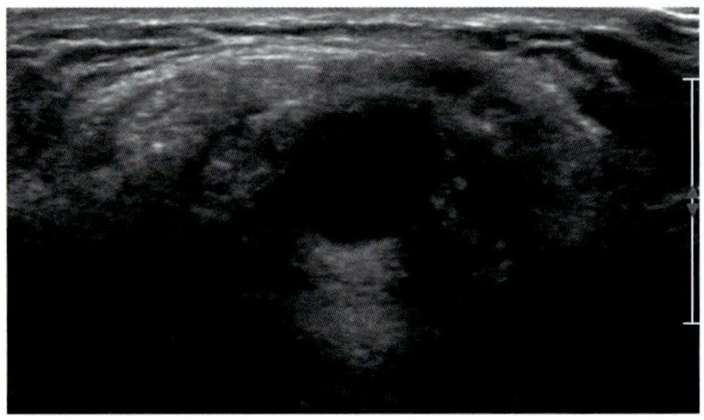

M/32

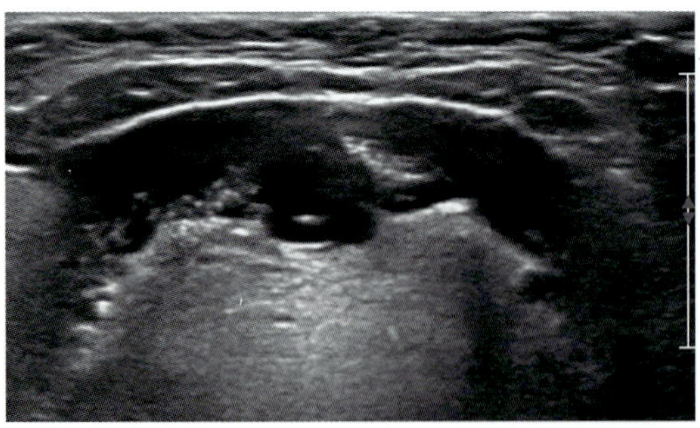

F/38

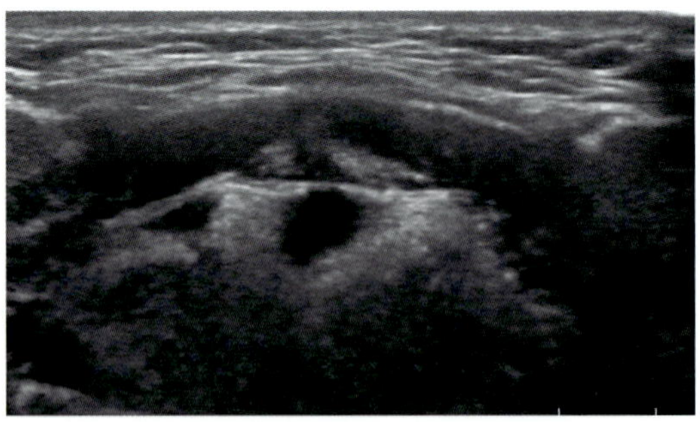

TIP

드물지만 갑상설관 낭종에서 생기는 유두암의 증례가 있으므로 갑상설관 낭종이 보일 때에는 내부에 고형성 병변이 있는지 꼭 확인해야 한다.

2 함정들 – (1) 식도 게실(Esophageal diverticulum)

- 식도 게실은 주로 **좌측**에 생긴다.

- 저에코 결절 내에 고에코 점들이 있는 형태로 보이는 경우가 있기 때문에 악성의심 갑상선 결절로 오인하여 FNA를 시행하지 않도록 조심해야 된다.

- 식도 게실이 의심될 때는 탐촉자를 돌려서 식도와의 연결성을 확인하거나 침을 삼키게 하여 크기 변화가 생기는 것을 확인해본다.
- 이렇게 해도 확신이 서지 않는다면 45도로 등을 약간 세운 상태에서 탄산음료를 마시면서 초음파를 관찰하면 결절 내부에 고에코가 관찰되어 감별에 도움을 받을 수 있다.

대표 증례 1 F/53 식도 우측의 게실

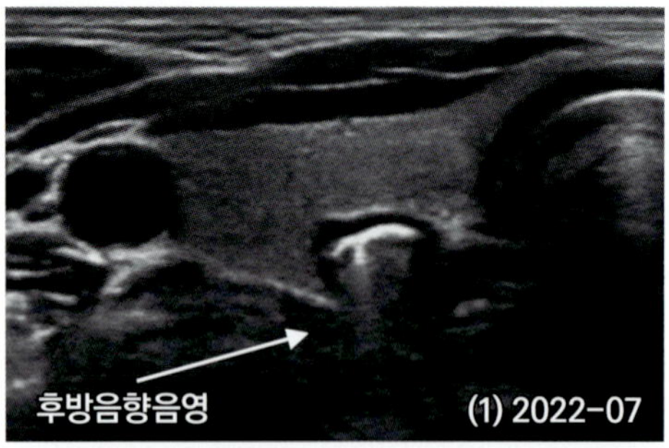

침을 삼킨 후
크기 감소

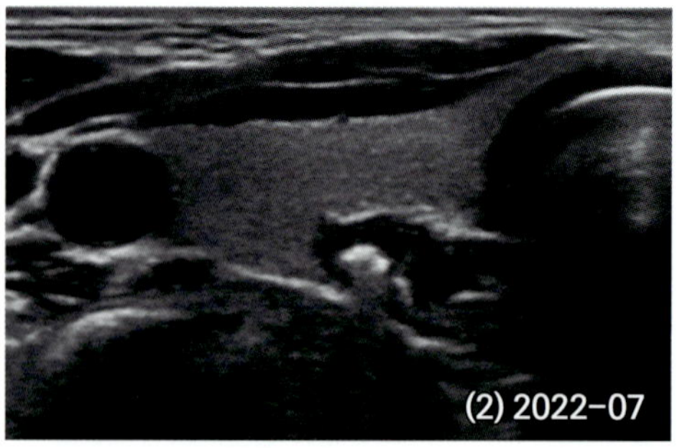

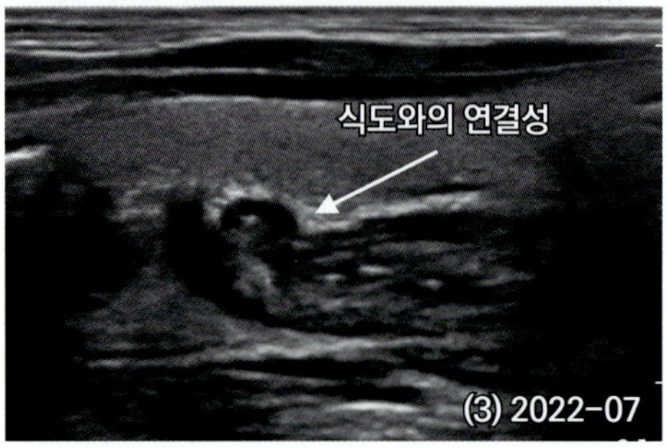

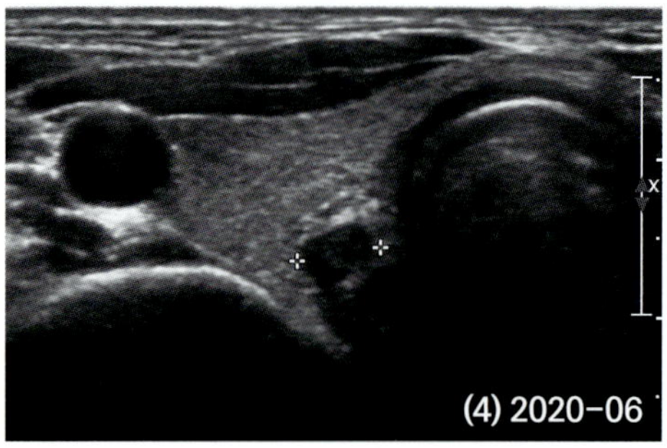

- (1,2) 2022-07 초음파에서 결절 내에 후방음향증강을 동반한 선상 고에코띠가 보였으며 공기의 에코로 생각되어 식도 게실이 의심되었다. 수검자에게 침을 삼켜보라고 한 후에 공기가 빠져 나가면서 크기가 약간 감소하는 모습을 실시간으로 볼 수 있었으며 식도 게실임을 알 수 있었다.
- (3) 식도 게실의 경우 탐촉자를 세로로 돌려보면 갑상선 아래쪽으로 지나는 식도와의 직접적인 연결성이 보일 수도 있어서 감별에 도움이 된다.
- (4) 이전 초음파(2020-06)에서 식도 게실이 완전 허탈되어 있어서 작은 저에코 결절로 오인되어 판독되었던 것을 확인할 수 있었다.

대표 증례 2 F/32 이전 사진과의 비교로 게실임을 알 수 있었던 증례

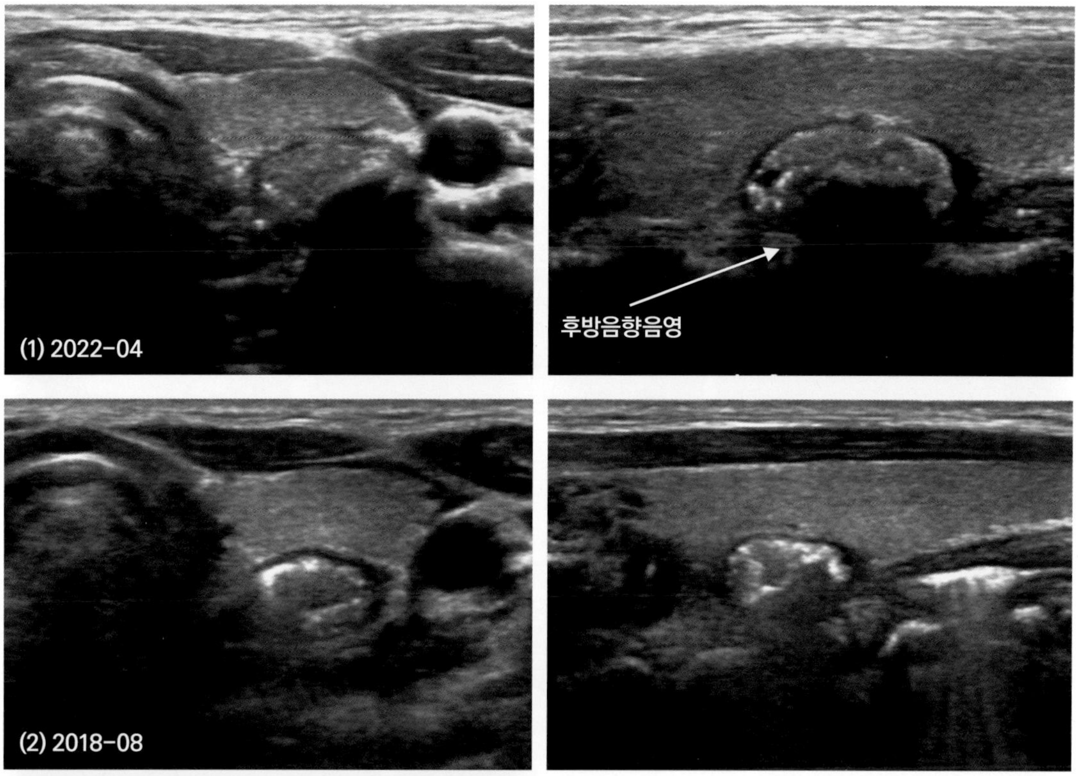

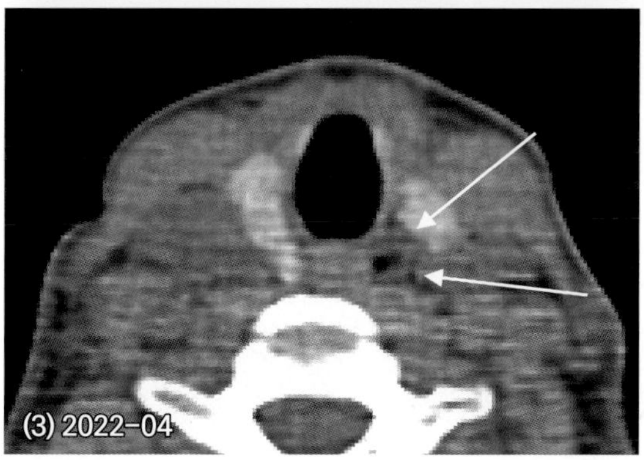

- (1) 2022-04 초음파에서 후방음향음영을 동반한 동에코 결절같은 병변이 보였으며 세로면에서도 뚜렷하게 식도와의 연결성이 보이지 않았다.
- (2) 같은 수검자의 이전 초음파(2018-08)를 보았을 때 같은 부위에 좌측 식도 게실이 있었음을 알 수 있었다.
- (3) 검진환자였기 때문에 당일(2022-04)에 시행한 저선량 흉부 CT가 있었고 식도 좌측으로 작은 게실이 있는 것이 같이 확인되었다.

Gallery

M/70

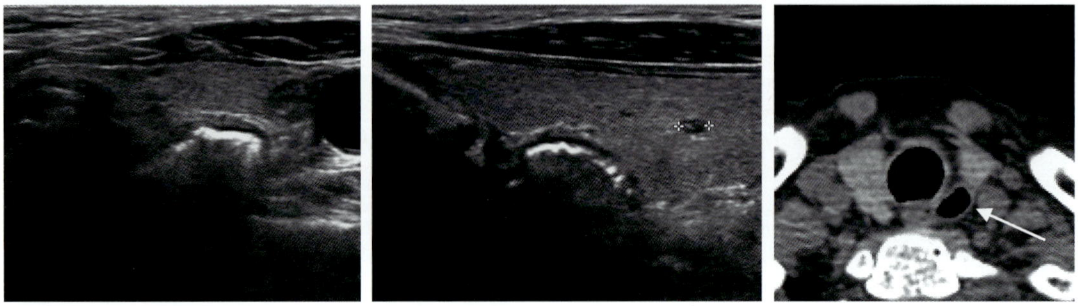

F/32

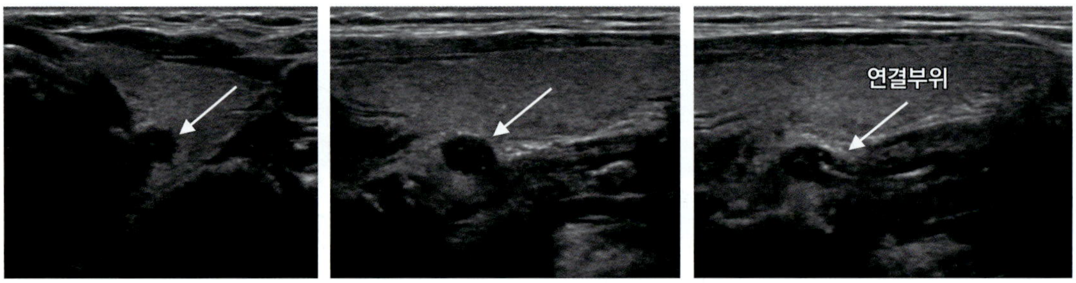

M/58

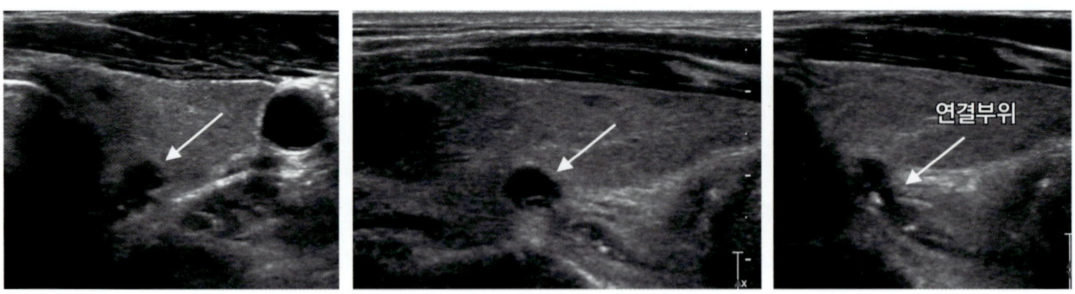

F/73 우측의 식도 게실

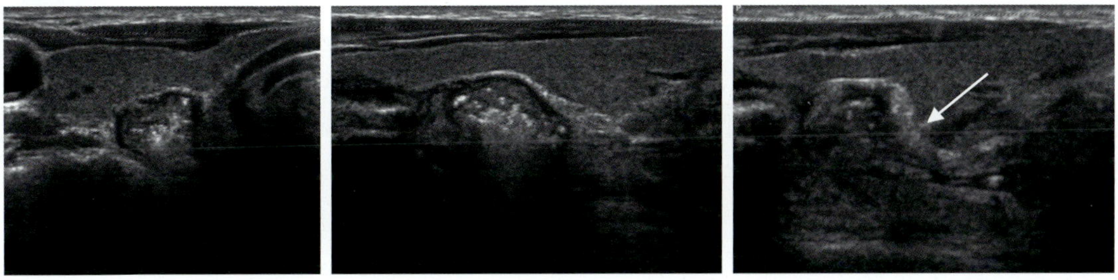

M/65 타병원에서 저에코 결절로 FNA 의뢰된 분, 우측의 식도 게실

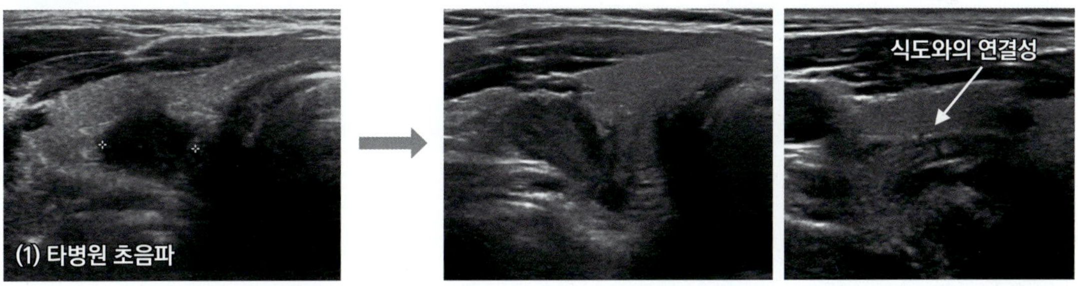

TIP

식도 게실 의심 시에는 탐촉자를 세로로 돌려 식도와의 직접적인 연결성을 확인하거나, 이전 사진을 확인, 또는 수검자에게 침을 삼켜보라고 한 뒤 모양 변화를 보는 것이 감별에 도움이 된다.

2 함정들 – (2) 근육 접촉면에 의한 그림자(Shadow of muscle interface)

- 갑상선 초음파를 할 때 인위적인 음향 음영에 의한 그림자 음영(acoustic shadowing)을 주의해야 된다. 이러한 음영은 기울어진 조직 평면의 각도에 의해 생기며 갑상선 초음파에서는 흉쇄유돌근(sternocleidomastoid muscle, SCM)과 띠근육(strap muscle)의 접촉면에 의해 주로 생긴다.
- 이러한 그림자 음영은 마치 경계가 불분명한 비평행 방향의 저에코 결절이 있는 것과 같은 거짓병변을 만들거나 실제로 있는 병변을 가릴 수 있기 때문에 주의를 요한다.
- 오진을 피하기 위해서는 적절하게 탐촉자를 누르거나 수검자의 고개를 돌려 그림자를 없애면서 보아야 한다.

대표 증례 1 M/50 일반적으로 자주 보이는 그림자 음영

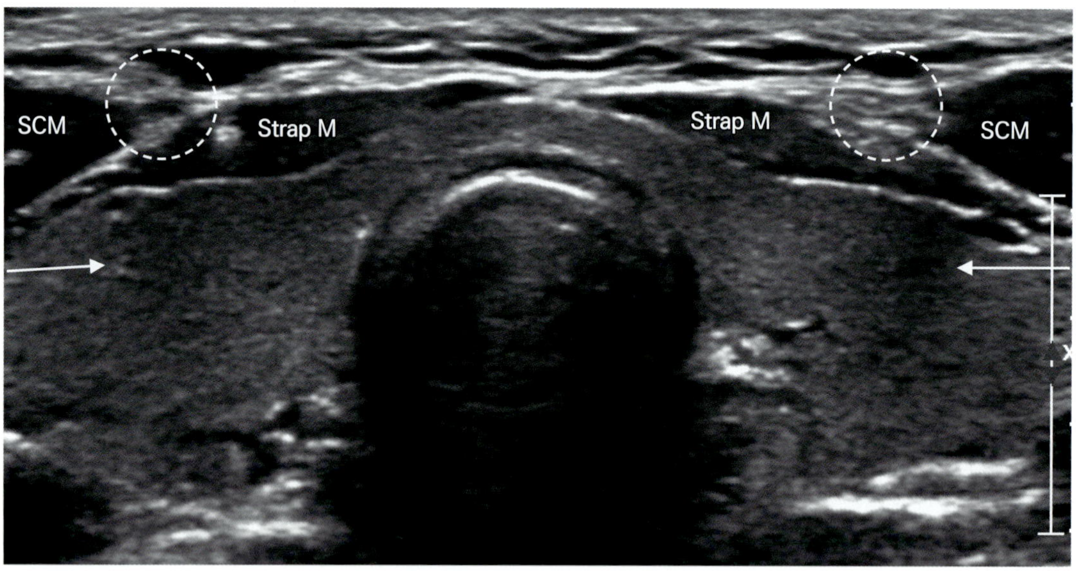

- 양측 흉쇄유돌근(sternocleidomastoid muscle, SCM)과 띠근육(strap muscle)의 접촉면에 의해 아래쪽에 위치하는 갑상선에 불분명한 경계의 경한 저에코의 그림자가 보이는 것을 알 수 있다. 갑상선 초음파를 할 때 흔히 접할 수 있는 그림자 음영이다.

증례 2 M/66 그림자 음영으로 인해 동에코 결절처럼 보인 혈관

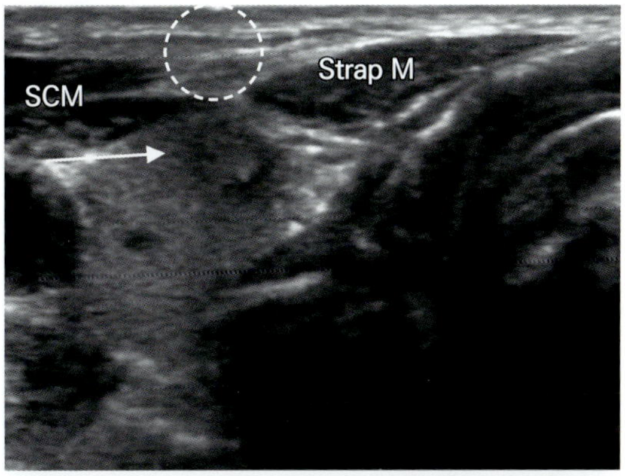

- 갑상선 우엽에 가장자리 저에코띠를 동반하고 있는 듯한 동에코 결절이 의심되었으나 목 앞쪽 근육의 그림자로 인해 평가에 제한이 있었다.

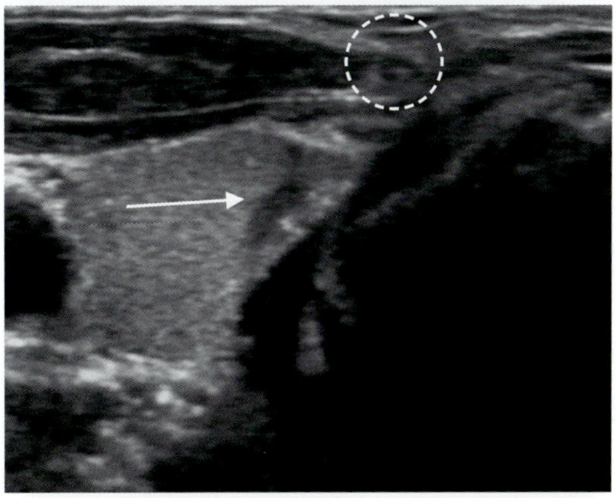

- 수감자의 목을 좌측으로 돌리고 탐촉자를 가볍게 눌러서 보았을 때 그림자 음영은 사라지고 그 자리에는 비평행 저에코 결절과 같은 병변이 보였다.

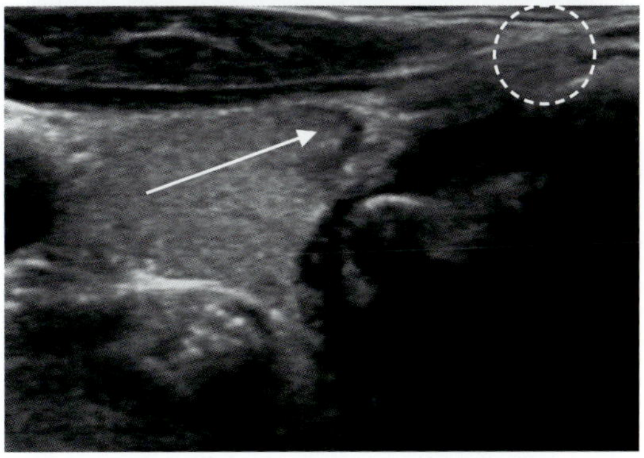

- 모양이 너무 길쭉하고 위쪽으로 연결성이 의심되었기에 수검자의 고개를 좌측으로 더 많이 돌려보니 위갑상선 동맥의 분지혈관임을 알 수 있었다.

TIP

그림자 음영을 없애기 위해서는 적당한 힘으로 탐촉자를 누르거나 수검자의 고개를 돌려본다.

Gallery

M/30, sus 그림자로 인해 가려졌던 저에코 결절, 수술 없이 추적관찰 중

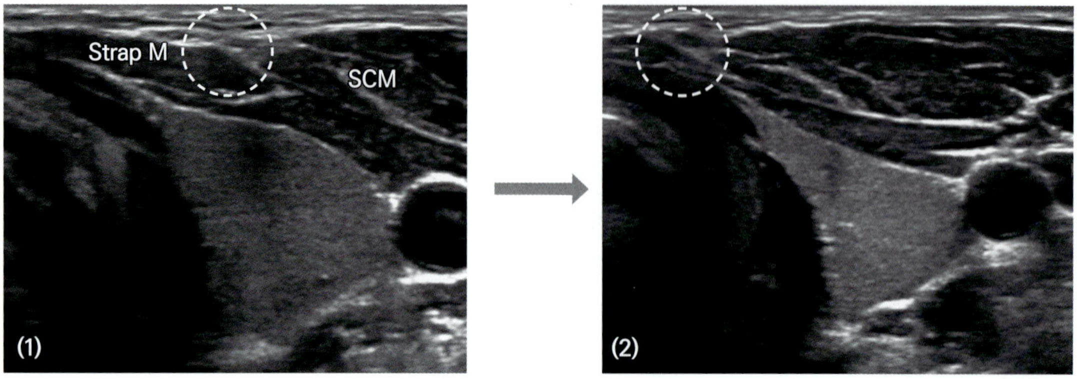

- (1) 띠근육과 흉쇄유돌근의 접촉면 바로 아래쪽으로 불분명한 저에코의 그림자 음영이 보였다.
- (2) 그림자 음영을 없애기 위해서 수검자의 목을 우측으로 돌려 근육의 접촉면을 중앙쪽으로 옮겼고, 같은 자리에 비평행 방향의 저에코 결절이 보였다. 장경 5 mm로 크기는 작았으나 수검자의 요청으로 FNA 시행하였고 결과는 유두암 의심으로 나왔다.

F/61 그림자로 인해 가려졌던 동에코 결절

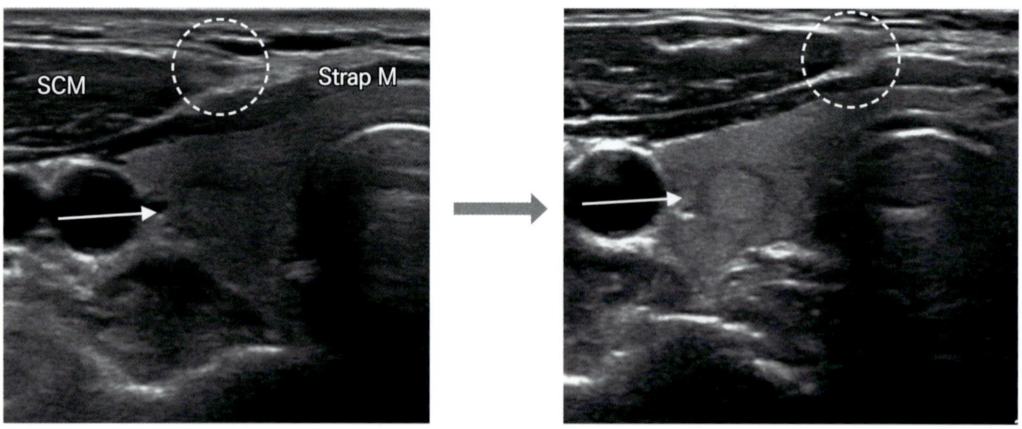

M/67 그림자로 인해 불분명한 경계의 저에코로 보였던 불균질 동에코 결절

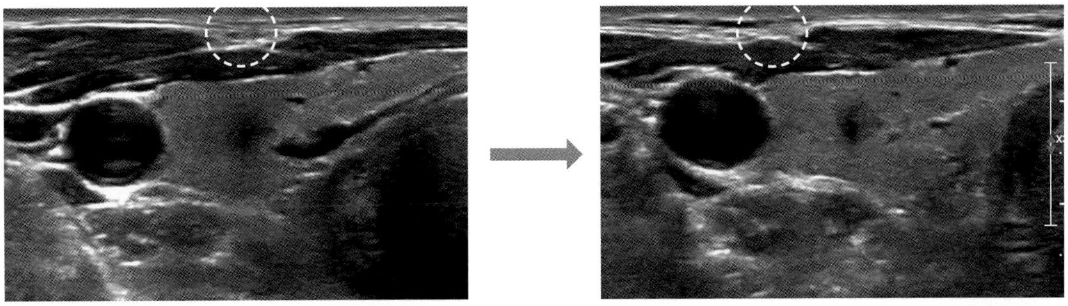

M/47 그림자로 인해 크게 측정되었던 경한 저에코 결절

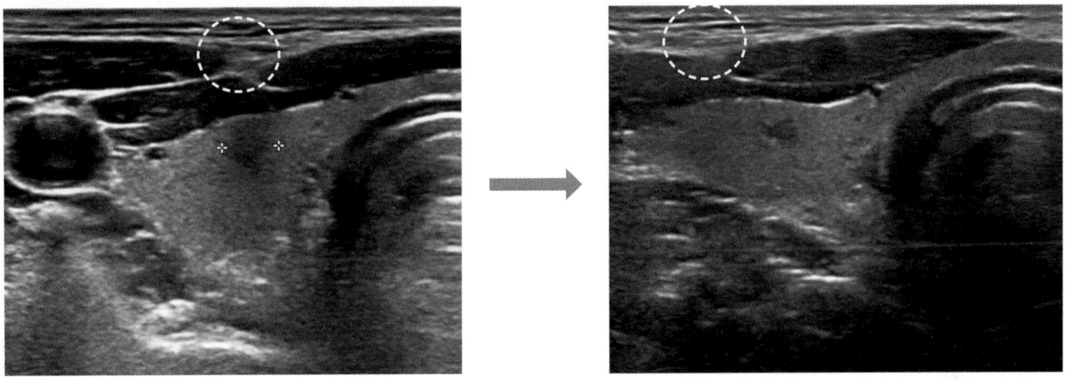

2 함정들 – (3) 혈관(Vessels)

- 갑상선은 위와 아래 갑상동맥에 의해 피를 공급받고 위, 중간 그리고 아래 갑상선 정맥에 의해 피가 배출된다. 이러한 혈관 구조물들이 비평행 방향의 저에코 결절로 오인되기도 한다. 주로는 아래 갑상선 동맥 또는 정맥이 초음파에서 마치 결절처럼 보인다.
- 이럴 때는 단계적으로 압박을 하면서 도플러 초음파(Doppler US)를 사용하면 감별에 도움이 된다.

증례 1 F/23 작은 비평행 결절처럼 보였던 혈관

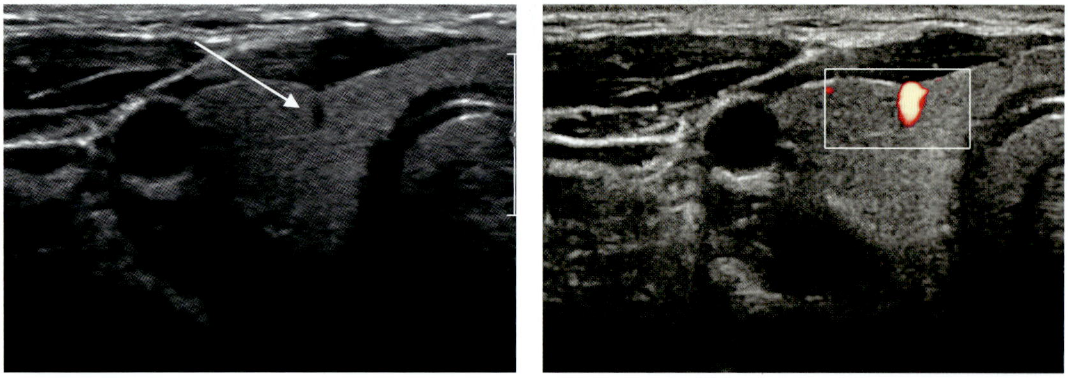

- 갑상선 우엽에 작은 비평행 저에코 결절이 의심되었으나 도플러 영상을 사용하였을 때 위갑상선 동맥의 분지혈관임을 알 수 있었다.

TIP

결절이 보일 때는 도플러 영상을 켜보는 습관을 기르는 것이 좋다.

Gallery

M/43

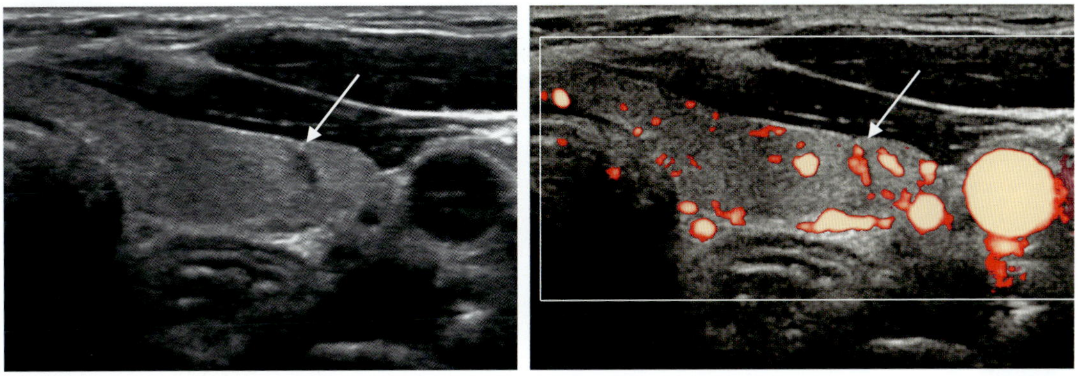

M/49

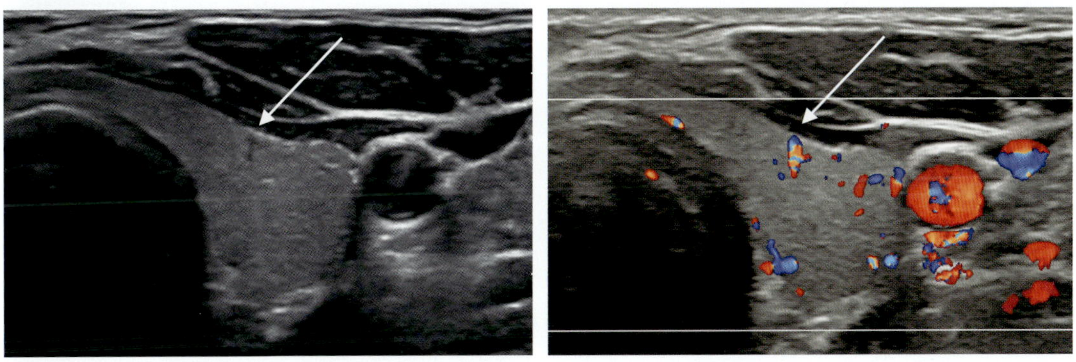

M/31

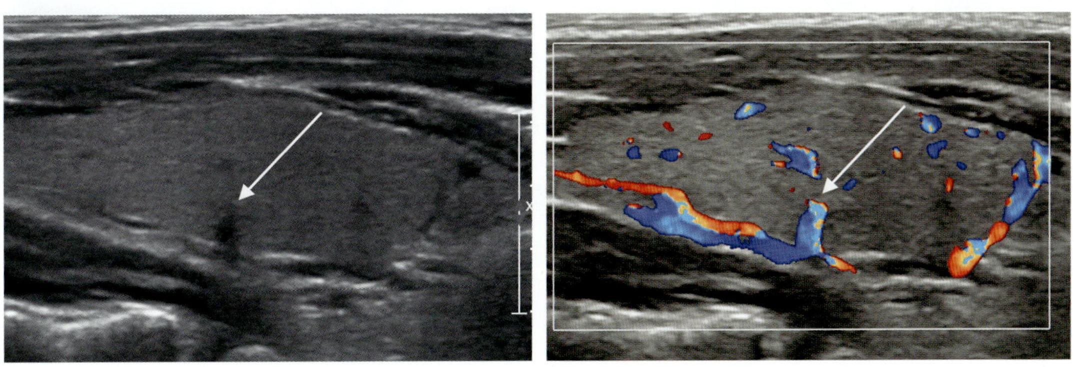

M/25

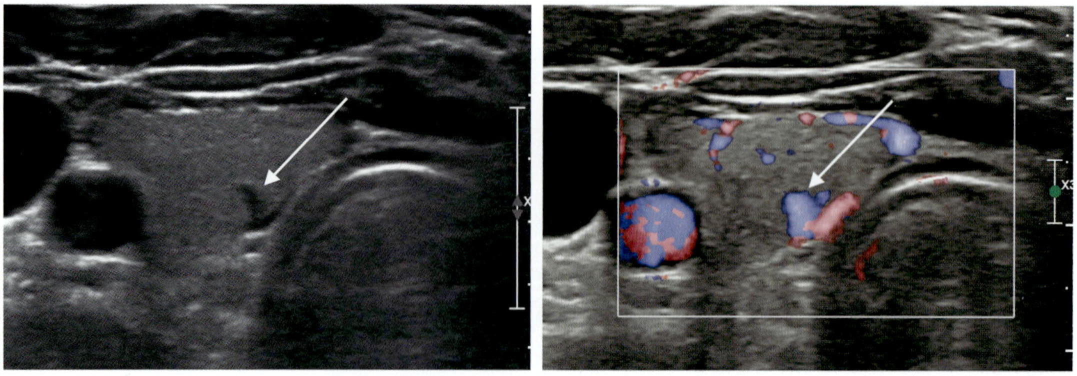

M/41

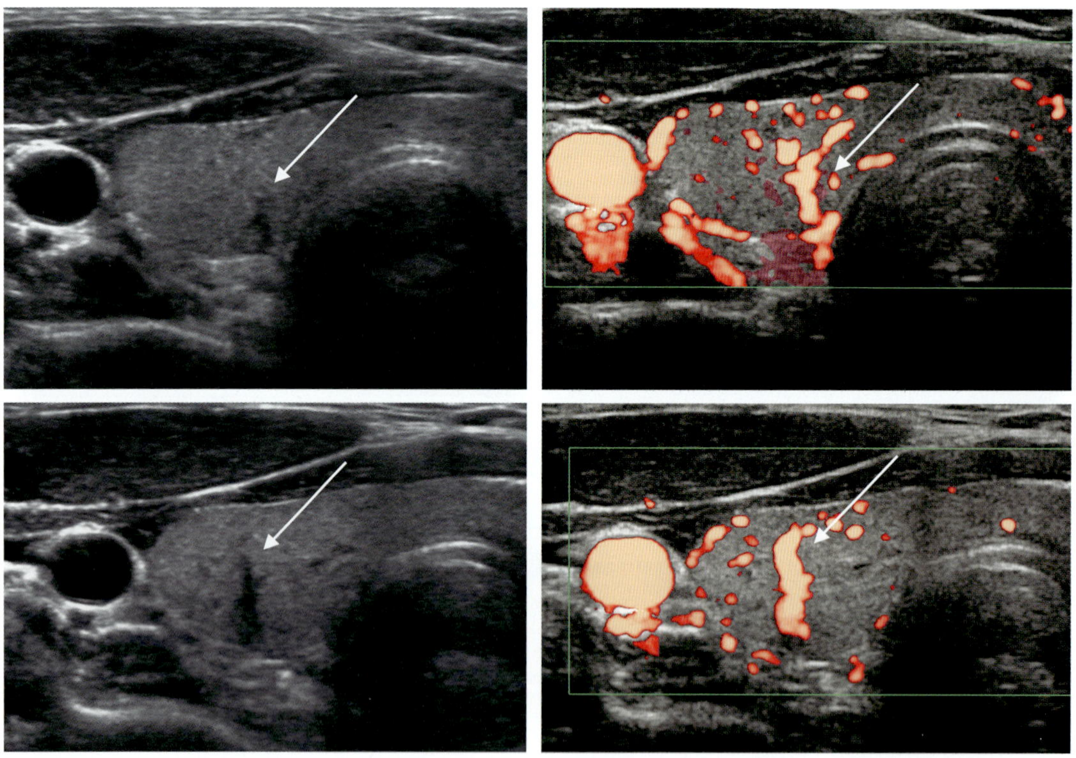

M/31

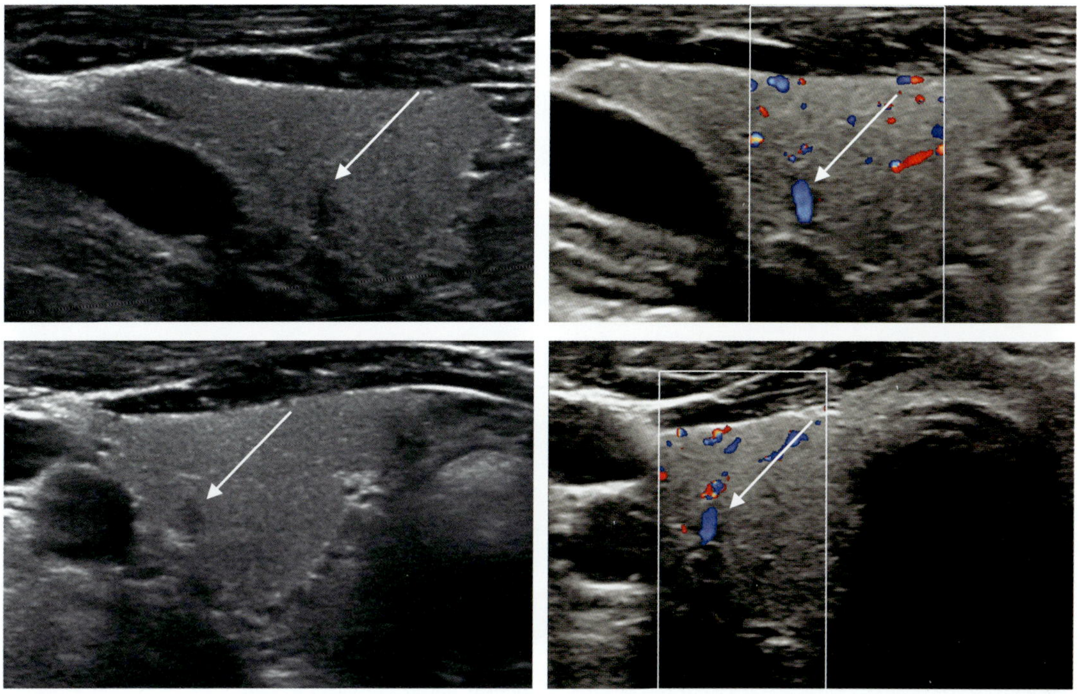

F/40

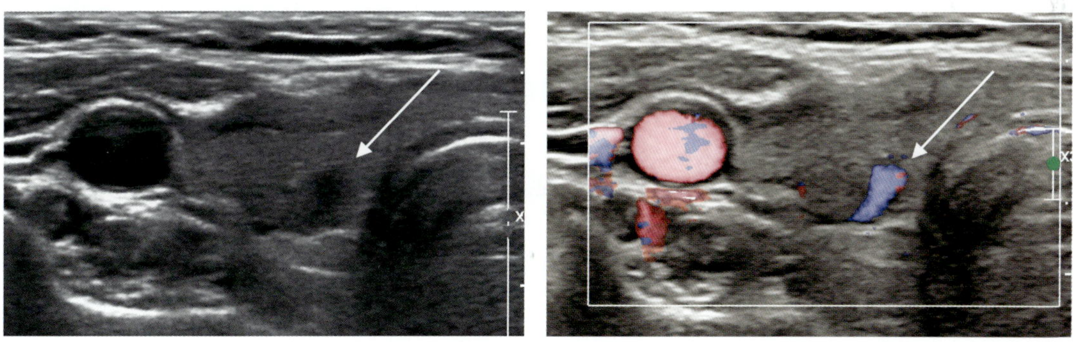

2 함정들 – (4) 델피안 림프절(Delphian node)

- 고대 그리스의 신탁소였던 "Oracle of Delphi"의 이름을 딴 것으로 과거에 신의 계시를 받듯이 후두 앞의 림프절의 비대가 환자의 질환을 예측할 수 있다는 뜻에서 지어진 이름이다.
- 갑상선 및 후두로부터 림프액을 받으며 갑상선 유두암 때도 관찰이 가능하다. 그보다 더 흔하게는 하시모토 같은 만성 자가면역 갑상선 질환에서 종종 관찰된다. 갑상선 협부의 결절로 오인할 수 있다.

증례 1 M/34 델피안 림프절(과거 갑상선 저하증)

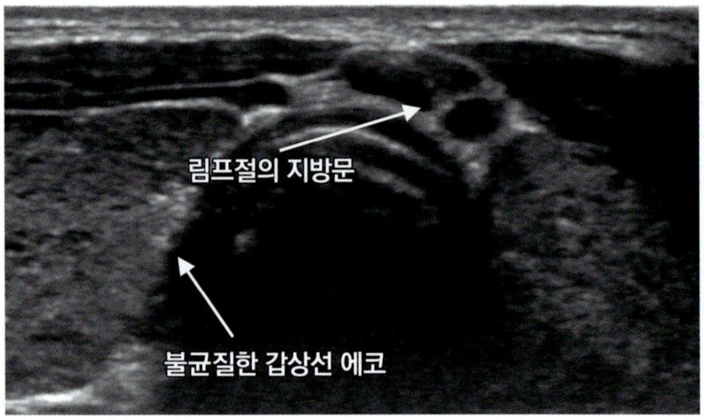

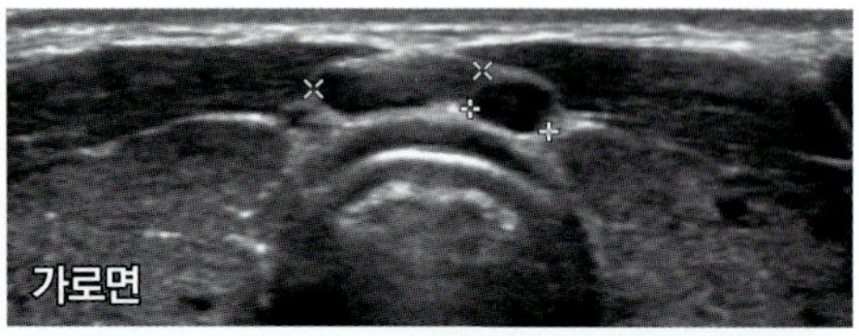

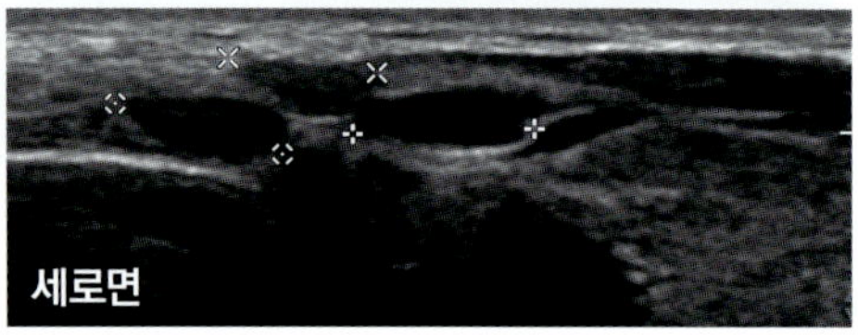

- 주로 무에코의 낭종처럼 보이는 경우가 많으며 저에코 결절로 오인될 때도 있다.
- 사진처럼 지방문(fatty hilum)이 보여서 감별진단에 도움을 주는 경우도 있다.

TIP

델피안 림프절이 보이는 경우, 협부의 저에코 결절로 오인하여 불필요한 FNA를 하지 않도록 주의해야 한다.

Gallery

F/44

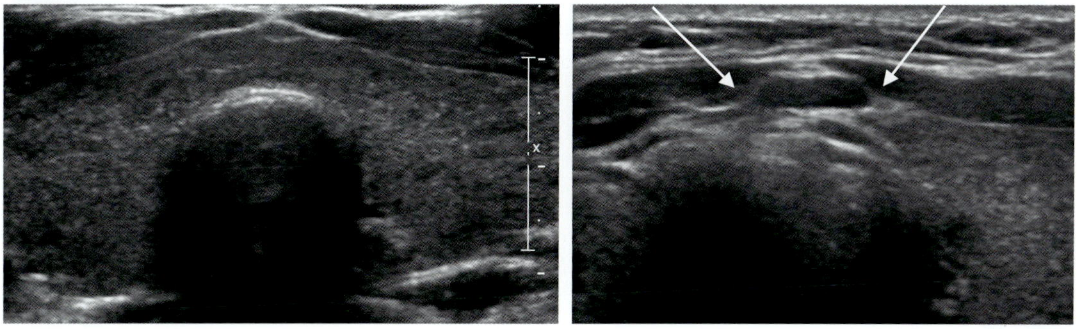

F/61

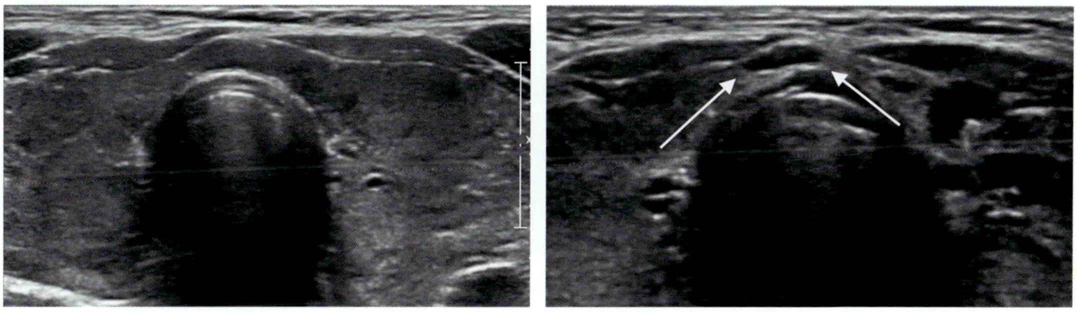

F/40

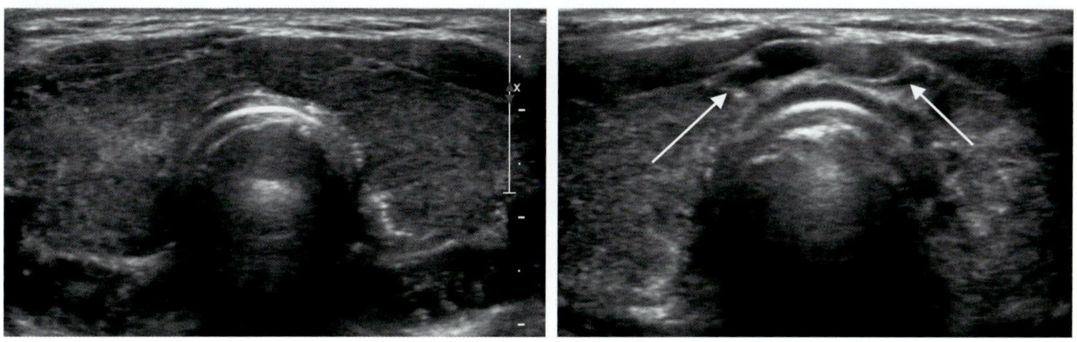

F/74

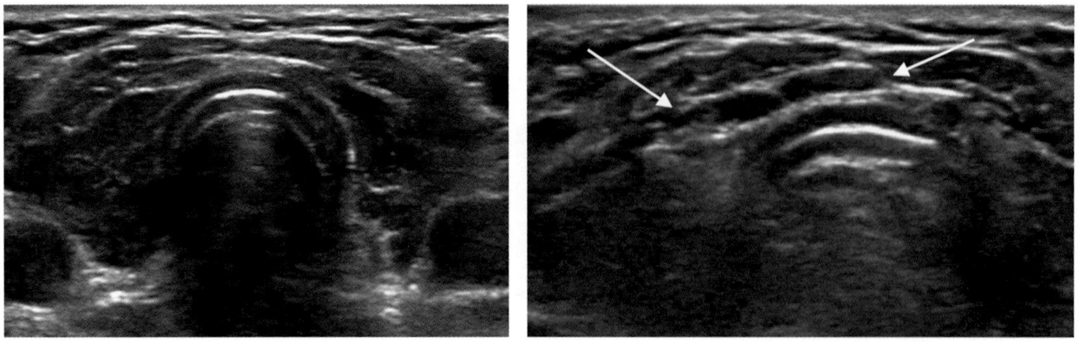

F/69

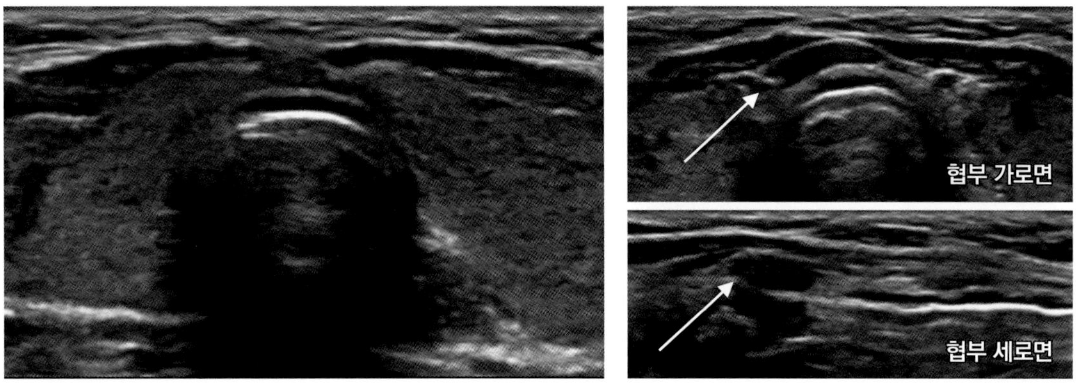

F/34 델피안과 경부 레벨 VI의 림프절

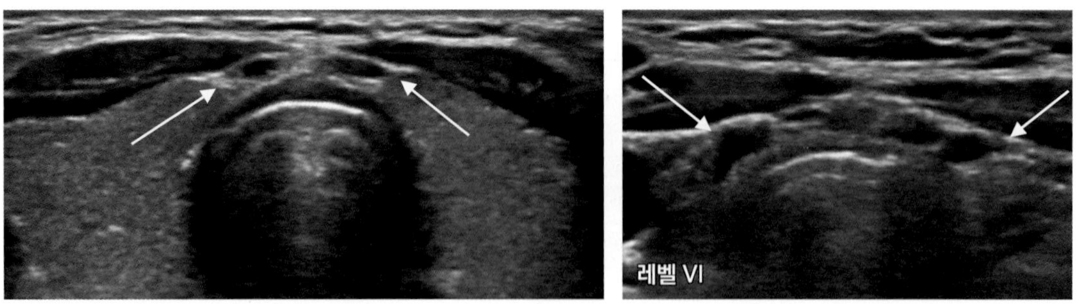

2 함정들 – (5) 피라미드엽(Pyramidal lobe)

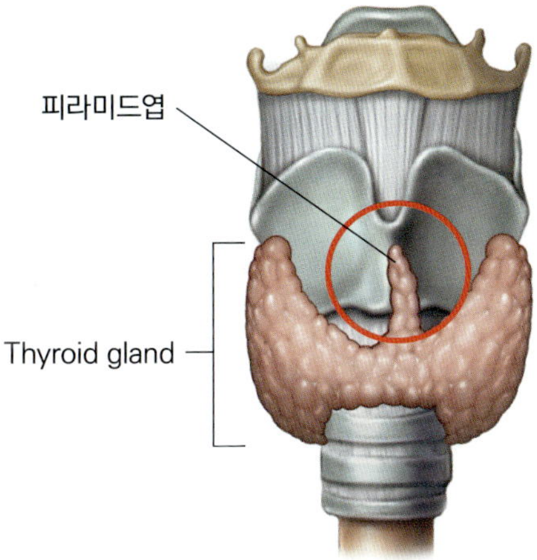

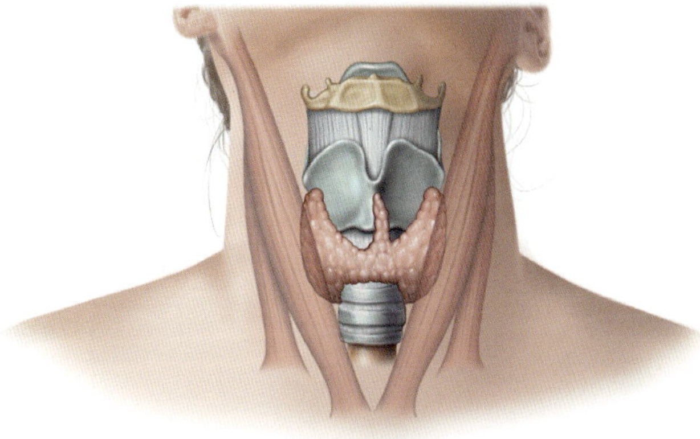

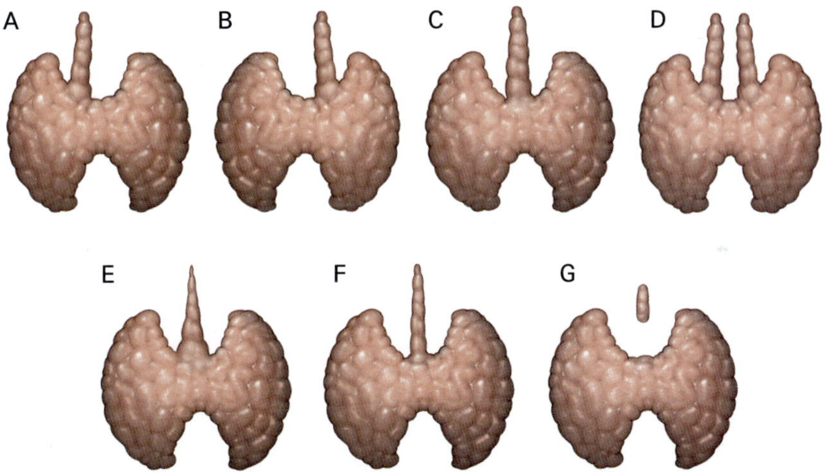

A. 우측, B. 좌측, C. 중앙, D. 양측, E. 넓게(broad base), F. 좁게(thin base), G. 분리(separation)

〈 피라미드엽의 위치와 형태 〉

- 피라미드엽은 갑상선의 협부에서 위쪽으로 손가락처럼 길게 돌출된 형태의 갑상선이 추가로 있는 것으로 정상 변이 중 하나이다.
- 10–30%에서 보일 수 있다.
- 피라미드엽 관찰을 놓치지 않기 위해서는 중앙 부위를 볼 때 턱 아래쪽부터 협부까지 이어서 보는 습관을 가지는 것이 좋다.

대표 증례 1 F/43 피라미드엽

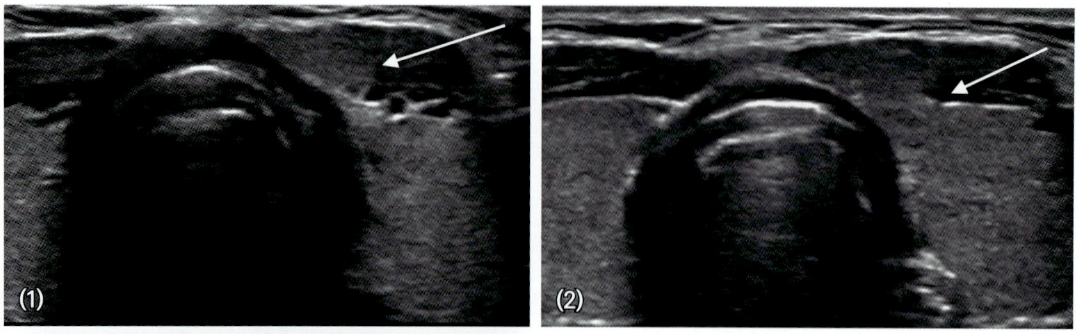

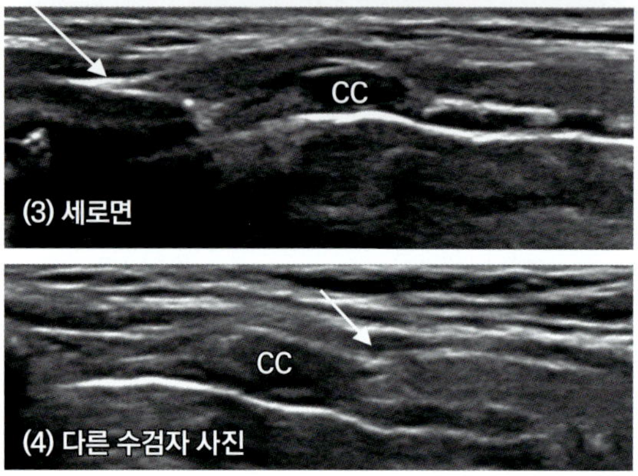

- (1) 목 앞쪽 근육(strap muscle) 내에 경한 고에코 결절성 병변이 보였다.
- (2) 탐촉자를 아래로 더 내렸을 때 갑상선과의 연결성이 보여서 피라미드엽으로 확인할 수 있었다.
- (3, 4) 피라미드엽이 없는 수검자 사진과 비교해서 보면 반지연골(CC, cricoid cartilage) 위쪽까지 올라간 피라미드엽을 볼 수 있다.

F/50 피라미드엽에 생긴 불균질 저에코 결절

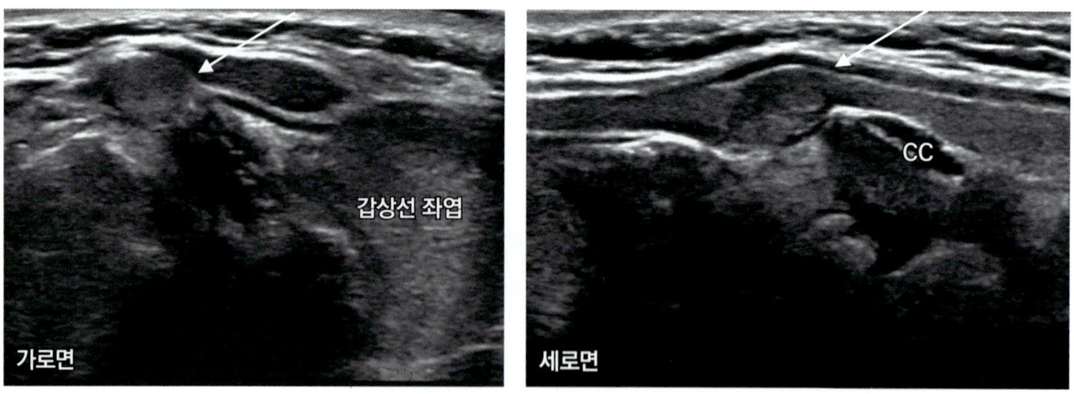

F/41

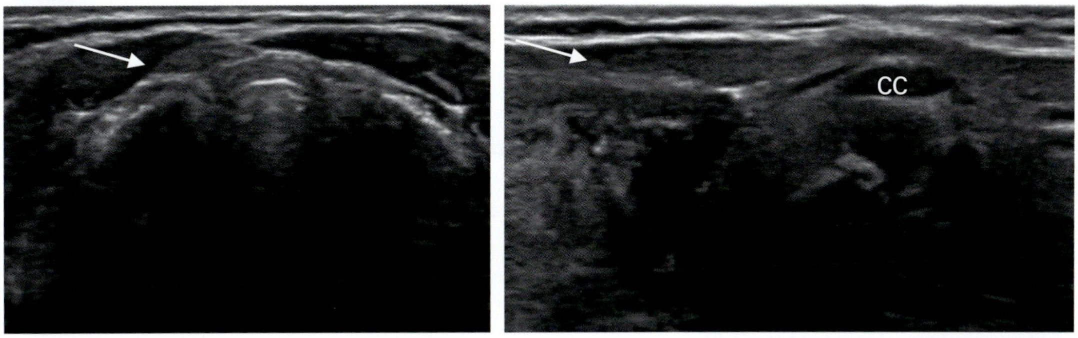

F/52

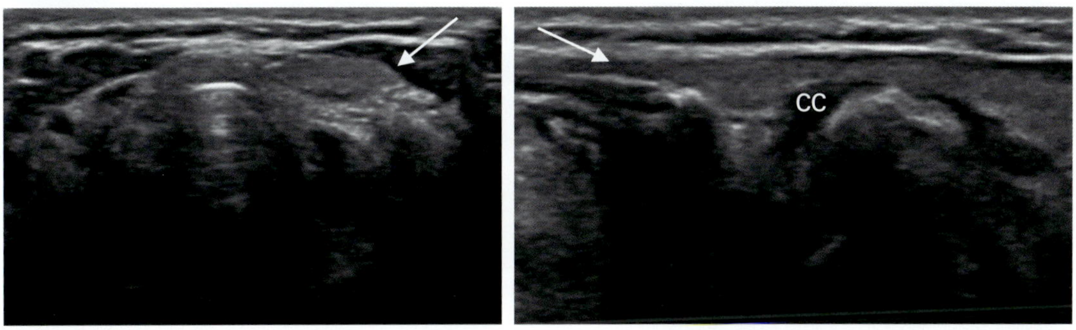

F/41

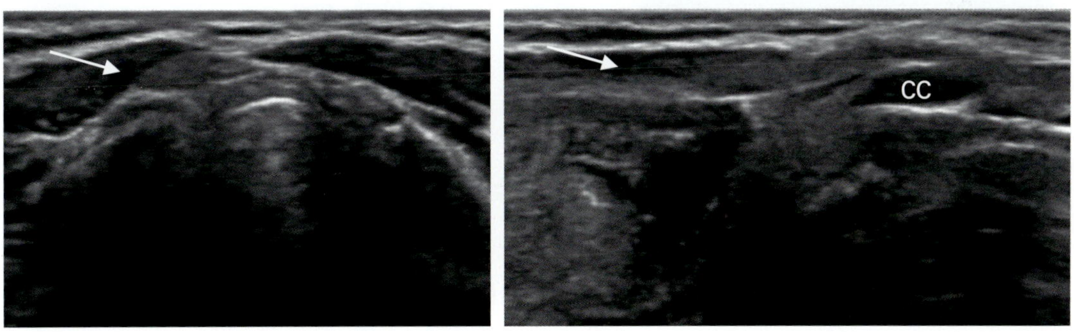

TIP

드물지만 피라미드엽에서 발생하는 갑상선암의 증례들도 있기 때문에 초음파 검사 시에 피라미드엽이 있는지 여부를 항상 확인해야 한다.

2 함정들 – (6) 갑상선 사이막(Posterior thyroid septum)

- 갑상선 사이막은 정상적으로 갑상선 내에 있는 고에코의 격막으로 이로 인해 갑상선에 결절이 있는 것처럼 보일 수 있다. 격막에 의해 그림자가 생기면 저에코 결절이 있는 것으로 오인할 수 있고, 특히 하시모토 갑상선염이 있을 때 이러한 격막이 더 두껍게 보일 수 있다.
- 격막이 의심될 때는 탐촉자를 돌려보면서 확인하는 것이 중요하다.

증례 1 M/49 저에코 결절이 있는 것처럼 보이게 하는 정상 격막

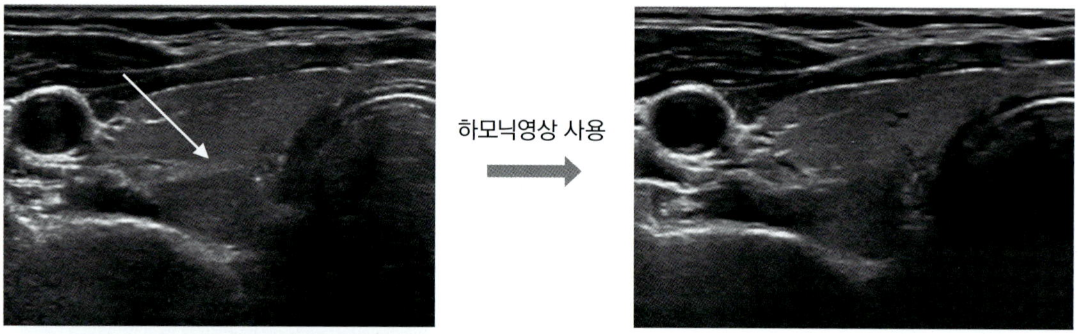

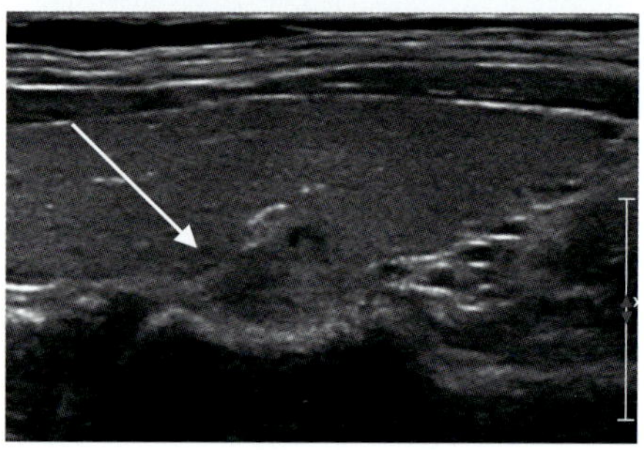

- 갑상선 후방 사이막에 의해 경한 저에코 결절이 있는 모습이 보였으며 이러한 소견은 하모닉영상을 사용하였을 때 두드러진 모습을 보였다.
- 탐촉자를 돌려보면 격막과 그 아래 정상 갑상선 실질이 보이는 것을 알 수 있다.

TIP

하모닉영상은 세심한 구조물을 더 잘 보이게 하나 대조도를 높여서 그림자를 두드러져 보이게 하는 단점이 있기 때문에 기본 초음파에서는 사용하지 말고 병변을 추가로 평가하고 싶을 때 사용하는 것을 권고한다.

Gallery

F/69

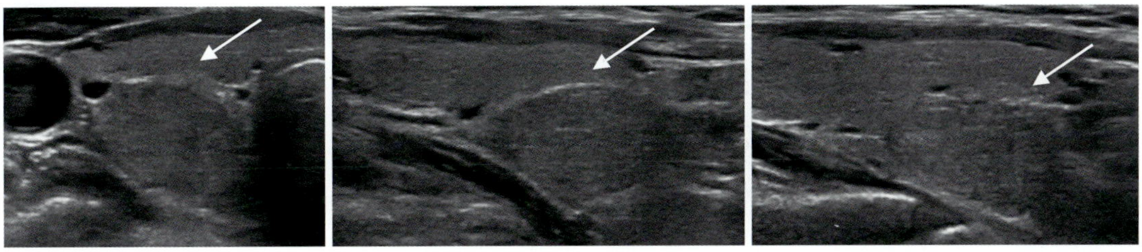

M/52

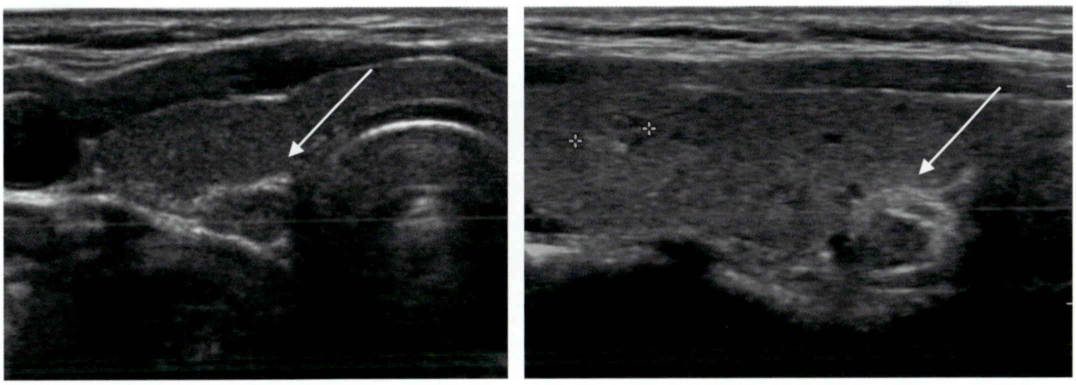

F/60

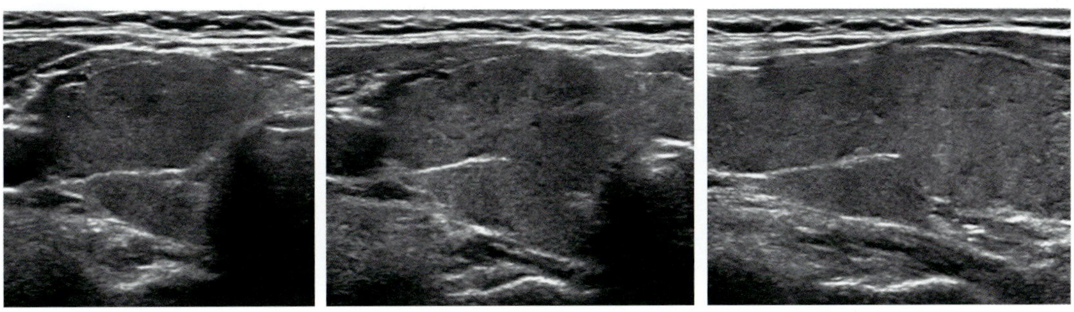

CHAPTER 07

증례와 답

Case and Answer

증례 Case

《 증례들을 보며 다음 질문의 답을 적어보자. 》

1. 다음 결절의 K-TIRADS category는 몇 일까요? 결절의 양상(에코, 구성, 경계) 및 동반소견(악성의심 초음파 소견, 거대/가장자리 석회화)도 적어보세요.
2. FNA 결과는 무엇이 나왔을까요?
3. 결과에 따른 처치는 무엇일까요?

   ex) 미진단이 나왔다면? 양성이 나왔다면? 비정형이 나왔다면? 여러 가정을 해보고 권고안이 무엇일지 적어보세요.

* 길이는 가로 × 세로(cm) 입니다.

01 F/41

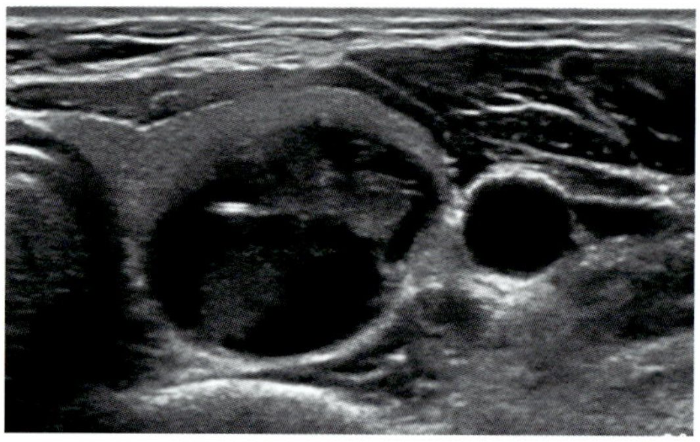
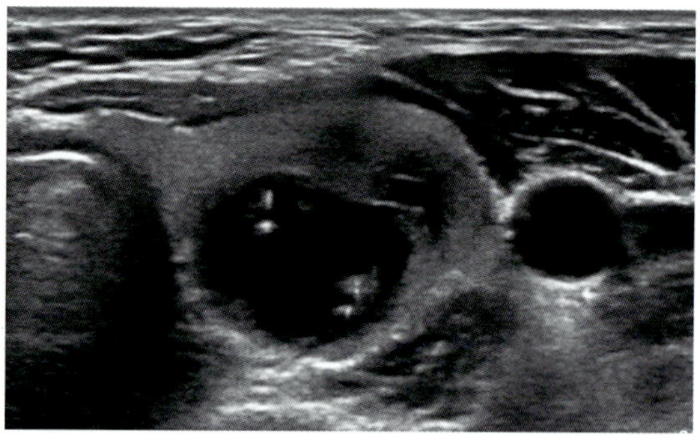

02 F/51

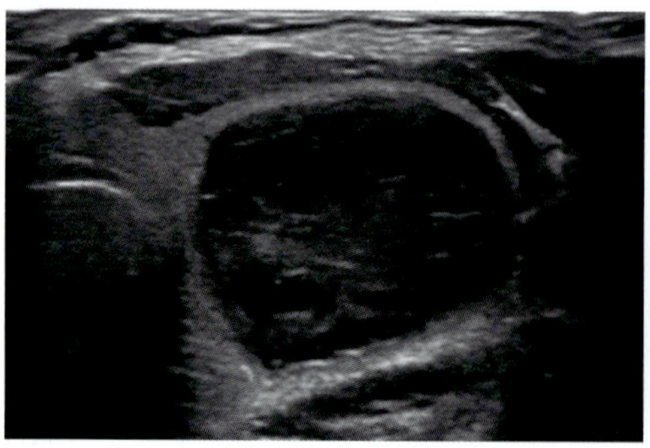
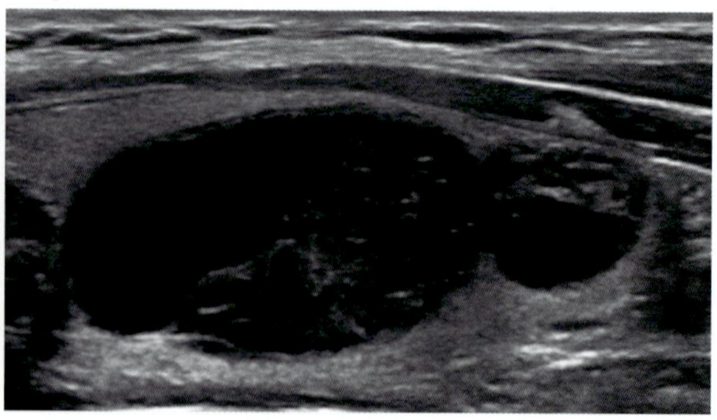

03 F/49

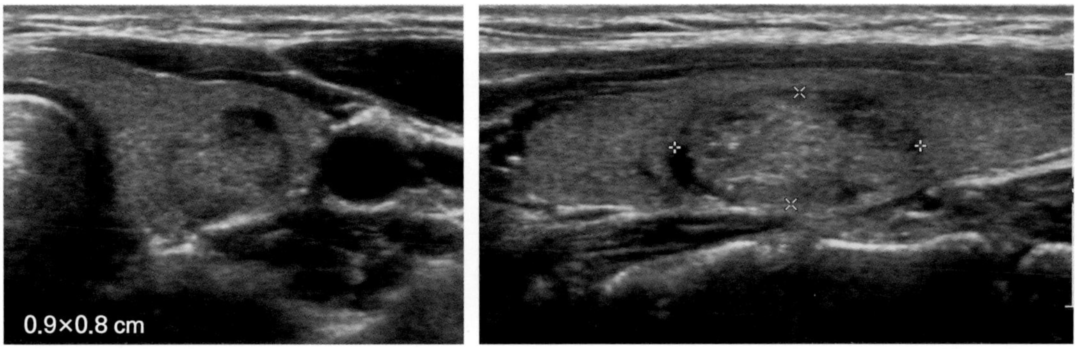

04 F/40

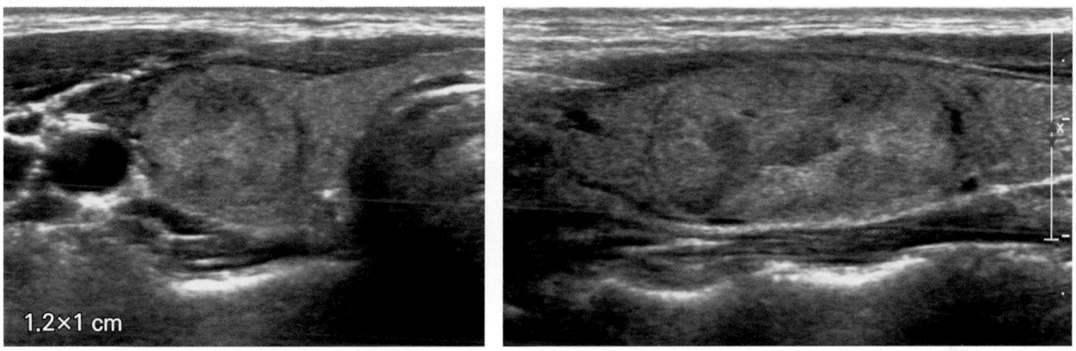

05 F/42

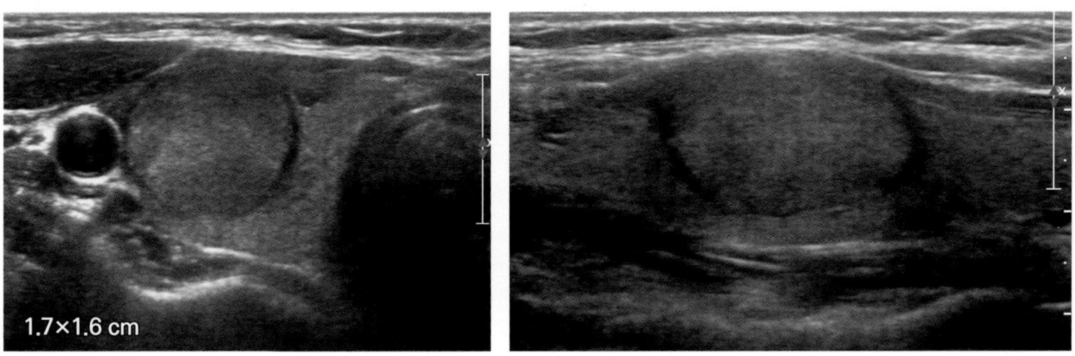

06 F/60

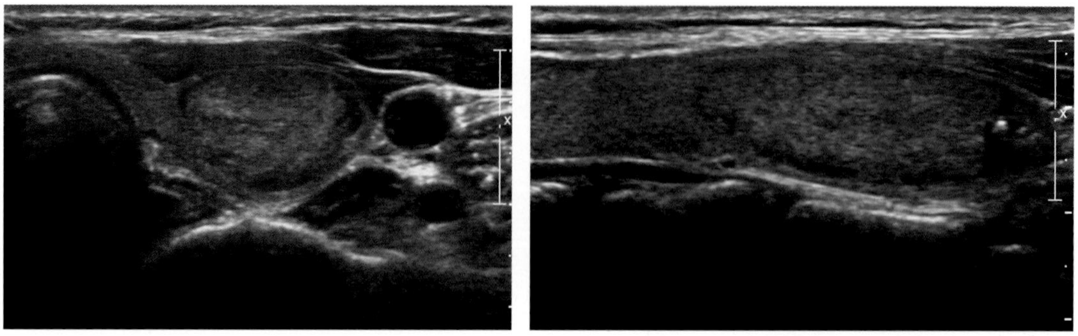

07 F/55

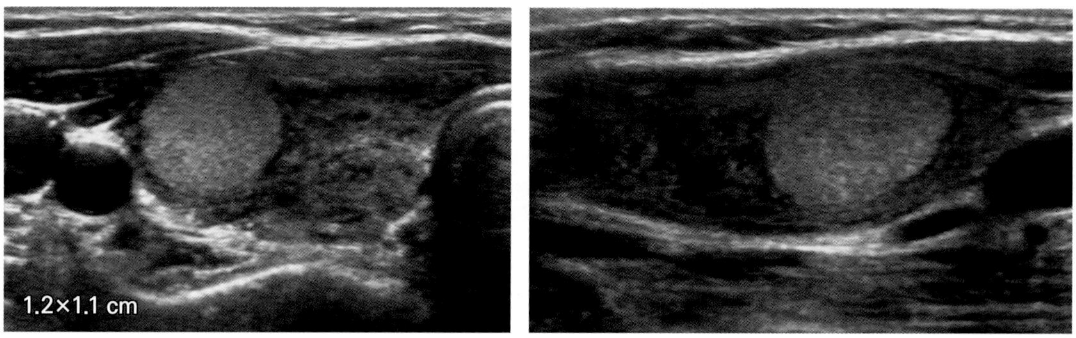

08 M/67

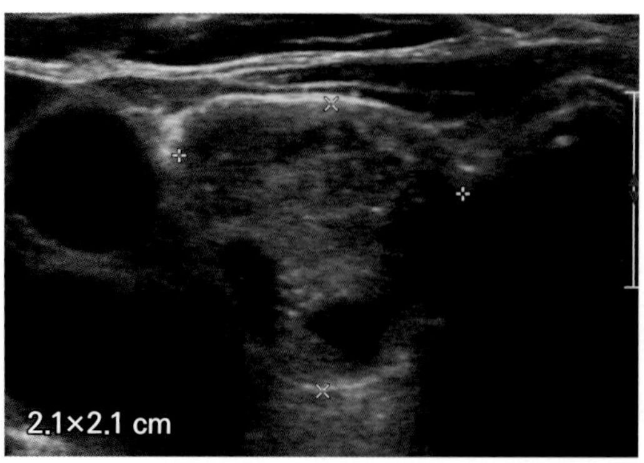

09 F/42

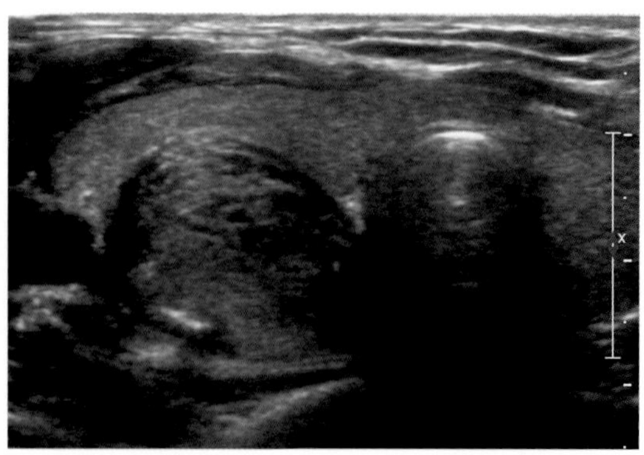

10 M/26

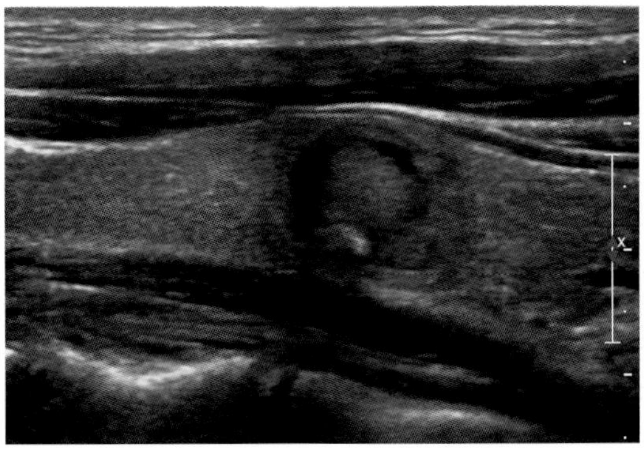

11 F/61

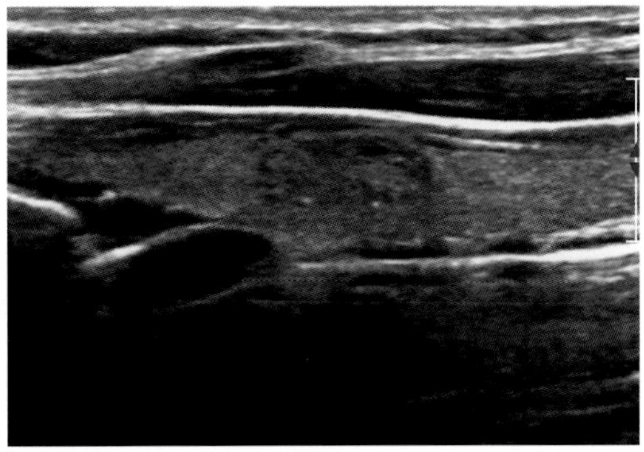

12 M/85

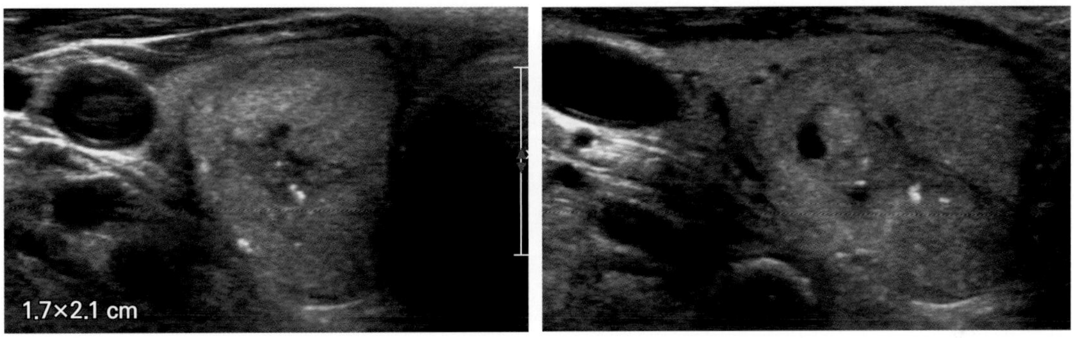

13 F/31

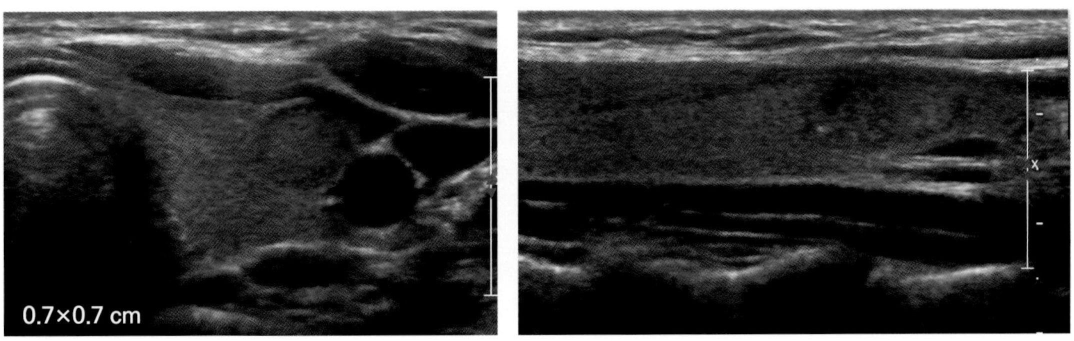

14 F/40

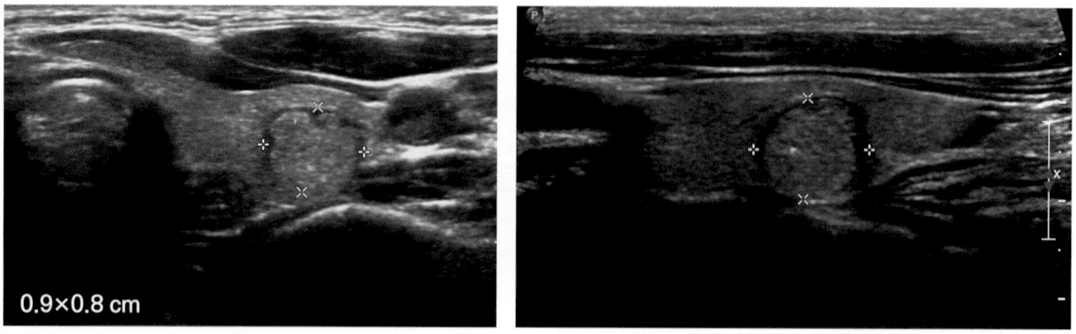

15 M/31

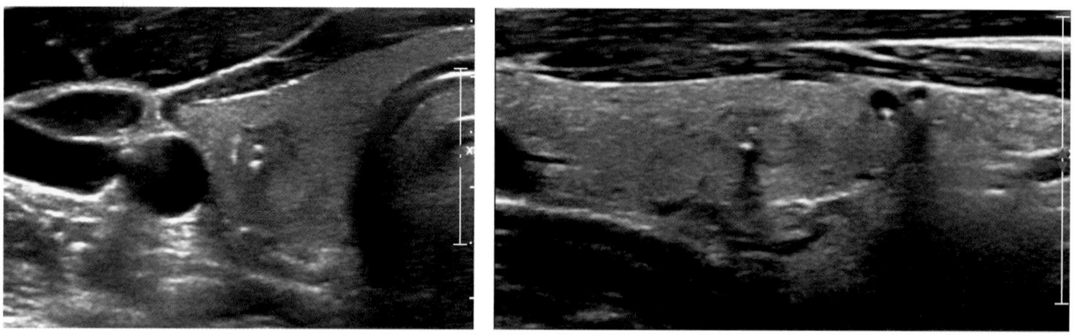

16 F/43

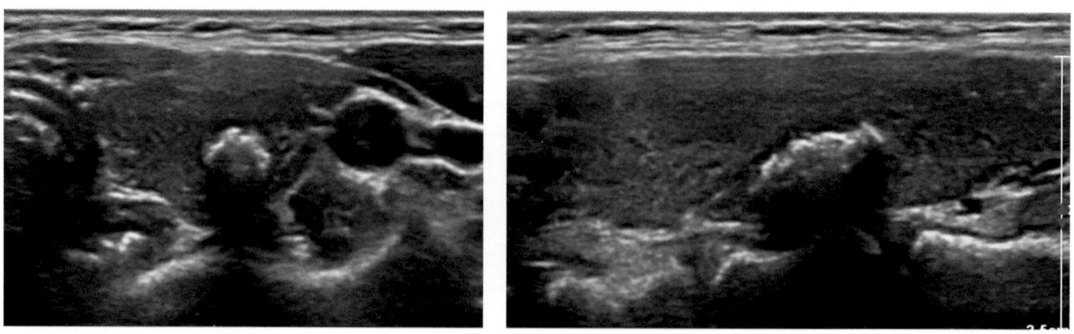

17 F/60

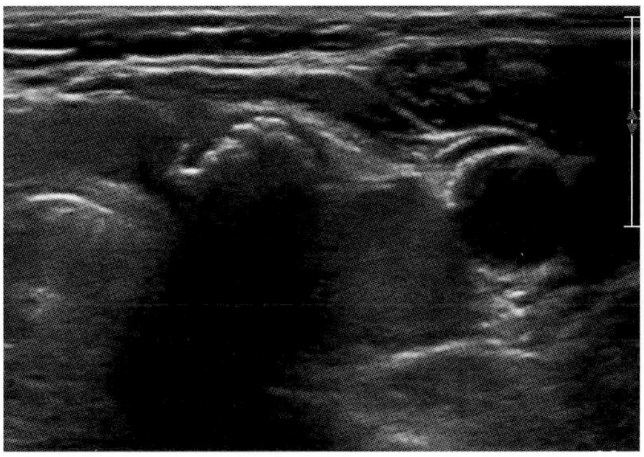

18 F/57

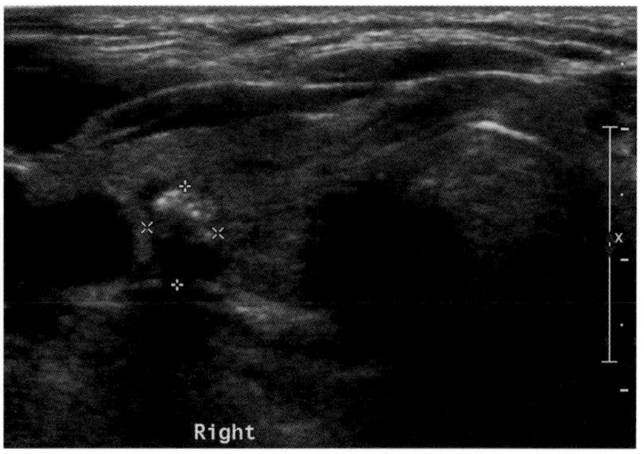

19 F/56

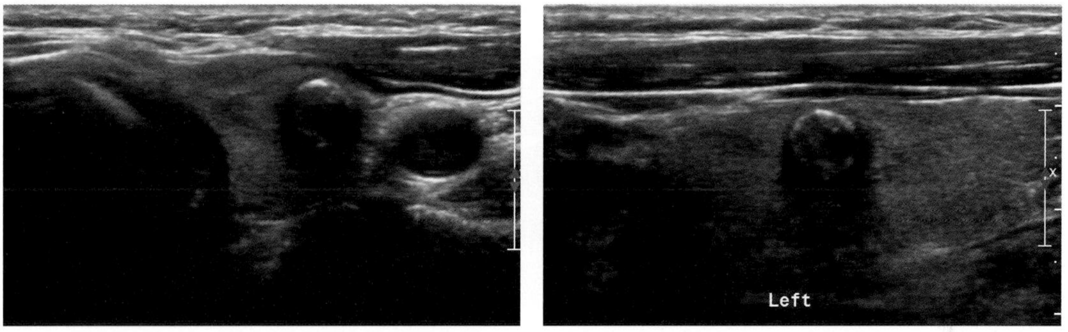

20 F/65

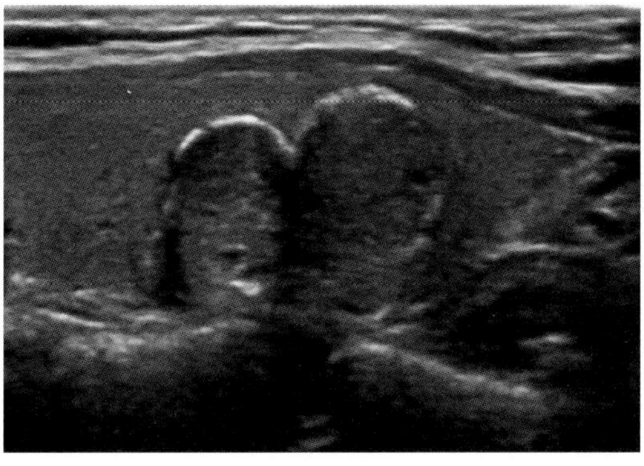

21 F/60

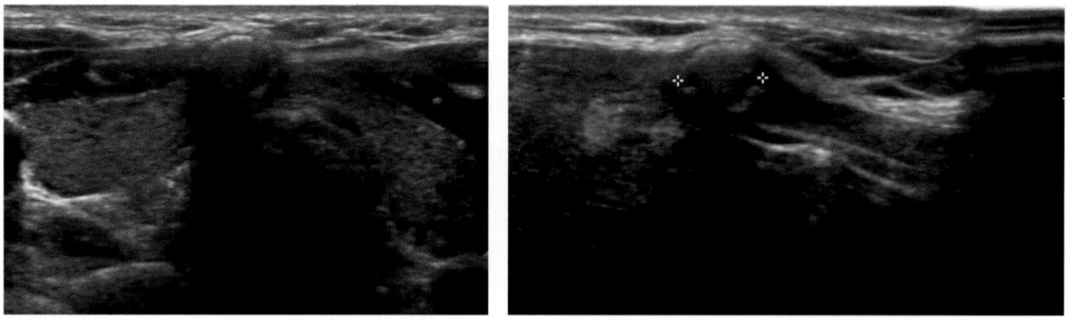

22 F/67

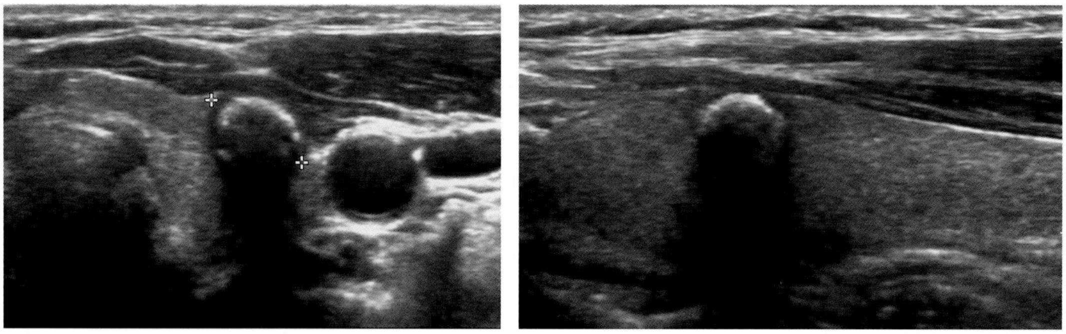

23 F/32

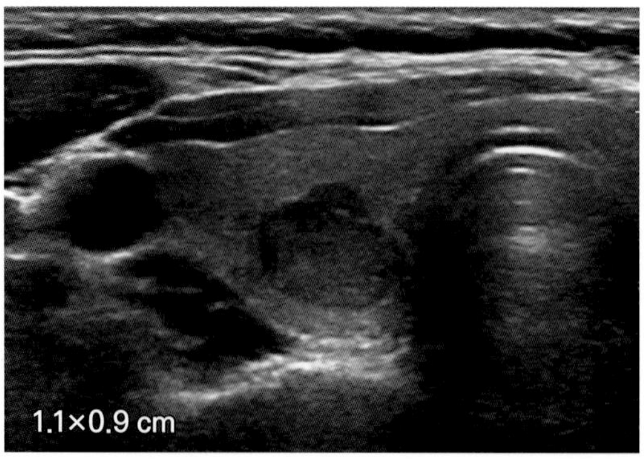

24 M/88

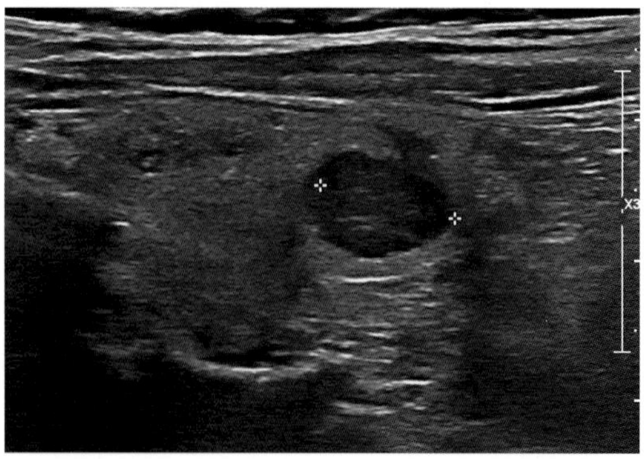

25 F/33

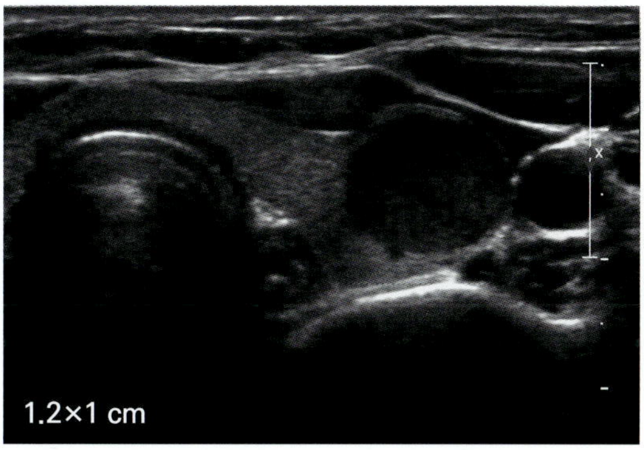

26 F/33

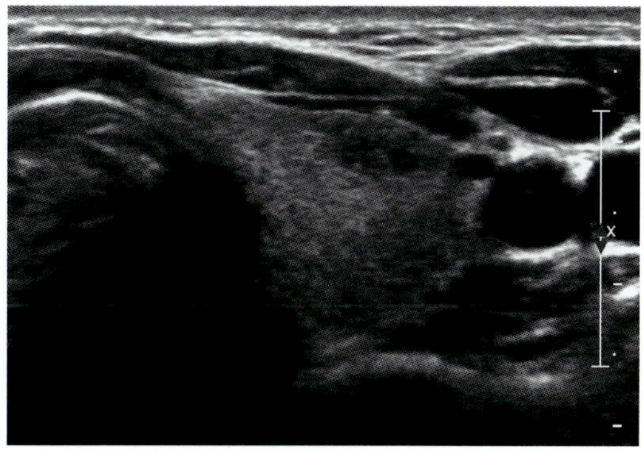

27 M/44

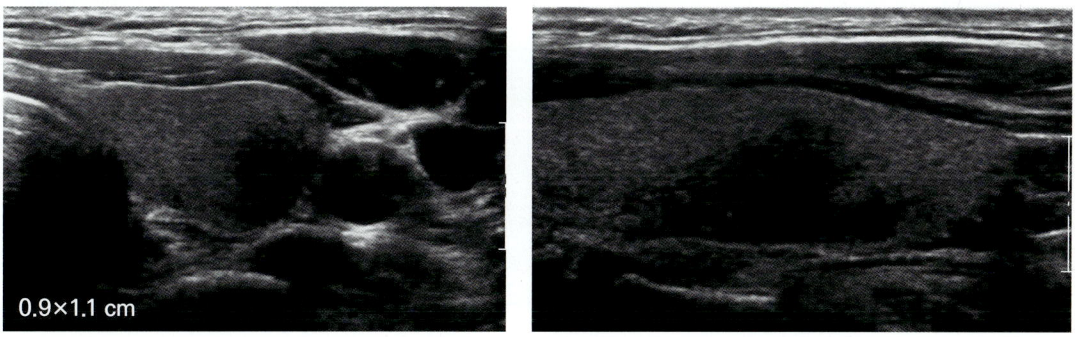

28 F/44

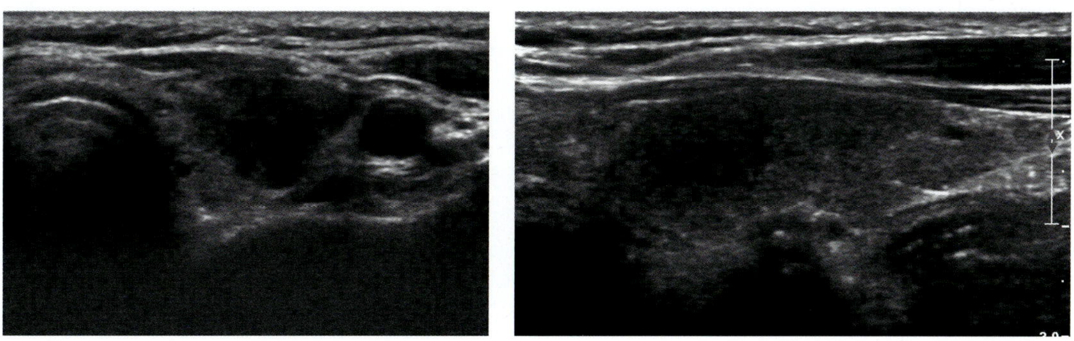

29 F/46

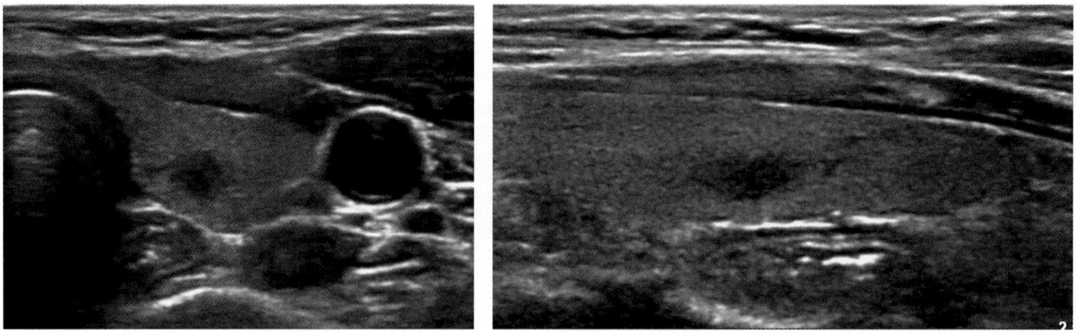

30 M/34

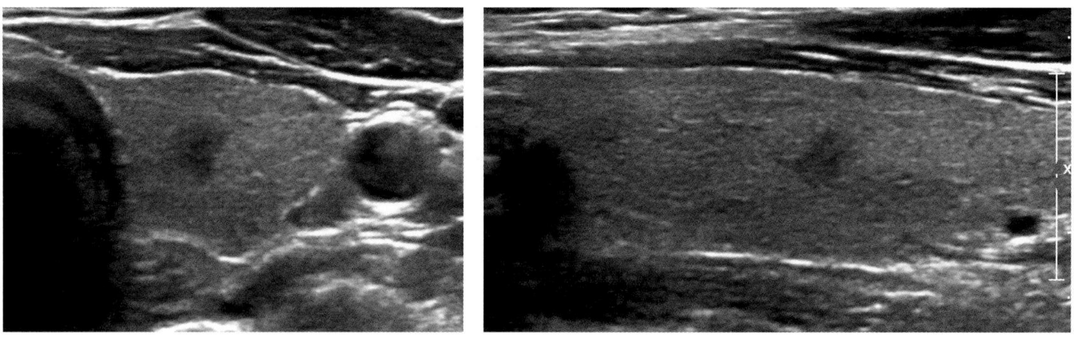

31 F/46

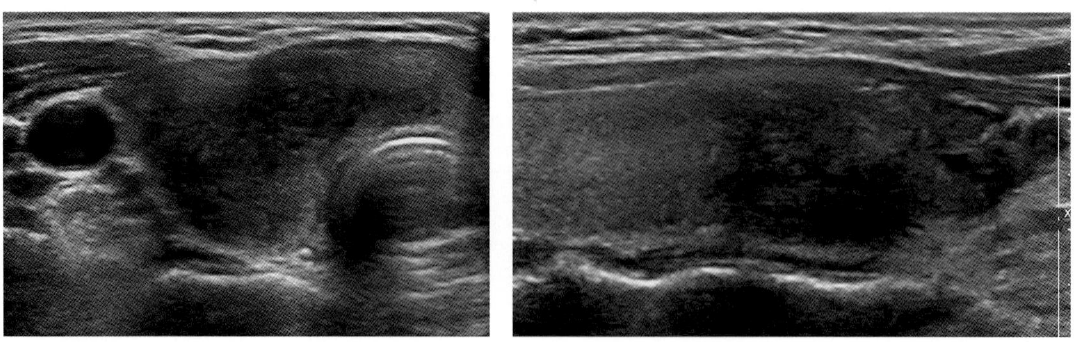

32 F/42 : 화살표 표시한 병변에서 FNA 시행

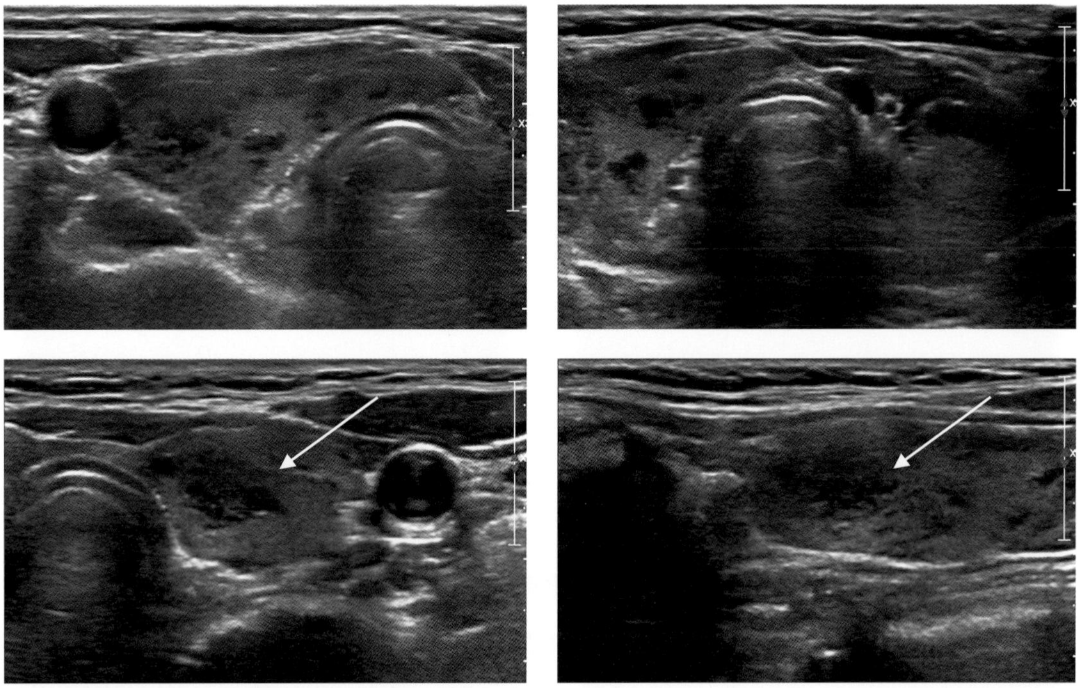

33 M/58

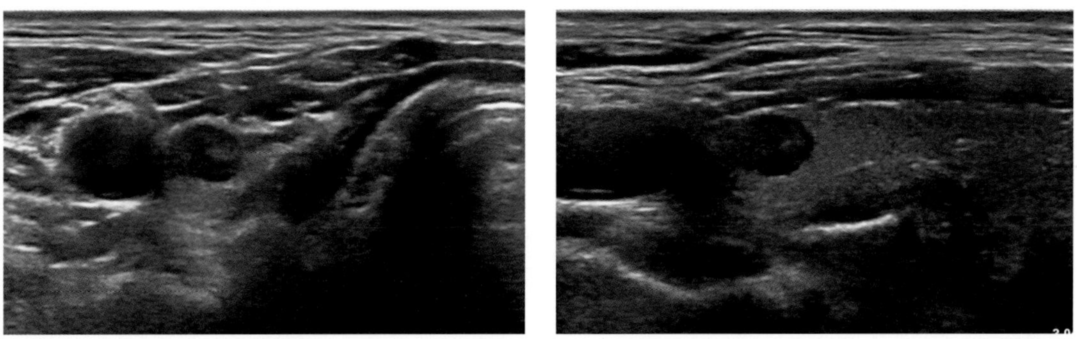

34 M/51

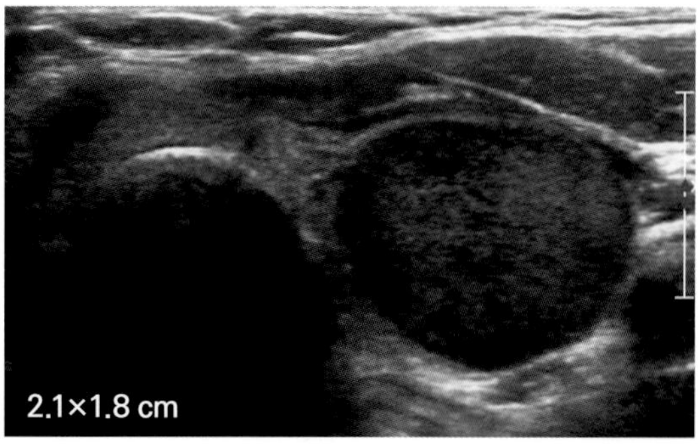

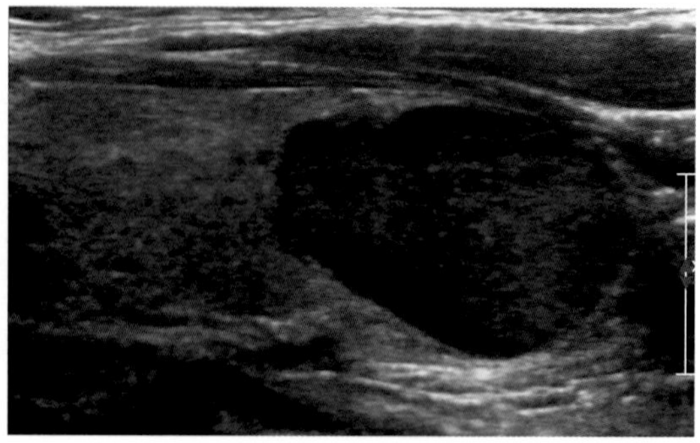

35 F/36

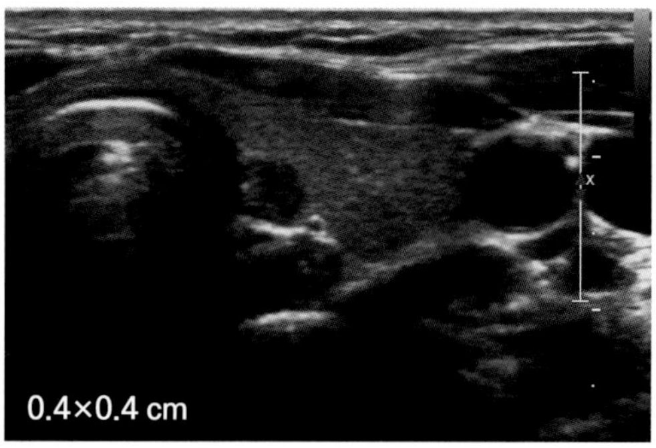

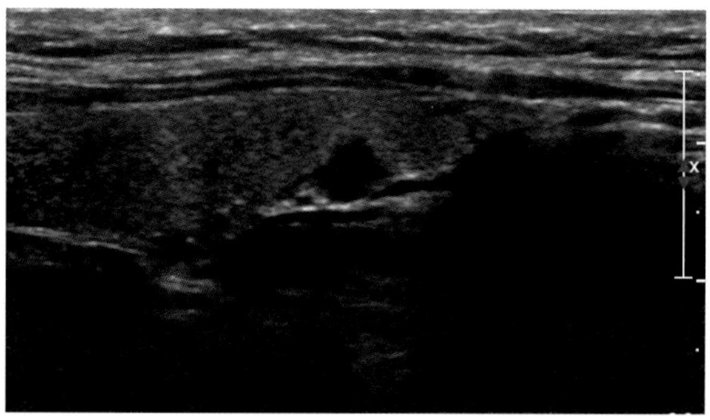

36 F/61

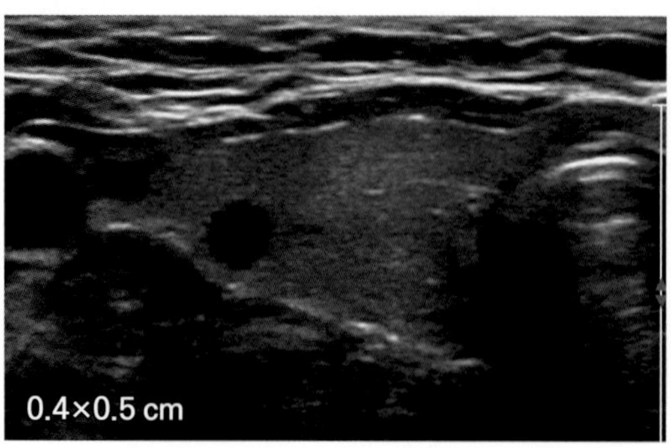

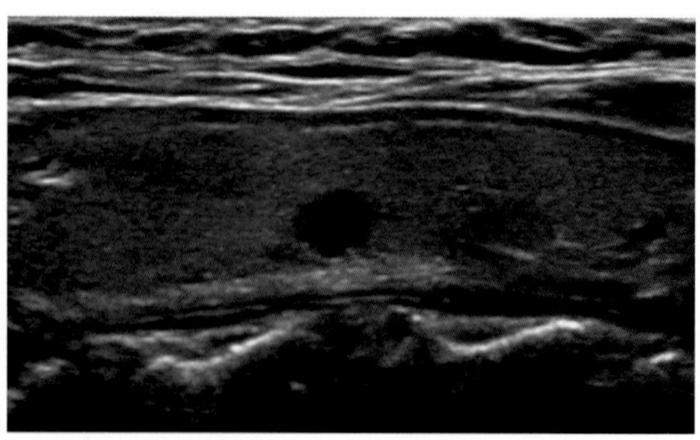

37 F/57

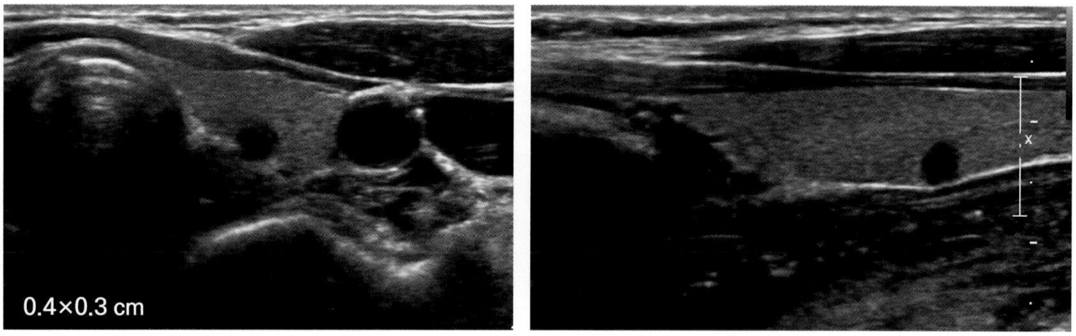

38 F/43

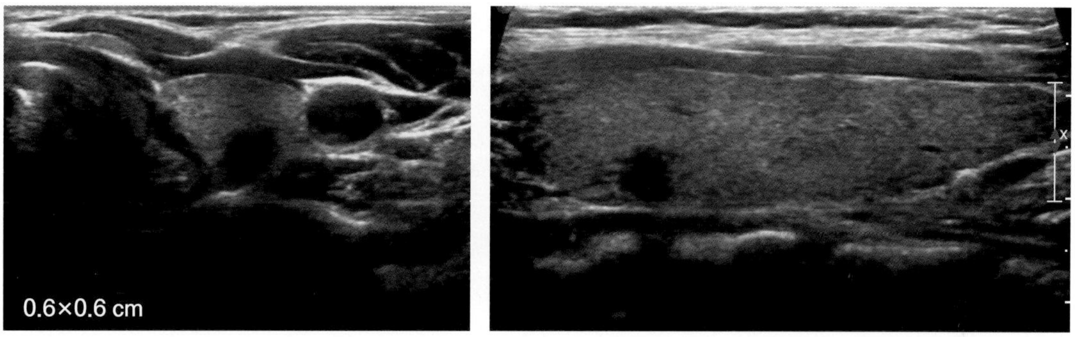

39 F/43

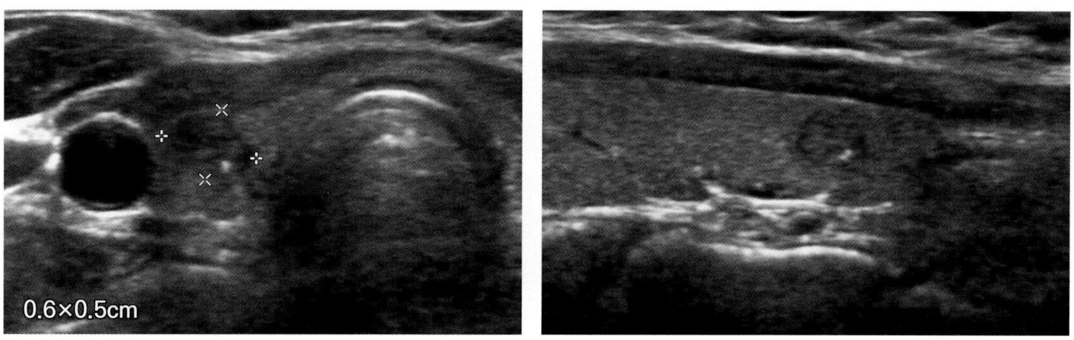

40 M/35

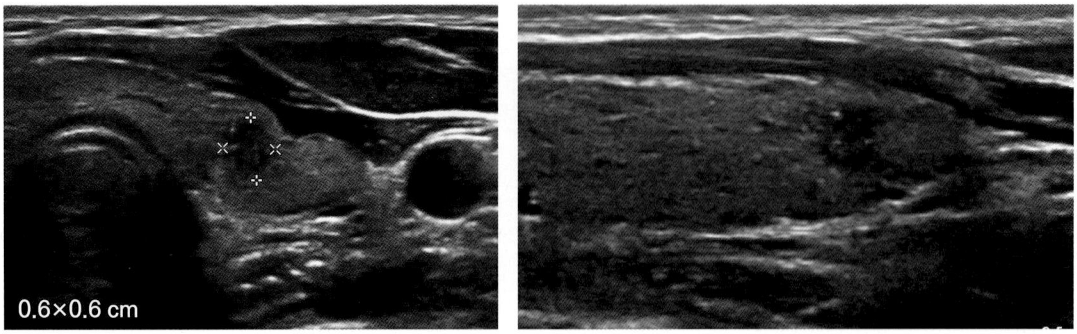

41 F/44

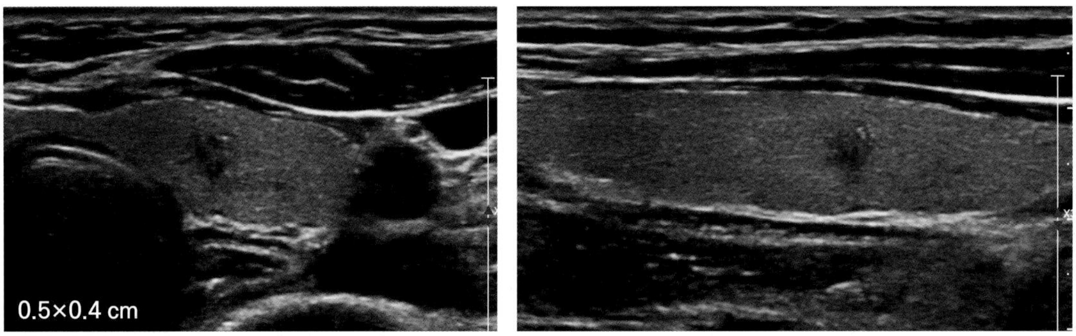

42 M/37

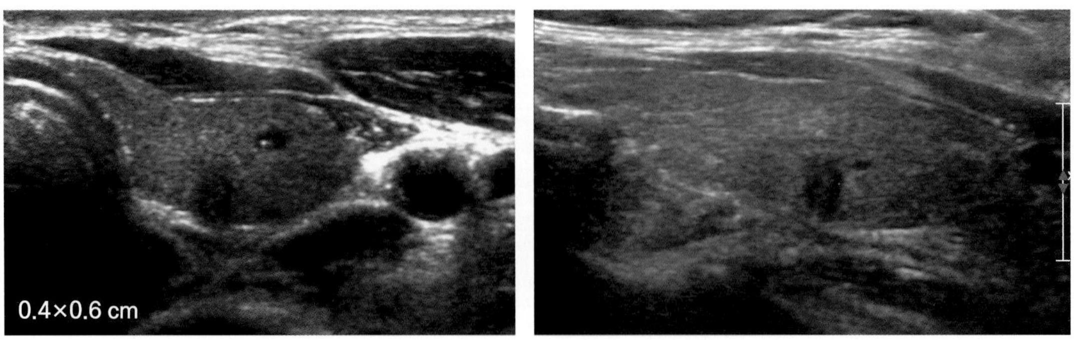

43 M/52

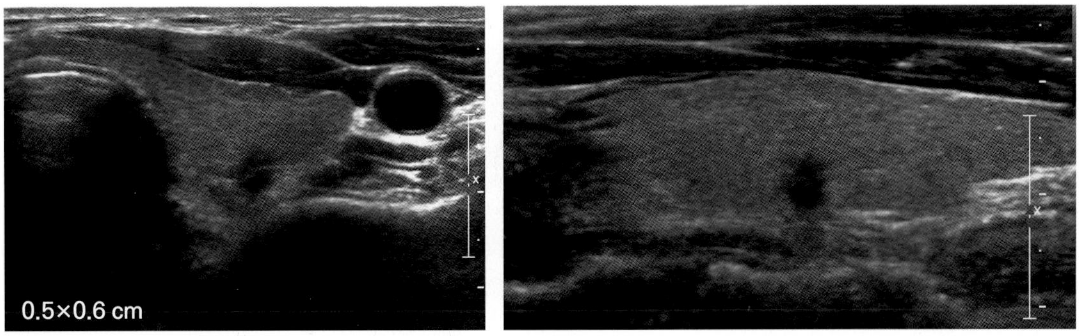

44 F/54

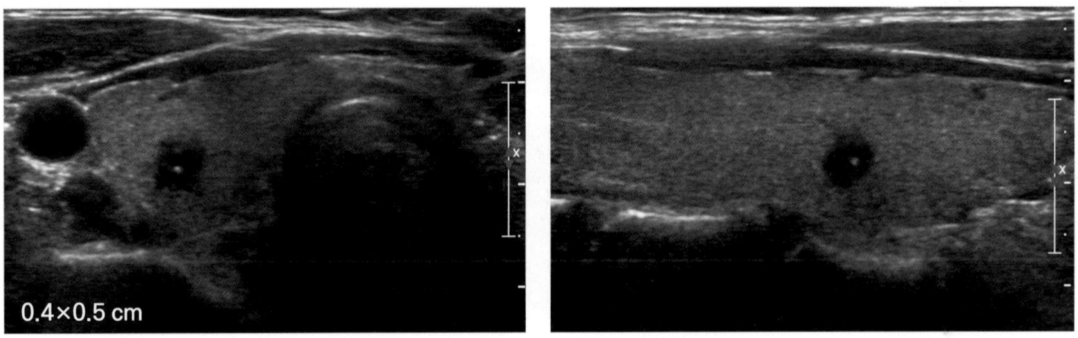

45 M/56

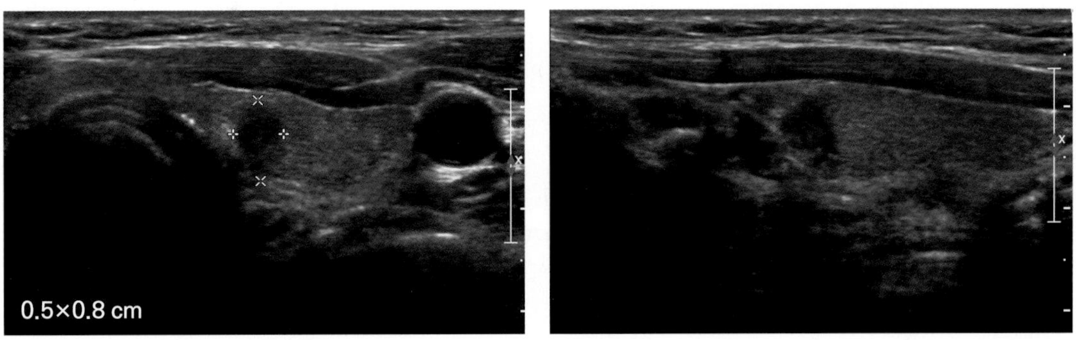

46 M/53

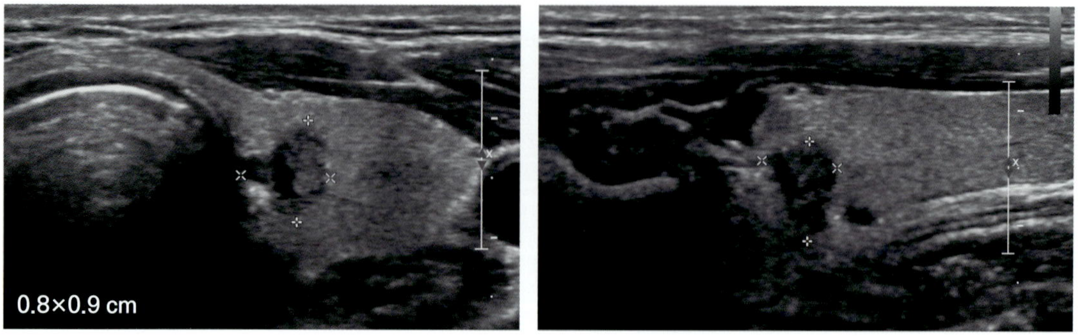

47 M/30

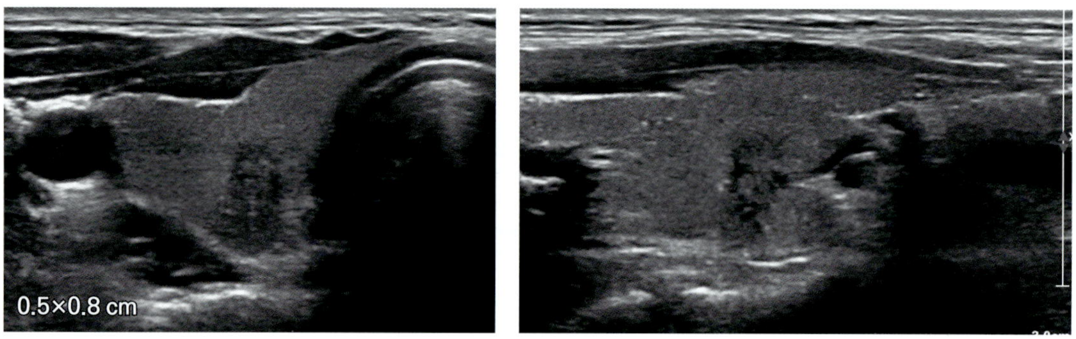

48 M/54

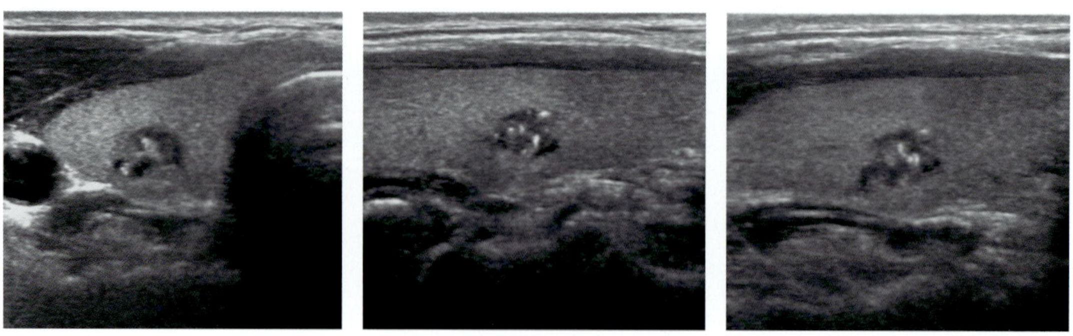

49 F/68

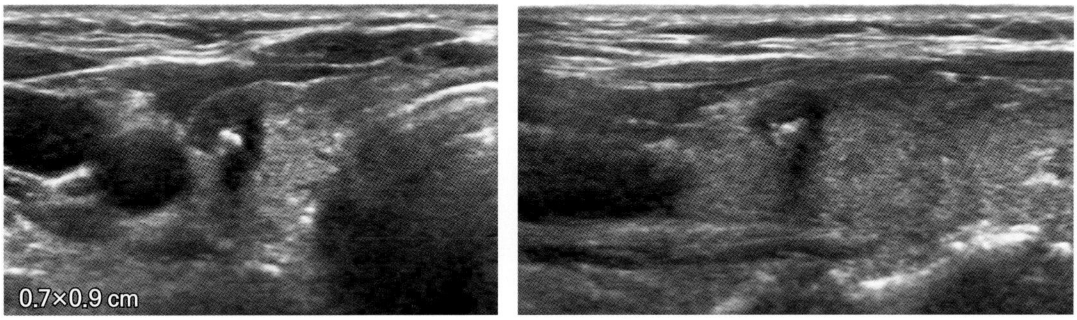

50 F/61

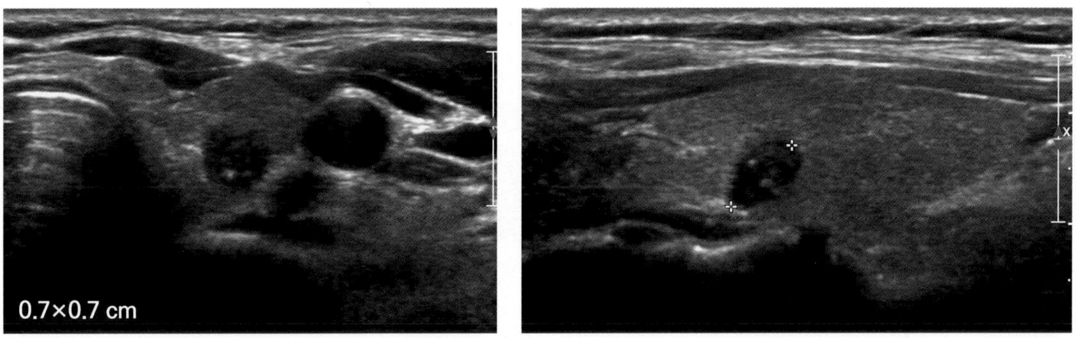

51 F/42

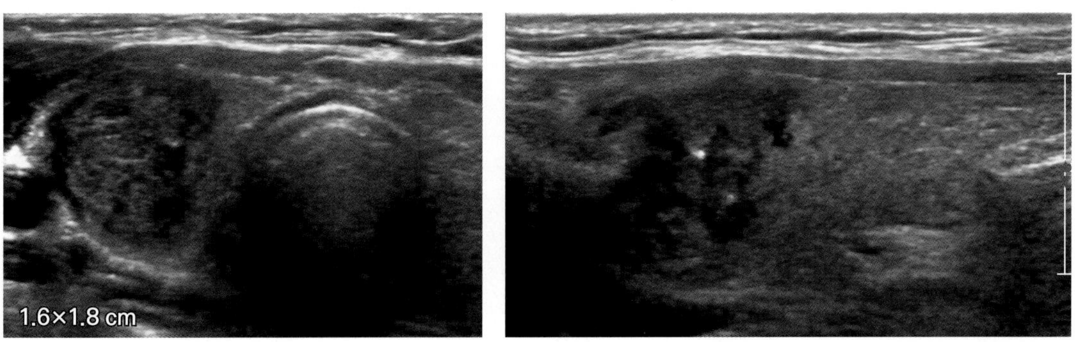

52 F/41

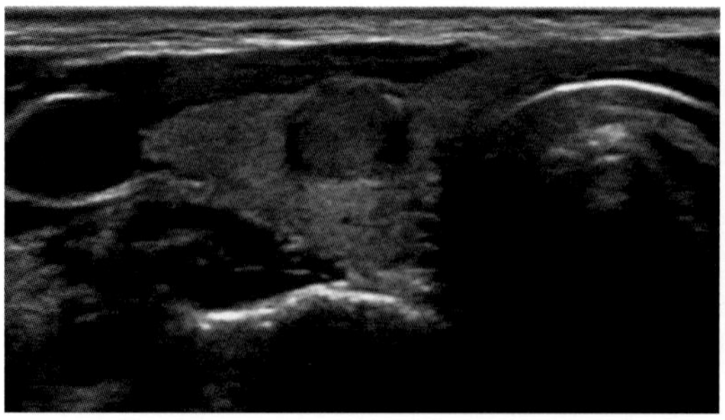

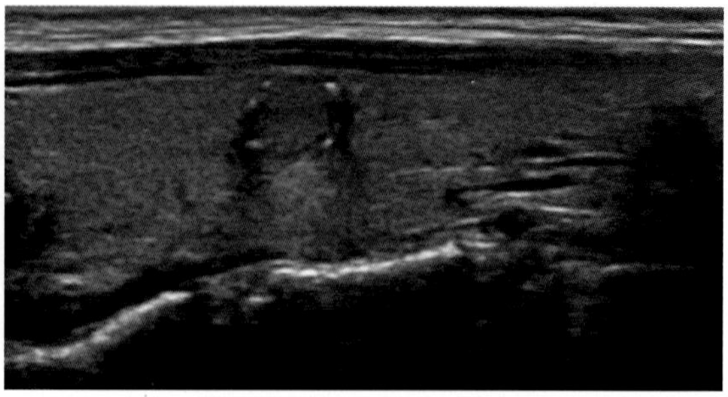

53 M/35

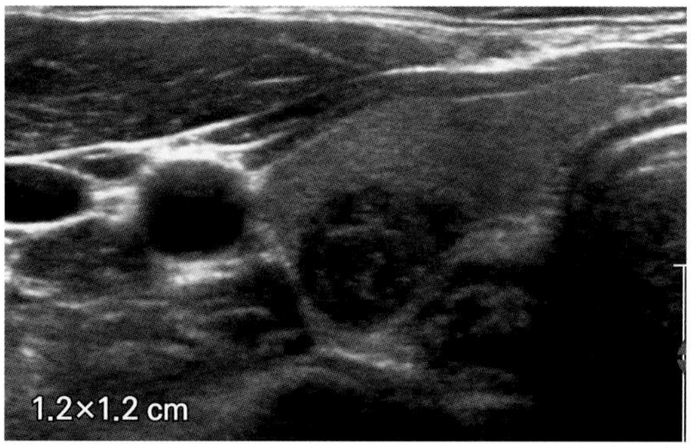

1.2×1.2 cm

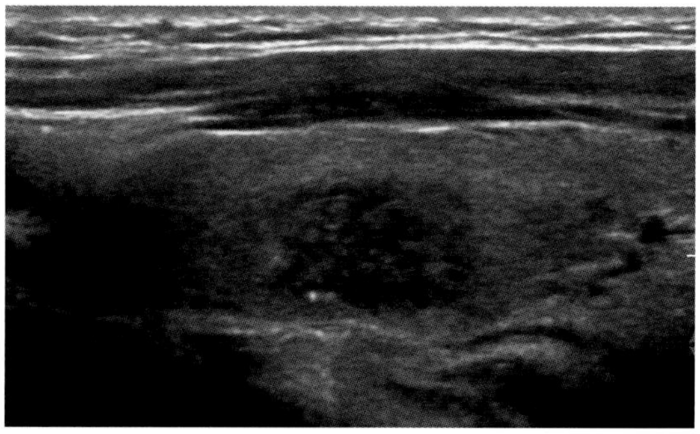

54 F/30

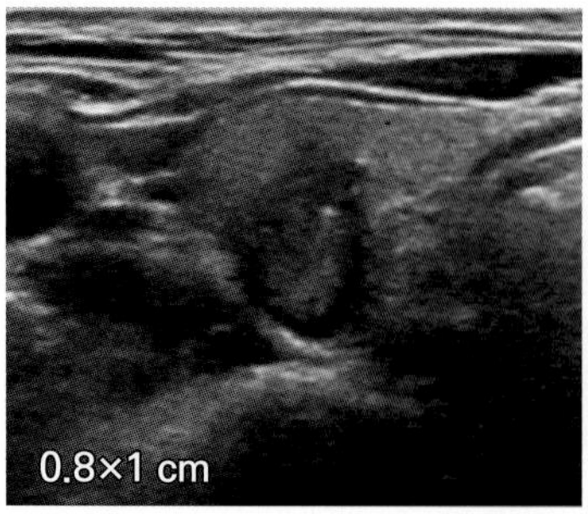

0.8×1 cm

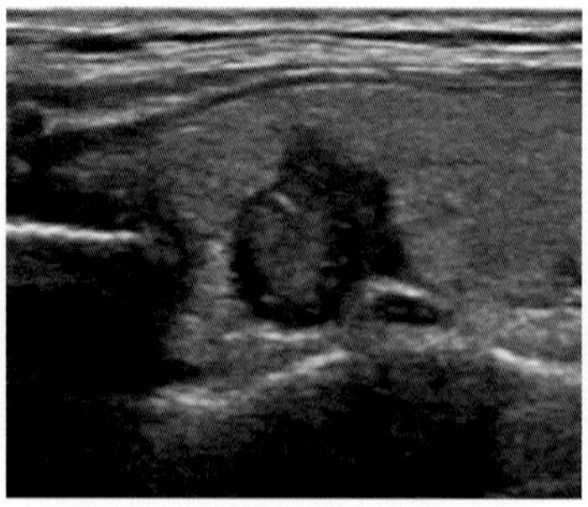

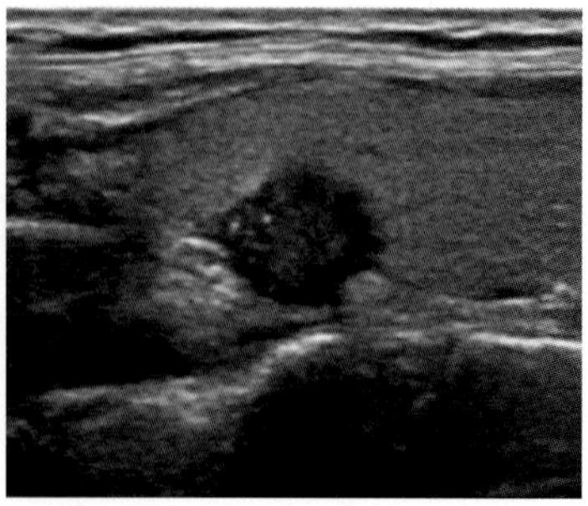

55 F/64

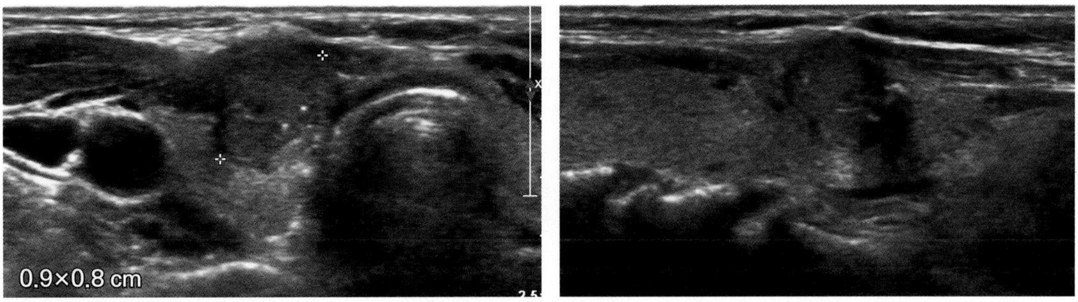

56 M/39

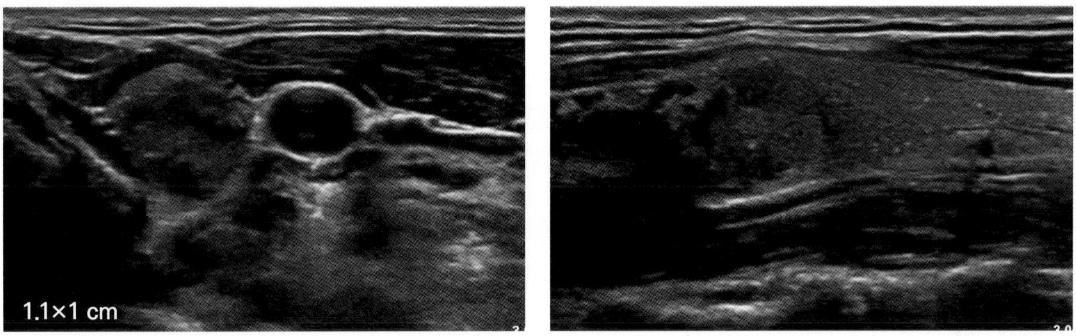

57 F/65

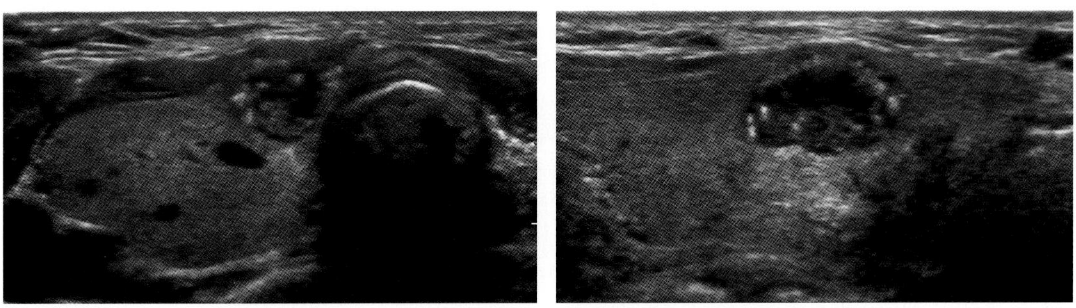

58 F/32

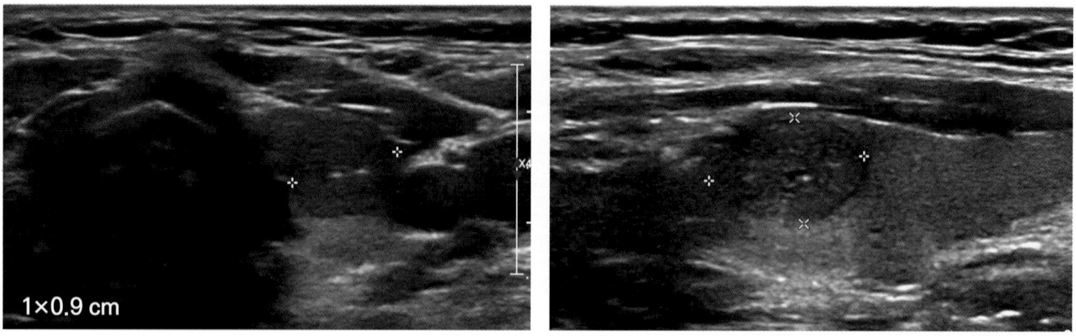

59 M/44

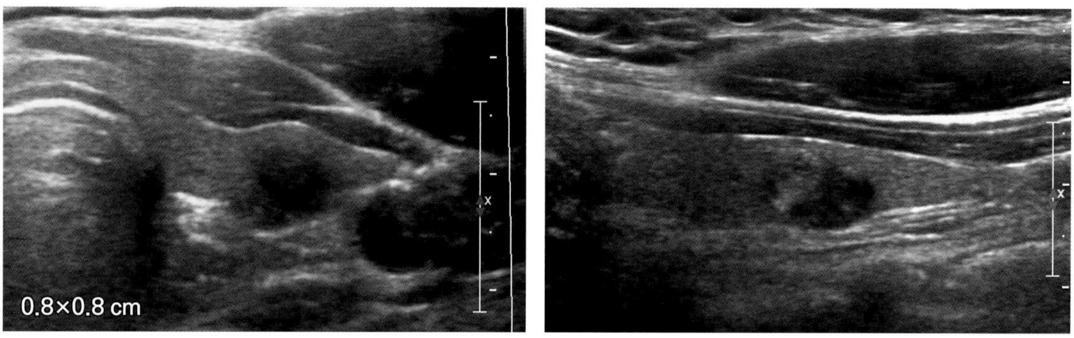

60 F/37

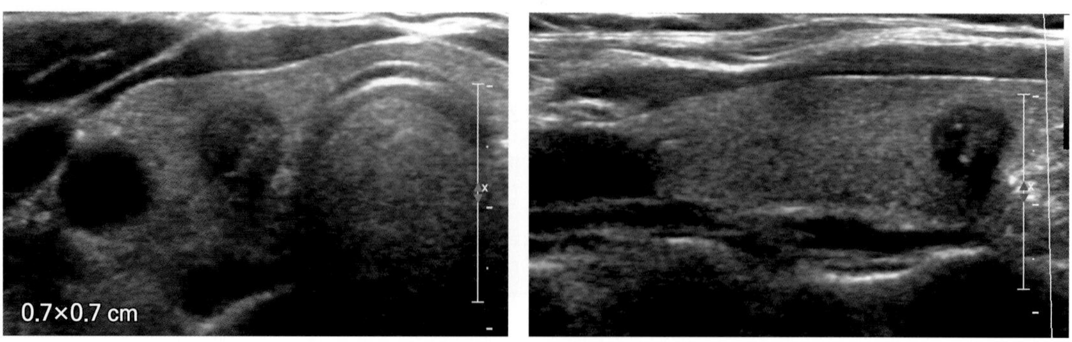

61 M/43

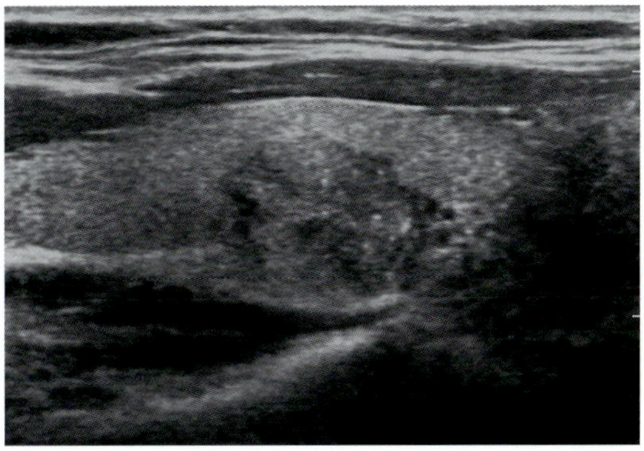

62 M/49

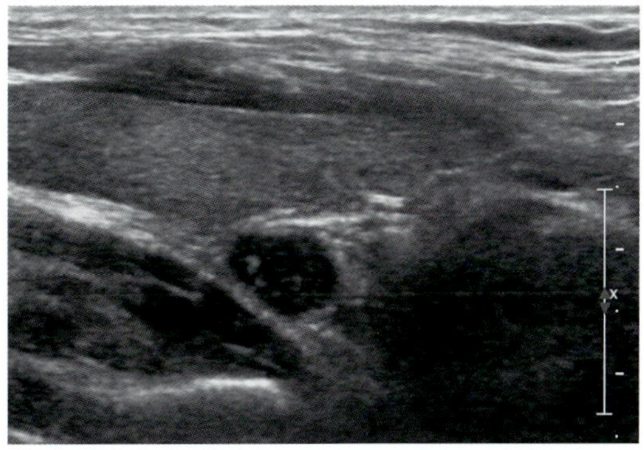

63 M/42, 화살표 표시한 병변에서 FNA 시행

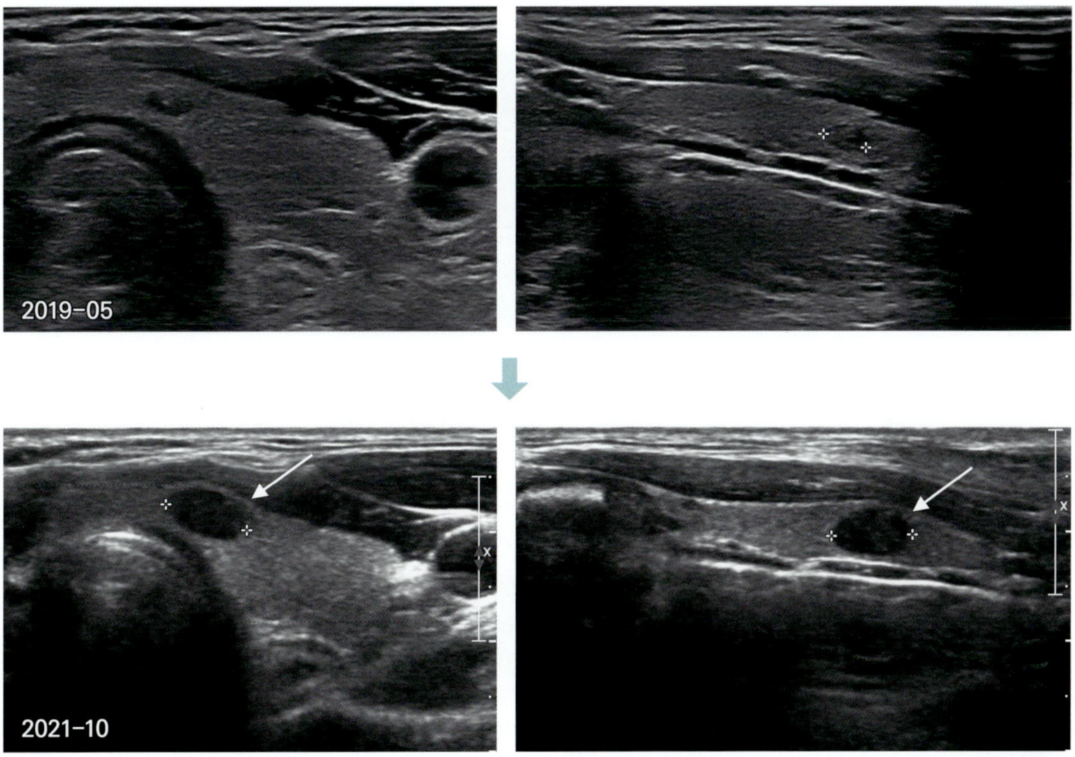

64 M/51

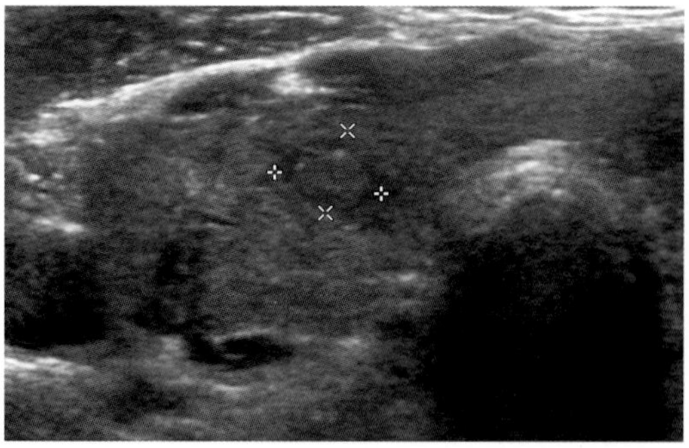

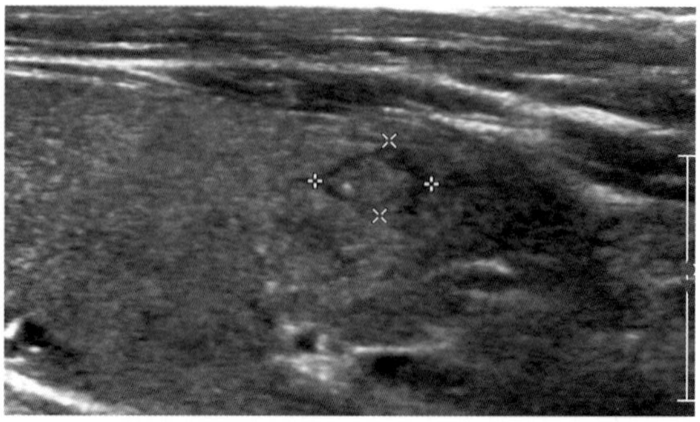

65 F/34

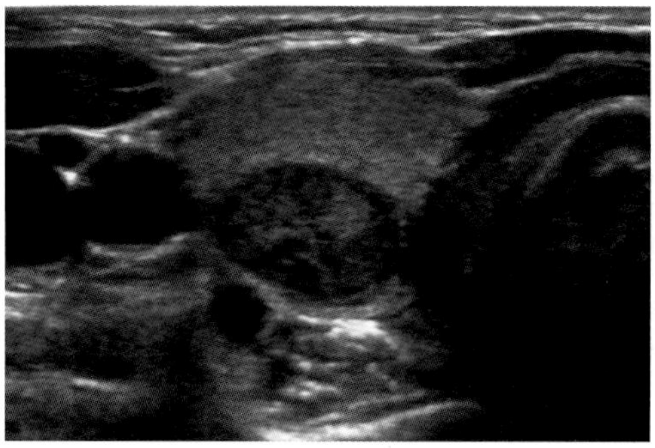

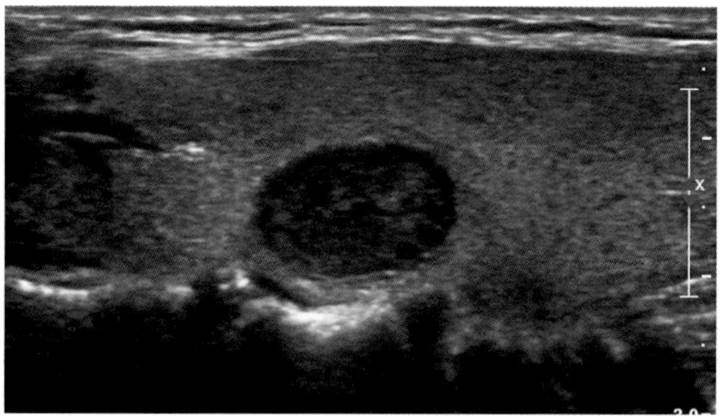

66 M/59

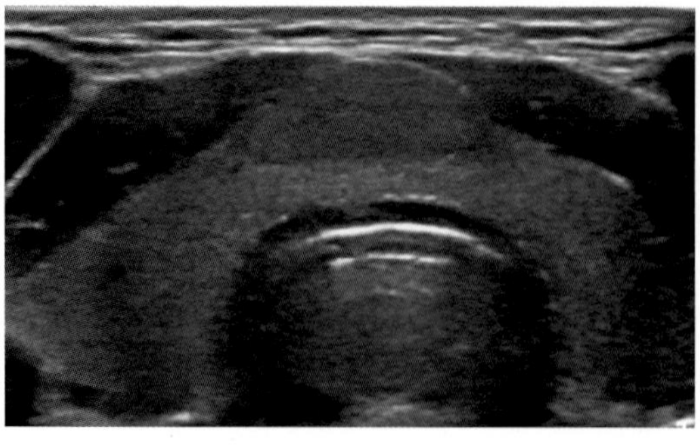

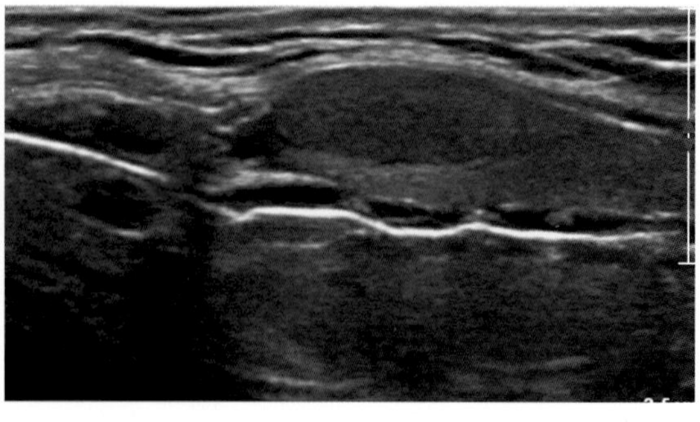

67 F/59

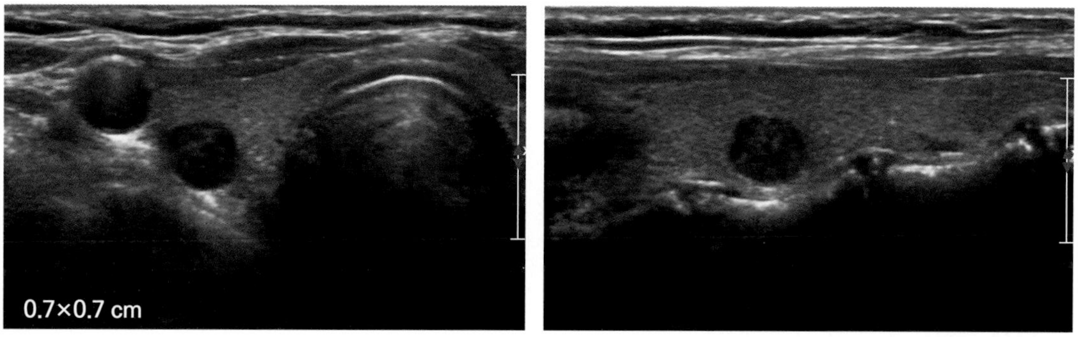

68 M/46

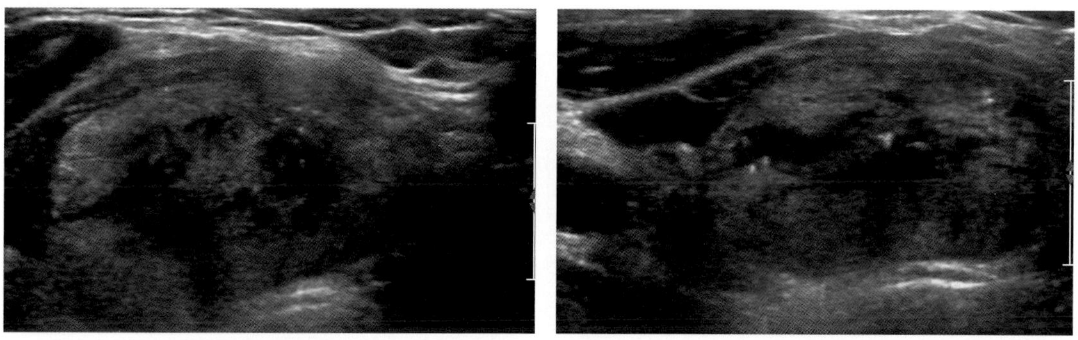

69 F/28

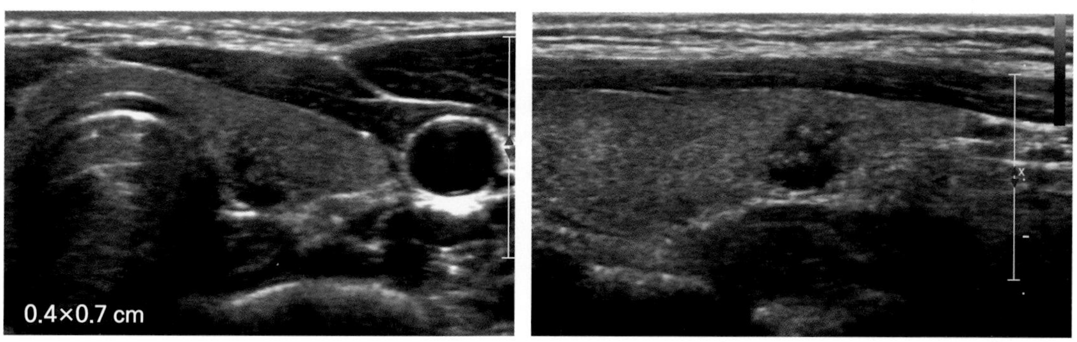

답 Answer

《 번호에 따른 내용은 다음과 같다. 》

1. K-TIRADS category와 결절의 양상 및 동반소견에 대한 설명
2. FNA 결과
3. FNA 결과에 따른 2021년 권고안
4. 실제로 환자에게 한 권고 및 행해진 검사

* 재검사에서 FNA 결과가 바뀌거나 수술 후 결과가 바뀐 증례들은 검은색으로 표시하였다.

01 F/41

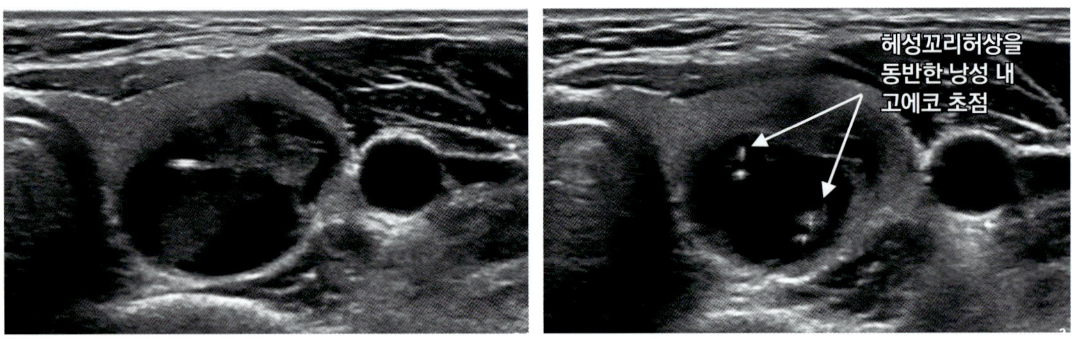

1. K-TIRADS category 2, 낭성 내 점상 고에코와 혜성꼬리허상을 동반한 부분 낭성 결절(partially cystic nodule with intracystic echogenic foci and comet-tail artifact)
2. 양성(benign)
3. 2-5년 후 초음파 권고
4. K-TIRADS category 2로 FNA를 시행하지 않고 추적관찰 가능한 병변이나 환자의 요청으로 FNA를 시행했던 증례이다. 2년 후 초음파 추적관찰을 권고하였다.

02 F/51

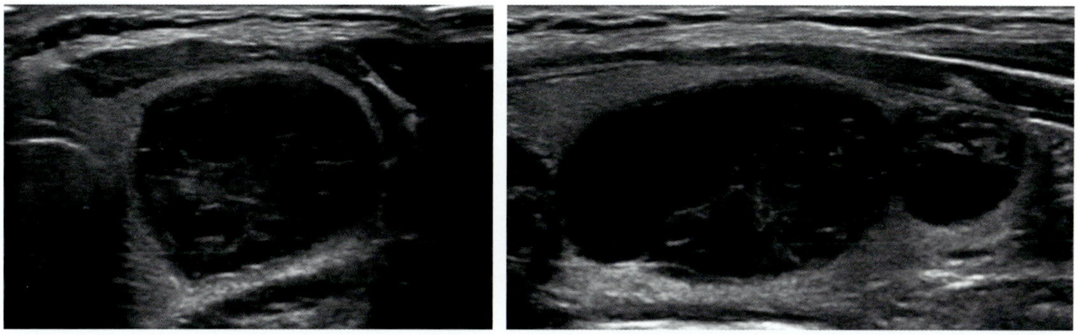

1. K–TIRADS category 3, 부분 낭성 저에코 결절(partially cystic hypoechoic nodule), 고형성 부분이 저에코를 보이나 부분 낭성 결절이기 때문에 K–TIRADS category 3에 속한다.
2. 양성(benign)
3. 2년 후 초음파 추적관찰 권고
4. 2년 후 초음파 추적관찰을 권고하였다.

03 F/49

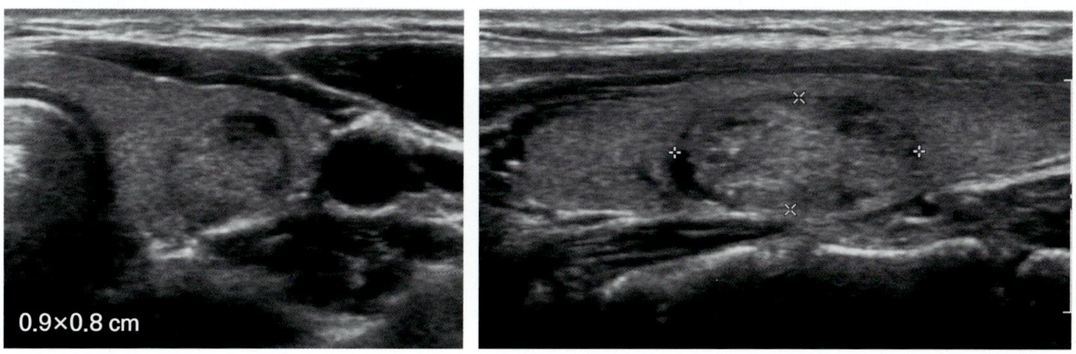

1. K–TIRADS category 3, 불균질의 동에코 결절(heterogeneous isoechoic nodule)
2. 양성(benign)
3. 2년 후 초음파 추적관찰 권고
4. 2년 후 초음파 추적관찰을 권고하였다.

04 F/40

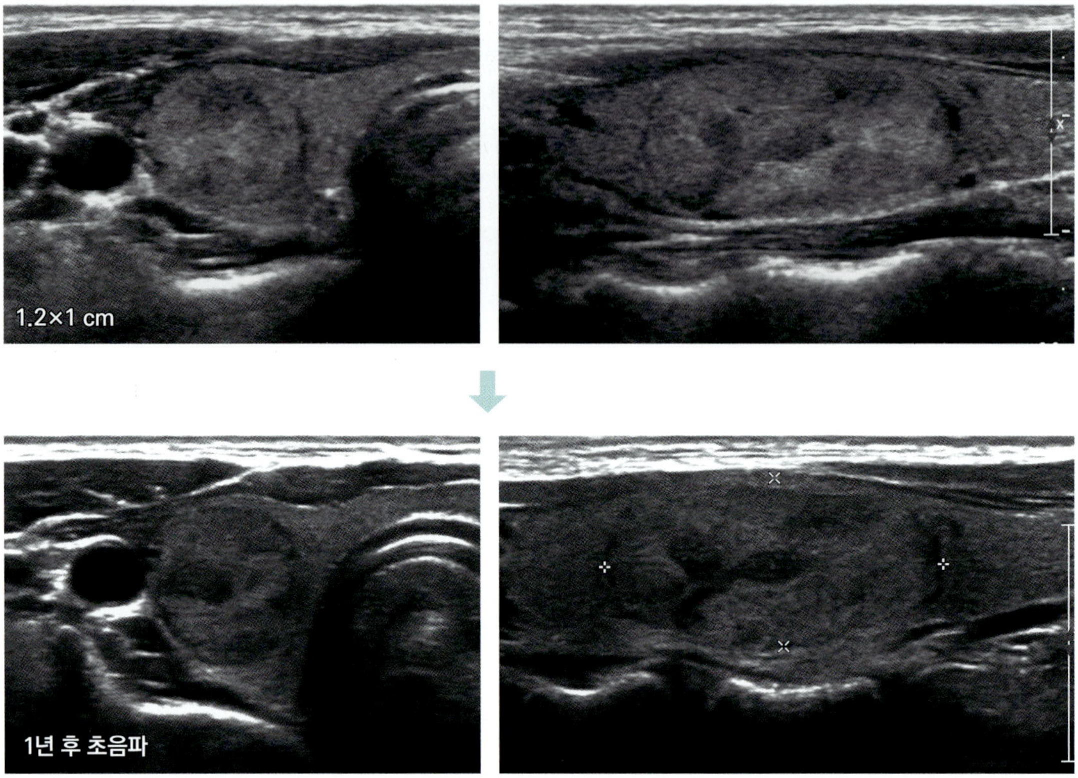

1. K-TIRADS category 3, 불균질의 동에코 결절(heterogeneous isoechoic nodule)
2. 비정형(AUS)
3. 12개월 이내에 FNA 또는 CNB로 재검사 권고
4. 1년 후 시행한 초음파에서 큰 변화 없이 보였으며 FNA 재검사에서 비정형(AUS) 결과가 나왔다. 1년 후 초음파 추적관찰을 권고하였다.

05 F/42

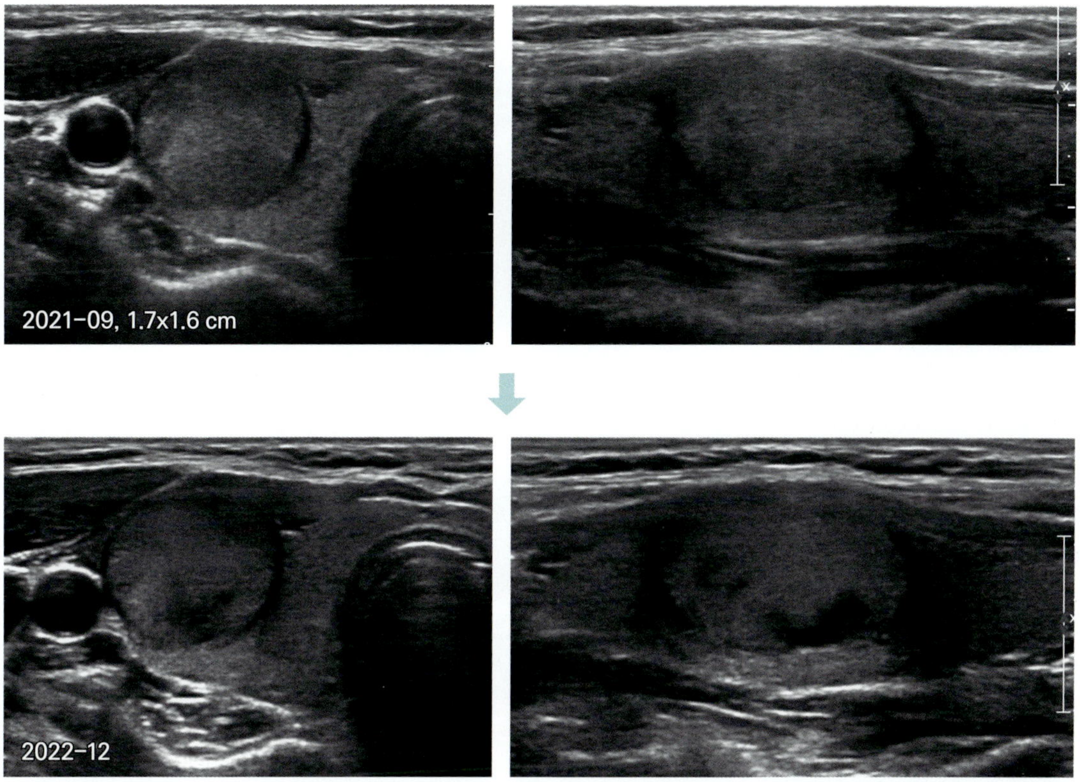

1. K-TIRADS category 3, 불균질의 동에코 결절(heterogeneous isoechoic nodule)
2. 비정형(AUS)
3. 12개월 이내에 FNA 또는 CNB로 재검사 권고
4. 약 1년 4개월 후 시행한 초음파(2022-12)에서 큰 변화 없이 보였으며 FNA 재검사에서 비정형(AUS) 결과가 나왔다. 1년 후 초음파 추적관찰을 권고하였다.

06 F/60

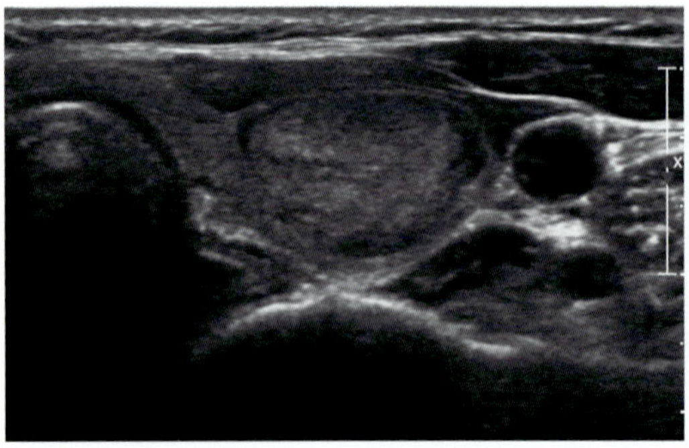

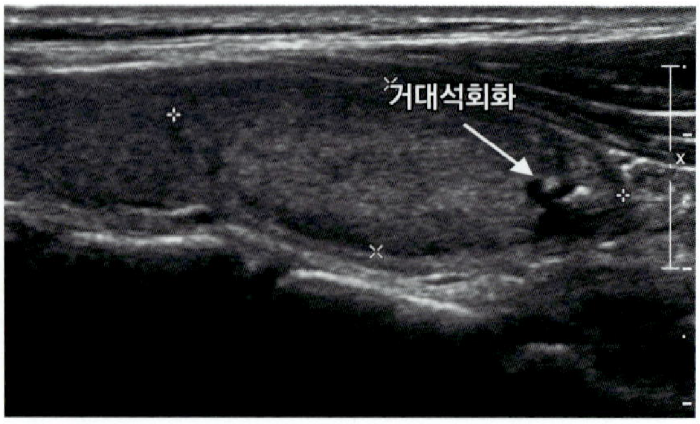

1. K–TIRADS category 3, 불균질 동에코 결절, 거대석회화(heterogeneous isoechoic nodule with macrocalcification)
2. 유두암 의심(susPTC)
3. 수술 권고
4. 대학병원에서 재시행한 FNA에서 양성(benign) 결과가 나와 수술하지 않고 지켜보기로 했다.

07 F/55

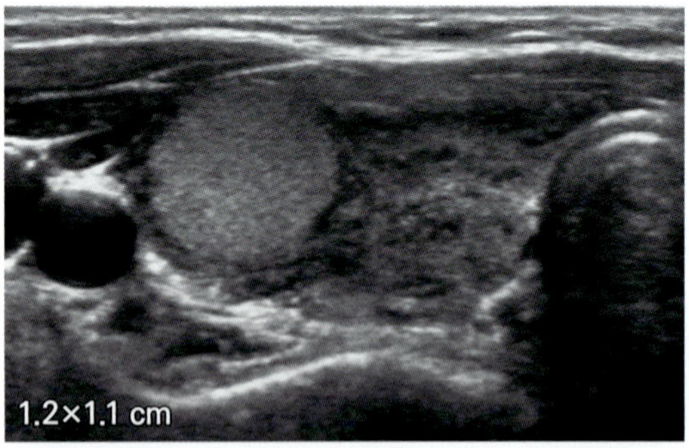

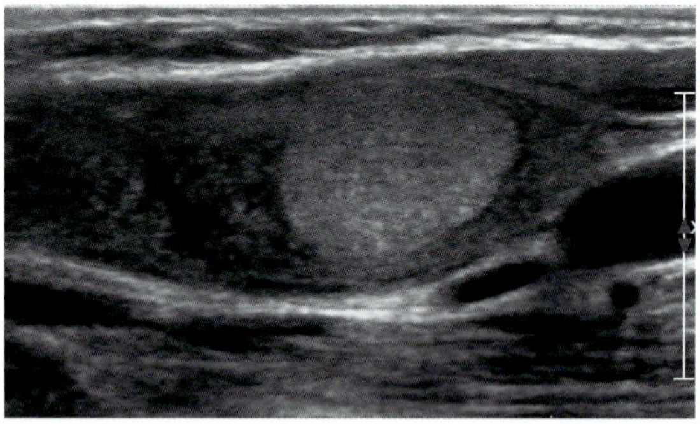

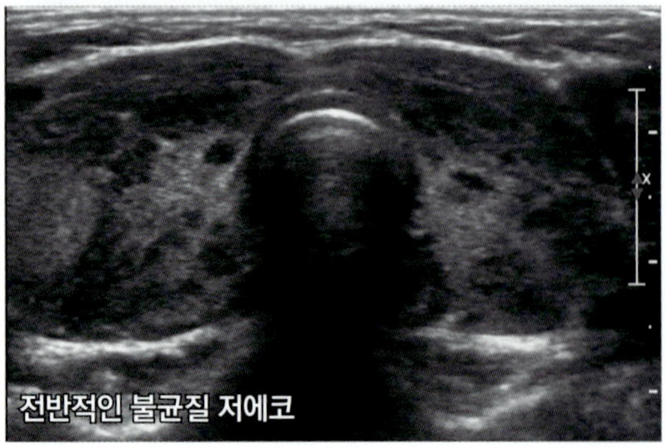

1. K–TIRADS category 3, 동에코 결절(isoechoic nodule), 주변 갑상선 실질이 아닌 정상 갑상선 실질 에코를 기준으로 하기 때문에 해당 결절은 고에코 결절이 아닌 동에코 결절이다.
2. 유두암 의심(susPTC)
3. 수술 권고
4. 수술 후 유두암으로 진단 받았다.

08 M/67

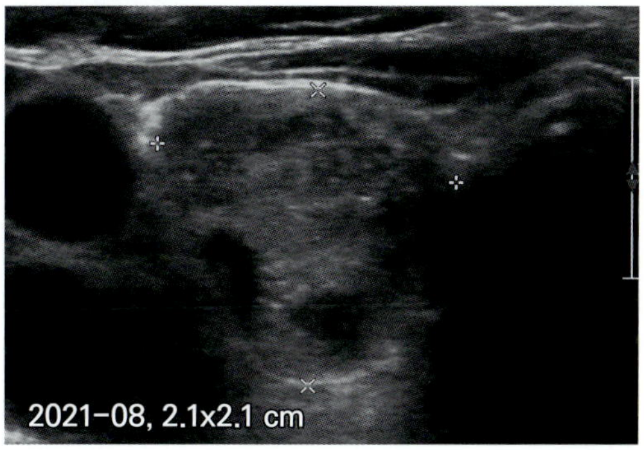

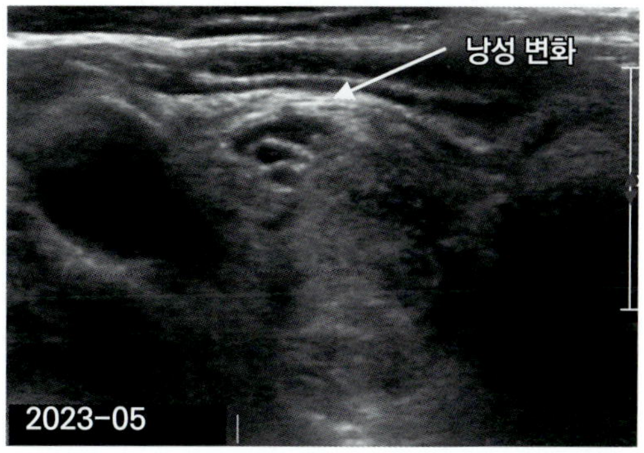

1. K-TIRADS category 3, 불균질의 동에코 결절(heterogeneous isoechoic nodule)
2. 양성(benign)
3. 2년 후 초음파 권고
4. 1년 후 내원한 수검자의 요청으로 FNA 재검사 시행하였으며 양성(benign) 결과가 나왔다. 2023-05에 시행한 초음파 추적관찰에서 일부 낭성 변화가 보였다. 2년 후 초음파 추적관찰을 권고하였다.

09 F/42

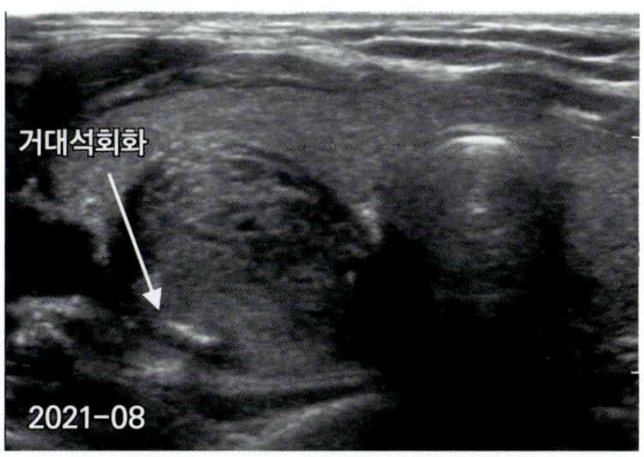

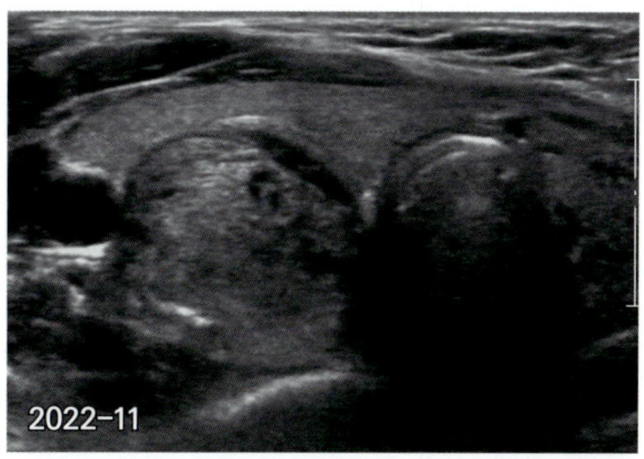

1. K-TIRADS category 3, 불균질의 동에코 결절, 거대석회화(heterogeneous isoechoic nodule with macrocalcification)
2. 비정형(AUS)
3. 12개월 이내에 FNA 또는 CNB로 재검사 권고
4. 약 1년 3개월 후 시행한 초음파(2022-11)에서 큰 변화는 없어 보였으며 FNA 재검사에서 양성(benign) 결과가 나왔다. 1년 후 초음파 추적관찰을 권고하였다.

10 M/26

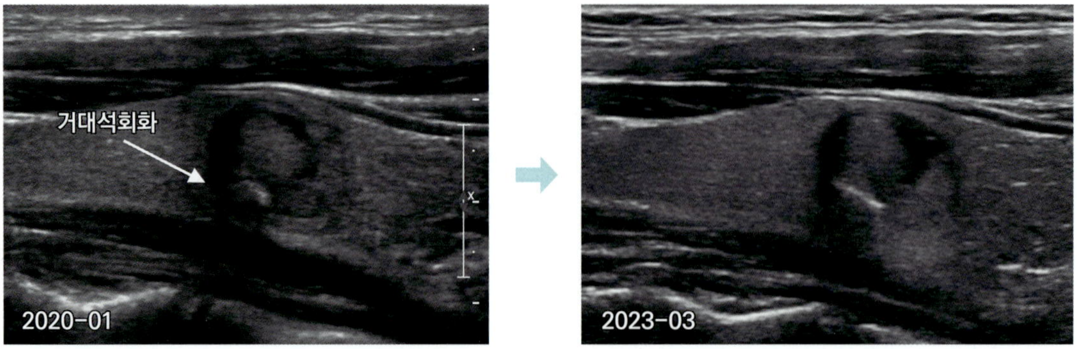

1. K-TIRADS category 3, 불균질 동에코 결절, 거대석회화(heterogeneous isoechoic nodule with macrocalcification)
2. 비정형(AUS)
3. 12개월 이내에 FNA나 CNB로 재검사 권고
4. 1년 후 시행한 FNA 재검사에서 비정형(AUS) 결과가 나와서 1년 후 초음파를 권고하였다. 2023-03에 시행한 초음파 추적관찰에서 변화 없이 보였다. 2년 후 초음파 추적관찰을 권고하였다.

11 F/61

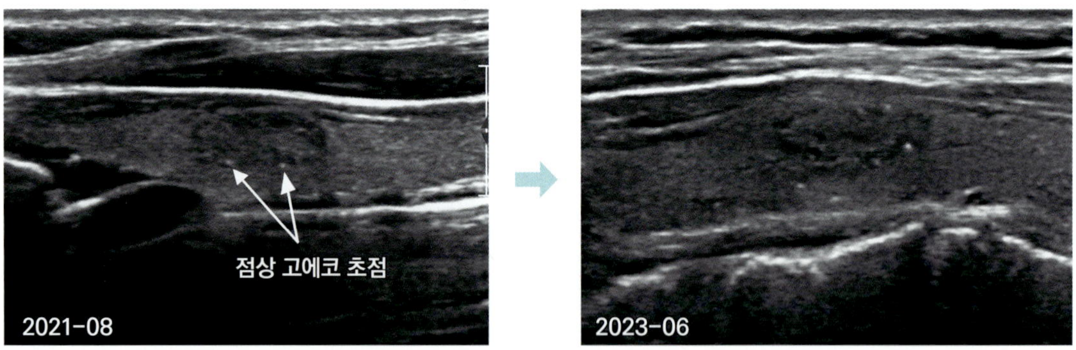

1. K-TIRADS category 4, 동에코 결절, 점상 고에코 초점(isoechoic nodule with PEF)
2. 양성(benign)
3. 2년 후 초음파로 추적관찰 권고
4. 약 2년 후 시행한 초음파(2023-06)에서 경계가 불규칙해지고 점상 고에코 초점이 증가한 모습을 보여 FNA 재검사를 시행하였으며 양성(benign) 결과가 나왔다. 2년 후 초음파 추적관찰을 권고하였다.

12 M/85

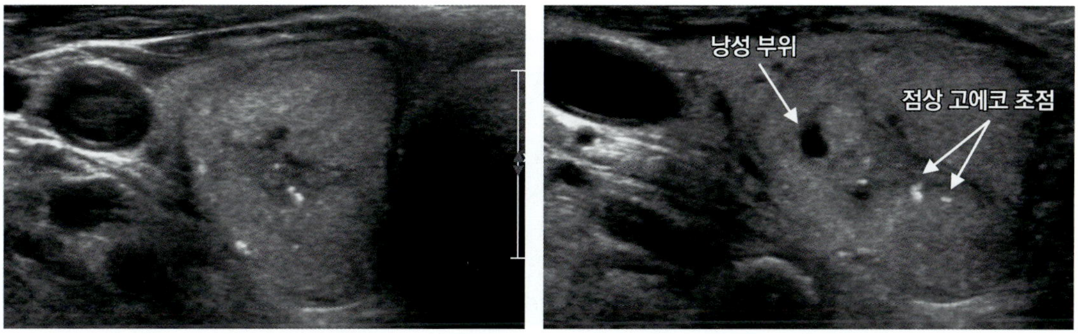

1. K–TIRADS category 4, 대부분 고형성 결절, 점상 고에코 초점, 비평행 방향(predominantly solid nodule with PEF and nonparallel orientation)
2. 비정형(AUS)
3. 12개월 이내에 FNA 또는 CNB로 재검사 권고
4. 6개월 후 FNA 재검사를 권고하였다.

13 F/31

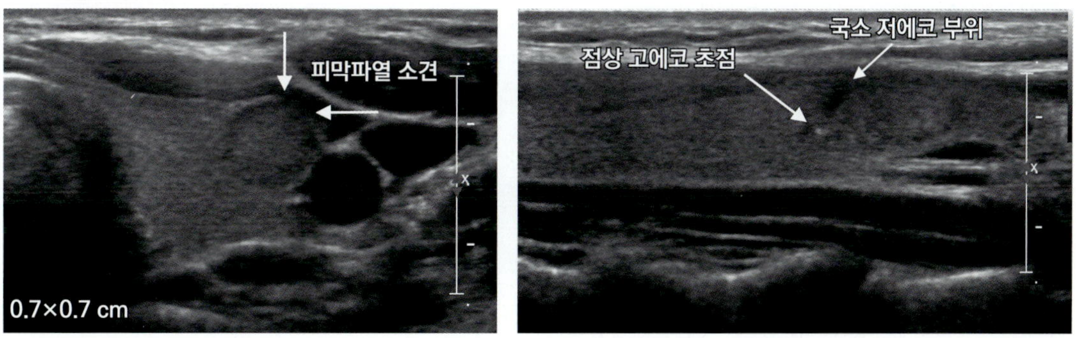

1. K–TIRADS category 4, 국소 저에코 부위를 동반한 동에코 결절, 점상 고에코 초점, 피막파열 소견(isoechoic nodule with focal hypoechoic area, PEF and capsular disruption)
2. 유두암 의심(susPTC)
3. 수술 권고
4. 수술 후 유두암으로 진단 받았다.

14 F/40

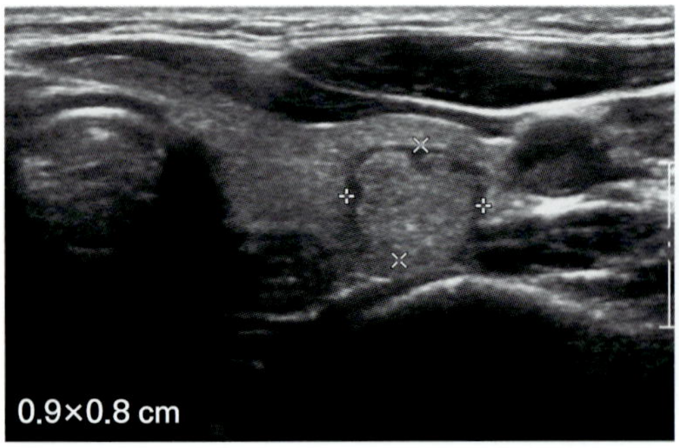

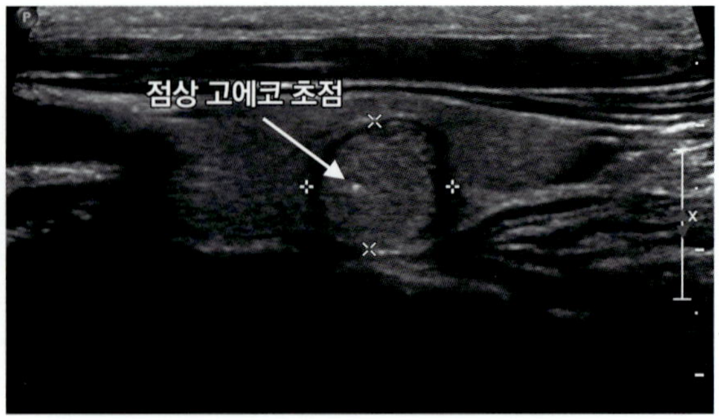

15 M/31

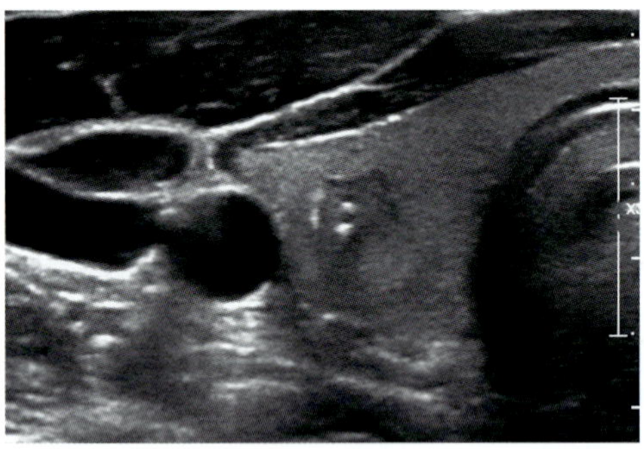

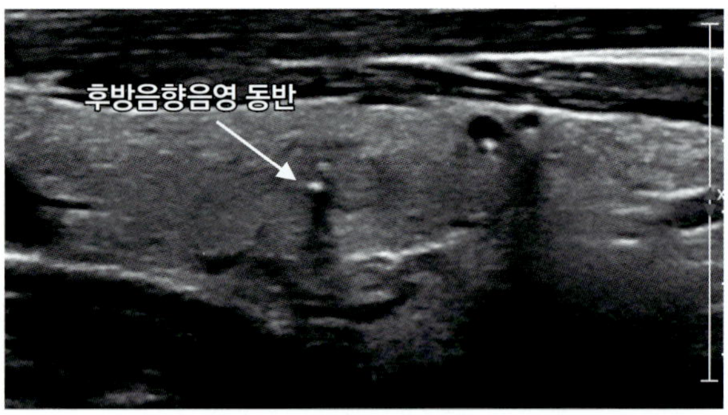

1. K–TIRADS category 4, 동에코 결절, 점상 고에코 초점[isoechoic nodule with PEF(후방음향음영을 동반한 PEF)]
2. 유두암(PTC)
3. 수술 권고
4. 수술 후 유두암으로 진단 받았다.

16 F/43

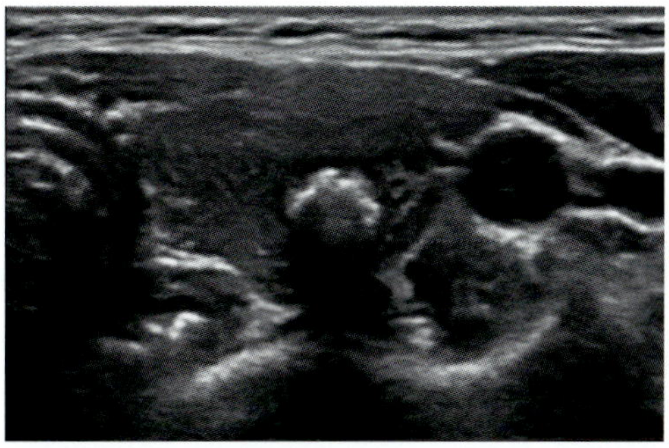

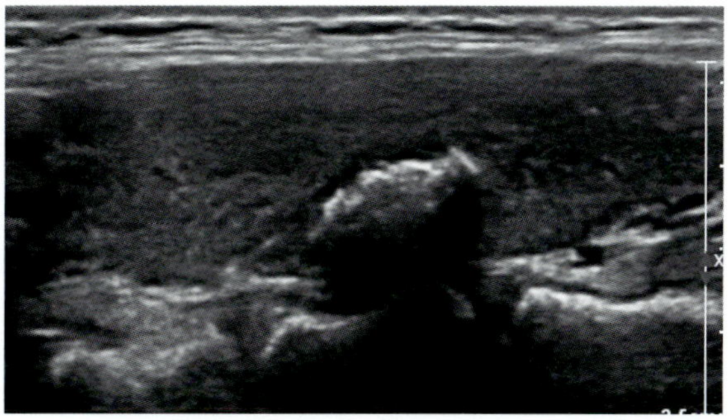

1. K-TIRADS category 4, 전체 석회성 결절(entirely calcified nodule)
2. 비정형(AUS)
3. 12개월 이내에 FNA나 CNB로 재검사 권고
4. 1년 후 FNA 재검사를 권고하였다.

17 F/60

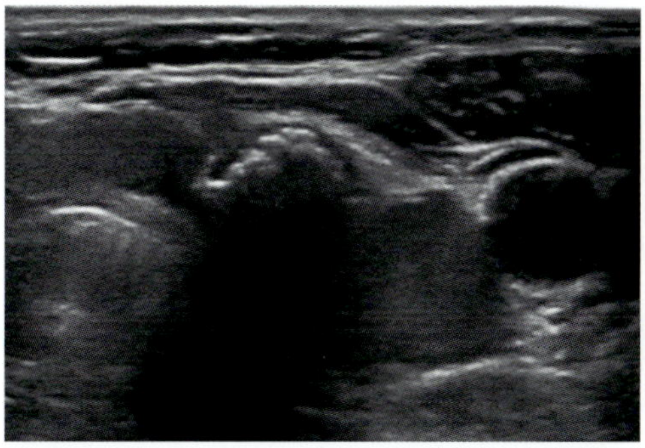

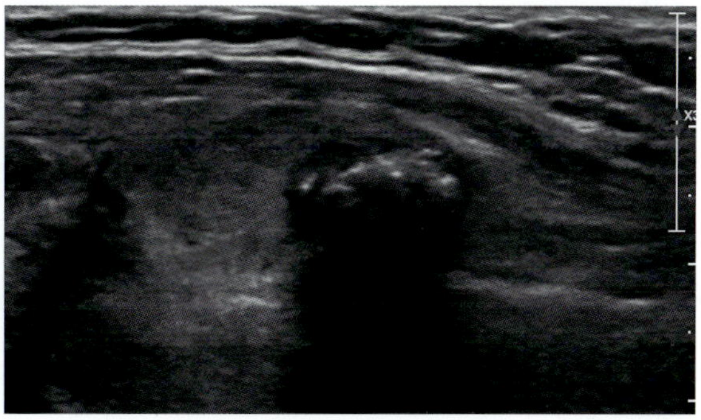

1. K-TIRADS category 4, 전체 석회성 결절(entirely calcified nodule)
2. 비정형(AUS)
3. 12개월 이내에 FNA나 CNB로 재검사 권고
4. 1년 후 FNA 재검사를 권고하였다.

18 F/57

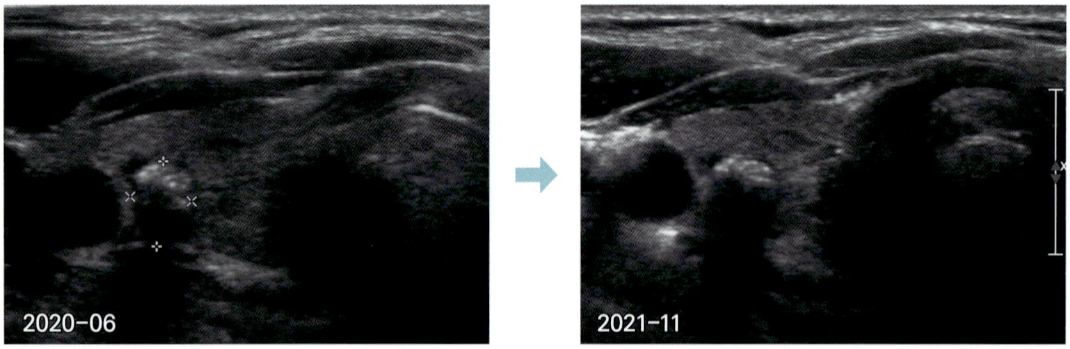

1. K–TIRADS category 4, 전체 석회성 결절(entirely calcified nodule)
2. 비정형(AUS)
3. 12개월 이내에 FNA나 CNB로 재검사 권고
4. 6개월 후 시행한 FNA 재검사에서 비정형(AUS) 결과가 나와 1년 후 초음파를 권고하였다. 2021–11 초음파에서 변화 없는 모습이었다. 1년 후 초음파 추적관찰을 권고하였다.

19 F/56

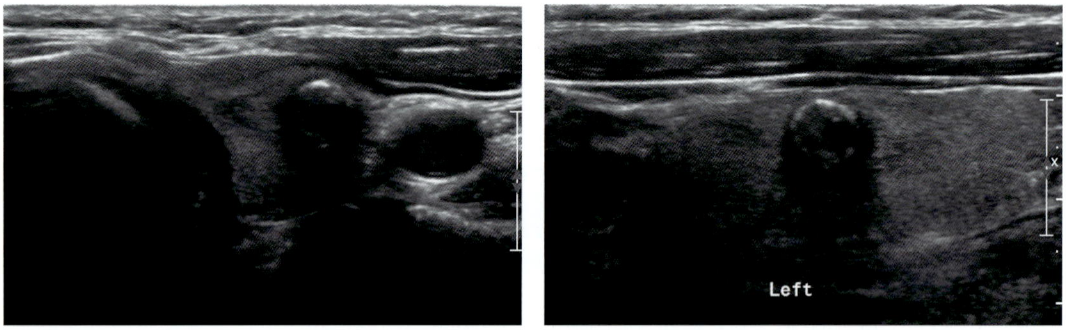

1. K–TIRADS category 4, 저에코 결절, 가장자리 석회화(hypoechoic nodule with rim calcification)
2. 비정형(AUS)
3. 12개월 이내에 FNA나 CNB로 재검사 권고
4. 1년 후 FNA로 재검사를 권고하였다.

20 F/65

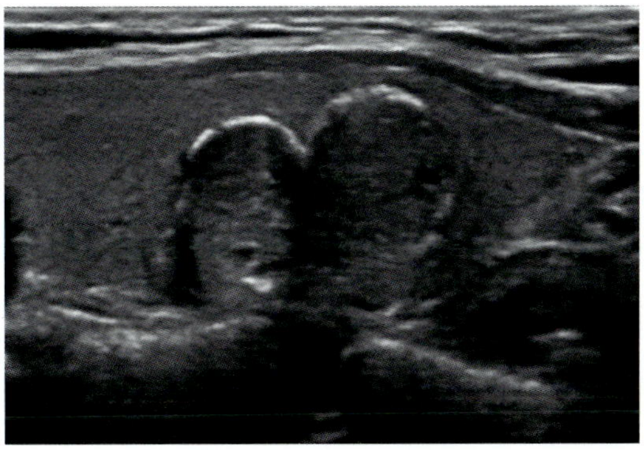

1. K–TIRADS category 4, 저에코 결절, 가장자리 석회화(hypoechoic nodule with rim calcification)
2. 비정형(AUS)
3. 12개월 이내에 FNA나 CNB로 재검사 권고
4. 1년 후 FNA로 재검사를 권고하였다.

21 F/60

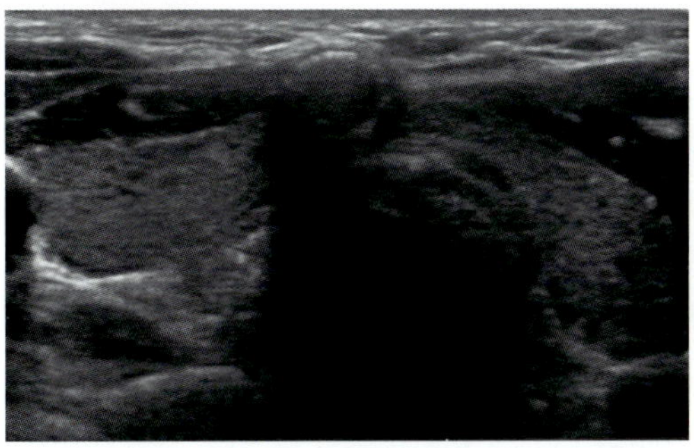

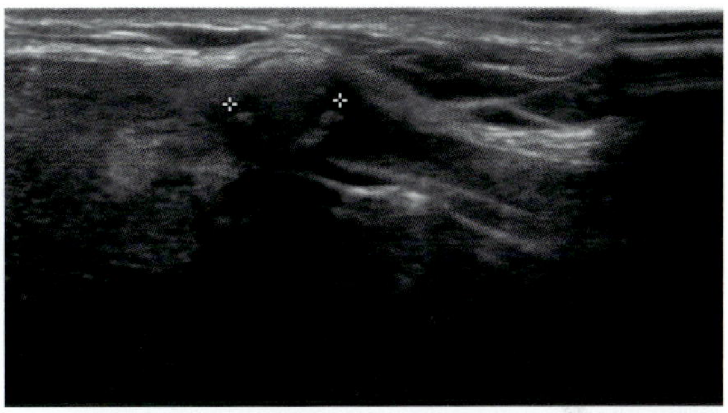

1. K–TIRADS category 4, 저에코 결절, 가장자리 석회화, 띠근육 침범 의심(hypoechoic nodule with rim calcification and suspicious gross ETE to strap muscle)
2. 유두암 의심(susPTC)
3. 수술 권고
4. 수술 후 유두암으로 진단 받았다.

22 F/67

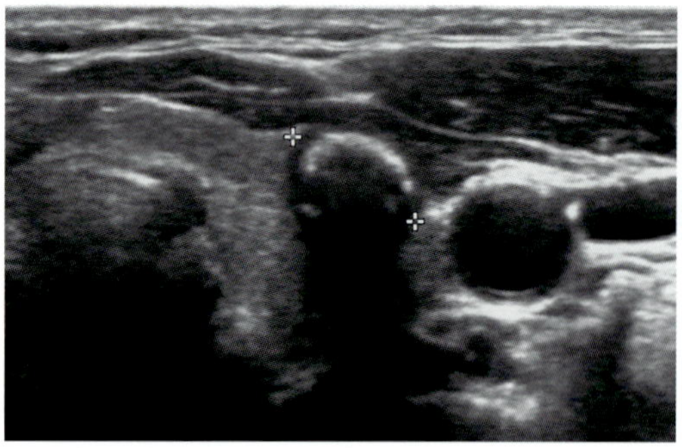

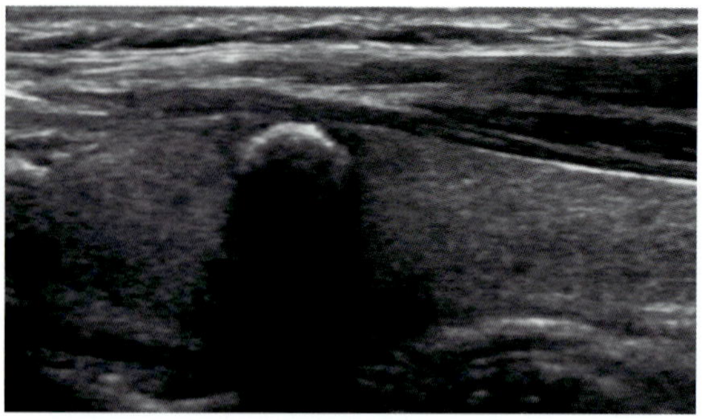

1. K–TIRADS category 4, 저에코 결절, 가장자리 석회화(hypoechoic nodule with rim calcification)
2. 유두암 의심(susPTC)
3. 수술 권고
4. 수술 후 유두암으로 진단 받았다.

23 F/32

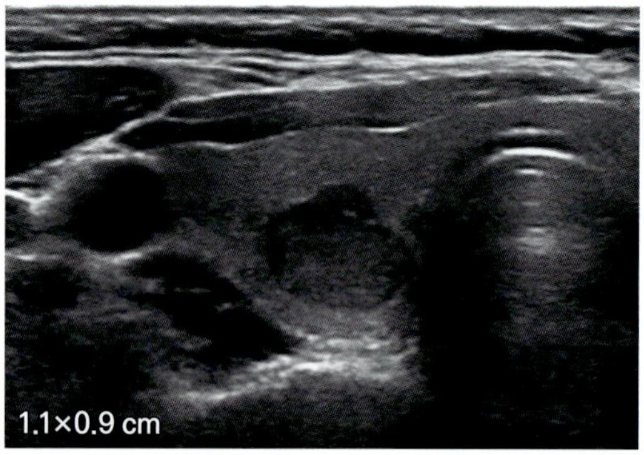

1. K–TIRADS category 4, 경한 저에코 결절 (mild hypoechoic nodule, 갑상선보다 낮고 SCM보다 높은 에코)
2. 비정형(AUS)
3. 12개월 이내에 FNA 또는 CNB로 재검사 권고
4. 1년 후 FNA로 재검사를 권고하였다.

24 M/88

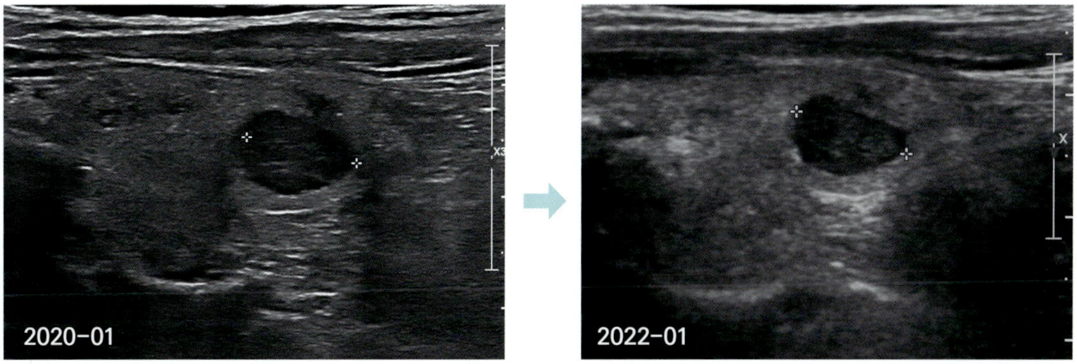

1. K–TIRADS category 4, 저명한 저에코 결절(marked hypoechoic nodule)
2. 비정형(AUS)
3. 12개월 이내에 FNA 또는 CNB로 재검사 권고
4. 1년 후 재검사를 권고하였으나 2년 후 내원하여 시행한 초음파(2022–01)에서 변화 없었으며 환자와 상의 후 초음파로 추적관찰 중이다.

25 F/33

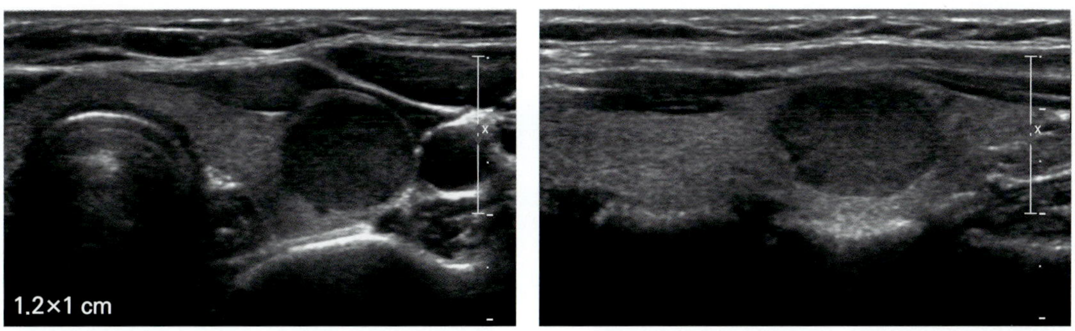

1. K–TIRADS category 4, 저에코 결절(hypoechoic nodule)
2. 비정형(AUS)
3. 12개월 이내에 FNA 또는 CNB로 재검사 권고
4. 1년 후 FNA로 재검사를 권고하였다.

26 F/33

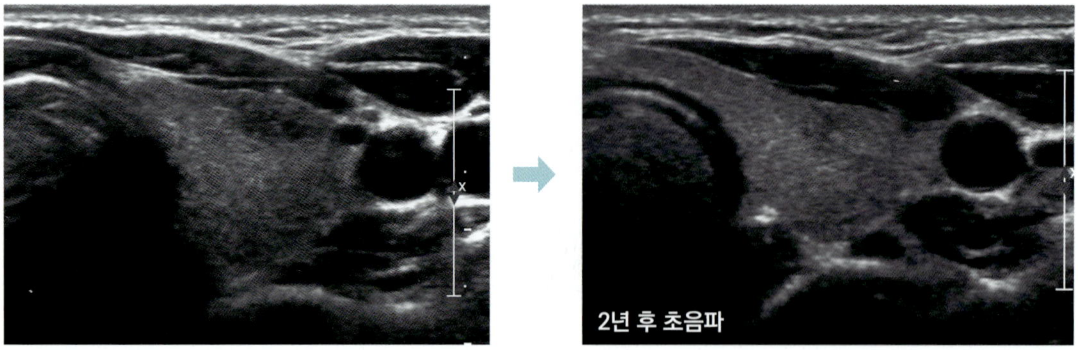

1. K–TIRADS category 4, 불분명한 경계의 저에코 결절(hypoechoic nodule with ill–defined margin) **vs.** 아급성 갑상선염(subacute thyroiditis)
2. 양성[benign, consistent with benign follicular nodule, but granulomatous (subacute) thyroiditis status has to be ruled out by clinical findings.]
3. 아급성 갑상선염 의심 하에 3개월 후 초음파 추적관찰을 권고
4. 2년 후 내원하여 시행한 초음파에서 작아진 병변이 보였다.

27 M/44

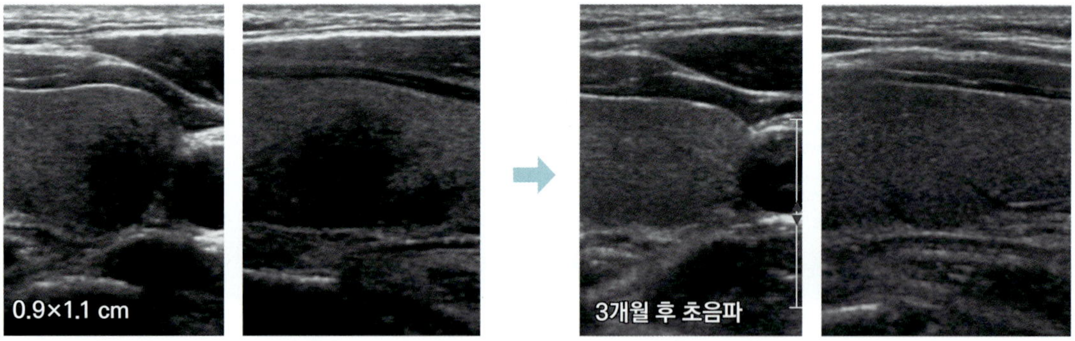

1. K–TIRADS category 5, 저에코 결절, 불규칙한 경계, 비평행 방향(irregular margins and nonparallel orientation) **vs.** 아급성 갑상선염(subacute thyroiditis)
2. 비정형(AUS)
3. 아급성 갑상선염 배제 위해 3개월 후 초음파 추적관찰을 권고
4. 3개월 후 시행한 초음파에서 병변이 사라진 것을 볼 수 있었다.

28 F/44

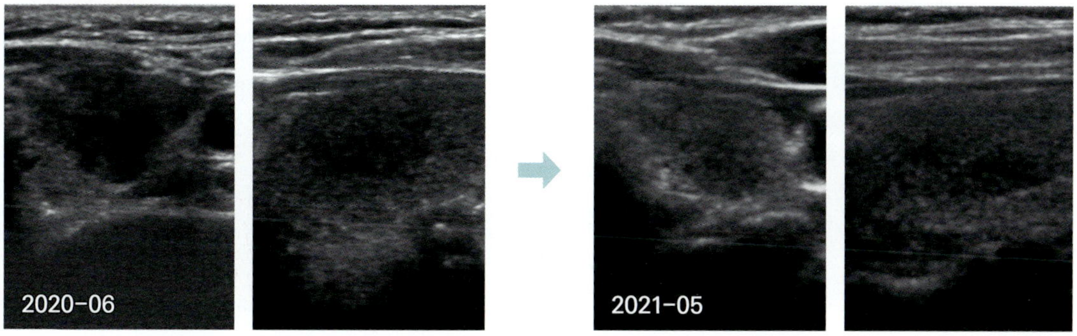

1. K–TIRADS category 5, 저에코 결절, 불규칙한 경계(hypoechoic nodule with irregular margins) **vs.** 아급성 갑상선염(subacute thyroiditis)
2. 비정형(AUS)
3. 아급성 갑상선염 배제 위해 3개월 후 초음파 추적관찰을 권고
4. 약 1년 후 내원하여 시행한 초음파(2021–05)에서 작아진 병변이 보였으며 아급성 갑상선염으로 추정되었다.

29 F/46

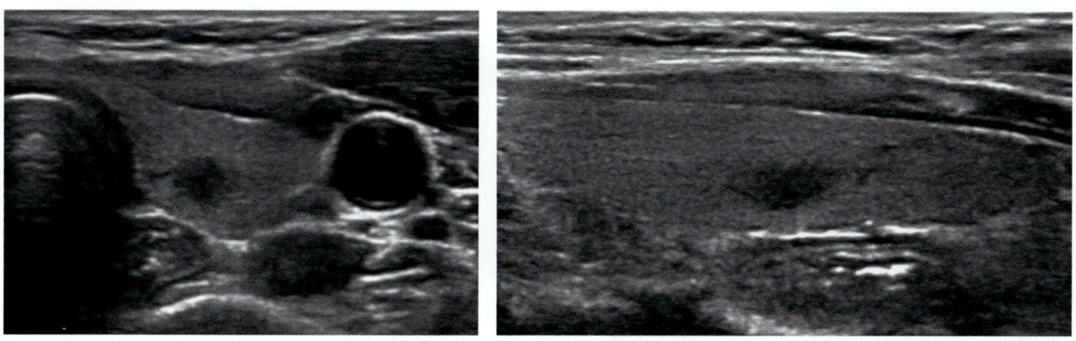

1. K–TIRADS category 4, 불분명한 경계의 저에코 결절(hypoechoic nodule with ill–defined margin) **vs.** 아급성 갑상선염(subacute thyroiditis)
2. 비정형(AUS)
3. 아급성 갑상선염 배제 위해 3개월 후 초음파 추적관찰을 권고
4. 3개월 후 초음파 추적관찰을 권고하였다.

30 M/34

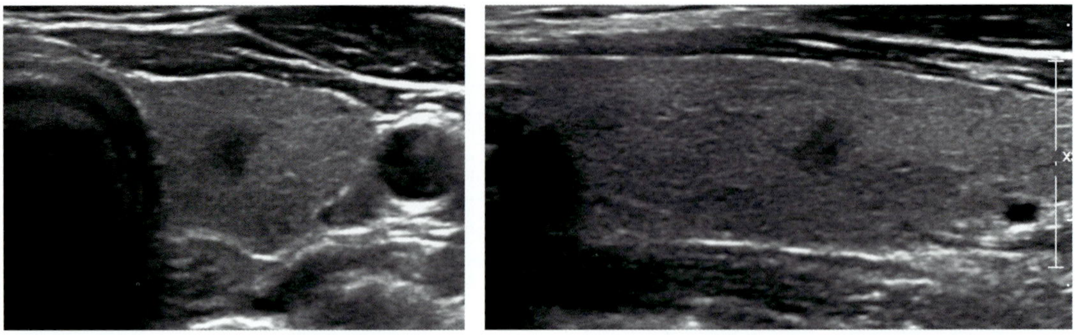

1. K–TIRADS category 4, 저에코 결절, 불분명한 경계(hypoechoic nodule with ill–defined margin) **vs.** 아급성 갑상선염(subacute thyroiditis)
2. 유두암(PTC)
3. 수술 권고
4. 수술 후 유두암으로 진단 받았다.

31 F/46

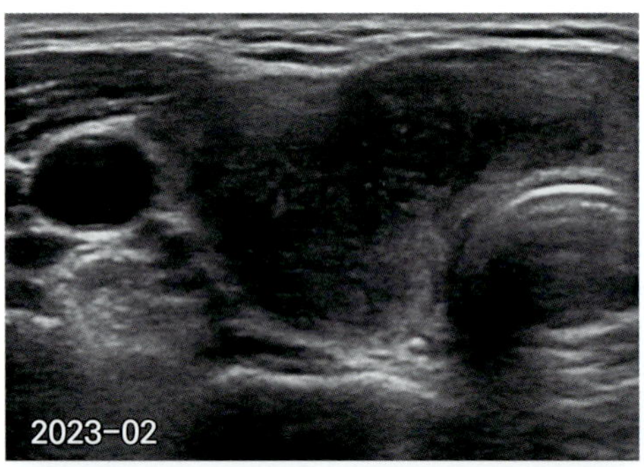

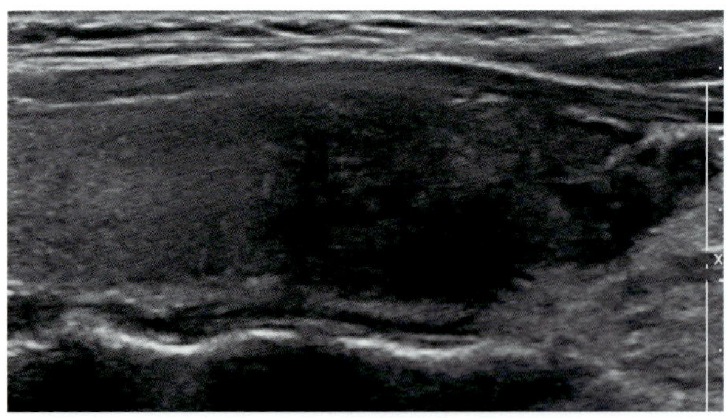

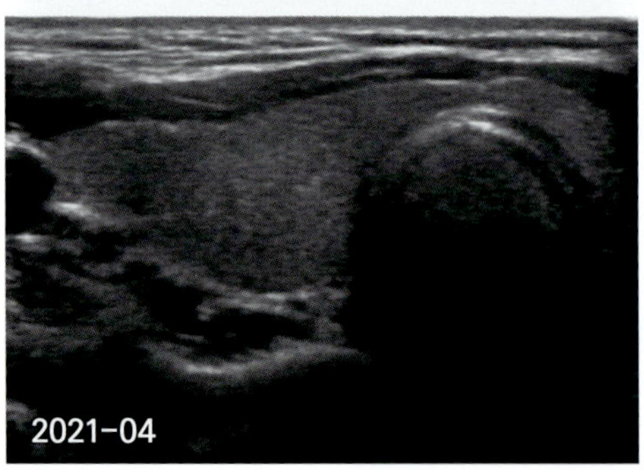

1. K–TIRADS category 4, 저에코 결절, 불분명한 경계(hypoechoic nodule with ill–defined margin) **vs.** 아급성 갑상선염(subacute thyroiditis), 약 2년 전에는 없던 병변이 새롭게 보이는 상황이었다.
2. 유두암 의심(susPTC)
3. 수술 권고
4. 수술 후 유두암으로 진단 받았다.

32 F/42 화살표 표시한 병변에서 FNA 시행

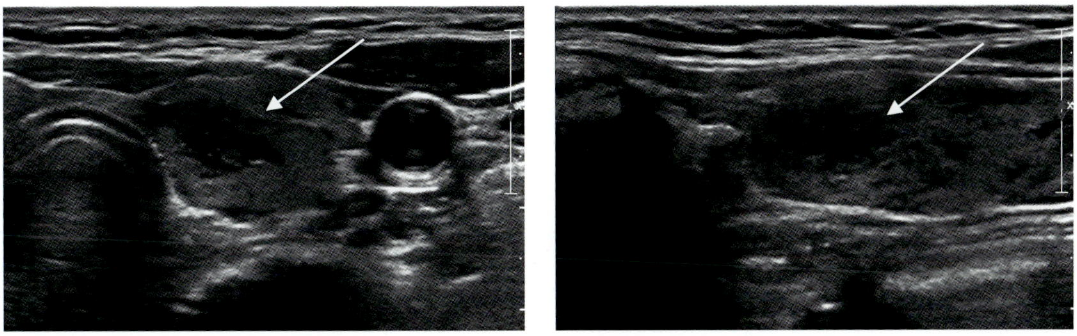

1. K-TIRADS category 5, 저에코 결절, 불규칙한 경계(hypoechoic nodule with irregular margins) **vs.** 아급성 갑상선염(subacute thyroiditis), 갑상선은 전반적인 불균질 에코를 보이고 있었다.
2. 유두암 의심(susPTC)
3. 수술 권고
4. 수술 후 유두암으로 진단 받았다.

33 M/58

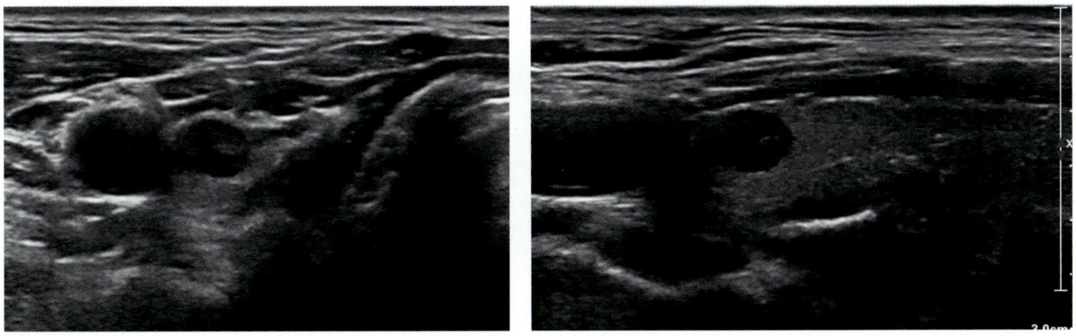

1. K-TIRADS category 4, 저명한 저에코 결절(marked hypoechoic nodule)
2. 유두암(PTC)
3. 수술 권고
4. 수술 후 유두암으로 진단 받았다.

34 M/51

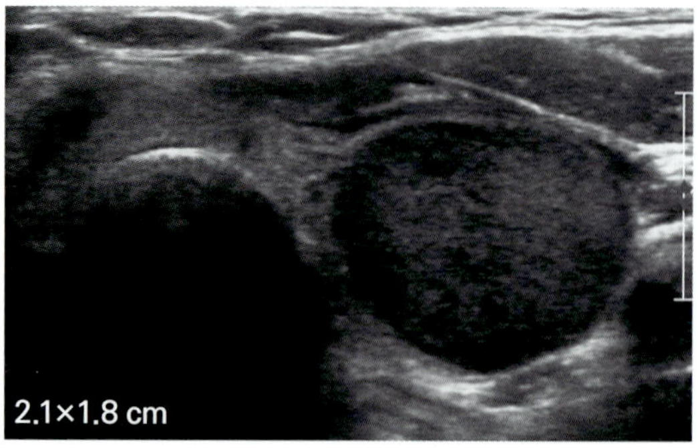

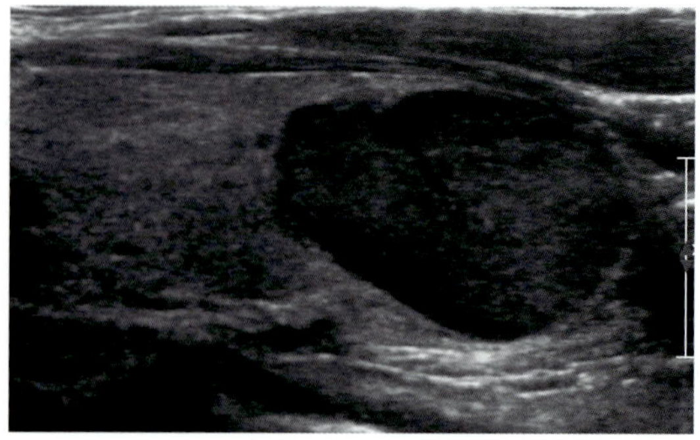

1. K–TIRADS category 4, 불균질 저에코 결절(heterogeneous hypoechoic nodule)
2. 유두암(PTC)
3. 수술 권고
4. 수술 후 유두암으로 진단 받았다.

35 F/36

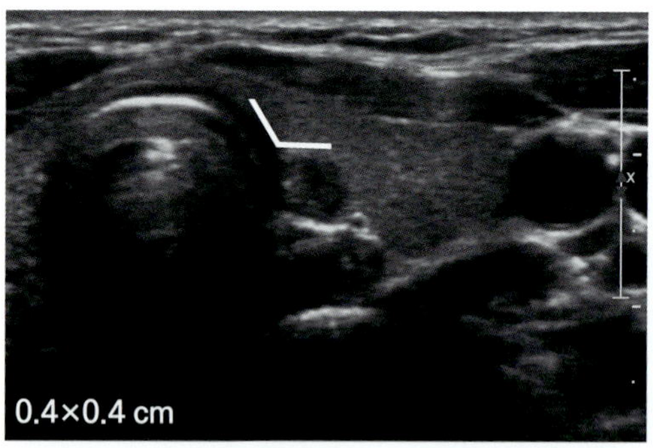

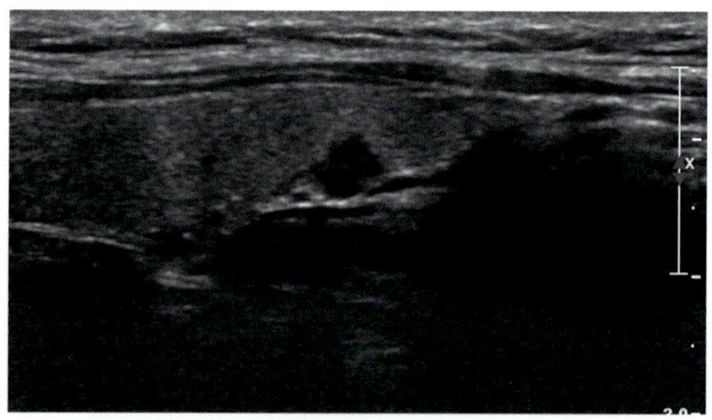

1. K–TIRADS category 5, 저에코 결절, 불규칙한 경계, 기도와 둔각[hypoechoic nodule with irregular margins and gross ETE to trachea (trachea와 둔각)]
2. 유두암 의심(susPTC)
3. 수술 권고
4. 수술 후 유두암으로 진단 받았다.

36 F/61

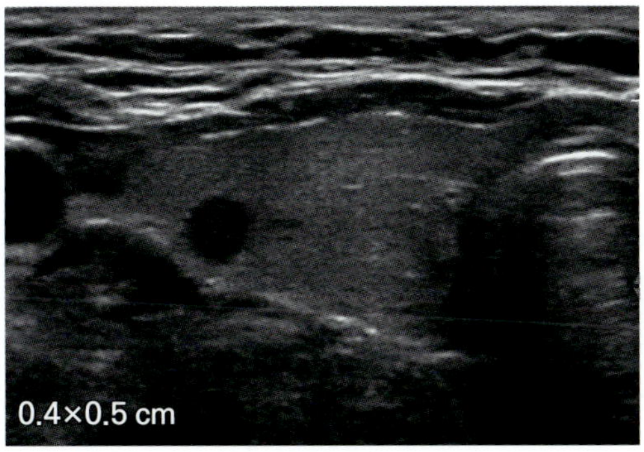

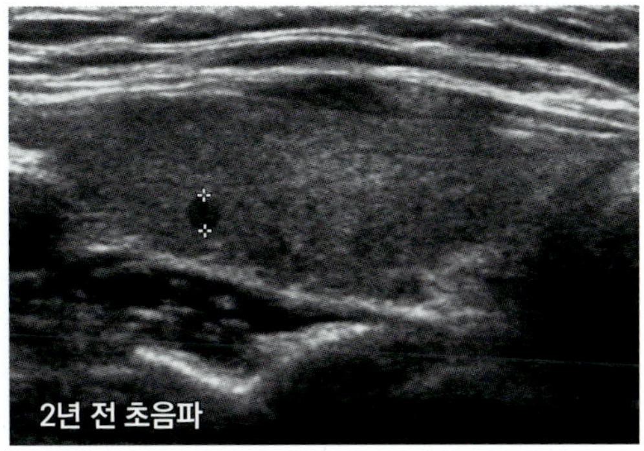

1. K–TIRADS category 5, 저명한 저에코 결절, 불규칙한 경계, 비평행 방향(irregular margins and nonparallel orientation), 2년 전 초음파에서 작게 보이던 결절이 커진 것이었다.
2. 유두암(PTC)
3. 수술 권고
4. 수술 후 유두암으로 진단 받았다.

37 F/57

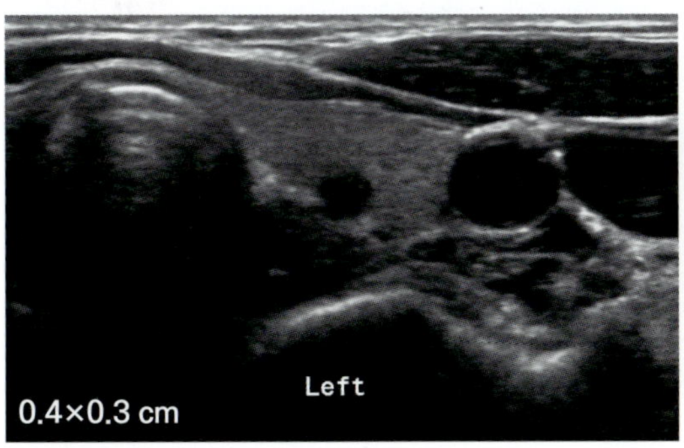

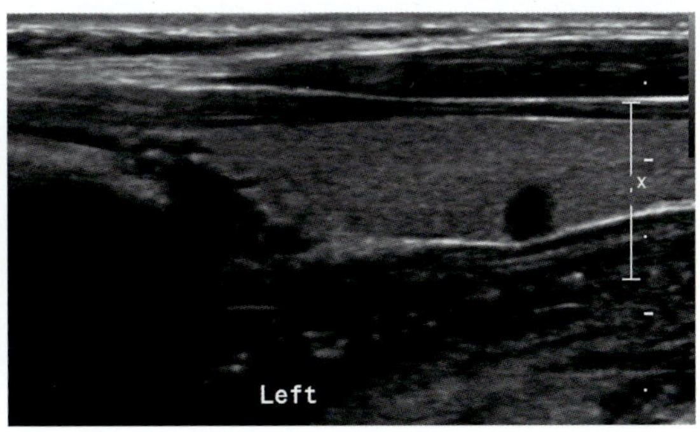

1. K–TIRADS category 5, 저명한 저에코 결절, 불규칙한 경계(marked hypoechoic nodule with irregular margins)
2. 유두암(PTC)
3. 수술 권고
4. 수술 후 유두암으로 진단 받았다.

38 F/43

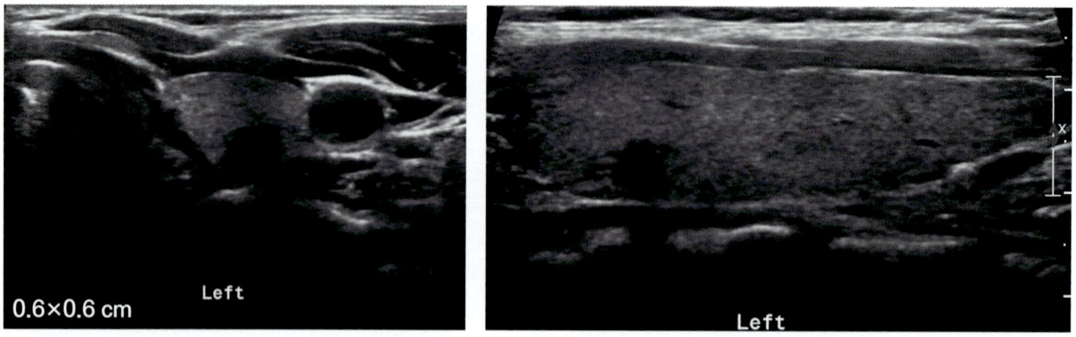

1. K–TIRADS category 5, 저명한 저에코 결절, 불규칙한 경계(marked hypoechoic nodule with irregular margins)
2. 유두암 의심(susPTC)
3. 수술 권고
4. 수술 후 유두암으로 진단 받았다.

39 F/43

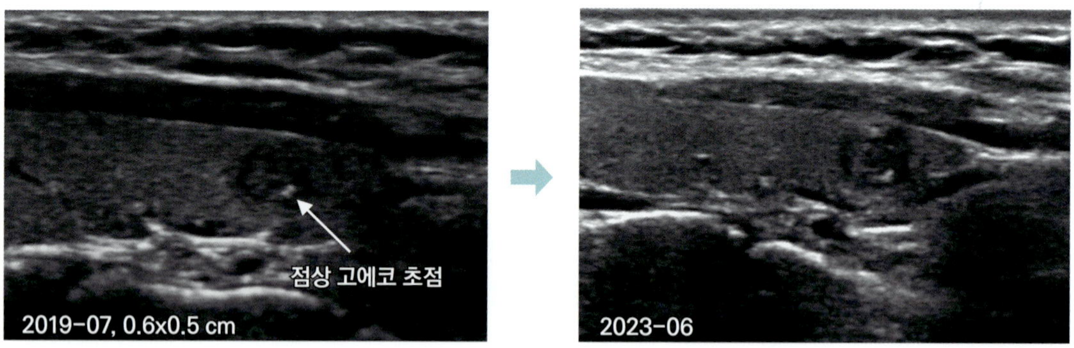

1. K–TIRADS category 5, 저에코 결절, 점상 고에코 초점(hypoechoic nodule with PEF)
2. 양성(benign)
3. 12개월 이내에 FNA로 재검사 권고
4. 1년 후 FNA로 재검사를 권고하였다. 약 4년 후 내원하여 시행한 초음파(2023–06)에서 큰 변화 없이 보였으나 수검자의 요청으로 FNA 재검사를 시행하였고 결과는 양성(benign)으로 나왔다. 1년 후 초음파 추적관찰을 권고하였다.

40 M/35

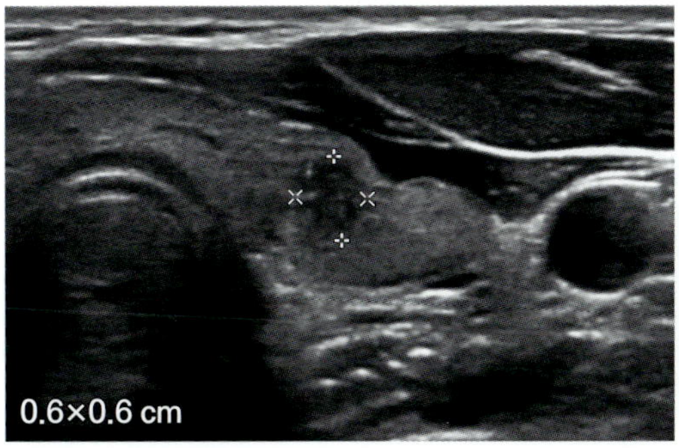

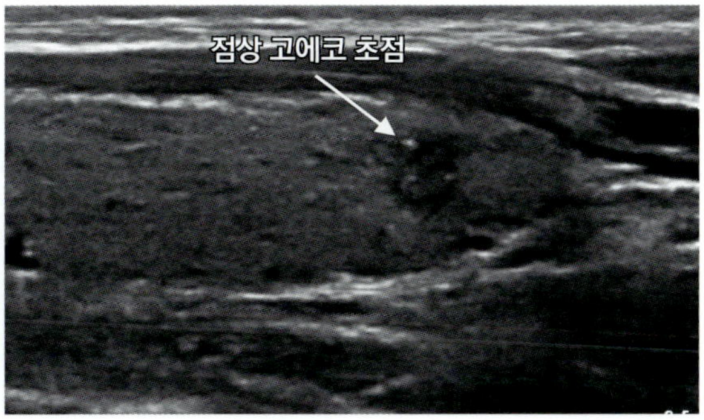

1. K-TIRADS category 5, 저에코 결절, 점상 고에코 초점, 불규칙한 경계(hypoechoic nodule with PEF and irregular margins)
2. 유두암(PTC)
3. 수술 권고
4. 수술 후 유두암으로 진단 받았다.

41 F/44

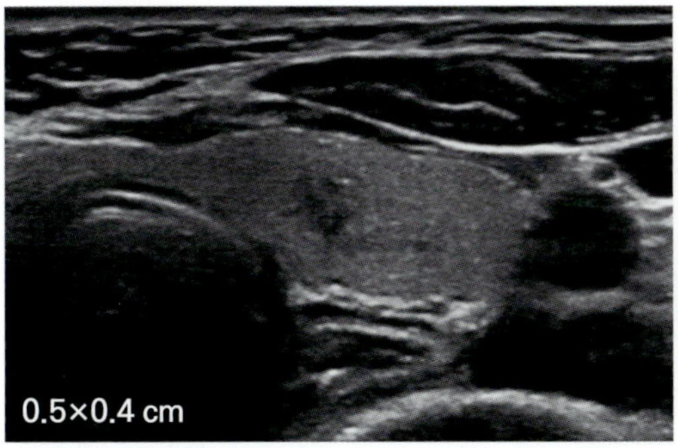

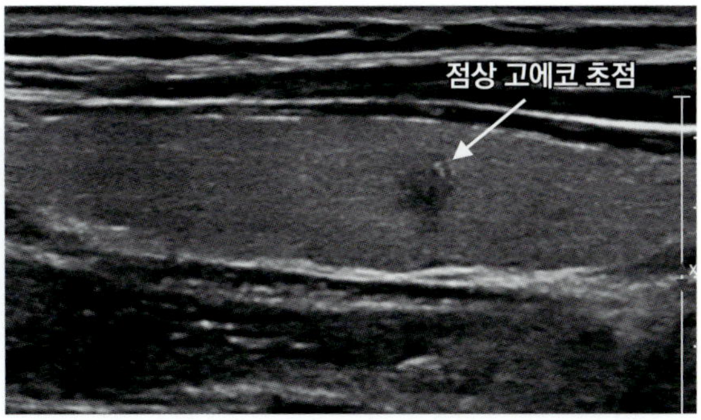

1. K-TIRADS category 5, 경한 저에코 결절, 점상 고에코 초점, 불규칙한 경계(mild hypoechoic nodule with PEF and irregular margins)
2. 유두암(PTC), FNA 시행 시 매우 딱딱한 결절이었다.
3. 수술 권고
4. 수술 후 유두암으로 진단 받았다.

42 M/37

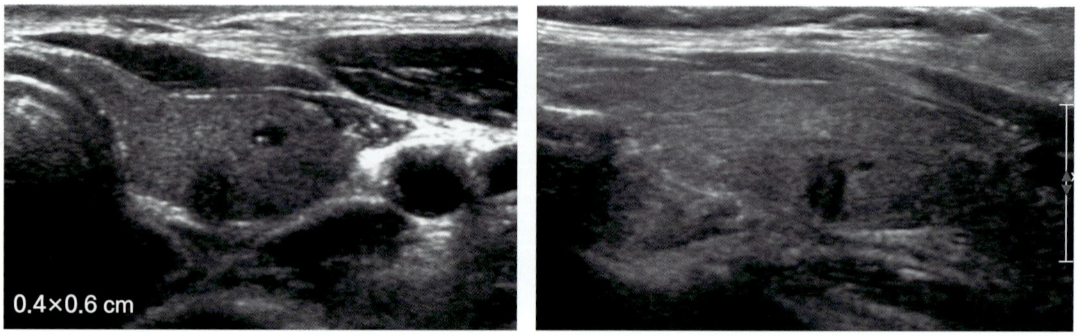

1. K–TIRADS category 5, 저에코 결절, 비평행 방향(hypoechoic nodule with nonparallel orientation)
2. 유두암 의심(susPTC)
3. 수술 권고
4. 수술 후 유두암으로 진단 받았다.

43 M/52

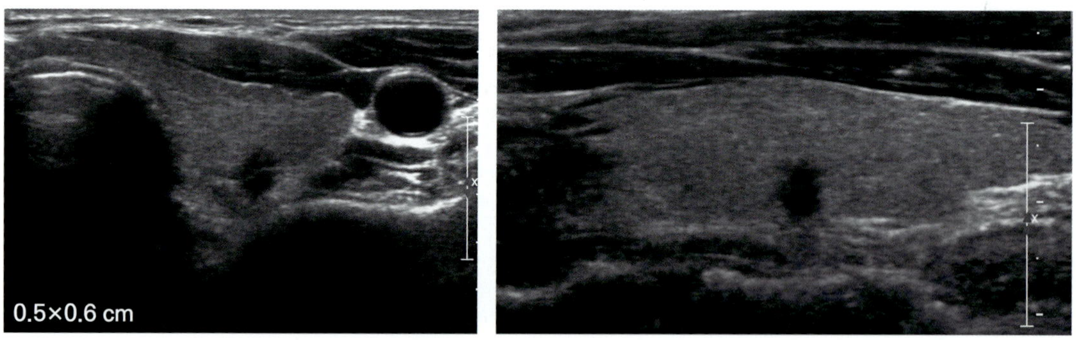

1. K–TIRADS category 5, 저에코 결절, 불규칙한 경계, 비평행 방향(hypoechoic nodule with irregular margins and nonparallel orientation)
2. 유두암 의심(susPTC)
3. 수술 권고
4. 수술 후 유두암으로 진단 받았다.

44 F/54

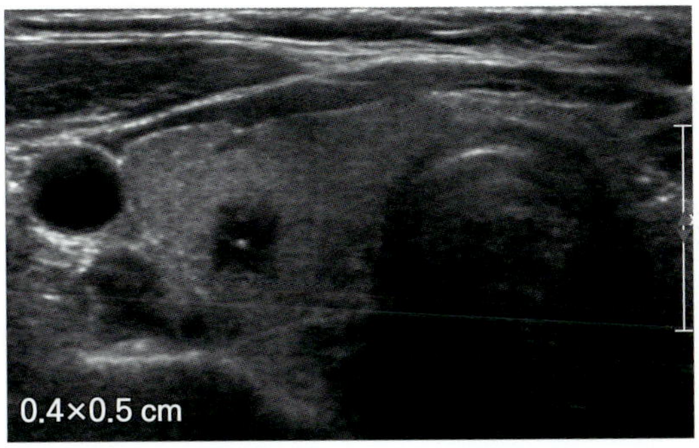

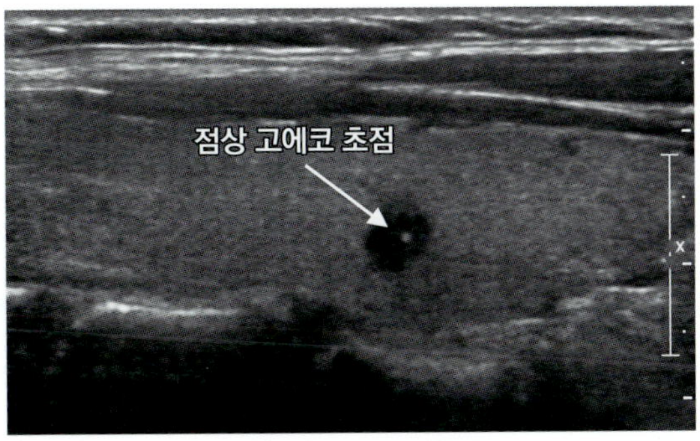

1. K–TIRADS category 5, 저에코 결절, 점상 고에코 초점, 불규칙한 경계(hypoechoic nodule with PEF and irregular margins)
2. 유두암(PTC)
3. 수술 권고
4. 수술 후 유두암으로 진단 받았다.

45 M/56

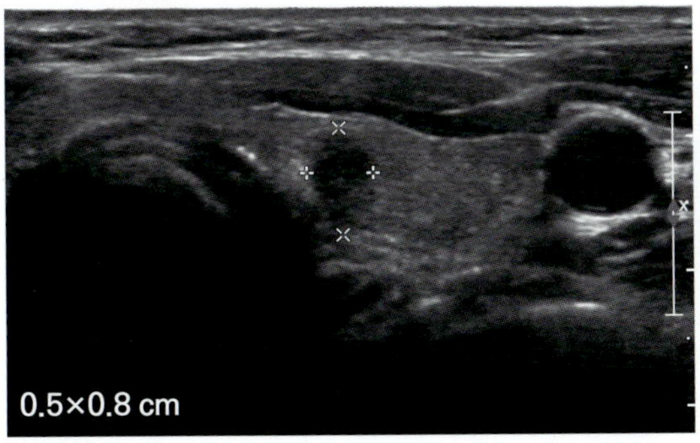

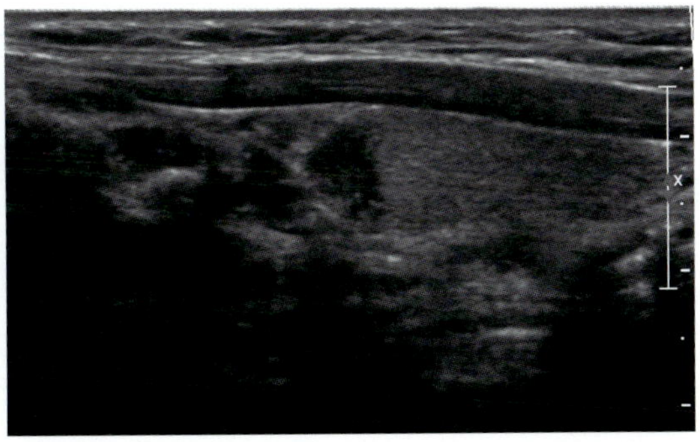

1. K–TIRADS category 5, 저에코 결절, 불규칙한 경계, 비평행 방향(hypoechoic nodule with irregular margins and nonparallel orientation)
2. 유두암 의심(susPTC)
3. 수술 권고
4. 수술 후 유두암으로 진단 받았다.

46 M/53

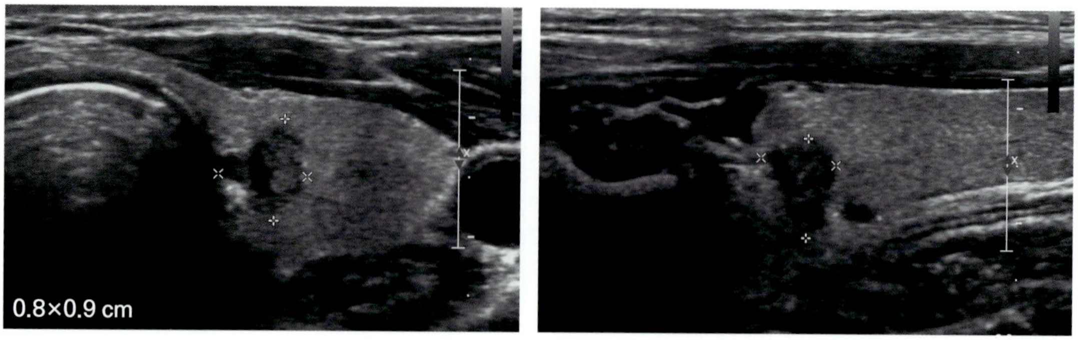

1. K-TIRADS category 5, 저에코 결절, 불규칙한 경계, 비평행 방향(hypoechoic nodule with irregular margins and nonparallel orientation)
2. 유두암 의심(susPTC)
3. 수술 권고
4. 수술 후 유두암으로 진단 받았다.

47 M/30

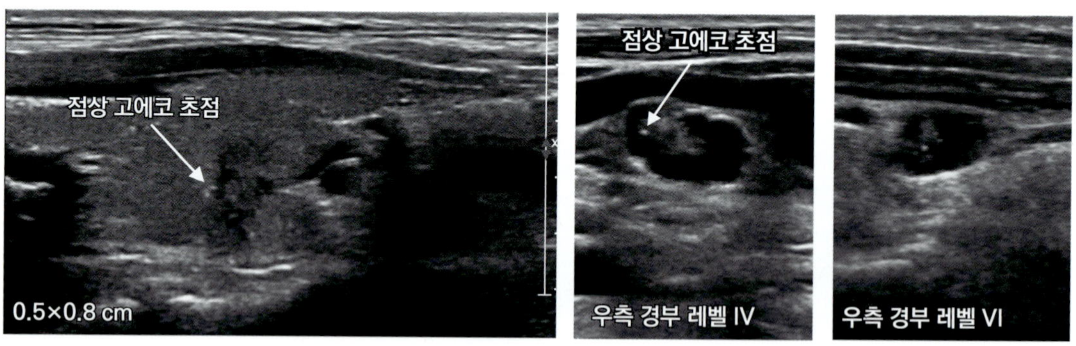

1. K-TIRADS category 4, 동에코 결절, 점상 고에코 초점, 불규칙한 경계, 비평행 방향(isoechoic nodule with PEF, irregular margins, and nonparallel orientation), 우측 경부 레벨 IV와 VI에 의심 림프절(echogenic foci, cystic change)
2. 유두암(PTC)
3. 수술 권고
4. 수술 후 유두암으로 진단 받았다.

48 M/54

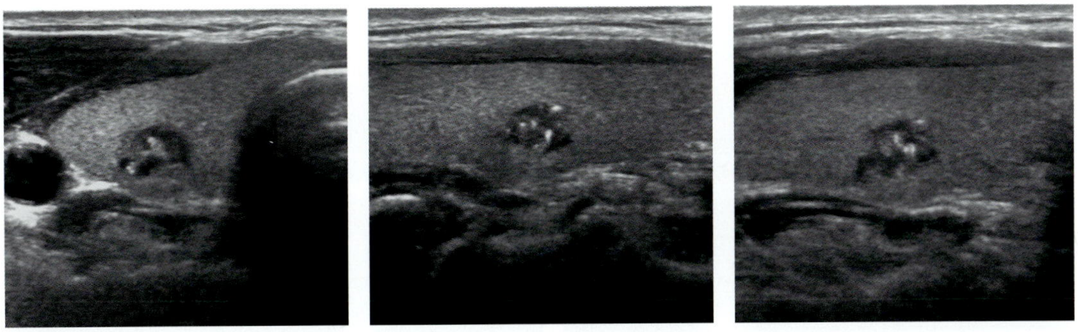

1. K-TIRADS category 5, 불균질의 경한 저에코 결절, 점상 고에코 초점, 불규칙한 경계 (heterogeneous mild hypoechoic nodule with PEF and irregular margins)
2. 유두암(PTC)
3. 수술 권고
4. 수술 후 유두암으로 진단 받았다.

49 F/68

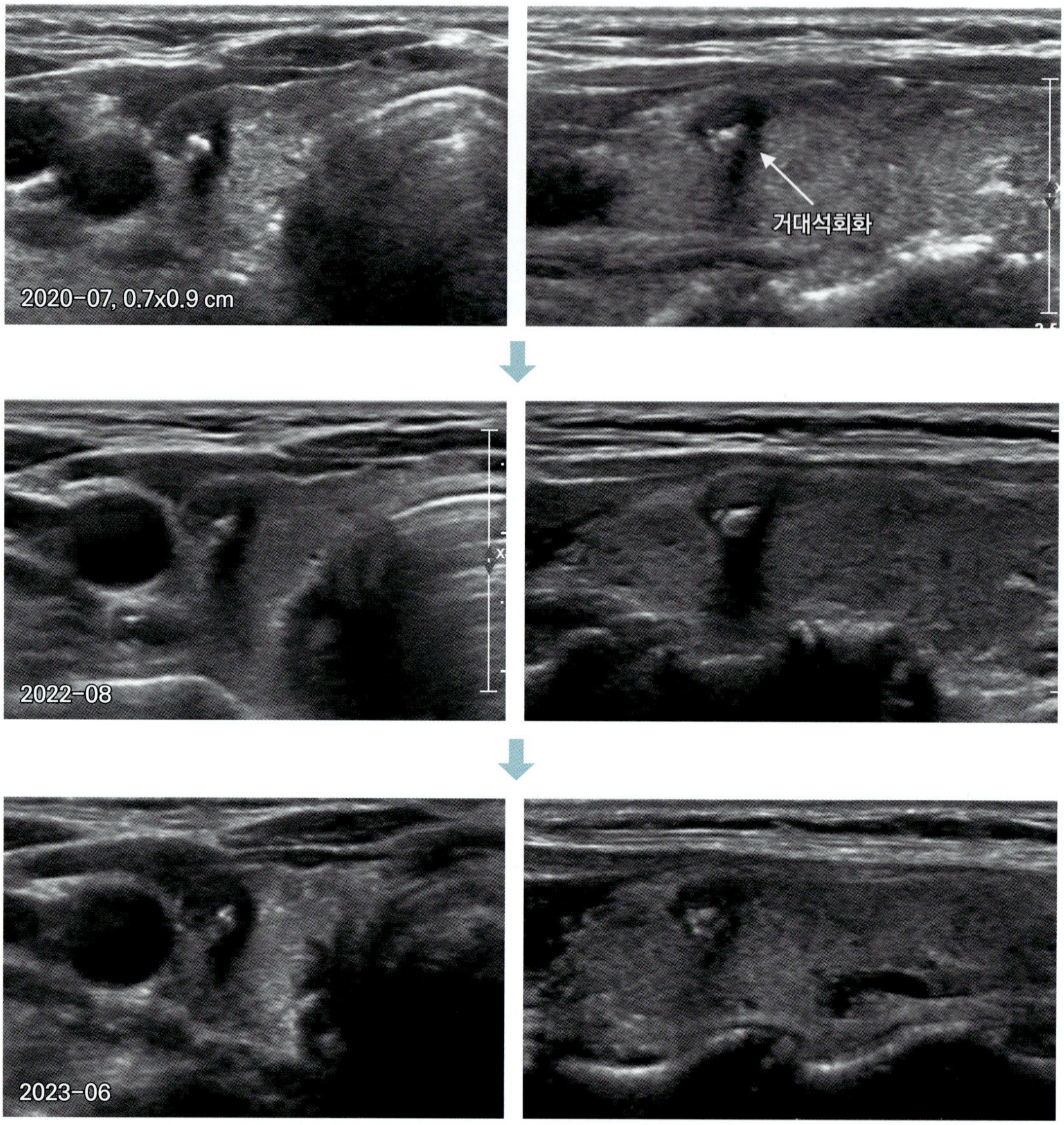

1. K-TIRADS category 5, 저에코 결절, 비평행 방향, 거대석회화(hypoechoic nodule with nonparallel orientation and macrocalcification)
2. 비정형(AUS)
3. 6개월 이내에 FNA 또는 CNB로 재검사 권고
4. 약 2년 후 내원하여 시행한 FNA 재검사(2022-08)에서 비정형(AUS) 결과가 나왔다. 1년 후 초음파 추적관찰을 권고하였다. 약 1년 후 내원하여 시행한 초음파(2023-06)에서 세로로 부피의 증가 소견이 의심되어 시행한 CNB 재검사에서 유두암(PTC) 결과가 나왔다.

50 F/61

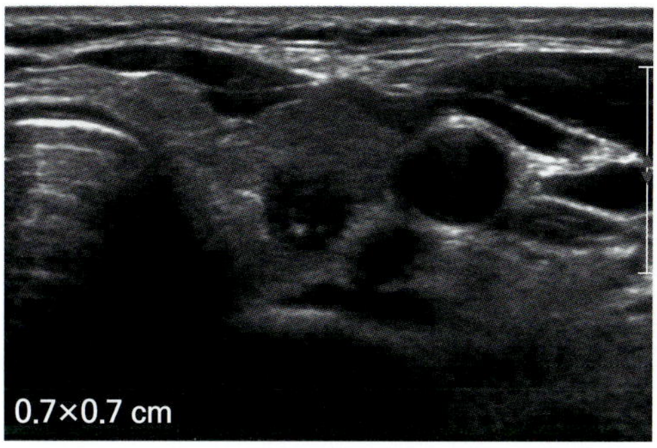

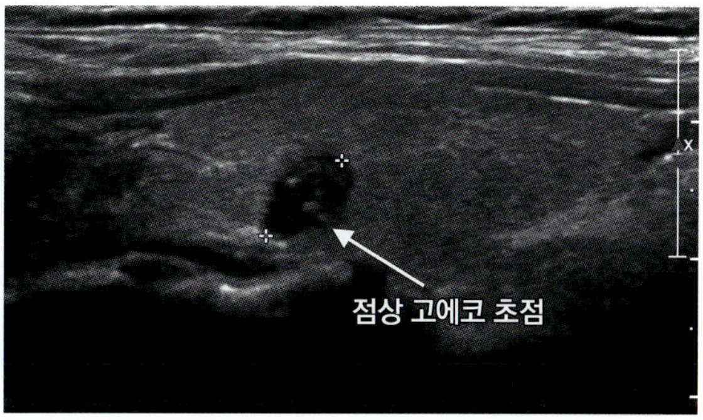

1. K–TIRADS category 5, 저명한 저에코 결절, 점상 고에코 초점, 불규칙한 경계(marked hypoechoic nodule with PEF and irregular margins)
2. 유두암 의심(susPTC)
3. 수술 권고
4. 수술 후 유두암으로 진단 받았다.

51 F/42

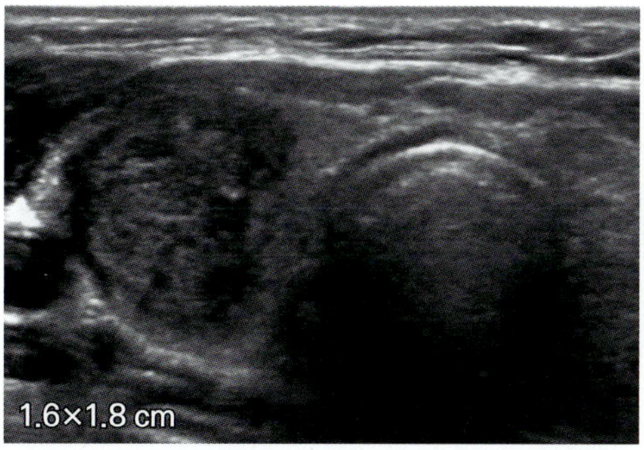

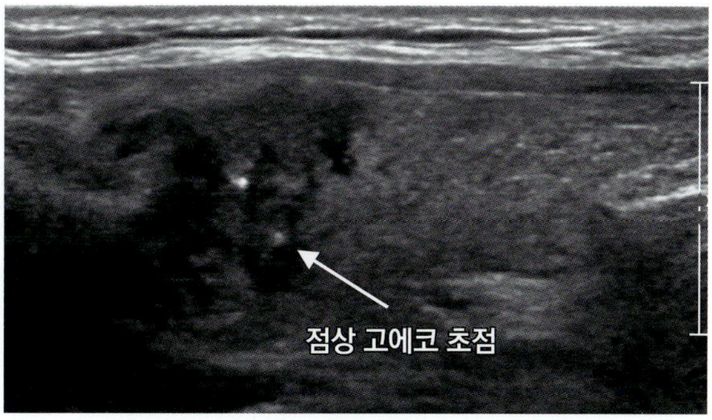

1. K–TIRADS category 5, 불균질의 저에코 결절, 점상 고에코 초점, 불규칙한 경계, 비평행 방향(heterogeneous hypoechoic nodule with PEF, irregular margins and nonaparallel orientation)
2. 유두암(PTC)
3. 수술 권고
4. 수술 후 유두암으로 진단 받았다.

52 F/41

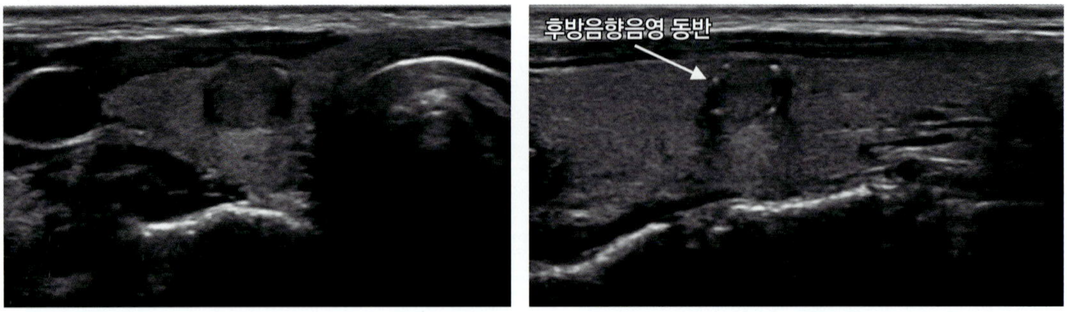

1. K-TIRADS category 5, 경한 저에코 결절, 점상 고에코 초점[mild hypoechoic nodule with PEF(후방음향음영을 동반한 PEF)], p.97 첫번째 케이스와 비슷하다.
2. 유두암(PTC)
3. 수술 권고
4. 수술 후 유두암으로 진단 받았다.

53 M/35

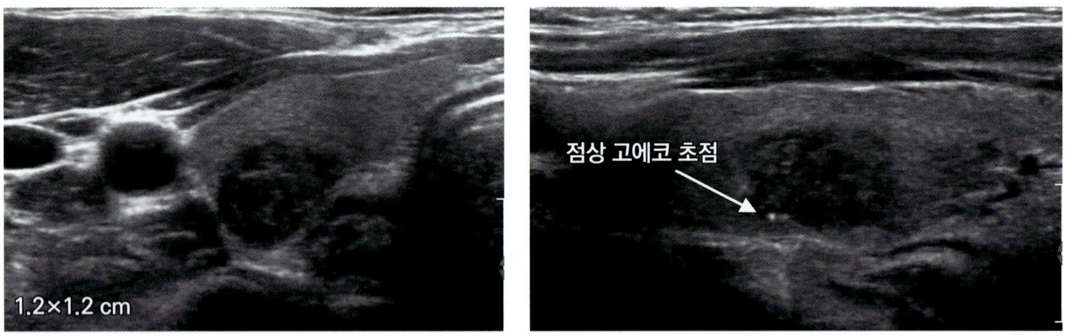

1. K-TIRADS category 5, 저명한 저에코 결절, 점상 고에코 초점, 불규칙한 경계(marked hypoechoic nodule with PEF and irregular margins)
2. 유두암(PTC)
3. 수술 권고
4. 수술 후 유두암으로 진단 받았다.

54 F/30

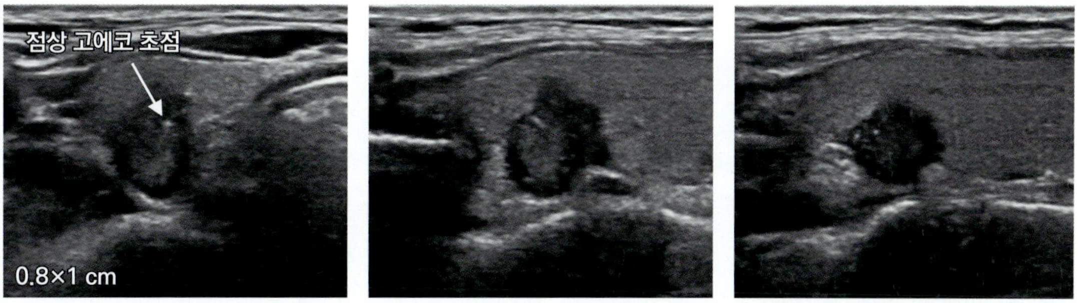

1. K–TIRADS category 5, 경한 저에코 결절, 점상 고에코 초점, 불규칙한 경계, 비평행 방향(mild hypoechoic nodule with PEF, irregular margins, and nonparallel orientation)
2. 유두암(PTC)
3. 수술 권고
4. 수술 후 유두암으로 진단되었다.

55 F/64

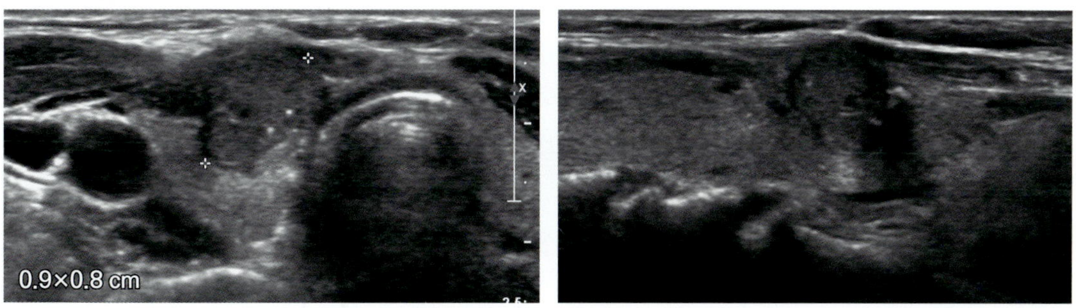

1. K–TIRADS category 5, 저에코 결절, 점상 고에코 초점, 불규칙한 경계, 띠근육 침범 소견(hypoechoic nodule with PEF, irregular margins, and gross ETE to strap muscle)
2. 유두암(PTC)
3. 수술 권고
4. 수술 후 유두암으로 진단 받았다.

56 M/39

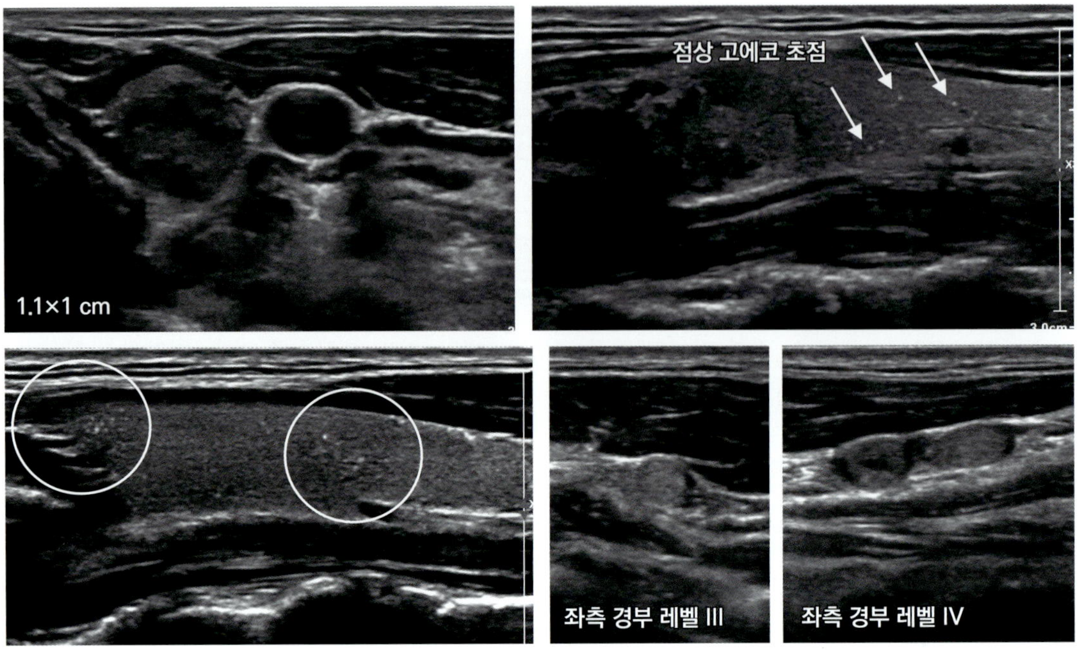

1. K–TIRADS category 5, 불균질의 저에코 결절, 점상 고에코 초점, 다발국소성의 실질의 점상 고에코 초점(heterogeneous hypoechoic nodule with PEF, multifocal parenchymal PEF), 좌측 경부 레벨 III와 IV에 의심 림프절(diffuse hyperechogenicity)
2. 유두암(PTC)
3. 수술 권고
4. 수술 후 유두암으로 진단 받았다.

57 F/65

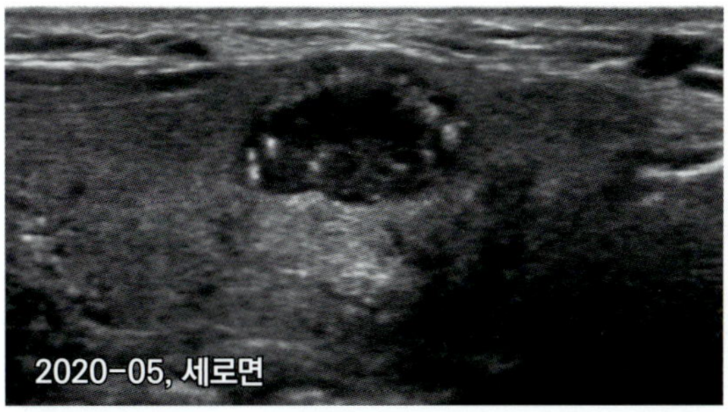

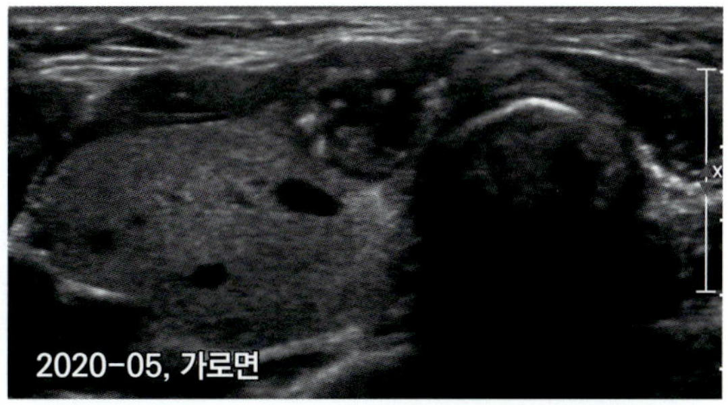

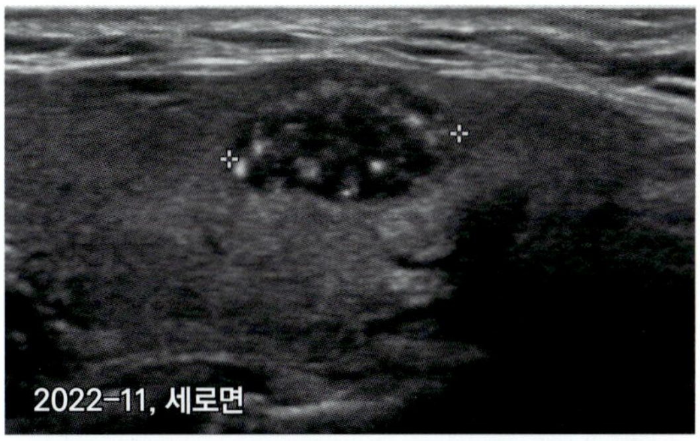

1. K-TIRADS category 5, 저에코 결절, 점상 고에코 초점(hypoechoic nodule with PEF)
2. 비정형(AUS)
3. 6개월 이내에 FNA 또는 CNB로 재검사 권고
4. 6개월 후 FNA로 재검사를 권고하였다. 약 2년 6개월 후 내원하여 시행한 초음파(2022-11)에서 큰 변화 없이 보였으나 환자의 요청으로 FNA 재검사를 시행하였다. 비정형(AUS) 결과가 나왔다. 1년 후 초음파 추적관찰을 권고하였다.

58 F/32

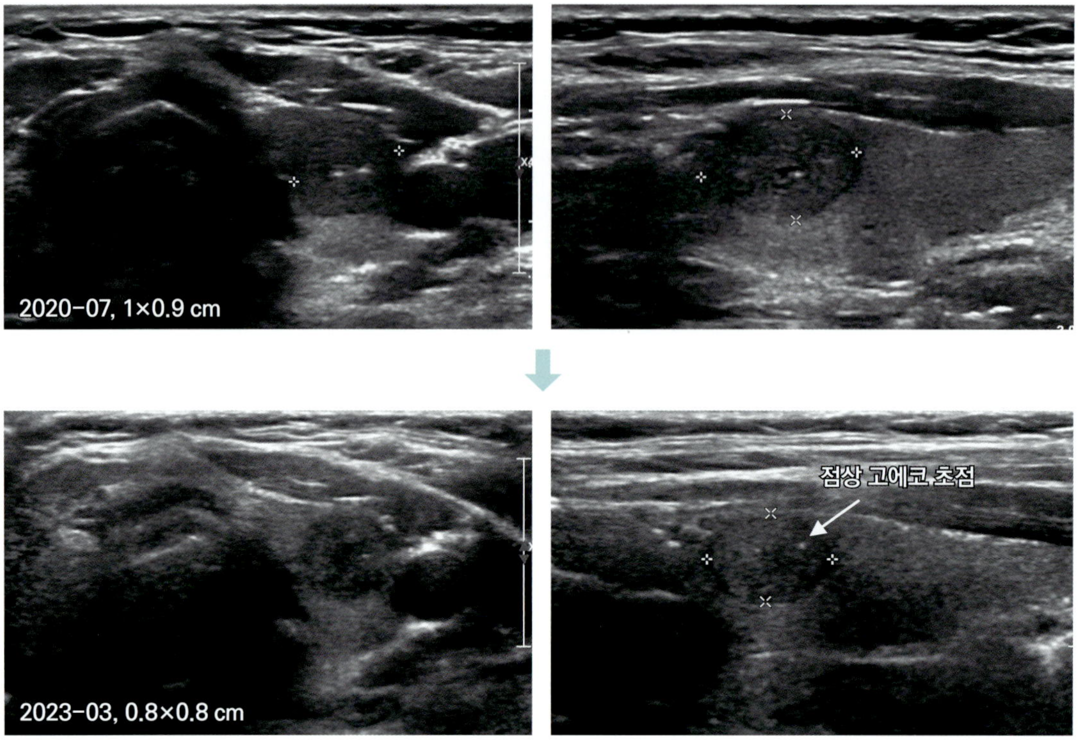

1. K-TIRADS category 5, 저에코 결절, 점상 고에코 초점(hypoechoic nodule with PEF)
2. 비정형(AUS)
3. 6개월 이내에 FNA 또는 CNB로 재검사 권고
4. 6개월 후 시행한 FNA 재검사에서 비정형(AUS) 결과가 나왔다. 1년 후 초음파 추적관찰을 권고하였으며 2023-03 초음파에서 크기가 약간 작아진 모습을 보였다. 1년 후 초음파 추적관찰을 권고하였다.

59 M/44

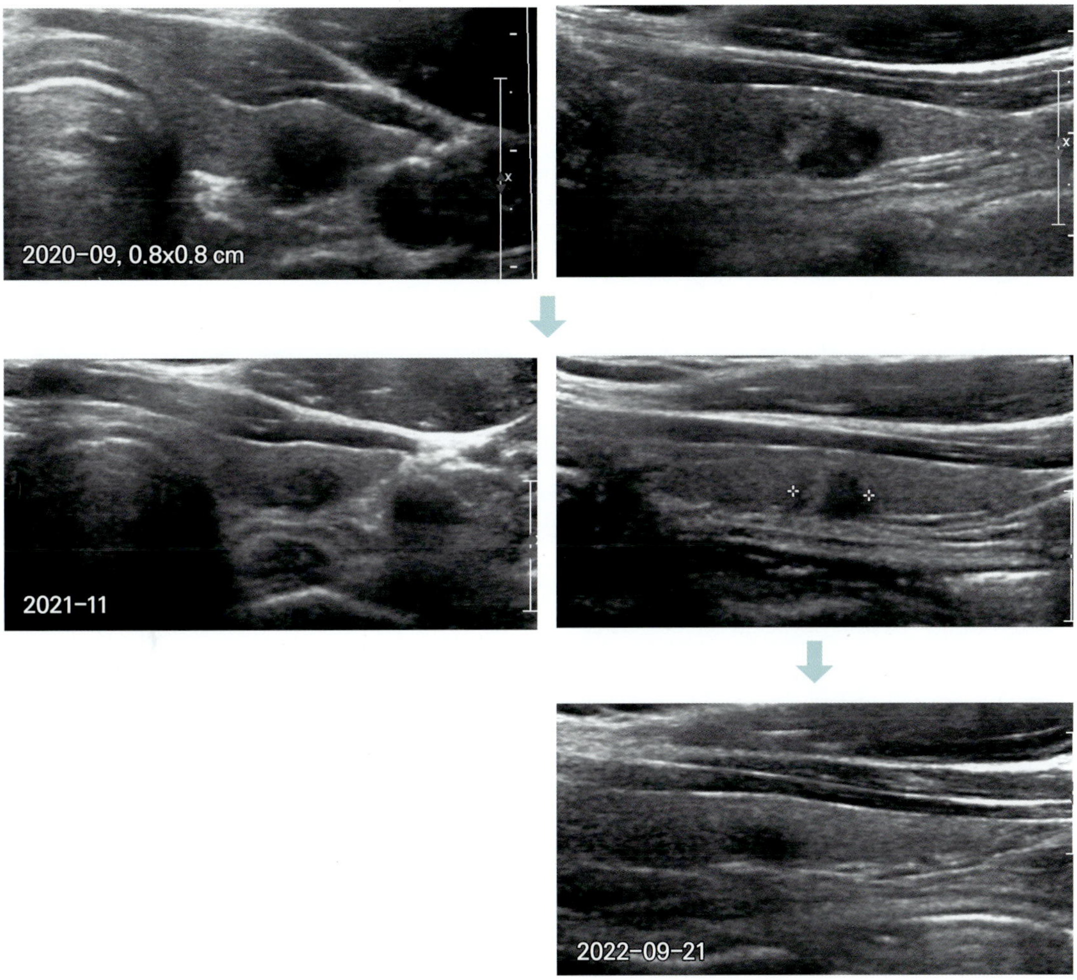

1. K-TIRADS category 5, 불균질한 저에코 결절, 불규칙한 경계(heterogeneous hypoechoic nodule with irregular margins)
2. 비정형(AUS)
3. 6개월 이내에 FNA 또는 CNB로 재검사 권고
4. 3개월 후 시행한 FNA 재검사에서 비정형(AUS) 결과가 나왔다. 1년 후 초음파 추적관찰을 권고하였다. 약 1년 후 추적관찰 한 초음파(2021-11-19)에서 크기가 감소되어 보였으며 그 후 추적관찰 초음파(2022-09)에서 크기가 더 감소한 모습이 보였다. 2년 후 초음파 추적관찰을 권고하였다.

60 F/37

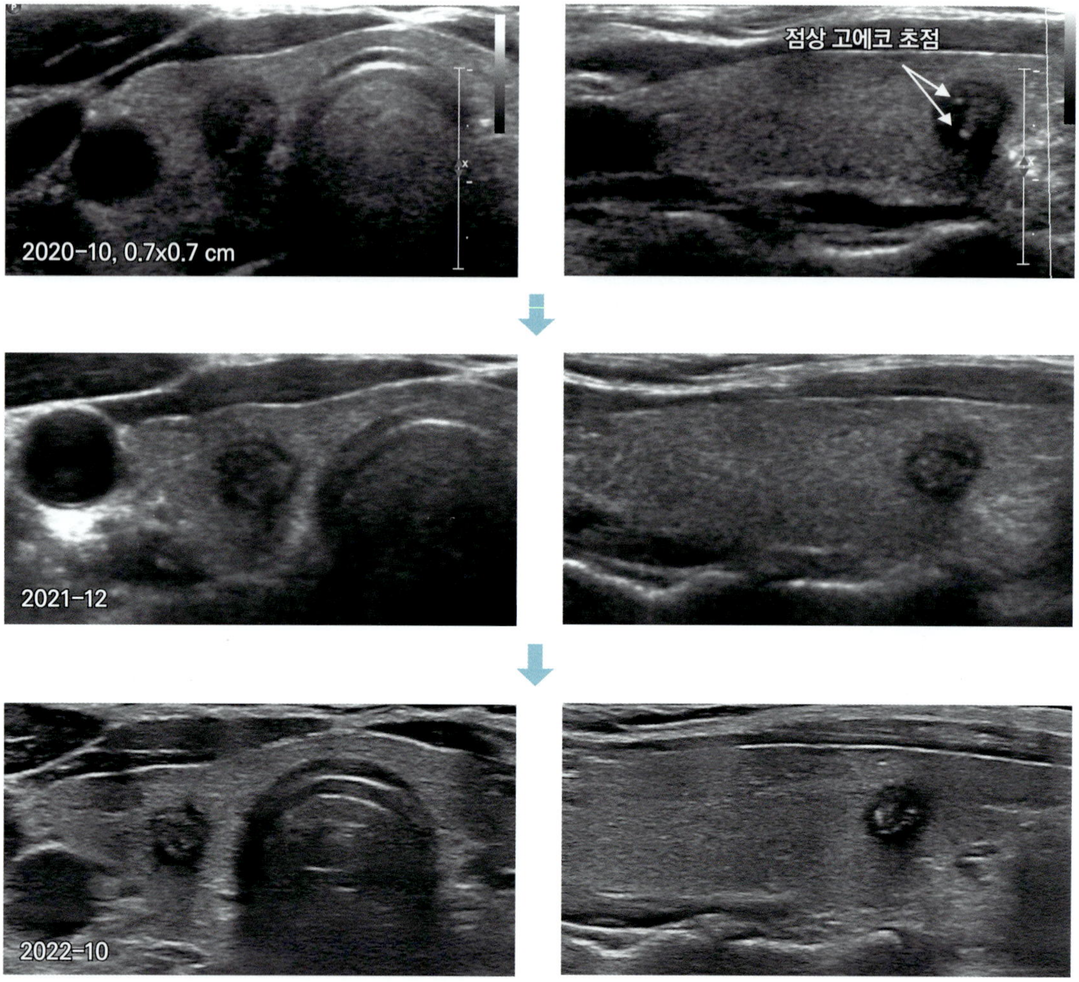

1. K-TIRADS category 5, 불균질 저에코 결절, 점상 고에코 초점(heterogeneous hypoechoic nodule with PEF)
2. 비정형(AUS)
3. 6개월 이내에 FNA 또는 CNB로 재검사 권고
4. 6개월 후 FNA로 재검사를 권고하였다. 약 1년 후 내원하여 시행한 FNA 재검사(2021-12)에서 비정형(AUS) 결과가 나왔다. 1년 후 초음파 추적관찰을 권고하였으며, 약 1년 후 초음파(2022-10)에서 크기가 약간 작아진 모습이 보였다. 1년 후 초음파 추적관찰을 권고하였다.

61 M/43

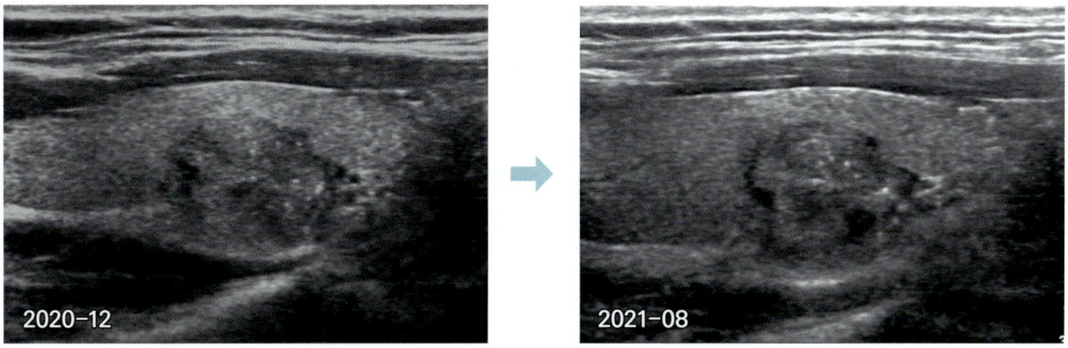

1. K–TIRADS category 4, 불균질한 동에코 결절, 점상 고에코 초점, 불규칙한 경계 (heterogeneous isoechoic nodule with PEF and irregular margins)
2. 비정형(AUS)
3. 12개월 이내에 FNA 또는 CNB로 재검사 권고
4. 8개월 후 시행한 FNA 재검사(2021–08)에서 비정형(AUS) 결과가 나왔으며 큰 변화 없이 초음파로 추적관찰 중이다.

62 M/49

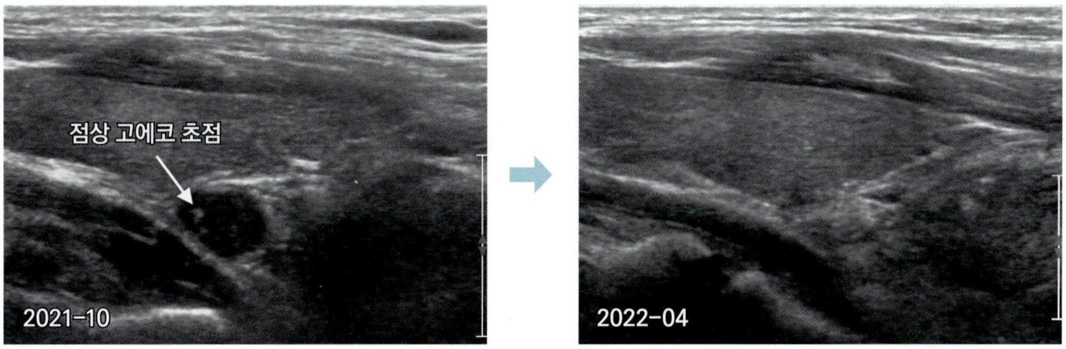

1. K–TIRADS category 5, 저명한 저에코 결절, 점상 고에코 초점(marked hypoechoic nodule with PEF)
2. 비정형(AUS)
3. 6개월 이내에 FNA 또는 CNB로 재검사 권고
4. 6개월 후 FNA 재검사를 위해 내원하여 시행한 초음파에서 결절이 사라져 보이지 않았다. [FNA 후 퇴행성 변화(degeneration)가 생긴 것으로 추정]

63 M/42

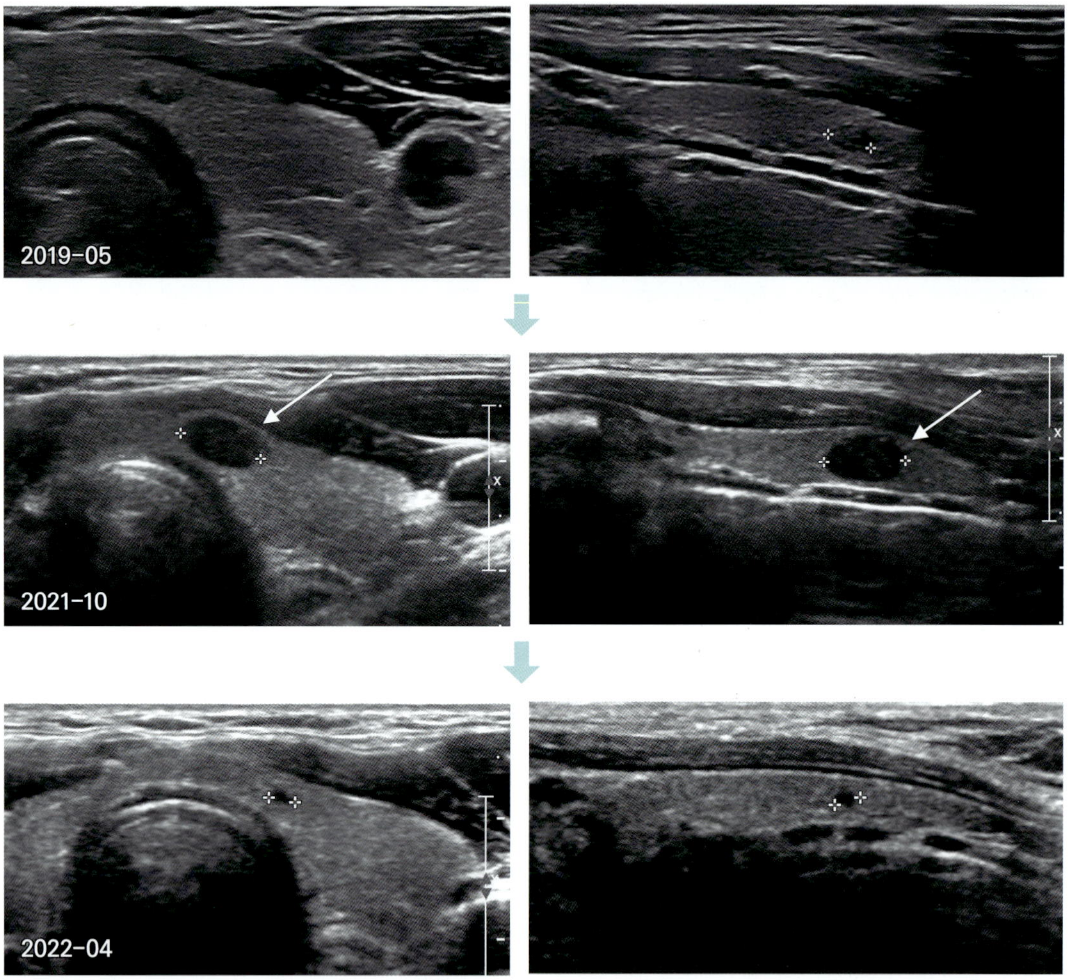

1. K-TIRADS category 4, 저명한 저에코 결절(marked hypoechoic nodule), 이전 초음파보다 에코가 낮아지고 크기가 커졌던 결절이었다(K-TIRADS category 3 → 4로 변화).
2. 비정형(AUS), 2021-10
3. 12개월 이내에 FNA 또는 CNB로 재검사 권고
4. 6개월 후 FNA로 재검사를 권고하였다. 6개월 후 내원하여 시행한 초음파(2022-04)에서 크기가 많이 작아진 모습을 보여 1년 후 초음파 추적관찰을 권고하였다[FNA 후 퇴행성 변화(degeneration)가 생긴 것으로 추정].

64 M/51

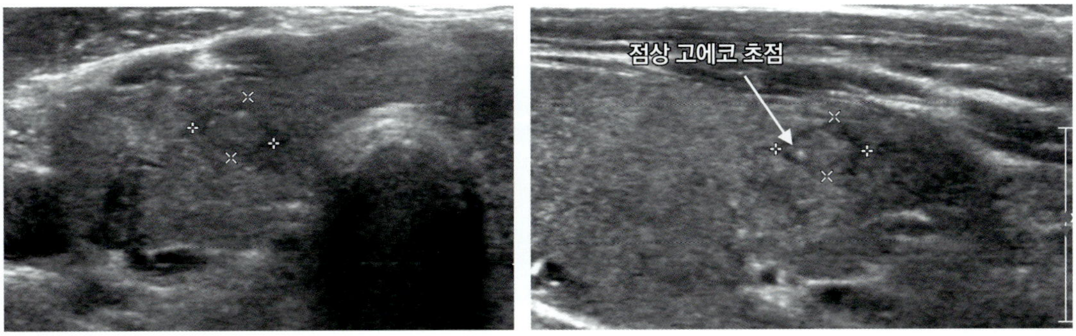

1. K–TIRADS category 4, 동에코 결절, 점상 고에코 초점, 불규칙한 경계(isoechoic nodule with PEF and irregular margins)
2. 유두암 의심(susPTC)
3. 수술 권고
4. 수술 후 암이 아닌 것으로 진단 받았다.

65 F/34

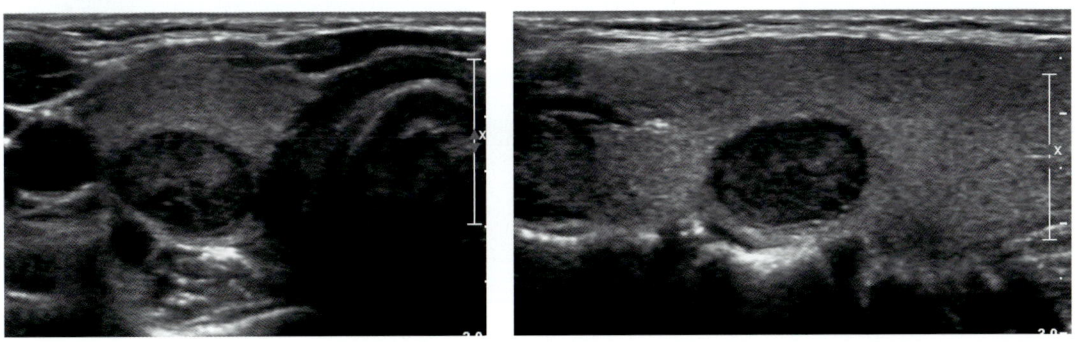

1. K–TIRADS category 4, 불균질 저에코 결절(heterogeneous hypoechoic nodule)
2. 유두암 의심(susPTC)
3. 수술 권고
4. 수술 후 암이 아닌 것으로 진단 받았다.

66 M/59

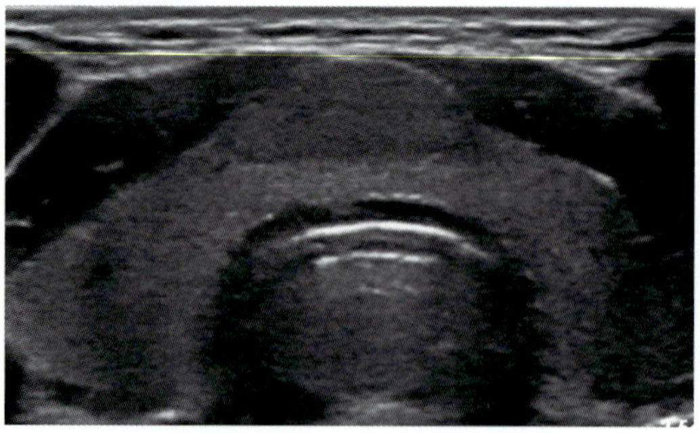

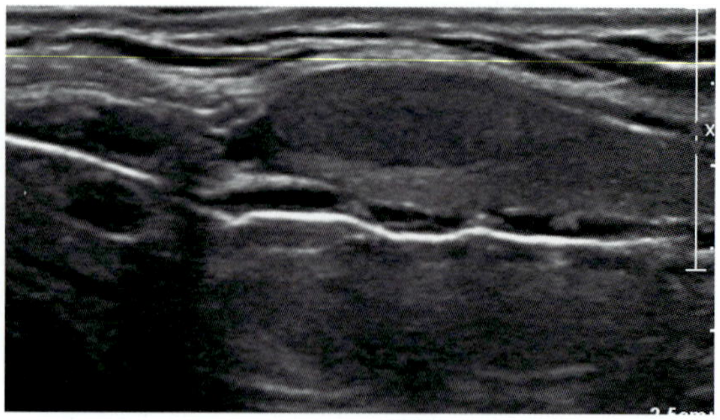

1. K–TIRADS category 4, 경한 저에코 결절(mild hypoechoic nodule)
2. 유두암 의심(susPTC)
3. 수술 권고
4. 수술 후 암이 아닌 것으로 진단 받았다.

67 F/59

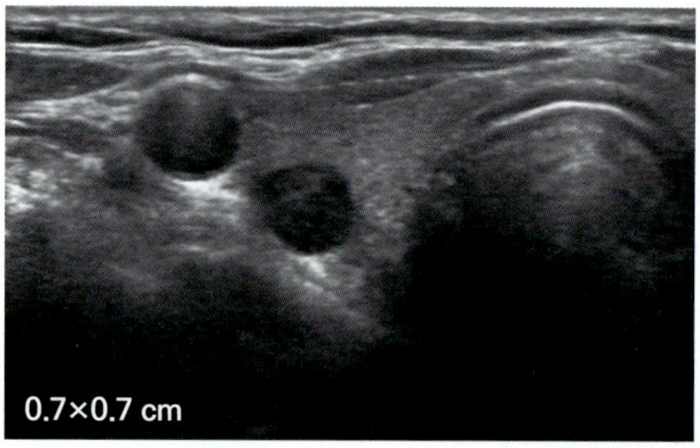

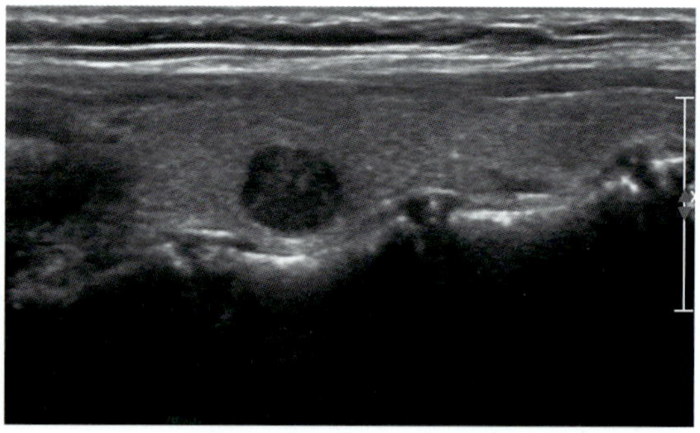

1. K–TIRADS category 4, 저명한 저에코 결절(marked hypoechoic nodule)
2. 유두암 의심(susPTC)
3. 수술 권고
4. 수술 후 암이 아닌 것으로 진단 받았다.

암
비정형
여포종양
양성
미시행

68 M/46

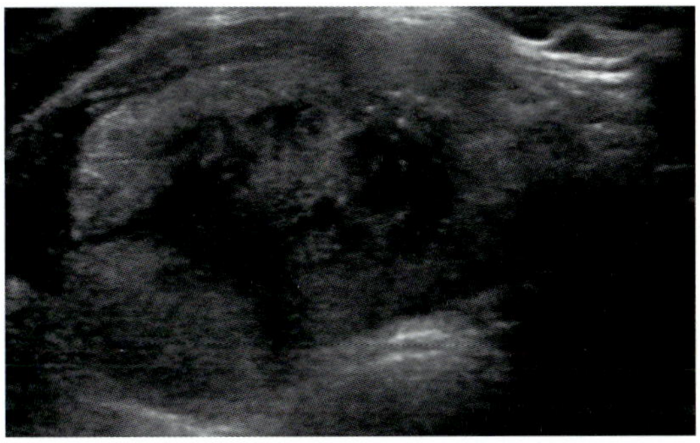

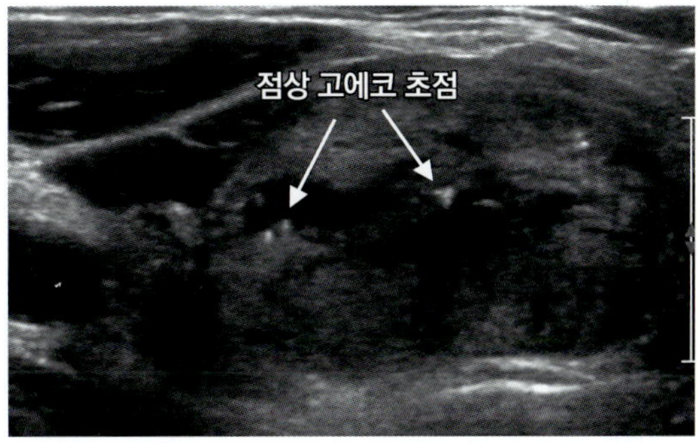

1. K-TIRADS category 4/5, 불균질 동에코 결절, 국소 저에코 부위에 점상 고에코 초점 동반 (heterogeneous isoechoic nodule with focal hypoechoic area with PEF)
2. 비정형(AUS)
3. 6개월 이내에 FNA 또는 CNB로 재검사 권고
4. 3개월 후 FNA로 재검사를 권고하였으나 환자의 요청으로 대학병원으로 의뢰, 수술 후 유두암으로 진단 받았다.

69 F/28

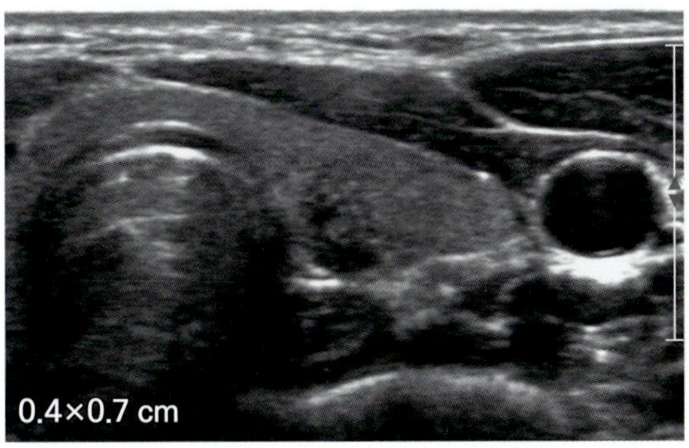

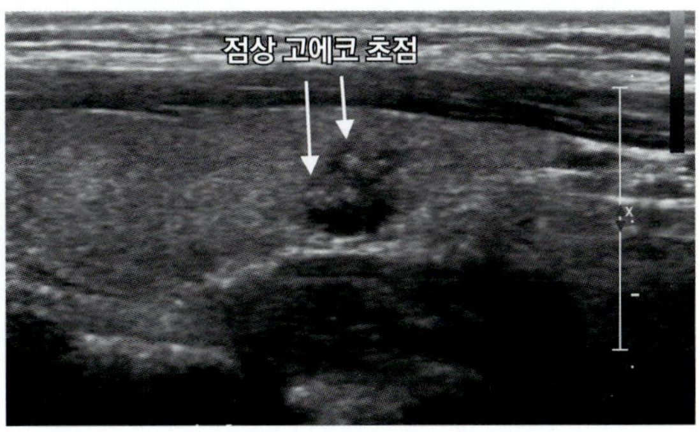

1. K-TIRADS category 5, 불균질 저에코 결절, 점상 고에코 초점, 불규칙 경계, 비평행 방향 (heterogeneous hypoechoic nodule with PEF, irregular margins and nonparallel orientation)
2. 비정형(AUS)
3. 6개월 이내에 FNA 또는 CNB로 재검사 권고
4. 3개월 후 FNA로 재검사를 권고하였으나 환자의 요청으로 대학병원으로 의뢰, 수술 후 유두암으로 진단 받았다.

Reference

[CHAPTER 1]

1. 보건복지부. 요양급여의 적용기준 및 방법에 관한 세부사항 일부개정(안). 2022.
2. Cibas ES, Ali SZ. The 2017 Bethesda System for Reporting Thyroid Cytopathology. Thyroid. 2017;27(11):1341–6.
3. Ha EJ, Chung SR, Na DG, et al. 2021 Korean Thyroid Imaging Reporting and Data System and Imaging–Based Management of Thyroid Nodules: Korean Society of Thyroid Radiology Consensus Statement and Recommendations. Korean J Radiol. 2021;22(12):2094–123.
4. Jung CK, Baek JH, et al. 2019 Practice guidelines for thyroid core needle biopsy: a report of the Clinical Practice Guidelines Development Committee of the Korean Thyroid Association. J Pathol Transl Med. 2020;54(1):64–86.
5. Kim JY. Liquid–Based Cytology in Fine–Needle Aspirates of the Thyroid and Breast. Korean J Pathol. 2009;43:99–106.
6. Lee YH, Baek JH, Jung SL, et al. Ultrasound–Guided Fine Needle Aspiration of Thyroid Nodules: A Consensus Statement by the Korean Society of Thyroid Radiology. Korean J Radiol. 2015;16(2):391–401.
7. Park HS. Artifacts in Grayscale Ultrasound. Clin Ultrasound. 2019;4(2):59–66.
8. Shin JH, Baek JH, Chung J, et al. Ultrasonography Diagnosis and Imaging–based Management of Thyroid Nodules: Revised Korean Society of Thyroid Radiology Consensus Statement and Recommendations. Korean J Radiol. 2016;17(3):370–95.
9. Song MS, Kim YJ. Ultrasound–Guided Thyroid Fine Needle Aspiration Biopsy: Basic Techniques for Clinicians. Clin Ultrasound. 2020;5:42–51.
10. Cibas ES, Ali SZ. The 2017 Bethesda System for Reporting Thyroid Cytopathology. THYROID. 2017;27(11):1341–6.
11. Ali SZ, Baloch ZW, Priollet CB, et al. The 2023 Bethesda System for Reporting Thyroid Cytopathology. THYROID. 2023;doi:10.1089/thy.2023.0141.

[CHAPTER 2]

1. Beland MD, Kwon L, Delellis RA, et al. Nonshadowing echogenic foci in thyroid nodules: are certain appearances enough to avoid thyroid biopsy?. J Ultrasound Med. 2011;30(6):753–60.
2. Sohn YM, Na DG, Paik W, et al. Malignancy risk of thyroid nodules with nonshadowing echogenic foci. Ultrasonography. 2021;40(1):115–25.

[CHAPTER 3]

1. Tae K, Jeon SH, Lee YS, et al, Clinical Manifestation and Differential Diagnosis of Thyroid Follicular Neoplasm. Korean J Otolaryngol – Head Neck Surg. 2007;50(5):420–5.

[CHAPTER 4]

1. Kim YB, Park H, Choi JY, et al. Clinical Characteristics of Diffuse Sclerosing Variant of Papillary Thyroid Carcinoma. Korean J Otolaryngol – Head Neck Surg. 2013;56(11):711–6.
2. Lee JY, Na DG, Yoon SJ et al. Ultrasound malignancy risk stratification of thyroid nodules based on the degree of hypoechogenicity and echotexture. Eur Radiol. 2020;30(3):1653–63.
3. Yun MB, Sundar PS, Lan PY, et al. Ultrasonographic Features of Diffuse Sclerosing Variant of Papillary Thyroid Carcinoma. Journal of Medical Ultrasound. 2011;19:41–6.

[CHAPTER 5]

1. Grani G, Fumarola A. Thyroglobulin in Lymph Node Fine–Needle Aspiration Washout: A Systematic Review and Meta–analysis of Diagnostic Accuracy. J Clin Endocrinol Metab. 2014;99(6):1970–82.
2. Ko MS, Jeong KS, Shong YK, et al. Collapsing Benign Cystic Nodules of the Thyroid Gland: Sonographic Differentiation from Papillary Thyroid Carcinoma. AJNR Am J Neuroradiol. 2012;33(1)124–7.
3. Ren J, Baek JH, Chung SR, et al. Degenerating Thyroid Nodules: Ultrasound Diagnosis, Clinical Significance, and Management. Korean J Radiol. 2019;20(6):947–55.
4. Sakorafas GH, Koureas A, Mpampali I, et al. Patterns of Lymph Node Metastasis in Differentiated Thyroid Cancer; Clinical Implications with Particular Emphasis on the Emeging Role of Compartment–Oriented Lymph Node Dissection. Oncol Res Treat. 2019;42(3):143–7.
5. Welch K, McHenry CR. Selective lateral compartment neck dissection for thyroid cancer. J Surg Res. 2013;184(1):193–9.

[CHAPTER 6]

1. Durante C, Montesano T, Torlontano M, et al. Papillary thyroid cancer: time course of recurrences during postsurgery surveillance. J Clin Endocrinol Metab. 2013;98(2):636–42.
2. Frates MC, Parziale MP, Alexander EK, et al. Role of Sonographic Characteristics of Thyroid Bed Lesions Identified Following Thyroidectomy in the Diagnosis or Exclusion of Recurrent Cancer. Radiology. 2021;299(2):374–80.

▷▶ Reference

3. Kwak JY. Postoperative Surveillance of Thyroid Cancer: In View of a Radiologist. Clin Exp Thyroidol. 2015;8(1):8–13.
4. Lee DH, Cho KJ, Jun BC, et al. The Determination of Thyroid Dimension by Routine Neck Computed Tomography and Its Relationship to Age, Sex, and Body Size in Korean Adults. Korean J Otolaryngol – Head Neck Surg. 2004;47(11):1151–8.
5. Na DG, Baek JH, Jung SL, et al. Core Needle Biopsy of the Thyroid: 2016 Consensus Statement and Recommendations from Korean Society of Thyroid Radiology. Korean J Radiol. 2017;18(1):217–37.
6. Song MS, Kim YJ. Ultrasound–Guided Thyroid Fine Needle Aspiration Biopsy: Basic Techniques for Clinicians. Clin Ultrasound. 2020;5:42–51.
7. Tomoda C, Sugino K, Matsuzu K, et al. Cervical Lymph Node Metastases After Thyroidectomy for Papillary Thyroid Carcinoma Usually Remain Stable for Years. Thyroid. 2016;26(12):1706–11.
8. Xia Y, Wang L, Jiang Y, et al. Sonographic Appearance of Primary Thyroid Lymphoma–Preliminary Experience. PloS One. 2014;9(12):e114080.
9. Yuen HY, Wong KT, Ahuja AT. Sonography of diffuse thyroid disease. Australas J Ultrasound Med. 2016;19(1):13–29.

Index

[국문]

ㄱ

가장자리 석회화 • 38, 62
갑상선 외 침범소견 • 82
갑상선 글로불린 • 146
갑상선 정상 기준 • 159
갑상설관 낭종 • 177
거대석회화 • 38, 63, 101
게인 • 4
고에코 초점 • 38, 112
그레이브스 병 • 159

ㄴ

낭종 • 42

ㄷ

다결절 갑상선종 • 156
델피안 림프절 • 192
동적구역 • 6
띠근육 • 78, 184

ㄹ

림프절 전이 • 146
림프종 • 107, 170

ㅁ

미만성 갑상선 질환 • 155
미만성 경화 변종 갑상선 유두암 • 107, 108
미세침 흡인 세척액 갑상선글로불린 • 146

ㅂ

반향허상 • 11, 37
불규칙한 경계 • 13, 48, 117
비평행 방향(성) • 13, 48, 127

ㅅ

사이막 • 198
세침흡인(세포)검사 • 20, 25
순수 낭종 • 42
스폰지 • 33
식도 게실 • 179

ㅇ

아급성 갑상선염 • 164
악성의심 초음파 소견 • 13, 48, 93, 110
에코(양상) • 2, 60
에코텍스처 • 8
여포종양 • 67
의심 림프절 • 146

ㅈ

저에코띠 • 66
저에코양상 • 78
전체 석회성 결절 • 77, 101
점상 고에코 초점 • 13, 38, 48, 112
주파수 • 7
중심부바늘생검 • 27, 30

ㅊ

초점 • 7

▷▶ Index

ㅌ

퇴행성 결절 · 122

ㅍ

피라미드엽 · 195

ㅎ

하모닉영상 · 8, 43, 51, 52, 143, 198
하시모토 갑상선염 · 161
함정 · 154
혈류 · 61
혜성꼬리허상 · 11, 37, 38
후방(음향)음영 · 10
후방음향증강 · 9, 42
흉쇄유돌근 · 78, 184

[영문]

C

Cyst · 42
Chronic lymphocytic thyroiditis · 161
Comet tail artifact · 11, 37, 38
Core Needle Biopsy · 27, 30

D

Degenerating nodule · 122
Delphian node · 192
De Quervain thyroiditis · 164
Diffuse sclerosing variant of papillary thyroid carcinoma · 107, 108
Diffuse thyroid disease · 155
Diverticulum · 179
Dynamic range · 6

E

Echogenic foci · 38, 112
Echogenicity · 2, 60
Echotexture · 8
Entirely calcified nodule · 77, 101
Esophageal diverticulum · 179
Extrathyroidal Tumor Extension · 82

F

Fine Needle Aspiration · 20, 25
FNA TIP · 64, 69, 71, 94, 106
Focus · 7
Follicular neoplasm · 67
Frequency · 7

G

Gain · 4
Graves' disease · 159

H

Harmonic imaging · 8, 43, 51, 52, 143, 198
Hashimoto thyroiditis · 161
Hypoechogenicity · 78
Hypoechoic halo · 66

I

Irregular margins · 13, 48, 117

L

LN metastasis · 146
Lymphoma · 107, 170

M

Macrocalcification · 38, 63, 101
Multinodular goiter, MNG · 156

N

Nonparallel orientation · 13, 48, 127

P

Pitfalls · 154
Posterior acoustic enhancement · 9, 42
Posterior acoustic shadowing · 10
Posterior thyroid septum · 198
Punctate echogenic foci · 13, 38, 48, 112
Pure cyst · 42
Pyramidal lobe · 195

R

Reverberation artifact · 11, 37
Rim calcification · 38, 62

S

Spongiform · 33
Sternocleidomastoid muscle · 78, 184
Strap muscle · 78, 184
Subacute granulomatous thyroiditis · 164
Suspicious LN · 146
Suspicious US features · 13, 38, 93, 110

T

TGC · 5
Thyroglobulin · 146
Thyroglossal duct cyst · 177

V

Vascularity · 61

W

Washout Tg · 146